Holger Siekmann

Lars Irlenbusch (Hrsg.)

Operationsberichte Unfallchirurgie

Holger Siekmann
Lars Irlenbusch (Hrsg.)

Operationsberichte Unfallchirurgie

Springer

Dr. med. Holger Siekmann
Universitätsklinikum Halle (Saale)
Universitätsklinik und Poliklinik für Unfall- und Wiederherstellungschirurgie
Ernst-Grube-Str. 40
06120 Halle (Saale)

Dr. med. Lars Irlenbusch
Universitätsklinikum Halle (Saale)
Universitätsklinik und Poliklinik für Unfall- und Wiederherstellungschirurgie
Ernst-Grube-Str. 40
06120 Halle (Saale)

ISBN 978-3-642-20783-9 Springer-Verlag Berlin Heidelberg New York

Bibliografische Information der Deutschen Nationalbibliothek
Die Deutsche Nationalbibliothek verzeichnet diese Publikation in der Deutschen Nationalbibliografie; detaillierte bibliografische Daten sind im Internet über http://dnb.d-nb.de abrufbar.

Springer Medizin
Springer-Verlag GmbH
Ein Unternehmen von Springer Science+Business Media
springer.de

Planung: Büro f. Wissensvermittlung Kathrin Nühse, Mannheim, Dr. Fritz Kraemer, Heidelberg
Projektmanagement: Büro f. Wissensvermittlung Kathrin Nühse, Mannheim, Willi Bischoff, Heidelberg
Copy-Editing: Büro f. Wissensvermittlung Kathrin Nühse
Cover-Design: deblik, Berlin
Satz und Digitalisierung der Abbildungen: TypoStudio Tobias Schaedla, Heidelberg
SPIN: 80061703

Gedruckt auf säurefreiem Papier 106/2111 – 5 4 3 2 1 0

Unseren Lehrern

Jörg-Dieter Wolf
Christoph Josten
Hubert P. Nötzli
Norbert Fischer

Inhaltsverzeichnis

III Nachbehandlungsschemata

IV Anhang

Abkürzungsverzeichnis

A.	Arteria
a.a.O.	am angegebenen Ort
AC-Gelenk	Acromioclaviculargelenk
anschl.	anschließend
AO	Arbeitsgemeinschaft für Osteosynthesefragen
AR/IR	Außen-/Innenrotation
bd.	beidseitig
bds.	beidseits
BG-lich	berufsgenossenschaftlich
BV	Bildverstärker
BW	Bildwandler
BWK	Brustwirbelkörper
BÜ	Bewegungsübungen
Ch.	Charrière
CT	Computertomografie
deutl.	deutlich
diskolig.	diskoligamentär
DRG	Diagnosis Related Groups
EB	Ellenbogen
entspr.	entsprechend
ex.	entfernen
Fa.	Firma
Fix. interne	Fixateur interne
g	Gramm
h	Stunde
HKB	hinteres Kreuzband
HWK	Halswirbelkörper
HWS	Halswirbelsäule
i.v.	intravenös
ICD-10	International Statistical Classification of Diseases and Related Health Problems, Tenth Revision
ISG	Iliosacralgelenk
IS-Fuge	Iliosacralfuge
ITN	Intubationsnarkose
ITS	Intensivstation
K-Draht	Kirschnerdraht
KFI	Kleinfragmentinstrumentarium
lat.	lateral
li	links
Lig.	Ligamentum
LWK	Lendenwirbelkörper
M.	Musculus
ME	Materialentfernung
MKG	Mund-Kiefer-Gesicht
MPFL	mediales patellofemorales Ligament
MRT	Magenetresonanztomografie
N.	Nervus
NFA	Notfallambulanz
NSAR-Gabe	nichtsterioidale Antirheumatika
n.w.N	mit weiteren Nachweisen
OA	Oberarzt
OATS	osteochondral autologous transplantation
OPS-Kode	Operationen- und Prozedurenschlüssel
OSG	oberes Sprunggelenk
Pat.	Patient
PNF	propriozeptive neuromuskuläre Fazilitation
Proc.	Processus
re	rechts
Reha	Rehabilitation
Rö.-Ko.	Röntgenkontrolle
ROM	range of motion
s.c.	subkutan
SAB	Subarachnoidalblutung
seitl.	seitlich
SLAP	superior labrum anterior to posterior
SSP	Supraspinatussehne
SSS	Subscapularissehne
SWK	Sakralwirbelkörper
TB	Teilbelastung
TENS	transkutane elektrische Nervenstimulation
TEP	Totalendoprothese
TFCC	triangulärer fibrokartilaginärer Komplex
Trpf.	Tropfen
u.	und
u.g.	unten genannt
U-Scheibe	Unterlegscheibe
V.	Vena
VKB	vorderes Kreuzband

Autorenverzeichnis

Dr. med. Jörg Böhme
Universitätsklinikum Leipzig
Klinik und Poliklinik für Unfall-, Wiederherstellungs- und Plastische Chirurgie
Liebigstr. 20
04103 Leipzig

Dr. med. Johannes Fakler
Universitätsklinikum Leipzig
Klinik und Poliklinik für Unfall-, Wiederherstellungs- und Plastische Chirurgie
Liebigstr. 20
04103 Leipzig

Dr. med. Alexander Franck
Universitätsklinikum Leipzig
Klinik und Poliklinik für Unfall-, Wiederherstellungs- und Plastische Chirurgie
Liebigstr. 20
04103 Leipzig

Stefan Glasmacher
Universitätsklinikum Leipzig
Klinik und Poliklinik für Unfall-, Wiederherstellungs- und Plastische Chirurgie
Liebigstr. 20
04103 Leipzig

RA Matthias Hein
Kanzlei Stephan und Hein
Karl-Heine-Str. 25B
04229 Leipzig

Dr. med. Lars Irlenbusch
Universitätsklinikum Halle (Saale)
Universitätsklinik und Poliklinik für Unfall- und Wiederherstellungschirurgie
Ernst-Grube-Str. 40
06120 Halle (Saale)

Dr. med. Lars Jansch
Universitätsklinikum Halle (Saale)
Universitätsklinik und Poliklinik für Unfall- und Wiederherstellungschirurgie
Ernst-Grube-Str. 40
06120 Halle (Saale)

Gunnar Jensen
Diakoniekrankenhaus Friederikenstift gGmbH
Klinik für Unfall- und Wiederherstellungschirurgie
Humboldtstr. 5
30169 Hannover

Prof. Dr. med. Christoph Josten
Universitätsklinikum Leipzig
Klinik und Poliklinik für Unfall-, Wiederherstellungs- und Plastische Chirurgie
Liebigstr. 20
04103 Leipzig

Dr. med. Christoph Katthagen
Diakoniekrankenhaus Friederikenstift gGmbH
Klinik für Unfall- und Wiederherstellungschirurgie
Humboldtstr. 5
30169 Hannover

Prof. Dr. med. Helmut Lill
Diakoniekrankenhaus Friederikenstift gGmbH
Klinik für Unfall- und Wiederherstellungschirurgie
Humboldtstr. 5
30169 Hannover

Dr. med. Rüdiger Neef
Universitätsklinikum Halle (Saale)
Universitätsklinik und Poliklinik für Unfall- und Wiederherstellungschirurgie
Ernst-Grube-Str. 40
06120 Halle (Saale)

Dr. med. Kai Schendel
Universitätsklinikum Halle (Saale)
Universitätsklinik und Poliklinik für Unfall- und Wiederherstellungschirurgie
Ernst-Grube-Str. 40
06120 Halle (Saale)

Dr. med. Holger Siekmann
Universitätsklinikum Halle (Saale)
Universitätsklinik und Poliklinik für Unfall- und Wiederherstellungschirurgie
Ernst-Grube-Str. 40
06120 Halle (Saale)

PD Dr. med. Christine Voigt
Diakoniekrankenhaus Friederikenstift gGmbH
Klinik für Unfall- und Wiederherstellungschirurgie
Humboldtstr. 5
30169 Hannover

I Grundlagen

Einleitung

H. Siekmann, L. Irlenbusch

Der Reiz der Unfallchirurgie liegt für viele operativ tätige Kollegen in der Notwendigkeit, anhand einer teils nur eingeschränkten Datenlage schnell Entscheidungen zu treffen, deren Güte über Erfolg oder Misserfolg entscheidet. Daher sollte gerade in diesem Fach, in dem nicht jeder Eingriff elektiv zu planen ist, das operative Vorgehen und der Weg zu dieser Entscheidung für Dritte (Patient, Gutachter, Juristen) gut nachvollziehbar sein. Da die Operation häufig die zentrale Tätigkeit der unfallchirurgischen Behandlung ist, gilt ihrer Dokumentation ein besonderes Interesse. Sie ist zentrales Dokument in der unfallchirurgischen Patientenakte.

Dieser Situation entsprechend muss eine vollständige Dokumentation der präoperativ zur Verfügung stehenden Informationen, der Diagnose, des operativen Vorgehens und der gewünschten Nachbehandlung schon im Operationsbericht beachtet werden.

Hierbei sollte der Operationsbericht möglichst direkt nach der Operation diktiert bzw. geschrieben werden, da üblicherweise schon mit Zuführung des Patienten in den Aufwachraum die Phase der Nachbehandlung beginnt.

Während sich der operativ tätige Arzt in früheren Jahren kaum Gedanken über die Dokumentation der von ihm durchgeführten Operationen machen musste, tritt diese Notwendigkeit in Zeiten kontinuierlich steigender Arzthaftpflichtprozesse zunehmend in den Fokus. So hat die Zahl entsprechender Klagen bei den Schlichtungsstellen im Zeitraum 1991-2000 zu 2001-2010 um 33% von knapp 30.000 auf knapp 40.000 Fälle[1] (*) zugenommen. Hierbei enden die Anstrengungen des Patienten oft nicht mit der Aktivierung der Gutachtenstelle für Arzthaftpflichtfragen der Ärztekammern oder des Medizinischen Dienstes der Krankenkassen. Viele dieser Bestrebungen werden bis zu den Amts- und Landgerichten weiterverfolgt.

Eine umfangreiche und detaillierte Dokumentation schützt daher nicht nur den jeweiligen Arbeitgeber, sondern auch die eigene Person vor unnötigen Regressansprüchen.

Da gerade jungen Kollegen bei der Erstellung ihrer OP-Berichte ausführliche Vorlagen zur Orientierung fehlen, entstand die Idee, eine entsprechende Hilfestellung in Form dieses Buches zu schaffen.

Hierbei kam dem Projekt die Erfahrung eines der Autoren zugute, der in den letzten 10 Jahren mit der Bearbeitung von nahezu 300 Schlichtungsstellen- und Gerichtsgutachten befasst war.

Das vorliegende Buch soll dazu beitragen, jungen Kollegen die Erstellung von Operationsberichten zu vereinfachen und zugleich Formulierungen zu erstellen, die das eigentliche operative Vorgehen schriftlich absichern und nachvollziehbar erklären. Unabhängig davon bleibt jedoch die jeweils notwendige individuelle Niederschrift jedes einzelnen Berichtes. Somit kann dieses Buch nur als Orientierungshilfe dienen.

---

[1] Angaben des Geschäftsführers der Norddeutschen Schlichtungsstelle auf entsprechende Anfrage des Autors

Gliederung eines Operationsberichtes

H. Siekmann, K. Schendel

2.1 Basisdaten

Der Operationsbericht beginnt üblicherweise mit den Angaben der Basisdaten zur Operation. Diese enthalten Hinweise zur Identifikation des Patienten, notwendige Angaben zum Operationsteam und grundlegende Daten zur Operation.

Üblicherweise enthält der »Kopf« eines Operationsberichtes dementsprechend folgende essenzielle Details:

- Patienten- und Fall-Nummer,
- die behandelnde Klinik und die Station.
- den Namen, das Geschlecht und das Alter sowie das Geburtsdatum des Patienten.
- den Operationssaal und das Operationsdatum sowie die Schnitt-/Nahtzeit.
- die Namen der Operateur(e), der Assistenten, der Anästhesisten und des Pflegepersonal.

Die **Angabe mehrerer Operateure** sollte – sofern es der Fall war – in Betracht gezogen werden. Beispiele für die Anwesenheit mehrere Operateure sind parallel arbeitende Operationsteams bei Mehrfachverletzungen (z.B. distale Radiusfraktur bds.) oder die Beteiligung mehrerer Fachdisziplinen bei Komplexverletzungen (Gefäß-, Neuro- und Unfallchirurg).

Durch die Angabe mehrere Operateure kann auch die aktive und unterstützende Beteiligung des Facharztes unterstrichen werden, der dem jungen und noch unerfahrenen Kollegen eine Operation »aktiv« assistiert. Die Verantwortung am Tisch obliegt im Normalfall dem Facharzt. Teilweise lässt sich das Aktivitätsausmaß bei der Operation zwischen Operateur und 1. Assistenten kaum trennen. So benötigen Schaftnagelungen der unteren Extremitäten häufig einen ausgiebigen Aktivismus des Assistenten, der die Fraktur teils offen reponieren und retinieren muss, während der Nagel im Markraum vorgetrieben wird.

Legen Sie ein besonderes Augenmerk auf die **Angaben der Schnitt-/Nahtzeiten**: Gerade die Dauer zwischen Schnitt- und Nahtzeit lässt für den erfahrenen Beobachter ggf. Rückschlüsse auf den operativen Ablauf zu. Die angegebene Zeit sollte dabei mit dem operativen Ablauf in Einklang stehen. Beispielsweise erklärt eine unkomplizierte Osteosynthese des Malleolus lateralis in diesem Rahmen keine OP-Zeit von 90 Minuten. Möglicherweise deuten in dieser Situation überlange Operationszeiten auf einen unerfahrenen Operateur hin, dem es an der Unterstützung eines erfahrenen Facharztes mangelte.

Wünschenswert ist daher in diesem Zusammenhang die **Angabe des Ausbildungsstandes** bzw. die Angabe der Funktion der Operateure und Assistenten (Assistenzarzt, Facharzt, subspezialisierter Facharzt, Ober- oder Chefarzt), um die »Kompetenz am Tisch« zu dokumentieren.

2.2 Vorgeschichte

Mit den Angaben zur Vorgeschichte legt der Operateur dar, dass er sich umfassend mit der präoperativen Situation des Patienten, für dessen Wohl er Verantwortung trägt, auseinandergesetzt hat. Soweit vorhanden, sollten die Angaben zur Vorgeschichte Informationen zu folgenden Fragen liefern:

- Voroperationen?
- Medikamente?
- Unfallhergang?
- Lokalbefund?
- Aufklärung erfolgt?
- Therapiealternativen?
- präoperative Planung?

2.2.1 Voroperationen, Nebenerkrankungen und Degenerationen

Gerade durch das steigende Patientenalter treffen wir zunehmend auf Patienten, die im Bereich der Verletzungsregion schon **vormals Knochenbrüche** erlitten haben. Hier sei z.B. speziell auf die hohe Zahl von distalen Radiusfrakturen verwiesen, bei denen es sich in jedwedem Alter um den häufigsten Knochenbruch des Menschen handelt. Entsprechend fehlgeheilte Brüche, in früheren Jahren eine Domäne der konservativen Therapie, behindern dann intraoperativ eine exakte Reposition. Entsprechend sind BV-dokumentierte Repositionsergebnisse in »angenäherter, akzeptabler oder befriedigender« Stellung auch für den Außenstehenden nachvollziehbar.

Ähnlich hierzu verhält es sich mit **vorbestehenden Degenerationen** vor allem bei gelenknahen Frakturen oder solchen mit Gelenkbeteiligung. Vorhandene Degenerationen sollten hier Erwähnung finden, da sie einerseits die Operation erschweren bzw. Einfluss auf das Operationsergebnis haben können, sie zudem in ihrer Ausprägung Einfluss auf die Art der Operation ausüben können (Versorgung proximaler Femurfrakturen durch Osteosynthese vs. Prothese). Hinweise auf eine vorhandene Osteoporose sollten nicht fehlen. Diesbezüglich sei davor gewarnt, bei hohem Alter des Patienten Wirbelfrakturen als »osteoporotische Sinterungsfrakturen« zu beschreiben, wenn ein Unfallereignis ursächlich an der Frakturausprägung mitbeteiligt war. Hier ist sicher sinnvoller, die Fraktur zu beschreiben und im Weiteren auf die zudem bestehende Osteoporose hinzuweisen. Da auch die ältere Generation zunehmend über eine private Unfallversicherung verfügt, kann man sich auf diesem Weg unnötige Korrespondenzen mit den Versicherungen ersparen.

An typischen Nebenerkrankungen, die häufig Einfluss auf die operative Vorgehensweise und meist negativen Einfluss auf das angestrebte Operationsereignis haben, seien exemplarisch die nachfolgenden Krankheiten genannt:

- Diabetes mellitus
- chronisch obstruktive Lungenerkrankungen
- periphere Verschlusskrankheit
- Osteoporose

2.2.2 Medikamente und Allergien

Hinweise zur präoperativen Medikamenteneinnahme des Patienten sind sinnvoll, wenn diese einen Einfluss auf die Operation bzw. das Operationsergebnis erwarten lassen. Dies trifft besonders auf osteoaktive Medikamente wie Kortison oder auf mögliche Störungen der Gerinnung, z.B. durch ASS oder Marcumar, zu.

Bei der geplanten Nutzung von Chrom-Nickel-Implantaten (z.B. Cerclagen) ist ein Hinweis auf die Allergiesituation des Patienten angezeigt.

Die nachfolgenden Tabellen (◘ Tab. 2.1, ◘ Tab. 2.2) spiegeln – ohne Anspruch auf Vollständigkeit – ein breites Spektrum möglicher Medikamente wider.

2.2.3 Unfallhergang

Kurze Angaben zum Unfallgeschehen sind, wenn vorhanden, niederzulegen. Sie erklären ggf. in sich schon das folgende operative Vorgehen. Beispielhaft sei hier das Hochrasanz- oder das Polytrauma genannt, das mit seiner Erwäh-

◘ Tab. 2.2 Osteoaktive Medikamente

Osteoklastenhemmer	SERM (Raloxifen), Calcitonin (Karil), Bisphosphonate (Alendronat, Etidronat, Risedronat, Strontiumranelat)
Osteoblastenstimulantien	Teriparatid, BMP-7, TGF-ß
Vitamin D3	
Calcium	
Prednisolon	
Parathormon	

◘ Tab. 2.1 Gerinnungsaktive Medikamente

Thrombozytenaggregationshemmer	
COX-Inhibitoren	ASS, Aloxiprin
Glycoprotein IIb / IIIa – Inhibitoren	Abciximab, Eptifibatide, Tirofiban
ADP-Rezeptor – Inhibitoren	Clopidogrel, Ticlopidin, Prasugrel
Prostaglandinanaloga	Prostacyclin, Iloprost, Treprostinil
Sonstige	Ditazol, Dipyridamol, Cilostazol
Antikoagulantien	
Vitamin-K-Antagonisten	Phenprocoumon, Warfarin, u. a
Heparine	unfrakt. Heparin, LMWH (Enoxaparin, Dalteparin, Certoparin,...), Heparinoide (Danaparoid, Sulodexide)
Faktor Xa – Inhibitoren	Rivaroxaban, Fondaparinux, Apixaban
direkte Thrombin – Inhibitoren	Melagatran, Hirudin, Argatroban, u.a.
Plaminogen-Aktivatoren	
TPA	Alteplase, Reteplase
UPA	Urokinase, Saruplase
Stretokinase	

nung häufig schon die Indikation zur zügigen Operation mit der Anlage temporärer Fixateure erklärt. Ein direktes Anpralltrauma speziell am Unterschenkel rechtfertigt ggf. ebenso die Anlage eines Fixateurs bei einem hierdurch bedingten oder drohenden Kompartmentsyndrom.

2.2.4 Lokalbefund

Wie der Unfallhergang ist auch die kurze Beschreibung des Lokalbefundes wünschenswert, da auch diese Angaben Nachbegutachtern das operative Vorgehen nachvollziehbar machen.

Wenig auffällige Weichteile rechtfertigen eine sofortige definitive Stabilisierung. Kompartmentsyndrome, höhergradig offene und/oder stark verschmutzte Weichteile können hingegen den Einsatz eines Fixateur externe unterstreichen. Angaben zu lokalen Schürfungen belegen die Indikation zur zeitnahen Versorgung vor der Keimbesiedelung der unfallbedingten Wunde.

2.2.5 Aufklärung

Kurze schriftliche Notizen eines stattgefundenen Aufklärungsgesprächs einschließlich alternativer Therapieoptionen belegen das präoperativ geführte Gespräch mit dem Patienten. Sie sind gerade in der akuten Notfallbehandlung des möglicherweise noch nicht intubierten Verletzten der einzige Hinweis auf das zumindest noch kurz geführte präoperative Gespräch. Gleichzeitig sind sie ggf. auch Beleg dafür, dass eine Aufklärung des schon vor oder während der stationärer Aufnahme intubierten oder sedierten Patienten nicht mehr möglich war.

2.2.6 Therapiealternativen

Hinweise auf dem Patienten dargelegte alternative Therapieoptionen sollten im Operationsbericht zumindest kurz noch einmal durch den Operateur Erwähnung finden. Dies trifft insbesondere auf Eingriffe zu, bei denen zum Beispiel konservative Alternativverfahren gleichberechtigt neben den operativen Maßnahmen stehen oder zumindest auch mit einer konservativen Therapie ein akzeptables Ausheilungsergebnis zu erwarten ist.

2.2.7 Präoperative Planung

Präoperative Planungen am Modell bzw. mit präoperativen Schemazeichnungen werden in der Praxis in der Unfallchirurgie selten genutzt. In der Akutprothetik sollte der Operateur zumindest versuchen, anhand der Röntgenbilder unter Nutzung entsprechender Schablonen schon präoperativ die Prothesendimension (z.B. bei medialen Schenkelhalsfrakturen) abzuschätzen und dieses Vorgehen dann auch dokumentieren. Die entsprechenden präoperativen Messergebnisse von Prothesenkopf und -schaft sollten entsprechend in der Vorgeschichte bzw. Indikation erwähnt werden. Alternativ ist auch eine Erwähnung mit Beginn der Niederschrift des eigentlichen operativen Vorgehens möglich. Sollte der Operateur eine Schemazeichnung angefertigt haben, so ist diese natürlich in der Akte zu archivieren. Digitale Operationsplanungen sind entsprechend ebenfalls zu speichern.

Gleiches gilt bei sekundär rekonstruktiven Eingriffen wie der Planung von Arthrodesen oder Sekundäreingriffen infolge von Pseudarthrosen oder Fehlheilungen. Da entsprechende Schemazeichnungen nicht selten im Weiteren verlorengehen, ist zumindest ein kurzer Eintrag im Operationsbericht sinnvoll, der eine entsprechende Auseinandersetzung des Operateurs mit dem geplanten Eingriff dokumentiert.

2.3 Diagnose

Auf die dezidierte Angabe der Diagnose sollte im Zentraldokument der unfallchirurgischen Patientenakte besonderer Wert gelegt werden. Die genaue Diagnose an sich stellt schon die nachvollziehbare Indikation zur Operation dar.

In Zeiten von ICD und ICPM verwischen hingegen sinnvolle Diagnosen zunehmend. Nachbeurteilenden Gutachtern bieten sich häufig Diagnosen, die die Frage rechtfertigen, ob der Operateur wirklich wusste, was er gerade operiert. Nachstehend sei hier auf einige ICD-Beispiele verwiesen:

- T02.20 Frakturen mit Beteiligung mehrerer Regionen einer oberen Extremität: geschlossen oder o.n.A.
- T02.31 Frakturen mit Beteiligung mehrerer Regionen einer unteren Extremität: offen
- T02.60 Frakturen mit Beteiligung mehrerer Regionen der oberen Extremität(en) und mehrerer Regionen der unteren Extremität(en): geschlossen oder o.n.A.
- T02.90 Multiple Frakturen, nicht näher bezeichnet: geschlossen oder o.n.A

In dieser Form haben entsprechende Formulierungen in einem adäquaten Operationsbericht nur zwecks der Abrechnung mit der Krankenkasse ihre Berechtigung.

Im günstigsten Fall kann die ICD-Codierung mit dem entsprechenden Programm aus dem Codierungssystem zwecks Abrechnung übernommen und dann durch den Operateur der eigentlichen Operationssituation angepasst werden. Ist eine Änderung der ICD-Diagnose in einen sinnvolleren Text nicht möglich, so sollte der Operateur noch zusätzlich eine dezidierte Diagnose dokumentieren

Eine gute Diagnose erklärt deskriptiv das Ausmaß der Verletzung. Sie setzt sich zusammen aus:

- dem Zustand der Weichteile (geschlossen, offen, stark verschmutzt, infiziert, kontusioniert, lokale Schürfung, usw.) und
- der Knochensituation (disloziert, unverschoben, mehrfragmentär, spiralig usw.).

Sie wird ergänzt durch eine sinnvolle, wenn möglich schon das operative Vorgehen erklärende Klassifikation.

Hier hat sich z.B. an langen Röhrenknochen und an der thorakolumbalen Wirbelsäule international die AO-Klassifikation durchgesetzt, während sich z.B. an der oberen HWS (Effendi- und Anderson-Klassifikation), dem proximalen Humerus (Neer-Klassifikation), dem Becken (Letournel) oder dem Talus (Hawkins) und dem Calcaneus (Sander, Zwipp) weitere Klassifikationen gleichwertig oder praktikabler zeigen.

Exemplarisch seien hier noch einmal einige Diagnosen genannt:

- geschlossene, instabile Fraktur des Dens axis (Anderson II)
- geschlossener, instabiler inkompletter BWK VII-Berstungsbruch (AO 52 A3.2) mit Querschnittsymptomatik
- geschlossene, dislozierte proximale Humerusfraktur links (Neer IV)
- erstgradig offene, dislozierte Femurschaftquerfraktur rechts (AO 32 A3)
- geschlossene, dislozierte mediale Schenkelhalsfraktur links (Garden III, AO 31 B3)

Die hier genannten Klassifikationen erheben nicht den Anspruch auf Vollständigkeit. Es handelt sich jedoch um gängige Klassifikationen, die sich aufgrund ihrer guten Struktur, ihrer Nachvollziehbarkeit und ob ihres Einflusses auf die Wahl des operativen Vorgehens bewährt haben.

2.4 Operation

Wie für die Diagnose gilt auch für die Beschreibung der eigentlichen Operation, dass mit diesen Angaben schon kurz, aber nachvollziehbar das operative Vorgehen dargestellt werden soll. Die wesentlichen Maßnahmen sollten Erwähnung finden.

Hier sei verwiesen auf

- die blutige (offene) oder geschlossene Reposition,
- den Vorgang der Markraumerweiterung (aufgebohrt oder unaufgebohrt),
- das benutzte Implantat sowie
- die wesentlichen Angaben zum Hersteller und der Dimension.

Die Angaben zum Hersteller sind aus unserer Sicht immer sinnvoll, da sie später unnötigen Schriftverkehr bei Folgeoperationen verhindern oder zumindest einschränken.

Herstellerangaben haben in der eigentlichen operativen Maßnahme hingegen nichts zu suchen. So sind Operationen im Sinne einer »Sirusnagelung, Expertnagelung oder LISS-Verplattung« nicht zu akzeptieren.

Hinweise auf eine Spongiosaentnahme oder die Nutzung von Knochenersatzstoffen sollten ebenso Erwähnung finden wie Hinweise auf eine Histologie – oder eine Abstrichentnahme.

Auch der Einsatz der Navigation ist hier zu dokumentieren.

Im Folgenden sei exemplarisch auf einige Operationen verwiesen:

- Arthroskopie, arthroskopisch gestützte Semitendinosus- u. Gracilisersatzplastik (Transfix), 10er i. a.-Redondrainage
- Neurolyse des N. ulnaris, Olecranonosteotomie (Chevron); offene Reposition, Osteosynthese mitttels KFI-Titan-LCP's (7- u. 9-Loch) + Zugschrauben, Zuggurtungsosteosynthese des Olecranons, lokaler Redon
- offene Reposition der Fibula, Osteosynthese mit 7-Loch-Titan-Drittelrohrplatte; geschlossene Reposition der Tibia, aufgebohrte dynamische Verriegelungsnagelung (Fa. Synthes, Expert-Nagel, 10/380 mm, prox. 1fach, dist. 3fach verriegelt, lokale Drainagen)

2.5 Bericht (zum operativen Vorgehen)

2.5.1 Ablauf

Der eigentliche Vorgang bzw. die Durchführung der Operation soll in gutem und verständlichem Deutsch mit den wesentlichen, auch für den späteren Leser nachvollziehbaren Schritten niedergeschrieben werden.

Hierbei ist es günstig, wenn sich die Individualität der Operation anhand intraoperativer »landmarks« von selbst erklärt (Beschreibungen von individuellen Fragmentstellungen, Schraubenlagen, Gefäßclips o.ä.). Die einzelnen Schritte der Operation müssen nachvollziehbar sein, ebenso intraoperative Probleme, z.B. bei der Reposition der Fraktur oder intraoperative Redislokationen und nochmalige Auflösungen der Osteosynthese, die dann wiederum verlängerte Operationszeiten hinreichend erklären können. So belegt z.B. ein einfacher unkomplizierte Eingriff infolge einer pertrochantären Fraktur, selbst durch einen Ausbildungsassistenten keine Operationszeit von

90 Minuten. Der operative Ablauf muss somit die Operationszeit erklären.

Auf **Formulierungen zum Repositionsergebnis** sollte geachtet werden, da selbst dem erfahrensten Operateur anatomische Repositionen z.B. bei geschlossenen Verfahren (Marknagelungen, untergeschobene Plattenosteosynthesen, percutane Schrauben) selten gelingen. Hier sind Beschreibungen wie »weitestmöglich achsgerecht, achsgerechte Stellung der Hauptfragmente, unter Würdigung der Trümmerung akzeptable Reposition u a.« günstiger. Die Formulierung »anatomische Reposition« gebührt auch nur der anatomischen Reposition.

Ein abweichendes Verhalten vom üblichen operativen Standard bei klassischen Osteosynthesen sollte sich aus dem Operationsbericht erschließen.

Die Gabe eines Antibiotikums und somit auch die Angabe im Operationsbericht sind bei Materialentfernungen in der Regel nicht notwendig. Bei Osteosynthesen sollte es sich um ein knochengängiges Antibiotikum handeln.

Für die Nähte sollte die **Nahttechnik** (z.B. Kirchmayr, Bunnell, Kessler) und das Material genannt werden (◘ Tab. 2.3).

2.6 Nachbehandlung/Procedere

Angaben zum Procedere sind essentiell, da eigentlich nur der Operateur die Stabilität seiner Osteosynthese bzw. Stabilisierung einschätzen kann.

Für die Zeit im Aufwachraum mögen entsprechende Festlegungen noch nicht so wichtig sein, da die operativ versorgte Extremität häufig mit externen Hilfsmitteln (Gilchrist-Verband, Gipsschiene, Orthese) temporär versorgt ist. Spätestens mit Rücktransport auf die Station jedoch sollte das weitere Procedere schriftlich festgelegt worden sein. Daher wird der Operationsbericht im eigenen Vorgehen üblicherweise noch am Operationstag schriftlich niedergelegt. Angaben zum Procedere durch den Operateur sollten Hinweise zu folgenden Fragen enthalten:

- Analgesie und Thromboseprophylaxe
- Datum der Röntgenkontrollen
- Belastungs- und Mobilisationsgrad
- Notwendigkeit weiterer Operationen
- stattgehabte Histologie u. Abstrich
- Empfehlung ggf. weiterer diagnostischer Maßnahmen

◘ **Tab. 2.3** Nahttechniken

Sehnennähte	
Beuge-/Strecksehnen Hand	4/0 nichtresorbierbare Kernnaht, monofil
	6/0 (nicht)resorbierbare umlaufende Naht, monofil
	4/0 doppelt armiert für Ausziehdrahtnaht
Beuge-/Strecksehnen Fuß	3/0 bis 4/0 nichtresorbierbare Kernnaht, monofil
	5/0 (nicht)resorbierbare umlaufende Naht, monofil
Unterarm / Unterschenkel	3/0 nichtresorbierbare Kernnaht, monofil
	4/0 bis 5/0 (nicht)resorbierbare umlaufende Naht, monofil
Schulter	0 nichtresorbierbar für RM-Rekonstruktion
Achilles-/Quadrizeps-/Patellarsehne	1 nichtresorbierbare Kernnaht, monofil
	3/0 (nicht)resorbierbare umlaufende Naht
Nervennähte	
große Nerven stammnah	7/0 nichtresorbierbar, monofil
kleine Nerven peripher	10/0 nichtresorbier, monofil
Gefäßnähte	
große Gefäße	6/0 nichtresorbierbar, monofil (Erwachsene)
	8/0 nichtresorbierbar, monofil (Kinder)
kleine Gefäße	8/0 bis 10/0 nichtresorbierbar, monofil
Knochenanker	
Rotatorenmanschette	3,5 oder 5 mm Durchmesser, Faden 0 oder 2
distale Bizepssehne	3,5 mm Durchmesser, Faden 0
Finger und Fuß	z.B. 2,5 mm Minianker

Die zu ausgesuchten Operationen am Ende des Buches ausgeführten Nachbehandlungsschemata sind als Empfehlungen zu sehen und nicht umfassend. Andere Kollegen haben natürlich andere Vorgaben und differente Erfahrungen gemacht, an denen sich ihre postoperativen Empfehlungen orientieren. Auch diese Nachbehandlungsschemata werden sich in der Praxis bewährt haben. Zielführend bei der Indikationsstellung zur Operation ist bei der Frakturbehandlung jedoch neben der achsgerechten Einrichtung im Schaft- sowie der stufenfreien Einrichtung im Gelenkbereich das Erreichen einer zumindest übungsstabilen Osteosynthese, sodass auf ruhigstellende Mittel postoperativ, wenn möglich, zu verzichten ist.

2.7 Datum und Unterschrift

Die zeitnahe Angabe zum Erstellungsdatum des Operationsberichtes sowie die Unterschrift, mit der der Operateur sein Handeln abzeichnet, verstehen sich von selbst. Hierbei wird im eigenen Vorgehen darauf geachtet, dass der Zeitraum zwischen der Operation und dem Gegenzeichnen des Operationsberichtes 5 Arbeitstage nicht überschreitet. Im günstigsten Fall wird der Operationsbericht vom Operateur selbst noch im Operationssaal, zumindest am Operationstag, erstellt. Hierdurch wird weitestmöglich gewährleistet, dass auch Details während der Operation nicht vergessen werden, z.B. besondere Schwierigkeiten in der Reposition, zudem im Rahmen möglicher späterer Auseinandersetzungen nicht der Vorwurf einer Verfälschung des Operationsberichtes erhoben werden kann.

Besonderheiten eines unfallchirurgischen Operationsberichtes

H. Siekmann

Während in der elektiven Chirurgie das operative Vorgehen üblicherweise planbar ist, liegt die besondere Situation in der Unfallchirurgie in der häufig akuten Notwendigkeit der Operationsplanung und -durchführung. Hierbei ist das Erlangen umfangreicher Informationen oft nicht möglich. Offene Frakturen, begleitende Gefäß- oder Nervenverletzungen sowie den Patienten vital bedrohende Verletzungen machen ein akutes Handeln bei reduzierter präoperativer Diagnostik notwendig. So sind Nebenbefunde und -diagnosen, das Alter und der Allgemeinzustand des Patienten zu sichten und stets mitzubewerten und zu dokumentieren.

Bei der für den Unfallchirurgen oft durchzuführenden Frakturversorgung gleicht keine Fraktur der anderen, oft konkurrieren mehrere gleichwertige Operationsverfahren (Nagelsysteme, Plattensysteme, Fixateure u. a.) an nahezu jeder Verletzungslokalisation miteinander. Häufig ergeben sich intraoperativ Unwägbarkeiten und überraschende Wendungen. Diese können soweit führen, dass das zuvor geplante intraoperative Vorgehen nochmals komplett überdacht, angepasst und auch geändert werden muss. Hinzu kommen die persönlichen Erfahrungen des verantwortlichen Unfallchirurgen, aber auch des gesamten operativ tätigen Arztteams am OP-Tisch.

Diese außergewöhnliche Ausgangslage bedingt gerade in der Unfallchirurgie die zentrale Stellung des Operationsberichtes in der Dokumentation des ärztlichen Handelns.

Dem möglicherweise nachträglich beurteilenden Gutachter sind entsprechende komplizierte Operationsverläufe und unbefriedigende Operationsergebnisse hinsichtlich der Reposition und der Materiallage nicht unbekannt. Intraoperative Probleme und Komplikationen wie auch akute Entscheidungswechsel sind daher gerade nicht zu verschweigen. Vielmehr sollten sie im Operationsbericht dokumentiert werden, da sie die Auseinandersetzung des Operateurs mit seiner Operation widerspiegeln. Zudem begründen sie möglicherweise prolongierte Operationszeiten. Der Operationsbericht sollte hierbei Schritt für Schritt das operative Vorgehen nachvollziehbar machen. Nicht optimale Frakturstellungen und Implantatlagen sollten im Operationsbericht aufgeführt und ggf. begründet werden. Die ausschließliche Erwähnung der BV-Kontrolle ohne eine intraoperative Auswertung zur Frakturstellung und Materiallage reicht hingegen nicht aus, schlechte Ergebnisse in der ersten postoperativen Röntgenkontrolle zu erklären. Hier ist es günstiger, suboptimale Repositions- oder Osteosynthesemateriallagen schon in der intraoperativen BV-Kontrolle zu erklären. Auch intraoperative Wechsel des Operationsteams z.B. das Hinzurufen weiterer ärztlicher Kollegen der eigenen oder fremder Kliniken wie auch der Wechsel der Assistenten sollten im Sinne einer lückenlosen Dokumentation der Operation niedergeschrieben werden.

Vor diesem Hintergrund muss von einer reinen Übernahme nachstehend aufgeführter Operationsberichte abgeraten werden. Diese können einzig als Orientierung bei der Erstellung der eigenen Operationsberichte dienen. Jeder Operationsbericht muss individuell die jeweils einzigartige Situation bei der betreffenden Operation widerspiegeln. Ein gut dokumentierter Operationsbericht sichert das eigene Handeln ab.

Negativbeispiele

H. Siekmann

Bei den nachfolgenden Berichten handelt es sich um reale Beispiele, die mir neben vielen weiteren Berichten vor allem im Rahmen meiner gutachterlichen Tätigkeit aufgefallen sind. Eine Fortsetzung dieser Liste wäre problemlos möglich gewesen, hätte jedoch den Rahmen dieses Buches gesprengt.

4.1 Beispiel 1

- **Kommentar zu ◻ Abb. 4.1:**
- Keine Hinweise auf eine Aufklärung über konservative Möglichkeiten (obwohl distale Radiusfrakturen nicht grundsätzlich operativ versorgt werden müssen)
- Höhe der Blutsperre in mm Hg
- Fraktur intraoperativ nicht beschrieben
- 4 Zeilen für das eigentliche operative Vorgehen
- N. medianus gesehen? Einblutungen?
- Bildwandlerkontrolle durchgeführt, aber was hat der Operateur gesehen? Fraktur reponiert? Lage des Implantats?
- Wie stabil zeigte sich intraoperativ die Osteosynthese? Haben die Schrauben gut im Knochen gezogen?
- Die Form des Berichtes sowie die Rechtschreibung bedürfen keines weiteren Kommentars

Reales Beispiel 1: volare Platte bei distaler Radiusfraktur

OP-Bericht, Klinik für Unfall- und Wiederherstellungschirurgie

Pat.-Nr.: 099874532
Aktuelle Klinik: Unfallchirurgie
Pat.-Name: Ohnesorge, Dieter

Fall-Nr.: A8794531/2010
Station: Unfall I
Geb.-Dat.: 19.03.1962
Geschlecht/Alter: m, 38 J.

OP-Datum: 13.07.2010
OP-Dauer (Schnitt/Naht): 11.58 – 12.17 Uhr
Saal: B 6

Personal: N. N.
Operateur: N. N.
1. Assistent: N. N.

Anästhesist: N. N.
Anästhesieschw./-pfl.: N. N.
OP-Schwester/-pfl.: N. N.
OP-Springer: N. N.

OP-Bericht 1

Diagnose: Dist. Radiusfr. Re.

Therapie: ORIF
Bei dem Pat. besteht eine distale disloz. Radiusfraktur links, daher ist die Indikation zur OP gegeben. Ein ausführliches Beratungsgespräch wurde geführt, eine schriftl. Einwilligung zur OP liegt vor.

Nach hautdesinfektion und sterilem Abdecken mit LM in Blutsperre am gleichseitigen Oberarm, Hautschnitt am frakturierten Unterarm bis zum Handgelenk links volar, typischer Zugang, Spaltung des M. pronator quadratus längs, darstellen der Fraktur, Reposition nach Anmodellieren einer Formplatte schräg, Besetzen der Schraubenlöcher, distal mit sechs und proximal mit 3 Schrauben, Bildwandlerkontrolle. Ausgiebige Spülung. 8-er Redon s.c., Hautnaht nach Donati. Steriler Verband.

Procedere: Nachbehandlung nach klinikülichem Schema

Gez. N. N.

◻ **Abb. 4.1** Reales Beispiel 1. Volare Platte bei distaler Radiusfraktur

4.2 Beispiel 2

- **Kommentar zu ◘ Abb. 4.2:**
- Keine Hinweise auf eine Aufklärung über konservative Möglichkeiten (obwohl isolierte nicht dislozierte Weber B-Frakturen keinesfalls grundsätzlich eine Indikation zur Operation darstellen)
- Fraktur intraoperativ nicht beschrieben
- 3 Zeilen für das eigentliche operative Vorgehen
- Wie wurden die Schrauben gesetzt? Mono- oder bicortical? Warum wurde keine interfragmentäre Zugschraube gesetzt?
- Bildwandlerkontrolle durchgeführt, aber was hat der Operateur gesehen? Fraktur reponiert? Lage des Implantates?
- Wurde intraoperativ die Stabilität der Syndesmose geprüft?
- Wie stabil zeigte sich intraoperativ die Osteosynthese? Haben die Schrauben gut im Knochen gezogen?
- Die Form des Berichtes sowie die Rechtschreibung bedürfen keines weiteren Kommentars

Reales Beispiel 2: Plattenosteosynthese bei Außenknöchelfraktur

OP-Bericht, Klinik für Unfall- und Wiederherstellungschirurgie

Pat.-Nr.: 099874532
Aktuelle Klinik: Unfallchirurgie
Pat.-Name: Ohnesorge, Dieter

Fall-Nr.: A8794531/2010
Station: Unfall I
Geb.-Dat.: 19.03.1962
Geschlecht/Alter: m, 38 J.

OP-Datum: 13.07.2010
OP-Dauer (Schnitt/Naht): 14.53 – 15.13 Uhr
Saal: B 6

Personal: N. N.
Operateur: N. N.
1. Assistent: N. N.

Anästhesist: N. N.
Anästhesieschw./-pfl.: N. N.
OP-Schwester/-pfl.: N. N.
OP-Springer: N. N.

OP-Bericht 1

Diagnose: AK-# re.

Therapie: ORIF (KFI)
Bei dem Pat. besteht eine AK-# rechts (Weber B) disloziert, daher ist die Indikation zur OP gegeben. Ein ausführliches Beratungsgespräch wurde geführt, eine schriftl. Einwilligung zur Operation liegt vor.

Nach hautdesinfektion und sterilem Abdeckenin LM ohne Blutsperre am gleichseitigen OS, Hautschnitt am frakturierten Außenknöchel, typischer Zugang, darstellen der Fraktur, Reposition nach Anmodellieren einer 8-loch-Drittelrohrplatte schräg, Besetzen der Schraubenlöcher, distal mit drei und proximal mit 4 Schrauben, Bildwandlerkontrolle. Ausgiebige Spülung. 8-er redon s.c., Hautnaht nach Donati. Steriler Verband.

Procedere: Nachbehandlung nach klinikublichem Schema

Gez. N. N.

◘ **Abb. 4.2** Reales Beispiel 2. Plattenosteosynthese bei Außenknöchelfraktur

Aspekte zur Verschlüsselung des Operationsberichts

R. Neef

Der Operationsbericht ist mit seiner genauen Beschreibung des Situs und der korrekten Wiedergabe der wesentlichen Schritte des Eingriffs als Dokument der Krankenakte bedeutsam. Ferner ist die zeitnahe Erstellung des OP-Berichtes ein Garant im Hinblick auf mögliche juristische Anfechtungen gegenüber dem behandelnden Operateur. Ein dritter wichtiger Aspekt ist in heutiger Zeit die Bedeutung des OP-Berichtes als Nachweis von Diagnosen und Prozeduren für die Ermittlung der korrekten **DRG (Diagnosis Related Groups)**. Er dient damit als Basis der monetären Abrechnung gegenüber den Kostenträgern, wie privaten und gesetzlichen Krankenkassen und den Berufsgenossenschaften sowie Versorgungseinrichtungen wie zum Beispiel den Sozialämtern.

Viele dieser von Krankenhäusern erstellten Rechnungen werden in steigender Zahl einer kritischen Prüfung, vor allem durch den **Medizinischen Dienst der Krankenkassen** (MDK), unterzogen. Diese Prüfungen können sich über viele Monate, bei Widerspruchsverfahren auch über mehrere Jahre hinziehen. Eine retrospektive Wiedergabe von Operationsdetails ohne entsprechend exakte Beschreibung im zeitnah angefertigten OP-Bericht ist nicht glaubhaft möglich.

Prinzipiell gilt auch bei operativen Eingriffen die Dokumentationspflicht. Eine nicht oder mangelhaft dokumentierte Leistung gilt als nicht erbracht, war sie auch noch so kostenintensiv. Kann in der Unfallchirurgie und der Orthopädie vielleicht noch ein intra- oder postoperatives Röntgenbild herangezogen werden, ist bei Weichteiloperationen einzig der OP-Bericht **das beweisende Dokument**.

Da sich die über die Höhe des Entgeltes entscheidende DRG aus einer Kombination von Haupt- sowie Nebendiagnosen und den operativen Prozeduren ermittelt, müssen beide Faktoren hinlänglich und nachvollziehbar beschrieben werden.

5.1 Osteosynthesen

Neben der klinisch orientierten beschreibenden Angabe der Diagnose im Operationsbericht muss diese zusätzlich entsprechend der Vorgaben durch den **ICD-10-Katalog** (International Statistical Classification of Diseases and Related Health Problems, Tenth Revision) angegeben werden.

Wichtig und auch DRG-relevant ist zusätzlich die Angabe von **höhergradigen Weichteilschäden** als Sekundärcodes. Weichteilschäden ab Grad 3 bei geschlossenen Frakturen, wie beispielsweise nach schweren Luxationsfrakturen, sowie zweit- und drittgradige offene Frakturen werten die DRG auf. Definitionsgemäß darin enthaltene Schäden an Bändern, Muskeln, Sehnen sowie größere und anatomisch terminierte Nerven und Gefäße sind zusätzlich gesondert zu beschreiben, um das komplexe Verletzungsausmaß darzustellen.

Die Prozeduren werden entsprechend des **OPS-Kodes** (Operationen- und Prozedurenschlüssel) verschlüsselt. Dabei sind die Art der Osteosynthese (Schraube, Platte, Marknagel usw.) und die Frakturlokalisation durch einen kombinierten Prozedurenschlüssel miteinander verknüpft.

Bei den Frakturen der Extremitäten ist eine Auswahl zwischen einfachen und Mehrfragmentfrakturen möglich. Konventionellen Röntgenaufnahmen ist nicht immer mit Sicherheit die **Anzahl der Fragmente** zu entnehmen. Deshalb ist die Beschreibung der Fraktur im Text des OP-Berichtes notwendig. Auch kleine Fragmente, welche möglicherweise im Rahmen der Reposition entfernt werden oder im Weichteilverbund unter einer Drahtzerklage fixiert werden, begründen die Angabe einer Mehrfragmentfraktur. Diese kann zur Erlössteigerung beitragen, insbesondere wenn unterschiedliche Osteosyntheseverfahren zur Anwendung kommen.

Bis einschließlich 2009 wurden diese, wie z.B. der proximaler Femurnagel in Kombination mit einer Drahtcerclage bei pertrochanteren Frakturen mit Abbruch des Trochanter minor oder die kombinierte Schrauben- und Drahtosteosynthese bei Innenknöchelfrakturen, als Materialkombinationen zusammengefasst und deutlich unterbewertet. Seit 2010 müssen nun alle verwendeten Osteosynthesematerialien gesondert kodiert werden, also zum Beispiel die Reposition durch eine Schraubenosteosynthese an der distalen Tibia oder die Drahtosteosynthese am proximalen Femur. Ausgenommen sind lediglich die zu einer Plattenosteosynthese gehörenden Schrauben einschließlich einer typischerweise eingebrachten Zugschraube neben der Platte. Hier ist allein die Plattenosteosynthese zu kodieren. Wird aber beispielsweise eine Doppelplattenosteosynthese bei Tibiakopffrakturen angewendet, wobei jede Platte durch einen separaten Zugang medial und lateral eingebracht wird, ist dies auch durch die doppelte Eingabe des Schlüssels für die Plattenosteosynthese anzugeben. Ähnliches gilt für die Versorgung von supra- und transkondylären Humerusfrakturen. Auch bei nur einem dorsalen Zugang besteht dabei ein erheblicher präparativer Aufwand radial und ulnar, u.a. durch die

Darstellung und eventuelle Verlagerung des Nervus ulnaris. Dies stellt eine deutliche Verbesserung der bisherigen Erlössituation dar.

Besonders wichtig ist die **Erwähnung radiogisch »unsichtbarer« Verfahren** im OP-Bericht, wie zum Beispiel transossäre Nähte zur Fixierung kleiner Fragment, da ansonsten die Beweisführung ihrer Verwendung nahezu unmöglich ist (z.B. Fadencerclagen der Tubercula des proximalen Humerus).

5.2 Weichteileingriffe

Die Spannbreite von Weichteileingriffen in der Unfallchirurgie ist groß und reicht von Sehnenrekonstruktionen über Wunden aller Art bis zur Behandlung von infizierten Wunden. Da bis auf die immer noch zu wenig eingesetzte Fotodokumentation von Wunden bildgebende Verfahren kaum anwendbar sind, ist die ausführliche und exakte Beschreibung durch den Operateur unverzichtbar.

Die Beschreibung der präparierten anatomischen Strukturen, welche das Ausmaß des Eingriffs beschreiben, ist oft zu knapp und allgemein gehalten.

Ist die End-zu-End-Naht der Achillessehne simpel mit einem Kode abgebildet, bedarf die OPS-Verschlüsselung in der Versorgung infizierter Wunden genauer Überlegungen und Sorgfalt. Schließlich kann es in diesen Fällen um einen Differenzbeträge von mehreren tausend Euro gehen.

Wichtig ist zunächst die **Festlegung von Haupt- (HD) und Nebendiagnosen (ND)**:

- Handelt es sich um eine bei Erstvorstellung bereits infizierte traumatische Wunde (HD S51.0 Offene Wunde des Unterarmes, ND T89.02 Komplikation einer offenen Wunde durch Infektion)?
- Liegt ein Abszess (M71.0 Schleimbeutelabszess), eine Phlegmone (L03.10 Phlegmone an der oberen Extremität) oder eine Fasziitis (M72.6 Nekrotisierende Fasziizis) vor?
- Welche Strukturen sind davon betroffen (Haut, Unterhaut, Faszie, Sehne, Muskulatur, Knochen, Gelenke)?
- Gibt es bereits einen Erregernachweis?
- Gibt es einen spezifischen ICD-10-Schlüssel für diese Infektion (zum Beispiel M00.0 Eitrige Arthritis durch Staphylokokken)? Ist dieser vorhanden, muss trotzdem der Sekundärkode (zum Beispiel B95.6! Staphylokokkus aureus als Ursache von Krankheiten, die in anderen Kapiteln klassifiziert sind) angegeben werden.

Durch die richtige Auswahl der Haupt- und der Nebendiagose(n) sollen schlüssig die Art der Infektion, ihre Ätiologie und eingetretene Komplikationen/Schweregrade dargestellt werden.

Ähnlich komplex verhält es sich mit den operativen Prozeduren. In aller Regel werden bei Wundinfektionen **chirurgische Débridements** durchgeführt. Hierfür eignen sich häufig Kodierungen für die chirurgische Wundtoilette (5-893) oder die radikale und ausgedehnte Exzision von erkranktem Gewebe an Haut und Unterhaut (5-894). Bei der Angabe des OPS für die Wundtoilette ist die Angabe der **Wundgröße** durch eine Untergruppe des Kodes von Bedeutung. Wunden sind nur bis zu einer Länge von 3 cm und einer Fläche bis 4 cm^2 als kleinflächig zu bezeichnen. Jede andere Wunde ist per OPS-Katalog großflächig! An dieser Stelle wird oft falsch kodiert.

Neben der horizontalen Ausbreitung spielt auch die **Tiefenausdehnung der Wunde** eine wichtige Rolle für die DRG. Sind mehrere übereinander liegende unterschiedliche anatomische Gewebeschichten betroffen, so kann ein schichtenübergreifendes Weichteildébridement (5-869.1) abgerechnet werden. Dies ist einfach, birgt jedoch das Risiko, später beim Schreiben des OP-Berichtes nicht alle Schichten und die Art ihres Débridements zu beschreiben. Wird beispielsweise einer Sehnenscheide eröffnet, ein scharfer Löffel verwendet und eine ausgiebige Spülung vorgenommen, stellt dies ein Débridement an gleicher Stelle dar. Nur diese detaillierte Beschreibung wird vom MDK anerkannt und schützt vor einer Herabstufung der DRG. Aus diesem Grund wird die Kodierung jeder einzelnen chirurgisch revidierten Gewebestruktur bis hin zum Knochen empfohlen.

Kommt im Rahmen der operativen Behandlung die **Vakuumtherapie** (V.A.C.) zum Einsatz, so wird dies mit den einen hohen Erlös erzielenden Vakuum-DRGs verschlüsselt. In Unfallchirurgie und Orthopädie ist vor alle die DRG J98Z mit einem Effektivgewicht von 6,265 zu erzielen. Dafür gilt es jedoch, Minimalvoraussetzungen zu erfüllen: mindestens 4 operative Eingriffe mit ausgedehntem Débridement oder andere hochwertige Eingriffe an 4 verschiedenen Tagen unter operativen Bedingungen, jeweils mit V.A.C.-Anlage und eine Mindestdauer der V.A.C.-Therapie von 8 Tagen.

Auch Gewebetransfers zur Defektdeckung in Kombination mit mehrzeitigen Débridements führen in gut dotierte DRGs.

5.3 Fazit

Zur kostendeckenden Erlössicherung ist in operativen Fächern ein umfassender und exakt formulierter Operationsbericht notwendig. Dieser muss alle wichtigen Details zur nachvollziehbaren Diagnose enthalten.

Die Prozeduren sind in Einzelschritten darzustellen und alle verwendeten Implantate aufzuführen.

Die Operation an mehreren Gewebestrukturen wirkt oftmals Erlös steigernd, muss aber eindeutig dokumentiert sein.

Juristische Aspekte bei der Erstellung eines unfallchirurgischen Operationsberichtes

M. Hein

Die Kenntnis der rechtlichen Anforderungen und der Folgen von Verstößen ist von Vorteil, wenn der Operateur in der Praxis unter Zeitdruck entscheiden muss, in welchem Umfang er dokumentiert.

Die wesentlichen Gesichtspunkte ergeben sich aus dem ärztlichen Berufsrecht und der Rechtsprechung im Arzthaftungsrecht. Eine unvollständige und/oder unzutreffende Dokumentation führt regelmäßig zu Beweisnachteilen im Zivilprozess, kann aber auch strafrechtliche Konsequenzen haben.

6.1 Rechtliche Anforderungen an die Erstellung des Operationsberichts

Gemäß § 10 Abs. 1 Musterberufsordnung Ärzte sind über die »gemachten Feststellungen und getroffenen Maßnahmen die erforderlichen Aufzeichnungen zu machen«. Bei operativen Eingriffen beinhaltet dies die Fertigung eines Operationsberichtes durch den Arzt.

6.1.1 Zweck des Operationsberichts

Als »erforderlich« in diesem Sinne werden diejenigen Aufzeichnungen gewertet, die aus medizinischen Gründen zu dokumentieren sind. Zweck der ärztlichen Dokumentation ist die Sicherung der Therapie und nicht die Schaffung von Beweisen für einen denkbaren Arzthaftungsprozess. Maßgebliches Kriterium ist damit die Nachvollziehbarkeit der getroffenen Maßnahmen aus ärztlicher Sicht, so etwa die Verständlichkeit für einen Nachbehandler.

Dementsprechend zielt der Operationsbericht nicht auf die Abwehr oder Erleichterung von Arzthaftungsprozessen (OLG Koblenz, Urteil vom 27.07.2006 - 5 U 212/99 - im Internet im Volltext abrufbar über Juris). Dessen Inhalt ist ausreichend, wenn sich einem Mediziner der jeweiligen Fachrichtung hinreichend erschließt, wie der Operateur vorgegangen ist und welche Besonderheiten dabei aufgetreten sind (OLG Koblenz a.a.O.)

6.1.2 Standardisiertes Vorgehen und Abkürzungen

Hierbei ist zu berücksichtigen, dass selbst bei schwierigsten Operationen der Weg bis zum eigentlichen Operationsfeld häufig standardisiert ist. Dann ist nicht zu beanstanden, wenn der operierende Arzt sich auf den Hinweis beschränkt, der Zugang sei typischerweise erfolgte (OLG Koblenz a.a.O.).

Wenn - wie die Kläger fordern - auch standardisierte Vorgehensweisen als mögliche Fehlerquellen im Einzelnen zu beschreiben wären, würden Operationsberichte bei komplexen und lang dauernden Eingriffen zu Rechtfertigungsschriften ausufern, ohne damit einen Informationsgewinn zu verschaffen (OLG Koblenz a.a.O.).

So kann es auch ausreichend sein, die Lagerung des Patientin auf dem Operationstisch in dem Operationsbericht technisch schlagwortartig als »SSL« (Steinschnittlage) zu bezeichnen, wodurch für den Fachmann erkennbar ist, nach welcher Methode die Klägerin während Operation gelagert worden ist (OLG Hamm, Beschluss vom 05.01.2011 - 3 U 64/10 - im Internet im Volltext abrufbar über Juris).

6.1.3 Medizinische Sachverständige

Die gerichtliche Beweisaufnahme erfolgt regelmäßig durch Beauftragung medizinischer Sachverständiger. Diese haben sich dann zu der Nachvollziehbarkeit des konkret streitgegenständlichen Operationsberichts zu äußern. In dem Fall, über welchen das OLG Koblenz (a.a.O.) zu entscheiden hatte, kamen zwei medizinische Sachverständige zu dem Ergebnis, der Operationsbericht schildere den Operationsverlauf »noch hinreichend deutlich und nachvollziehbar«.

6.1.4 Zeitpunkt der Berichtserstellung

Der Arzt ist verpflichtet, den Operationsbericht »zeitnah« zu erstellen (OLG Koblenz a.a.O.). Bei einem schwierigen und lange andauernden Eingriff kann es - auch angesichts der mannigfachen anderen Aufgaben eines Oberarztes in einer großen Universitätsklinik - nicht zu beanstanden sein, den Operationsbericht erst am Folgetag zu fertigen und eine Zusammenfassung mit einem am Folgetag erforderlichen Revisionseingriff vorzunehmen (OLG Koblenz a.a.O.). Insbesondere ergäbe sich kein Informationsgewinn, wären über beide Eingriffe zwei getrennte Berichte gefertigt worden.

6.1.5 Keine Dokumentation von medizinischen Selbstverständlichkeiten

Nach der **zivilgerichtlichen Rechtsprechung** ist es nicht erforderlich, im Operationsbericht medizinische Selbstverständlichkeiten wiederzugeben, wie z.B. eine spannungsfreie Verknotung der Anastomosennähte bei einer Prostatektomie (OLG Oldenburg, Urteil vom 30.01.2008 – 5 U 92/06 – im Internet abrufbar über Juris). Der Operationsbericht muss dagegen eine stichwortartige Beschreibung der jeweiligen Eingriffe und Angaben über die hierbei angewandte Technik enthalten (OLG Oldenburg a.a.O.).

Das dem Urteil des OLG Oldenburg vorausgegangene Verfahren zeigt, dass die im Urteil getroffenen eindeutigen Feststellungen zum Inhalt des Operationsberichts aus Sicht der zugezogenen medizinischen Sachverständigen umstritten waren. Ein von dem Landgericht (der Vorinstanz) zugezogener Sachverständiger hatte aufgrund der ärztlichen Übung in einer Universitätsklinik den streitgegenständlichen Operationsbericht in seinem Umfang kritisiert und gefordert, zu dokumentieren, an welcher Stelle die Knoten der Anastomosennaht platziert worden sind. Ein Privatgutachter der Beklagtenseite und der später in zweiter Instanz beauftragte Sachverständige waren anderer Auffassung. Der Knoten müsse in der Weise gesetzt werden, dass das Nahtmaterial nicht straff ist, um zu vermeiden, dass umliegendes Gewebe zerschnitten wird. Dies sei eine absolute Selbstverständlichkeit.

Somit zeigt der Verfahrensverlauf den Einfluss der Wertungen der zugezogenen medizinischen Sachverständigen auf die Urteile der Zivilgerichte. In erster Instanz war der Klage stattgegeben worden, erst nach Einbringung des Privatgutachtens und Auswahl eines weiteren Sachverständigen in zweiter Instanz konnte die Arztseite obsiegen.

6.1.6 Dokumentation von Schutzmaßnahmen

Im Operationsbericht dokumentationspflichtig sind erforderliche Schutzmaßnahmen (OLG Koblenz, Urteil vom 12.02.2009 – 5 U 927/06 – im Internet im Volltext abrufbar über Juris). Dem Urteil liegt der Fall einer Umstellungsosteotomie zugrunde, bei welcher es zur Schädigung des Nervus peroneus kam. Sachverständig beraten kam das OLG Koblenz aufgrund der Erkenntnis, dass der Peroneusschaden eine der häufigsten und schwerwiegendsten Komplikationen ist, zu dem Ergebnis, dass die zu seinem Schutz erforderlichen intraoperativen Maßnahmen erheblichen Informationswert für nachbehandelnde Ärzte haben, falls nach dem Eingriff neurologische Beschwerden oder gar Ausfälle auftreten (OLG Koblenz a.a.O.). Die Arztseite hatte auch hier sich mit dem Argument zu verteidigen versucht, derartige Selbstverständlichkeiten seien nicht dokumentationspflichtig.

6.1.7 Dokumentation von Abweichungen von Standardvorgängen

Im Operationsbericht dokumentationspflichtig sind zudem Abweichungen von Standardvorgängen, etwa angetroffene anatomische Abweichungen und Komplikationen (Brandenburgisches Oberlandesgericht, Urteil vom 29.05.2008 – 12 U 81/06 – im Internet im Volltext abrufbar über Juris m.w.N.).

Dagegen ist der Operateur grundsätzlich nicht verpflichtet eine Abweichung von durchschnittlichen Operationszeit zu begründen, sofern sie nicht auf Komplikationen beruht, die für die Nach- und Weiterbehandlung von Bedeutung sind (OLG München, Urteil vom 15.07.2010 – 1 U 5309/09 – im Internet im Volltext abrufbar über Juris).

6.2 Rechtliche Bedeutung des Operationsberichts

Einen hohen Stellenwert bei rechtlichen Auseinandersetzungen hat die ärztliche Dokumentation – so auch der Operationsbericht – bei der Abwehr von (behaupteten) Arzthaftpflichtansprüchen des Patienten durch den Arzt. Die in zivilrechtlichen Arzthaftpflichtprozessen beschriebene rechtliche Wirkung bestimmt maßgeblich auch das außergerichtliche Regulierungsverhalten der Arzthaftpflichtversicherer.

Grundsätzlich gilt Folgendes:

Die ordnungsgemäße Dokumentation hat Indizwirkung zugunsten der Behandlungsseite (OLG Zweibrücken, Urteil vom 27.07.2004 – 5 U 15/02 – im Internet im Volltext abrufbar über Juris). Das entscheidende Gericht hat demnach bei der Beurteilung der Frage, ob ein Behandlungsfehler vorliegt, den dokumentierten Behandlungsverlauf zugrunde zu legen, soweit keine konkreten Anhaltspunkte für Zweifel an der Zuverlässigkeit bestehen und diese äußerlich ordnungsgemäß ist (OLG Düsseldorf, Urteil vom 17.03.2005 – 8 U 56/04 – im Internet im Volltext abrufbar über Juris; OLG Oldenburg, Urteil vom 18.02.2007 – 5 U 147/05 – im Internet abrufbar über Juris).

Der unterzeichnete Operationsbericht ist eine **Privaturkunde** im Rechtssinne und begründet demnach die Vermutung der Richtigkeit und Vollständigkeit. Allerdings geht diese Vermutung lediglich dahin, dass der Unterzeichner die Erklärung zum angegebenen Datum so abgegeben hat. Nicht vermutet wird dagegen, dass der Inhalt auch (sachlich) zutreffend ist.

Die rechtliche Qualität des Operationsberichtes wird nicht dadurch (maßgeblich) beeinträchtigt, dass eine EDV-Dokumentation erfolgt.

Diesbezüglich bedarf es gemäß § 10 Abs. 5 Musterberufsordnung Ärzte besonderer Sicherungs- und Schutzmaßnahmen, um deren Veränderung, Vernichtung oder unrechtmäßige Verwendung zu verhindern.

Davon unabhängig hat die zivilgerichtliche Rechtsprechung bisher auch die ungesicherte EDV-Dokumentation genügen lassen. Nach einer Entscheidung des OLG Hamm wird der Beweiswert einer ärztlichen Behandlungsdokumentation nicht dadurch gemindert, dass ein EDV-Programm verwendet wird, dass nicht gegen nachträgliche Veränderbarkeit gesichert ist, wenn der beklagte Arzt plausibel darlegen kann, dass seine Eintragung richtig ist und dies aus medizinischen Gesichtspunkten schlüssig erscheint (OLG Hamm, Urteil vom 26.01.2005 – 3 U 161/04 – im Internet im Volltext abrufbar über Juris). Aus Sicht des Gerichts hatte der beklagte Arzt glaubhaft versichert, die Dokumentation nicht nachträglich verändert zu haben. Auch der gerichtliche Sachverständige hat bei seiner Anhörung im Gerichtstermin die Dokumentation als medizinisch plausibel angesehen, diese würde er auch in seiner Klinik erwarten.

6.3 Rechtliche Folgen von Dokumentationspflichtverletzungen

Steht für das Zivilgericht in einem Arzthaftpflichtprozess (sachverständig beraten) fest, dass eine aus medizinischen Gesichtspunkten gebotene Dokumentation nicht oder nicht ausreichend vorgenommen wurde, wird vermutet, dass eine solche dokumentationspflichtige Maßnahme tatsächlich unterblieben ist. Der Arztseite obliegt es dann, zu beweisen, dass dennoch lege artis – wie nicht dokumentiert – vorgegangen wurde.

Die unterbliebene oder fehlerhafte Dokumentation ist damit nicht einem Behandlungsfehler gleichgestellt.

Erst wenn das Unterbleiben einer dokumentationspflichtigen Maßnahme/Vorgehensweise einen Behandlungsfehler darstellt, trifft auch das entscheidende Gericht eine entsprechende Wertung. Dies gilt allerdings nicht für das Tatbestandsmerkmal der Kausalität für einen eingetretenen Schaden. Insoweit tritt erst dann eine Umkehr der Beweislast ein, wenn ein zu unterstellender Behandlungsfehler nach objektiven Kriterien völlig unverständlich, mithin »grob« im Sinne der höchstrichterlichen Rechtsprechung ist.

Wird im Operationsbericht eine erforderliche Schutzmaßnahme zur Vermeidung eines Nervenschadens nicht dokumentiert, obwohl diese Medikation medizinische Bedeutung hat, wäre zu unterstellen, dass eine solche Schutzmaßnahme tatsächlich unterblieben ist.

Der Arztseite bleibt dann die Möglichkeit, das Gericht von der tatsächlichen Durchführung dieser Schutzmaßnahme zu überzeugen. Dies ist naturgemäß schwierig, weil geeignete Zeugen, die die konkrete Vorgehensweise Jahre später für den Einzelfall aus der Erinnerung beschreiben können, regelmäßig nicht zur Verfügung stehen. Dennoch hat das OLG Koblenz (Urteil vom 12.02.2009 – 5 U 927/06 – im Internet im Volltext abrufbar über Juris) hinsichtlich der zur Vermeidung einer Schädigung des Nervus peroneus bei einer Umstellungsosteotomie durchzuführenden Schutzmaßnahmen aufgrund der Befragung der beklagten Ärzte im Verhandlungstermin die Überzeugung gewonnen, solche Schutzmaßnahmen seien getroffen worden. Damit war für das Gericht die Lücke des Operationsberichts geschlossen.

Allerdings kam es für die Entscheidung des Gerichts auf diesen Umstand nicht an, weil eine Verurteilung der Ärzte aus Aufklärungsgesichtspunkten erfolgte.

Sind anatomische Abweichungen im Operationsbericht nicht dokumentiert, ist zu vermuten, dass diese nicht vorgelegen haben (Brandenburgisches Oberlandesgericht, Urteil vom 29.05.2008 – 12 U 81/06 – im Internet im Volltext abrufbar über Juris). Auch diese Vermutung kann die Beklagtenseite widerlegen, wenn aufgrund anderer Umstände der Beweis gelingt, dass die anatomischen Abweichungen tatsächlich bestanden (Brandenburgisches Oberlandesgericht a.a.O.).

Rechtlich noch nicht abschließend geklärt ist die Frage, wie zu verfahren ist, wenn die Vermutung, eine dokumentationspflichtige Maßnahme sei unterblieben, nicht weiterhilft. Dies ist immer dann der Fall, wenn feststeht, dass eine konkrete Maßnahme durchgeführt wurde, ein Fehler in der Dokumentation aber offen lässt, ob dies tatsächlich lege artis war. Es besteht das Risiko, dass damit befasste Gerichte die durch den Dokumentationsfehler begründete Unsicherheit nicht zu Lasten des Patienten berücksichtigen wollen und damit im Ergebnis einen Behandlungsfehler vermuten.

Abzugrenzen ist die rechtliche Situation im Zivilprozess von Strafverfahren, die ebenfalls den Vorwurf ärztlicher Behandlungsfehler zum Gegenstand haben können. Der Vorwurf gegen den Arzt ist solchen falls regelmäßig eine fahrlässige Tötung und/oder fahrlässige Körperverletzung. In solchen Strafverfahren gelten die oben genannten Beweiserleichterungen aufgrund von Dokumentationsmängeln nicht. Vielmehr wäre auch bei unvollständiger oder fehlerhafter Dokumentation dem Arzt der Behandlungsfehler und die Kausalität (diese mit an Sicherheit grenzender Wahrscheinlichkeit) für den eingetretenen Schaden (Körperverletzung/Tod) nachzuweisen.

6.4 Der manipulierte Operationsbericht

Das nachträgliche Verändern eines Operationsberichts kann als Verfälschen einer echten Urkunde i.S.d. §§ 267 Abs. 1, 2. Alt. StGB strafbar sein. Unabhängig von der Frage, ob ein Urkundsdelikt verwirklicht ist, kommt bei nachträglichen

Veränderungen der Dokumentation durch den Arzt eine Strafbarkeit wegen versuchten Prozessbetruges gemäß § 263 Abs. 1 StGB in Betracht, wenn die veränderte Krankenunterlage/der veränderte Operationsbericht zur Abwehr von Behandlungsfehlervorwürfen in einem Zivilprozess eingebracht wird.

Neben der drohenden Strafbarkeit besteht das Problem, dass bei nachträglichen Ergänzungen und Abänderungen oder dem nachträglichen Erstellen eines Operationsberichts die Gefahr, enttarnt zu werden, unterschätzt wird. So ist mir aus meiner eigenen anwaltlichen Tätigkeit ein Fall bekannt, in welchem ein Operationsbericht der erstinstanzlichen Entscheidung zugrunde gelegt wurde und erst in der Berufungsinstanz bei näherer Befragung des geladenen Sachverständigen sich herausstellte, dass die Art und Weise des beschriebenen Wundverschlusses sich nicht mit der weiteren Behandlungsdokumentation in Einklang bringen ließ. Der den Operationsbericht fertigende Arzt hatte zuvor versichert, diesen – wie immer – in unmittelbarer zeitlicher Nähe zu dem Eingriff gefertigt zu haben. Das Gericht nahm dies zum Anlass, die Beweiskraft der Dokumentation als erschüttert anzusehen. Der Fall selbst konnte in zweiter Instanz durch einen gerichtlichen Vergleich abgeschlossen werden, auch um zu verhindern, dass im Anschluss staatsanwaltschaftliche Ermittlungen gegen den Arzt folgten.

Ergänzend ist darauf zu verweisen, dass der Erlass eines Strafbefehls oder die Erhebung der Anklage regelmäßig die Information der Ärztekammer zur Folge haben und damit zusätzlich noch eine berufsrechtliche Verfolgung droht.

Derartige Risiken sollte der Arzt keinesfalls eingehen. Fällt ihm auf, dass etwas übersehen wurde oder die Erstellung des Operationsberichtes versehentlich unterblieben war, ist stattdessen zu empfehlen, unter dem dann aktuellen Datum die Ergänzung als Nachtrag vorzunehmen oder den Operationsbericht – soweit noch zuverlässig möglich – zu fertigen. Das hat zwar zur Folge, dass die Beweiswirkung der dann dokumentierten Umstände geringer ist als bei zeitgerechter Dokumentation. Andererseits wird der Arzt diesem Zeitpunkt oft noch nicht wissen, ob und in welcher Form konkret Vorwürfe gegen ihn erhoben werden. Zudem dürfte die Erinnerung zu einem solchen Zeitpunkt noch wesentlich frischer sein als (möglicherweise Jahre) später bei einer etwaigen Gerichtsverhandlung. Ein gewisser Beweiswert wäre dann auch einer solchen suboptimalen Dokumentation zuzuschreiben. In jedem Fall ist es besser, die Dokumentationslücke und den eingeschränkten Beweiswert in Kauf zu nehmen, als das Risiko einer Strafverfolgung einzugehen.

II OP-Berichte nach Lokalisation und Operation

Wirbelsäule

7.1 Halswirbelsäule

C. Josten, H. Siekmann, A. Franck

7.1.1 Densfraktur – Verschraubung

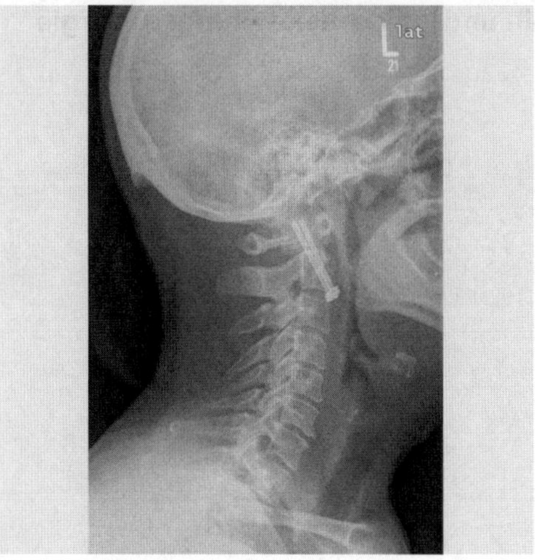

OP-Bericht, Klinik für Unfall- und Wiederherstellungschirurgie

Pat.-Nr.: 282996673
Aktuelle Klinik: Unfallchirurgie
Pat.-Name: Gallina, Victor

Fall-Nr.: A3585561/2010
Station: B3-3
Geb.-Dat.: 20.05.1947
Geschlecht/Alter: m, 63 J.

OP-Datum: 14.06.2010
OP-Dauer (Schnitt/Naht): 13.50 – 14.48 Uhr
Saal: B 6

Personal:
Operateur: Dr. H. Siekmann
1. Assistent: Dr. M. Schulz
2. Assistent: C. Nettlau

Anästhesist: Fr. Dr. M. Bauer
Anästhesieschw./-pfl.: B. Senftenberg
OP-Schwester/-pfl.: X. Montez
OP-Springer: B. Seifert

Vorgeschichte/Indikation: Sturz auf den Schädel unter Alkoholeinfluss. Anschl. HWS-Schmerzen. Konventionell radiologisch sowie im CT Nachweis der u.g. Fraktur. Bei Instabilität Indikation zur Verschraubung. Der Pat. hat nach entsprechend umfangreicher Risikoaufklärung in die Operation eingewilligt.

Diagnose: Geschlossene, instabile Fraktur des Dens axis (Anderson II, keine Neurologie).

Operation: Geschlossene Reposition, Osteosynthese mittels zweier kanülierter Zugschrauben (38 + 40 mm).

Vorgehen: Unkomplizierte ITN. Cefuroxim 1,5 g i.v. Rückenlagerung, Kopf auf Kopfschale. Entsprechende Sicherung und Polsterung. Unter Einstellung zweier BV, gute Darstellbarkeit der knöchernen Strukturen auch transoral, der Dens steht reponiert. Gleichzeitig Zugangsmarkierung. Wiederholte Hautdesinfektion, übliches steriles Abdecken.

Nun typischer, leicht diagonal horizontal laufender Hautschnitt im Verlauf der Hautspannungslinien rechts ventral. Das Platysma wird scharf durchtrennt, darunterliegende Venen werden teils ligiert, überwiegend elektrokoaguliert. Medial des M. sternocleidomastoideus wird auf die palpable A. carotis zupräpariert, überwiegend stumpf spreizend. Diese wird unter einem Langenbeck-Haken einschl. des M. sternocleidomastoideus nach lateral gehalten. Weitere, überwiegend stumpf spreizende Präparation diagonal auf die HWS zu. Hier werden nun unter Darstellung der vorderen Längsbandstrukturen Trachea u. Ösophagus mittels Langenbeck-Haken nach links gehalten. Mittels eines K-Drahtes folgt die BV-Orientierung. Bei etwas distaler Position wird mittels Stielchen auf dem Längsband noch etwas nach kranial bis zum Bandscheibenfach HWK II/III präpariert. Nun folgt, in beiden Ebenen BV-kontrolliert, die Platzierung von 2 parallelen K-Führungsdrähten. Hierbei wird eine ventral das Bandscheibenfach tangierende Lage akzeptiert, um die Gefahr eines Ausbrechens der vorderen Korpuskortikalis am HWK II zu vermindern. Übliches Überbohren des ersten Drahtes, hierbei vorsichtige Perforation an der Densspitze. Nach Längenmessung Einbringen der ersten, 40 mm langen Denszugschraube. Die Denskortikalis wird gerade mitgefasst, wodurch eine sichere Kompression im Frakturspalt erreicht werden kann. Überbohren des zweiten Drahtes, dann hier Längenmessung. Unkompliziertes Einschrauben der zweiten Schraube (38 mm), die ebenfalls gut im Knochen zieht und sich mit der ersten Schraube verklemmt. BV-Abschluss, der Dens steht reponiert, gewünschte Materiallage.

Kontrolle auf Bluttrockenheit, auf eine Redondrainage kann verzichtet werden. Ausgiebige Spülung (500 ml). Das Gewebe legt sich kulissenartig gut übereinander. Naht des Platysmas mit 2-0 Vicryl. Fortlaufende resorbierbare Intrakutannaht. Steriler Verband.

Procedere: Übliche Wund-/Laborkontrollen. Röntgen nach 24 h sowie 2 + 6 Wochen. Nur Isometrie für 6 Wochen bei protektivem Schanz-Kragen., anschl. physiotherapeutische Mobilisation schrittweise schmerzorientiert erlaubt. Analgesie u. Thromboseprophylaxe nach Maßgabe der Stationsärzte. Ambulant weiter in unserer Wirbelsäulenspezialsprechstunde.

Dr. med. H. Siekmann (Komm. Direktor)

7.1.2 HWK-I- und HWK-II-Bogenfrakturen – Halo-Fixateur

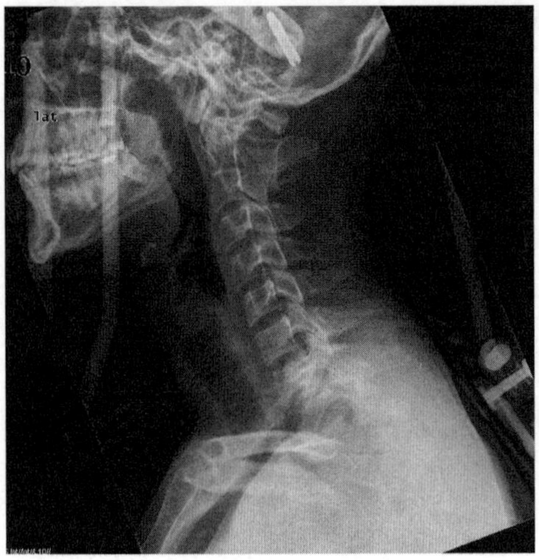

OP-Bericht, Klinik für Unfall- und Wiederherstellungschirurgie

Pat.-Nr.: 112009663
Aktuelle Klinik: Unfallchirurgie
Pat.-Name: Krause, Mandy

Fall-Nr.: A2209873/2010
Station: B3-3
Geb.-Dat.: 19.05.1988
Geschlecht/Alter: w, 22 J.

OP-Datum: 23.07.2010
OP-Dauer (Schnitt/Naht): 18.50 – 19.21 Uhr
Saal: Notfallambulanz

Personal:
Operateur: Dr. M. Schulz
1. Assistent: Dr. H. Siekmann
2. Assistent: B. Stein (Famula)

Vorgeschichte/Indikation: Die Pat. ist auf einer Strandparty vom Steg ins Wasser gesprungen, mit der Stirn aufgekommen. Radiologisch und CT-diagnostisch Nachweis der nachstehenden Verletzung. Bei bisegmentaler Läsion, aber guter Stellung Entscheid zum Halo-Fixateur im Einvernehmen mit der Patientin. Keine Neurologie.

Diagnose: Geschlossene Bogenfrakturen HWK I (Gehweiler II) und II (Effendi I) ohne Neurologie.

Operation: Anlage eines Halo-Fixateurs in Lokalanästhesie.

Vorgehen: Die Anlage des Halo-Fixateurs erfolgt bei einer Patientin mit guter Compliance noch in der Notaufnahme, Lagerung des Pat. auf der Behandlungsliege, Hinterkopf auf einem unter dem Thorax fixierten Brett gelagert. Montage der Weste in üblicher Weise mit thorakaler Abstützung. Rasur an typischer Stelle hinter den Ohren bds. Hautdesinfektion an allen 4 Pineintritten. Wahl des Halo-Rings, in den schon die 4 Pins an gewünschter Stelle vorgeschraubt sind. Lokalanästhesie an den gewünschten Pineintrittsstellen. Nun wechselndes Vorschrauben der Pins auf und in die Haut. Hierbei kann die Platzierung an typischer Stelle erreicht werden (1 cm über den lateralen Augenbrauen sowie 5 cm dorsokranial der Gehörgänge). Nachziehen mittels Drehmoment. Nun Montage der Längsträger vom Halo-Ring auf die Weste. Sterile Pflaster an den Pins. BV-Kontrolle, gute Stellung von HWK I u. II.

Procedere: Übliche Wund-/Laborkontrollen. Röntgen nach 24 h. In erster Wochen alle 2 Tage Halo-Schrauben kontrollieren und ggf. nachziehen. Nur Isometrie für 6 Wochen, anschl. noch Schanzscher Kragen bis zum Ende der 12. Woche nach Trauma. CT-Kontrolle nach 12 Wochen, dann physiotherapeutische Mobilisation. Analgesie bei Bedarf (z.B. Novaminsulfon Trpf.). Ambulant weiter in unserer Wirbelsäulenspezialsprechstunde.

Dr. med. M. Schulz (Assistenzarzt)

7.1.3 Denspseudarthrose – dorsale Verschraubung (Magerl) und Fusion (Gallie)

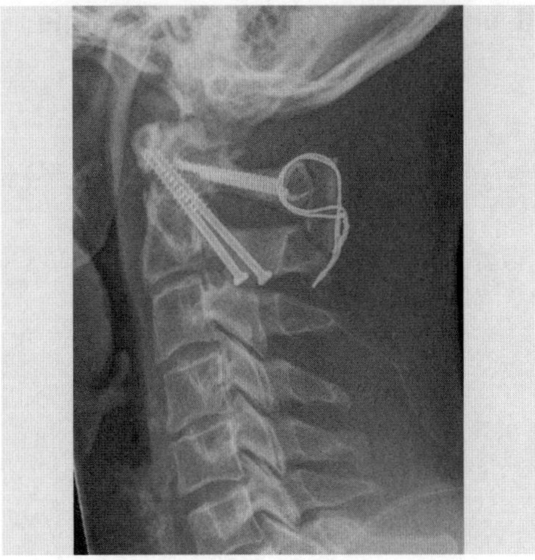

OP-Bericht, Klinik für Unfall- und Wiederherstellungschirurgie

Pat.-Nr.: 656563333
Aktuelle Klinik: Unfallchirurgie
Pat.-Name: Bunke, Stiev

Fall-Nr.: A2323500/2010
Station: B3-2
Geb.-Dat.: 27.03.1982
Geschlecht/Alter: m, 28 J.

OP-Datum: 13.07.2010
OP-Dauer (Schnitt/Naht): 08.37 – 10.00 Uhr
Saal: B 1

Personal:
1. Operateur: Prof. Dr. C. Josten
2. Operateur: S. Glasmacher
Assistent: Dr. A. Franck

Anästhesist: Dr. Ball
Anästhesieschw./-pfl.: B. Fuss
OP-Schwester/-pfl.: D. Graylich
OP-Springer: B. Senft

Vorgeschichte/Indikation: Bei dem Pat. besteht nach BG-lichem Sturz trotz primärer ventraler Schraubenosteosynthese und späterem dorsalem Vorgehen eine symptomatische Denspseudarthrose mit teils elektrisierenden Beschwerden an beiden Armen. Nach Zweitoperation dorsal ist zwischenzeitlich das Schraubenmaterial gebrochen. Nach Abklärung der Therapieoptionen Entscheid zur u.g. Operation im Einvernehmen mit dem Pat.

Diagnose: Symptomatische Denspseudarthrose nach zuvor ventraler, später dorsaler Stabilisierung mit Bruch des Osteosynthesematerials

Operation: Dorsale transartikuläre atlantoaxiale Verschraubung nach Magerl, Beckenkammspananlagerung (entnommen rechts dorsal) und ergänzende Gallie-Fusion.

Vorgehen: Ungestörte ITN, Cefuroxim 1,5 g i.v. Nach entsprechender Polsterung Drehen des Patienten in Bauchlage, Lagerung des Kopfes in einer entsprechenden Kopfschale, wobei die Arme bds. an den Körper gelegt werden. BV-Kontrolle in bd. Ebenen, regelhafte Darstellbarkeit. Zugangsmarkierung, wiederholte Hautdesinfektion und übliches steriles Abdecken inklusive des dorsalen Beckenkamms rechts.

Es erfolgt ein axialer Hautlängsschnitt vom Okziput bis auf Höhe des Dornfortsatzes von HWK III unter spindelförmiger Umfahrung der alten Narbe. Zunächst wird das vernarbte Subkutangewebe inzidiert, das Lig. nuchae gespalten und die Nackenmuskulatur mit Elektrokauter von den Dornen abpräpariert. Hierbei Darstellung des Implantats und schrittweise Entfernung. Zwei gebrochene Schraubengewinde können nicht geborgen werden. Sukzessive wird nun der Verlauf des Atlasbogens unter dezidierter Beachtung des Verlaufs der A. vertebralis dargestellt. Nach Darstellung des Gelenkspalts zwischen C1/2 wird die Bohrrichtung von posterior nach anterior und von kaudal nach kranial festgelegt. Der Eintrittspunkt wird ca. 2 mm kranial des Facettengelenks C2/3 und ca. 2-3 mm lateral der medialen Wand des Isthmus von C2 gewählt. Zunächst wird jeweils ein Kirschnerdraht platziert, wobei dieser unter BV-Kontrollen a.p. und seitlich vorsichtig über die vier Kortikales vorgeschoben wird. Dann folgt die Überbohrung, die Länge der Schrauben wird gemessen und jeweils eine kanülierte 3,5 mm Kortikaliszugschraube eingedreht. Einlage von Feuchtkompressen bilateral.

Nun Zuwenden zum rechten hinteren Beckenkamm. Nochmals Desinfektion. Hautquerschnitt, schichtweise Präparation bis auf den hinteren Beckenkamm. Sukzessive Blutstillung. Beiseitehalten der Weichteile mit Hohmann-Haken. Mit Meißeln Lösung eines entsprechenden Beckenkammspans. Gelasponeinlage nach Kontrolle auf Bluttrockenheit. Eine Redondrainage ist nicht notwendig. Spülung, schichtweiser Wundverschluss. Hautrückstichnähte.

Nach Zubereitung des gewonnenen Spans in H-Form wird dieser als reitender Span auf den Processus spinosus von C2 gesetzt. Abschließend wird ein sublaminärer Draht über den Knochenspan geknotet und dieser dadurch fest verankert. BV-Abschlusskontrolle, regelhaftes Alignment der HWS, regelhafte Implantatlage. Schichtweiser Wundverschluss mit Einlage einer lokalen Wunddrainage, Hautnaht nach Donati, steriler Verband. Öffnen der Drainage bei regelhaftem Sog.

Procedere: Zervikalstütze für 6 Wochen, in dieser Zeit nur Isometrie, engmaschige Wundkontrollen bis zur zeitgerechten Nahtmaterialentfernung. Röntgenkontrolle nach Entfernung der Drainage nach 48 h sowie nach 2 u. 6 Wochen. CT nach 12 Wochen. Weiterbehandlung in unserer BG-Sprechstunde.

Prof. Dr. med. C. Josten (Klinikdirektor)

7.1.4 HWS – trisegmentale ventrale Spondylodese

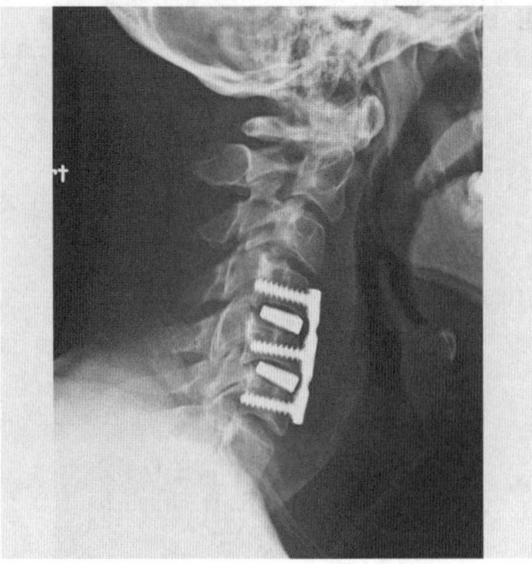

OP-Bericht, Klinik für Unfall- und Wiederherstellungschirurgie

Pat.-Nr.: 114789919
Aktuelle Klinik: Unfallchirurgie
Pat.-Name: Bart-Hahn, Andreas

Fall-Nr.: A5570000/2010
Station: B3-2
Geb.-Dat.: 20.05.1968
Geschlecht/Alter: m, 42 J.

OP-Datum: 29.07.2010
OP-Dauer (Schnitt/Naht): 13.40 – 15.27 Uhr
Saal: B 6

Personal:
Operateur: Dr. H. Siekmann
1. Assistent: Dr. J. Jansch
2. Assistent: P. Derst

Anästhesist: Fr. C. Rippenstiel-Beyerlein
Anästhesieschw./-pfl.: B. Senftenberg
OP-Schwester/-pfl.: X. Montez
OP-Springer: B. Seifert

Vorgeschichte/Indikation: Nach privatem PKW-Unfall direkter Transport mit Rettungshubschrauber zu uns. Primär starke HWS-Beschwerden, Kribbelparästhesien beider Hände. Im konventionellen Röntgen, dann im MRT bestätigte diskolig. Instabilität HWK IV/V sowie als Nebenbefund eine deutliche Degeneration HWK V/VI. Nach entsprechender Risikoaufklärung hat der Pat. in das nachfolgende operative Vorgehen eingewilligt.

Diagnose: Geschlossene diskoligamentäre Instabilität HWK IV/V mit Rückenmarksirritation bei unfallunabhängiger Degeneration HWK V/VI.

Operation: Ventrale Spondylodese HWK IV/V/VI mit winkelstabiler Plattenosteosynthese (Trinica, Fa. Zimmer) und Cages (HWS-Cage, Fa. Deltacor), Histologie.

Vorgehen: Ungestörte ITN, Cefuroxim 1,5 g i.v. Rückenlage u. Kopfschale unter entsprechender Polsterung und Sicherung, Arme beidseits angelegt unter Zug nach kaudal. BV-Kontrolle, regelhafte Darstellbarkeit, Zugangsmarkierung, wiederholte Hautdesinfektion und übliches steriles Abdecken.

Typischer, leicht diagonal horizontal laufender Hautschnitt im Verlauf der Hautspannungslinien rechts ventral. Scharfe Platysmatrennung, darunterliegende Venen werden teils ligiert, überwiegend elektrokoaguliert. Medial des M. sternocleidomastoideus wird auf die palpable A. carotis zupräpariert. Diese wird unter einem Langenbeck-Haken einschl. des M. sternocleidomastoideus nach lateral gehalten. Weitere, überwiegend stumpf spreizende Präparation diagonal auf die HWS zu. Hier werden nun unter Darstellung des vorderen Längsbandes Trachea u. Ösophagus nach links gehalten. Mit dem K-Draht BV-Orientierung, dieser liegt knapp unter dem Bandscheibenfach HWK V/VI. Mit Stielchen wird auf dem Längsband noch etwas nach kranial bis oberhalb des Bandscheibenfachs HWK IV/V präpariert. Hier sichtbare Einblutungen bei sichtbar rupturiertem Längsband. Einsatz eines Caspar-Spreizers unter Expansion, zuerst in Höhe HWK IV/V. Querinzision des Bandscheibenfachs nach Resektion weiterer Bandanteile. BV-kontrolliert schrittweise Resektion der Bandscheibe (Histologie) HWK IV/V mit dem Rongeur bis auf das Lig. longitudinale posterius. Hier noch Gewinnung subligamentär prolabierten Bandscheibengewebes. Nun Anfrischung von Grund- und Deckplatte mit der Kugelfräse. Anschl. mit Rongeur vorsichtige Kerbung des posterioren Längsbandes und weitere Resektion nach kranial/kaudal mit der Stanze. Anschl. liegt sichtbar der unverletzte Duralschlauch. In gleicher Weise wird über den umplatzierten Caspar-Spreizer auch das Bandscheibenfach HWK IV/V gereinigt. Hier makroskopisch kein Traumaanhalt (Histologie). Bei fehlendem Prolaps wird das posteriore Längsband nicht tangiert. Anschl. folgt nach Höhenkontrolle das Einbolzen der bd. Cages, die sich gut in den Bandscheibenfächern verklemmen. Wahl der Platte und nach Ausrichtung derselben Fixation am HWK IV, V u. VI mit je zwei gerade bikortikalen Schrauben, die gut im Knochen anziehen. Winkelstabile Arretierung der Schrauben. BV-Abschluss, gute HWS-Ausrichtung, gute Implantatlage. Kontrolle auf Bluttrockenheit, intensive Spülung (500 ml). 10er Redon lateral ausgeleitet. Platysmanähte, subkutane Nähte und spannungsfreie Hautrückstichnähte. Steriles Pflaster.

Procedere: 6 Wochen Schanz-Kragen, in dieser Zeit nur Isometrie. Zeitgerechte Nahtmaterialentfernung. ***Postoperativ fachspez. neurologisches Konsil (bei präoperativen Kribbelparästhesien).*** Röntgen nach Entfernung der Drainage nach 48 h sowie nach 2 + 6 Wochen. Angepasste Analgesie und Thromboseprophylaxe.

Dr. med. H. Siekmann (Komm. Direktor)

7.1.5 HWK-Fraktur – dorsale Hakenplatten

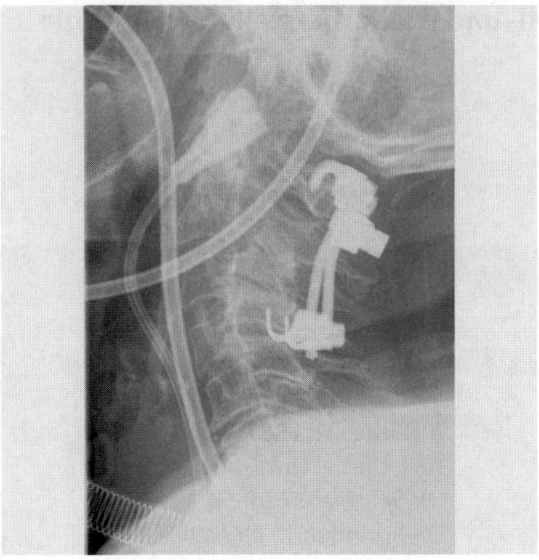

OP-Bericht, Klinik für Unfall- und Wiederherstellungschirurgie

Pat.-Nr.: 098365621
Aktuelle Klinik: Unfallchirurgie
Pat.-Name: Sandmann, Saul

Fall-Nr.: B1299056/2010
Station: B2-1
Geb.-Dat.: 30.01.1971
Geschlecht/Alter: m, 39 J.

OP-Datum: 12.02.2010
OP-Dauer (Schnitt/Naht): 17.47 – 19.07
Saal: B 6

Personal:
Operateur: Dr. H. Siekmann
1. Assistent: Dr. L. Irlenbusch
2. Assistent: P. Derst

Anästhesist: Fr. C. Rippenstiel-Beyerlein
Anästhesieschw./-pfl.: B. Senftenberg
OP-Schwester/-pfl.: D. Rameloh
OP-Springer: F. Fahrig

Vorgeschichte/Indikation: Der Patient zog sich vor 2 h die nachfolgende Verletzung im Rahmen eines Verkehrsunfalls zu, als er unangeschnallt und ungebremst (ca. 70 km/h) auf das vor ihm stehende Fahrzeug auffuhr. Primär starke HWS-Beschwerden. Nach entsprechender Risikoaufklärung hat der Patient in das nachfolgende operative Vorgehen eingewilligt.

Diagnose: Geschlossene verhakte diskoligamentäre Instabilität HWK II/III (keine Neurologie).

Operation: Dorsale Spondylodese HWK I-IV mittels bilateraler Hakenplatte.

Vorgehen: Ungestörte ITN, Cefuroxim 1,5 g i.v. Lagerung in Bauchlage u. Kopfschale unter entsprechender Polsterung und Sicherung, Arme beidseits angelegt unter Zug nach kaudal. BV-Kontrolle in beiden Ebenen, regelhafte Darstellbarkeit, Zugangsmarkierung, wiederholte Hautdesinfektion und übliches steriles Abwaschen einschl. des Beckenkamms links.

Hautlängsschnitt vom Okziput bis über den Dornfortsatz HWK V. Subkutane Längsspaltung bis auf die Faszie. Längstrennung der Nackenfaszie bis auf die Dornfortsätze. Dornfortsatznah bilateral von kranial nach kaudal Lösung der tiefen Muskelschicht von den Dornfortsätzen und Mobilisation jeweils nach lateral mit dem Cobbschen Raspatorium. Hierbei zeigen sich die dorsalen Bandstrukturen zwischen HWK IV/V rupturiert, lokal ist die Muskulatur eingeblutet. Dezidierte Blutstillung mittels Kauter. Am Ende der Präparation sind die Wirbelrückflächen einschließlich der Dorne sicher dargestellt. Nun erfolgt mit dem Elevatorium das Enthaken des Zwischenwirbelgelenkes HWK II/III rechts, anschl. stellt sich die HWS BV-orientiert wieder regelhaft ein.

Nun Präparation der Lamina jeweils für den Einsatz der Fixateurhaken am HWK I und IV. Verbindung mit dem Längsträger und bilaterale Montage des Fixateurs unter sicherem Einsatz der Haken bei milder axialer Kompression. Querträgermontage. BV-Abschluss, etwas vermehrte HWS-Lordose, ansonsten gute Einstellung. Gute Implantatlage.

Spülung des Wundgebietes (500 ml). Abschlusskontrolle auf Bluttrockenheit, Einlage einer 10er Redon-Drainage, nach kaudal ausgeleitet. Die laterale dorsale Halsmuskulatur legt sich gut über die Osteosynthese sowie die Spongiosa. Fasziennähte, subkutane Nähte und spannungsfreie Hautrückstichnähte. Sterile Pflaster. Öffnen der Drainage bei regelhaftem Sog.

Procedere: Zervikalstütze für 6 Wochen, in dieser Zeit nur Isometrie, engmaschige Wundkontrollen bis zur zeitgerechten Nahtmaterialentfernung. Röntgen nach Entfernung der Drainage nach 48 h und nach 2 + 6 Wochen.

Dr. med. H. Siekmann (Komm. Direktor)

7.1.6 HWK-Fraktur – dorsaler Fixateur interne

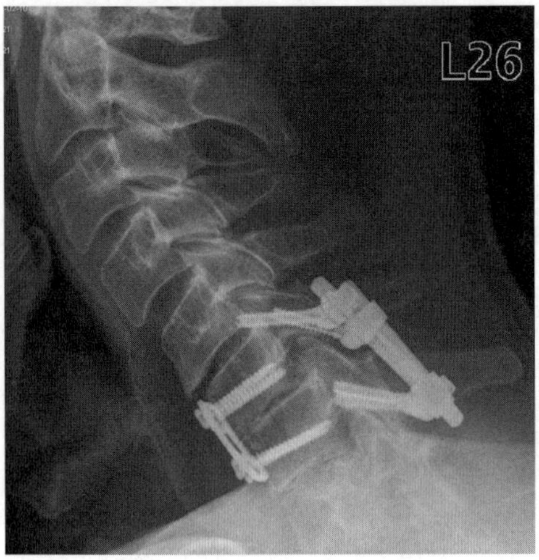

OP-Bericht, Klinik für Unfall- und Wiederherstellungschirurgie

Pat.-Nr.: 112166668
Aktuelle Klinik: Unfallchirurgie
Pat.-Name: Casparek, Wolfgang

Fall-Nr.: A2094444/2010
Station: Intensivstation 2
Geb.-Dat.: 06.10.1950
Geschlecht/Alter: m, 60 J.

OP-Datum: 12.11.2010
OP-Dauer (Schnitt/Naht): 11.16 – 12.59
Saal: B 3

Personal:
Operateur: Prof. Dr. C. Josten
1. Assistent: S. Glasmacher
2. Assistent: Dr. J. Jarvers

Anästhesist: Fr. D. Doop
Anästhesieschw./-pfl.: G. Greiner
OP-Schwester/-pfl.: B. Leut
OP-Springer: R. Quandt

Vorgeschichte/Indikation: BG-lich versicherter Verkehrsunfall. Laut Notarzt klagte der Pat. vor Intubation über Kribbelparästhesien beider Hände sowie Schwäche der oberen Extremitäten. Bei verhakter Instabilität besteht die Indikation zum dorsoventralen Vorgehen, beginnend dorsal. CT-diagnostisch isolierte Verletzung.

Diagnose: Geschlossene verhakte Luxationsfraktur HWK VI/VII (bei unklarer Neurologie) bei Degeneration HWK VI/VII.

Operation: Offene Reposition, primär dorsale Stabilisierung C 6/7 (Fix. interne, Neon, Fa. Ulrich), 10er Redon.

Vorgehen: Ungestörte ITN, Cefuroxim 1,5 g i.v. Bei situationsorientierter umfangreicher Polsterung Drehen des Patienten in Bauchlage, Lagerung des Kopfes in eine entsprechende Kopfschale, wobei die Arme beidseits unter leichtem Zug nach kaudal angelegt werden. BV-Kontrolle in beiden Ebenen, regelhafte Darstellbarkeit der verletzten HWS, achsgerechte Einstellung derselben. Zugangsmarkierung. Wiederholte Hautdesinfektion, übliches steriles Abdecken.

Längsschnitt von HWK V bis über den BWK I, Durchtrennung des Subkutangewebes und beidseits Längsspaltung der Faszie mittels monopolarer Elektrode. Anschließend wird das Lig. nuchae in der Mittellinie durchtrennt und bis zur Spitze der Dornfortsätze eingeschnitten. Nun wird die Rückenmuskulatur unmittelbar an den Dornfortsätzen beidseits unter permanenter Blutstillung und Einlage von Tuchstreifen schichtweise von kranial nach kaudal mittels Elektrokauter und Cobbschem Raspatorium abpräpariert. Hierbei deutlichere Blutungen lokal aus der gelösten Muskulatur, dezidierte Blutstillung. Von kranial nach kaudal werden die kurzen Rotatoren und Multifidusmuskeln von den Procc. spinosi und den Gelenkfortsätzen abgelöst. Nun wird die Subluxationsstellung HWK VI/VII mit Rotationskomponente sichtbar. Bei linksseitig verhakter Luxation erfolgt hier schonend die Reposition mit typischem Einrasten des Facettengelenkes. Unter BV nun wieder gute Ausrichtung der HWS. Identifikation der typischen Eintrittspunkte zur Schraubenplatzierung in der Massa lateralis von HWK VI und VII bds. Ankörnen und Vorbohren der Schraubenkanäle über scharfe und stumpfe Aalen, Austasten der Kanäle mittels Taststab. Allseits Knochen spürbar. Nun Insertion von Massa-lateralis-Schrauben in den HWK VI und den HWK VII. Die Schrauben ziehen sehr gut im Knochen an. Bildwandlerkontrolle mit Dokumentation der regelrechten Lage aller Schrauben.

Ausmessen der Längsträger, ein Anbiegen ist nicht notwendig. Problemlose Montage. BV-Kontrolle mit regelrechter Implantatlage bei korrekter Platzierung der dorsalen Stabilisierung und wiederhergestelltem Alignment.

Spülung der Wunde (1.000 ml), subtile Blutstillung. Schichtweiser Wundverschluss durch Faszien-, Subkutan- und Hautnähte unter Einlage einer 10er Redondrainage bds. Hautverschluss durch Rückstichnähte. Desinfektion, steriler Wundverband. Öffnen der Drainagen bei regelhaftem Sog.

Nun Umwendung in Rückenlage und ergänzend ventrales Vorgehen (s. separaten OP-Bericht, z.B. Abschn. 7.1.4)

Procedere: Schanz'sche Krawatte für 6 Wochen. Engmaschige Wundkontrollen bis zur zeitgerechten Nahtmaterialentfernung. Röntgen nach Entfernung der Drains nach 48 h und nach 2 + 6 Wochen. Engmaschige Kontrollen der Infektparameter.

Prof. Dr. med. C. Josten (Klinikdirektor)

7.1.7 HWK-Fraktur – dorsaler Fix. interne bis okzipital

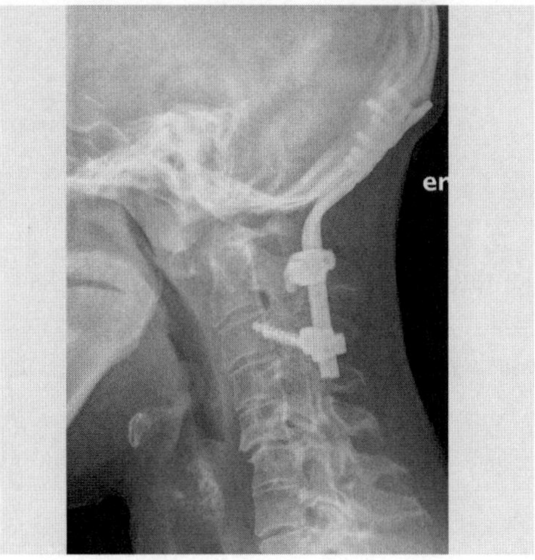

OP-Bericht, Klinik für Unfall- und Wiederherstellungschirurgie

Pat.-Nr.: 150933955
Aktuelle Klinik: Unfallchirurgie
Pat.-Name: Dünn, Gerlind

Fall-Nr.: A3393397/2010
Station: B3-1
Geb.-Dat.: 12.09.68
Geschlecht/Alter: w, 41 J.

OP-Datum: 09.09.2010
OP-Dauer (Schnitt/Naht): 09.14 – 11.02 Uhr
Saal: B 2

Personal:
Operateur: Prof. Dr. C. Josten
1. Assistent: Dr. A. Franck
2. Assistent: F. Stierling (PJ)

Anästhesist: Fr. C. Rumpf
Anästhesieschw./-pfl.: B. Sanft
OP-Schwester/-pfl.: D. Wut
OP-Springer: F. Baneglor

Vorgeschichte/Indikation: Die Pat. ist auf einem Fußgängerüberweg von einem PKW angefahren worden, anschl. unkontrolliert mit dem Schädel angeschlagen. Sie zog sich u.g. Verletzungen zu. Bei Instabilität erfolgte der Entscheid zur Operation, in die die Pat. nach entspr. umfangreicher Risikoaufklärung eingewilligt hat

Diagnose: Geschlossene, instabile vordere und hintere Atlasbogenfraktur (Typ Gehweiler III, keine Neurologie) in Kombination mit einer Densfraktur Typ II (nach Anderson und D'Alonzo).

Operation: Dorsale okzipitozervikale Fusion C0/C2/3 (System Neon, Fa. Ulrich).

Vorgehen: Ungestörte ITN, Cefuroxim 1,5 g i.v. Nach Polsterung Drehen der Pat. in Bauchlage, Lagerung des Kopfes in eine entsprechende Kopfschale, wobei die Arme bds. unter leichtem Zug nach kaudal angelegt werden. Umfangreiche situationsangepasste Polsterung. BV-Kontrolle, regelhafte Darstellbarkeit, regelhafte Stellung der HWS. Zugangsmarkierung, wiederholte Hautdesinfektion, übliches steriles Abdecken.

Längsverlaufender Hautschnitt okzipital beginnend bis zur oberen HWS. Durchtrennung des Subkutangewebes und bds. Längsspaltung der Faszie. Nun wird das Lig. nuchae in der Mittellinie durchtrennt und bis zur Spitze der Dornfortsätze eingeschnitten. Ablösen des M. erector spinae von den Dornfortsätzen mittels monopolarer Elektrode. Abschieben des M. erector spinae von der Lamina mittels Cobbschem Raspatorium. Die am Okziput ansetzende Muskulatur wird T-förmig abgelöst und der Knochen mit dem Raspatorium dargestellt. Identifikation der Eintrittspunkte zur Schraubenplatzierung in den Massa lateralis von HWK III beidseits sowie Feinpräparation für den Hakeneinsatz HWK II. Ankörnen und schonendes Vorbohren der Schraubenkanäle über die scharfe und stumpfe Aale am HWK III. Kontrolle der präparierten Kanäle mittels Taststab. Nachfolgend Insertion von Massa-lateralis-Schrauben beidseits in den HWK III. Diese ziehen jeweils fest im Knochen an. Bildwandlerkontrolle mit regelrechter Lage der Schrauben.

Auswählen und Anmodellieren der Längsträger, diese werden jeweils mit 3 gerade bikortikal reichenden Schrauben am Okziput fixiert. Nun Fixation mit den Haken am HWK II sowie über die Schrauben am HWK III bds. BV-Kontrolle mit Nachweis einer regelrechten Implantatlage bei regelhaftem HWS-Alignement.

Ausgiebige Spülung der Wunde (500 ml), subtile Blutstillung. Schichtweiser Wundverschluss durch Faszien-, Subkutan- und Hautnähte unter Einlage einer 10er Drainage bds. Spannungsfreier Hautverschluss durch Rückstichnähte nach Donati. Desinfektion, steriler Wundverband. Öffnen der Drainage bei regelhaftem Sog. Anlage einer PDC-Zervikalstütze.

Procedere: Zervikalstütze für 6 Wochen, in dieser Zeit nur Isometrie. Engmaschige Wundkontrollen bis zur zeitgerechten Nahtmaterialentfernung. Röntgen nach Entfernung der Drainage nach 48 h sowie nach 2 + 6 Wochen. Analgesie und Thromboseprophylaxe nach Maßgabe der Stationsärzte.

Prof. Dr. med. C. Josten (Klinikdirektor)

7.2 Brustwirbelsäule

H. Siekmann, C. Josten, S. Glasmacher

7.2.1 BWK-Fraktur – dorsaler Fixateur interne und Laminektomie

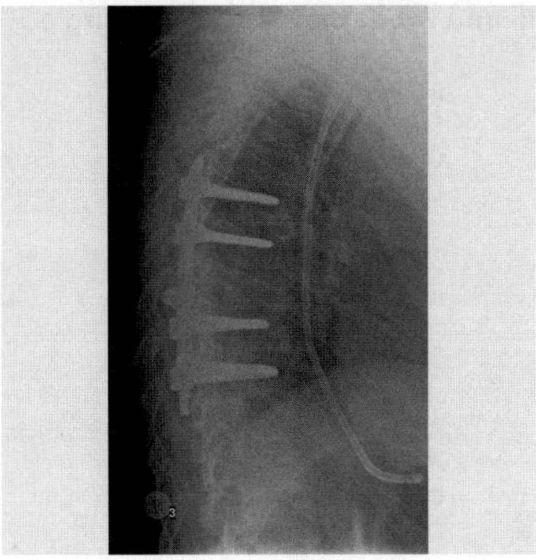

OP-Bericht, Klinik für Unfall- und Wiederherstellungschirurgie

Pat.-Nr.: 150578055
Aktuelle Klinik: Unfallchirurgie
Pat.-Name: Dübel, Max

Fall-Nr.: A3334567/2010
Station: Intensivstation 2
Geb.-Dat.: 20.10.91
Geschlecht/Alter: m, 19 J.

OP-Datum: 19.10.2010
OP-Dauer (Schnitt/Naht): 09.44 – 11.12 Uhr
Saal: B 1

Personal:
Operateur: Dr. H. Siekmann
1. Assistent: Dr. L. Irlenbusch

Anästhesist: Fr. C. Rippenstiel-Beyerlein
Anästhesieschw./-pfl.: B. Bach
OP-Schwester/-pfl.: D. Rameloh
OP-Springer: F. Fahrig

Vorgeschichte/Indikation: Der Pat. ist bei einer Motocrossveranstaltung als Teilnehmer mit seinem Motorrad gestürzt. Anschl. starke Schmerzen an Thorax und BWS, Kribbeln und Schwäche der unteren Extremitäten. Im Rahmen der Polytraumaspiral-CT Detektion der nachstehenden Verletzungen. Der Pneumothorax wurde in der Rettungsstelle drainiert, der distale Radius reponiert und mit einem gespaltenen UA-Gips retiniert. Anschl. direkte Verbringung des vom Notarzt intubierten Patienten in den OP.

Diagnose: Polytrauma mit:
1.) Thoraxkontusion mit 1.1.) Rippenserienfraktur re. mit Pneumothorax und 1.2) Lungenkontusion rechts,
2.) Instabile inkomplette BWK-VII-Berstungsfraktur (AO 52 A3.2) mit Rückenmarksirritation,
3.) Stabil imponierende LWK-IV-Kompressionsfraktur (AO 53 A1.2),
4.) Geschlossene, dislozierte distale Radiusfraktur rechts (AO 23 C1).

Operation: Ad. 2: dorsale Stabilisierung mittels Fixateur interne, (Fa. Synthes, USS II, 4x6/40 mm, 4x6/45 mm, Querträger), Laminektomie BWK VII.

Vorgehen: Ungestörte ITN. Cefuroxim 1,5 g i.v. Bauchlagerung, entsprechend umfangreiche Polsterung. BV-Kontrolle und Zugangsmarkierung, im seitl. Bild schon gute Aufrichtung der BWK VII-Fraktur. Wiederholte Hautdesinfektion, übliches steriles Abdecken.

Axialer Hautschnitt einschl. Subkutis von der Deckplatte BWK V bis in Höhe der Grundplatte BWK IX. Dezidierte Blutstillung. Unmittelbar lateral des Lig. supraspinosum wird mittels Elektrokauter zuerst rechts, dann links die Faszie inzidiert und jeweils die gerade Rückenmuskulatur von den Dornen gelöst, mittels Raspatorium nach lateral gedrängt. Einlage komprimierender Tuchstreifen. Im Anschluss erfolgt die dezidierte Blutstillung jeweils rechts, dann links. Anschließend, rechts beginnend, werden die Pedikeleingänge BWK V/VI und VIII/IX mit dem Luer aufgebrochen, die Pedikel in a.p.-Sicht BV-kontrolliert mittels scharfer, dann stumpfer Aale ca. 2 cm tief eröffnet. Anschl. werden die o.g. Schrauben ca. 2 cm tief eingeschraubt. Gleiches Vorgehen linksseitig. BV-Kontrolle, gute Lage der Implantate. Anschl. werden die Schrauben im seitl. Strahlengang BV-kontrolliert parallel zu den Wirbeldeckplatten und jeweils konvergierend weiter vorgeschraubt. Regelhafte Lage aller 8 Schrauben, fester Anzug derselben im Knochen.

Nun Durchführung der Laminektomie, die sich von knapp oberhalb der Grundplatte BWK VI bis knapp kaudal der Deckplatte BWK VIII erstreckt. Resektion des Dorns BWK VII und schrittweise Resektion des Knochens mit dem Luer, bis das Lig. flavum sichtbar wird. Eingang unter das Band mit der Stanze, anschl. Fortführung der Laminektomie mit der Stanze unter ausreichender Resektion der Lamina mit Dekompression des Rückenmarks. Kein Liquoraustritt. Noch Entfernung von Fettresten, die der Dura auflagern. Inspektorisch ist die Dura im gesamten Resektionsverlauf unverletzt. Mittels des Tastspatels Überprüfung des Eintritts in den Spinalkanal nach kranial und kaudal, hier keine Kompressionszeichen. Ausgiebige Spülung.

Zubiegen der beiden Längsträger, übliche Fixation mit Backen und Muttern. Querträgermontage. BV-Dokumentation, regelhafte WS-Stellung, regelhafte Implantatlage. Spülung (500 ml). Gelaspon-Auflage über der Laminektomie. 2x10er Redon. Refixation bzw. Naht der Faszie, Subkutannaht. Hautrückstichnähte. Steriler Verband.

Procedere: Drainagen ex. und Röntgen nach 48 h sowie nach 2 + 6 Wochen im Verlauf. Physiotherapie ohne Rotation und Vorneigung für 6 Wochen. Analgesie und Thromboseprophylaxe nach Maßgabe der Stationsärzte. Engmaschige neurologische Verlaufskontrollen. Frühzeitige Reha veranlassen.

Dr. med. H. Siekmann (Komm. Direktor)

7.2.2 BWK-Fraktur – Thorakotomie, Cage und Fixateur interne

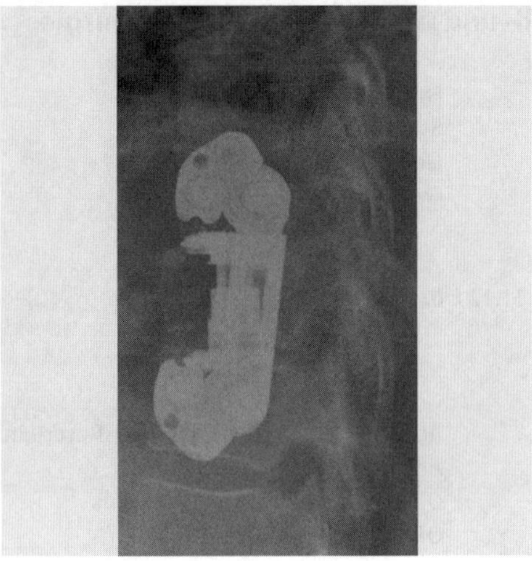

OP-Bericht, Klinik für Unfall- und Wiederherstellungschirurgie

Pat.-Nr.: 211887005
Aktuelle Klinik: Unfallchirurgie
Pat.-Name: Lafrance, Pierre

Fall-Nr.: A0213322/2010
Station: B3-3
Geb.-Dat.: 31.01.55
Geschlecht/Alter: m, 55 J.

OP-Datum: 26.06.2010
OP-Dauer (Schnitt/Naht): 10.33 – 12.39 Uhr
Saal: B 1

Personal:
Operateur: Dr. H. Siekmann
1. Assistent: Dr. K. Schendel
2. Assistent: P. Derst

Anästhesist: Fr. C. Rippenstiel-Beyerlein
Anästhesieschw./-pfl.: B. Bach
OP-Schwester/-pfl.: D. Rameloh
OP-Springer: F. Fahrig

Vorgeschichte/Indikation: Der Pat. ist auf einer Motorradshow (als selbstständiger Akrobat) mit seinem Motorrad gestürzt, hat sich hierbei die u.g. Fraktur zugezogen. Bei kompletter Berstung des BWK XI ist die bisegmentale ventrale Spondylodese geplant; der Pat. hat der Operation schriftlich zugestimmt.

Diagnose: Geschlossener kompletter Berstungsbruch BWK XI (AO Typ A3.3) ohne Neurologie.

Operation: Linksseitige Thorakotomie, ventral bisegmentale Spondylodese BWK X–BWK XII mittels expandierbarem Cage (Fa. Synthes, Synex II, 2 neutrale Deckplatten) u. Arcofix (Fa. Synthes), Thoraxdrainage.

Vorgehen: Ungestörte ITN, Doppellumentubus. Cefuroxim 1,5 g i.v. Rechtsseitlage auf dem OP-Tisch mit linkskonvexer Aufklappung in Höhe der Fraktur, entspr. umfangreiche Sicherung u. Polsterung. Unter BV-Kontrolle Markierung des BWK XI linksthorakal. Wiederholte Hautdesinfektion und übliches steriles Abdecken.

Diagonaler, ca. 12 cm langer Hautschnitt interkostal links direkt über dem markierten BWK XI. Subkutane Präparation, dann deutliche Kerbung des Vorderrandes des M. latissimus dorsi. Sukzessive Blutstillung. Scharfe interkostale Präparation am Oberrand der 9. Rippe bis auf die Pleura. Nun Blockung des linksbronchialen Tubus vor Eröffnung der Pleura. Vorsichtige Perforation der Pleura und unter Sicht Trennung nach ventral und dorsal. Der linke Lungenflügel ist gut retrahiert. Einsatz des Thoraxspreizers, der sich gut expandieren lässt. Eine Rippendurchtrennung scheint nicht notwendig. Es besteht gute Einsicht auf die linkslaterale Wirbelsäule. BV-Kontrolle mittels K-Draht und Markierung der Bandscheiben BWK X/XI u. BWK XI/XII. Längsspaltung der Pleura auf der lateralen Wirbelsäule, kranial u. kaudal V-förmig auslaufend. Präparation der Segmentgefäße BWK XI, die aufgrund des geringen Kalibers ausreichend elektrokoaguliert werden. Zudem sind sie in den frakturierten BWK XI eingezogen. Eröffnung der bezeichneten Bandscheiben, dann Resektion derselben mit Messer, langem Luer u. Raspatorium bis auf die Gegenseite. Der Korpus BWK XI wird dann zentral in Orientierung am Querdurchmesser des Cages reseziert. Da jetzt ausreichend Platz vorhanden ist, können noch vorhandene Reste der angrenzenden Bandscheiben bis auf die angrenzende Grund- bzw. Deckplatte sicher entfernt werden. Unter BV-Kontrolle in beiden Ebenen Kontrolle der ausreichenden Resektion BWK XI in Breite und Tiefe. Höhenmessung und Bestimmung der Cagedimension (32 mm) sowie der neutralen 24er Deckplatten. ***Je ein großer Spongiosablock, gewonnen aus den resezierten Korpusanteilen BWK XI, wird rechtslateral vor Cageplatzierung in die Bandscheibenfächer BWK X/XI u. BWK XI/XII eingebolzt.*** Unkompliziertes Einbolzen des Cages im präparierten Lager und Expansion. Bei entspr. Gegenspannung BV-Kontrolle in 2 Ebenen. Bei leicht diagonaler Lage im seitl. Strahlengang wird die Cageexpansion aufgegeben, die Lage des Cages korrigiert und nochmals expandiert. Nun bei guter Gegenspannung des Cages ebenso gute Lage in beiden Ebenen im BV-Bild. Zudem gute Aufrichtung in der Spondylodese. Platzierung der noch verbliebenen Spongiosa, dann ausgiebige Spülung. Gelaspon lokal. Kontrolle auf Bluttrockenheit.

Nun Platzierung des Arcofix, wobei die Schraubeneintritte über dem BWK X und BWK XII zu liegen kommen. Fixierung mittels K-Drähten und BV-Kontrolle, gute Implantatlage. Mittels Aale wird das jeweilige Schraubenlager präpariert und ventral zwei 35 mm lange sowie dorsal zwei 40 mm lange Schrauben platziert. Arretierung der Kontermuttern. BV-Abschluss, gute WS-Aufrichtung, gute Implantatlage, gutes Wirbelsäulenalignment. Einlage einer 24-Ch-Thoraxdrainage. Soweit möglich erfolgt eine Adaptation der Pleura. Mit zwei 1er Vicrylfäden werden die Rippen 9/10 locker aneinander fixiert. Weiterer schichtweiser Wundschluss. Spannungsfreie Hautklammernaht. Steriler Verband.

Procedere: Thoraxdrainage mit Sog für 48 h, dann abklemmen und Rö-Thorax, anschl. ggf. Entfernung der Drainage. Röntgen der WS nach 48 h sowie 2 + 6 Wochen. Physiotherapie ohne Rotation und Vorneigung für 6 Wochen. Analgesie und Thromboseprophylaxe nach Maßgabe der Stationsärzte. Frühzeitige Reha veranlassen. ME nicht angezeigt. Weiterbehandlung in unserer Wirbelsäulenspezialsprechstunde.

Dr. med. H. Siekmann (Komm. Direktor)

7.2.3 BWK-Fraktur – thorakoskopisch gestützte Cageimplantation

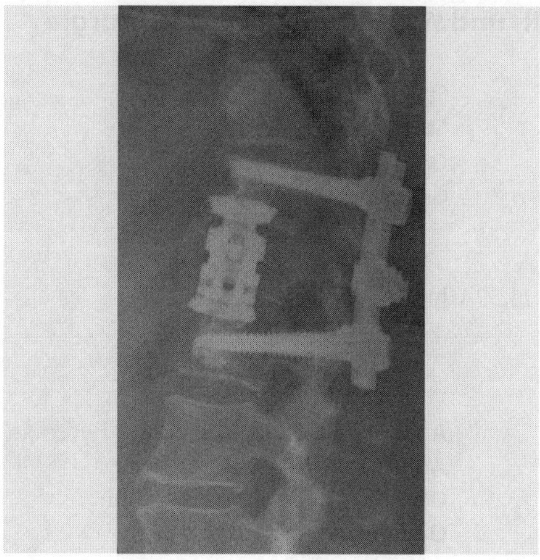

OP-Bericht, Klinik für Unfall- und Wiederherstellungschirurgie

Pat.-Nr.: 222445005
Aktuelle Klinik: Unfallchirurgie
Pat.-Name: Messerscharf, Sabine

Fall-Nr.: A0098622/2010
Station: B3-1
Geb.-Dat.: 31.01.51
Geschlecht/Alter: w, 59 J.

OP-Datum: 20.02.2010
OP-Dauer (Schnitt/Naht): 09.43 – 11.49 Uhr
Saal: B 1

Personal:
Operateur: Dr. H. Siekmann
1. Assistent: Dr. L. Irlenbusch

Anästhesist: Fr. C. Rippenstiel-Beyerlein
Anästhesieschw./-pfl.: B. Bach
OP-Schwester/-pfl.: D. Rameloh
OP-Springer: F. Fahrig

Vorgeschichte/Indikation: Die Pat. ist auf einer Party aus ca. 1-m-Höhe von einem Tisch gestürzt, hat sich hierbei die u.g. Verletzung zugezogen. Primär ist vor 6 Wochen die zementaugmentierte dorsale Stabilisierung erfolgt, jetzt ist geplant die ventrale Ergänzung der bisegmentalen Spondylodese. Die Pat. hat in das operative Vorgehen nach entsprechender Risikoaufklärung eingewilligt.

Diagnose: Dorsal bisegmental stabilisierte komplette Berstungsfraktur BWK XII (AO 52 C1.3) ohne Neurologie.

Operation: Thorakoskopisch gestützte ventral bisegmentale Spondylodese BWK XI–LWK I mittels expandierbarem Cage (Fa. Ulrich, Obelisc, 32 mm, 2-mal neutrale Deckplatten) und Eigenspongiosa, Thoraxdrainage.

Vorgehen: Ungestörte ITN. Cefuroxim 1,5 g i.v. Bauchlagerung, entsprechend umfangreiche Polsterung. BV-Kontrolle und Zugangsmarkierung linksthorakal. Wiederholte Hautdesinfektion, übliches steriles Abdecken.

Hautschnitt interkostal links direkt über dem markierten BWK XII. Subkutane Präparation, dann Mobilisierung des Vorderrandes des M. latissimus dorsi, der nach dorsal gehalten wird. Präparation am Rippenoberrand, dann Eröffnung der Pleura digital. Schichtweise Präparation, sukzessive Blutstillung. Schrittweiser Einsatz des Synframe-Spreizers. Die Lunge wird über 2 Streifen nach kranial geschoben. Nun gute Sicht von lateral auf die Wirbelsäule. Über eine Stichinzision folgen zwei Interkostalräume kranial die unkomplizierte Einführung und Platzierung der Kamera, die am Synframe fixiert wird. BV-Kontrolle mittels K-Draht und Markierung der Bandscheiben BWK XI/XII u. BWK XII/LWK I. Längsspaltung der Pleura auf der lateralen Wirbelsäule, kranial und kaudal V-förmig auslaufend. Präparation der Segmentgefäße, die aufgrund geringen Kalibers nur elektrokoagulierbar sind. Zudem sind sie narbig auf dem frakturierten BWK XII fixiert. Nun Eröffnung der bezeichneten Bandscheiben, dann Resektion derselben mit Messer, langem Luer und Raspatorium bis auf die Gegenseite. Anschließend wird der Korpus BWK XII zentral in Cagekaliber reseziert, die rechtslaterale Wunde wird belassen. Zwei große Spongiosastücke werden rechtslateral in die Bandscheibenfächer eingepasst. Höhenmessung und Bestimmung der Cagedimension (32 mm) sowie der neutralen 24er Deck-/Grundplatten. Unkomplizierte Platzierung im präparierten Lager und Expansion. Bei entsprechender Gegenspannung BV-Kontrolle in 2 Eb. und anschl. Cagearretierung in üblicher Weise. Gute Cagelage, wobei dieser gering in die Grund-/Deckplatte, hier bis auf den schon vorhandenen Zement, aufgelaufen ist. Weiter gute Aufrichtung in der Spondylodese. Platzierung der noch verbliebenen Spongiosa, dann ausgiebige Spülung. Gelaspon lokal. Kontrolle auf Bluttrockenheit. Noch partielle Pleuranaht möglich. Entfernung der Streifen und der Kamera nach Bilddokumentation. Einlage einer 24-Ch-Thoraxdrainage über den Kameraport. Schichtweiser Wundschluss. Hautklammernaht. Steriler Verband.

Procedere: 48 h Sog auf der Thoraxdrainage belassen. Drainagenentfernung und Röntgen von Wirbelsäule + Thorax nach 48 h. Physiotherapie nach hauseigenem Nachbehandlungsschema. Analgesie und Thromboseprophylaxe nach Maßgabe der Stationsärzte. Frühzeitige Reha veranlassen. ME nicht angezeigt. Weiterbehandlung in unserer Wirbelsäulenspezialsprechstunde.

Dr. med. H. Siekmann (Komm. Direktor)

7.2.4 BWK-Fraktur – rein thorakoskopische Fixateur interne- und Cageimplantation

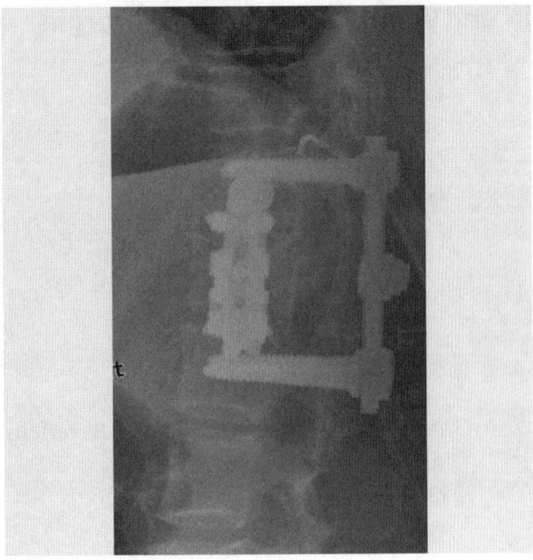

OP-Bericht, Klinik für Unfall- und Wiederherstellungschirurgie

Pat.-Nr.: 504621577
Aktuelle Klinik: Unfallchirurgie
Pat.-Name: Bogen, Ellen

Fall-Nr.: A2317811/2010
Station: B3-1
Geb.-Dat.: 13.07.67
Geschlecht/Alter: w, 42 J.

OP-Datum: 20.02.2010
OP-Dauer (Schnitt/Naht): 09.53 – 11.52 Uhr
Saal: B 2

Personal:
Operateur: Dr. H. Siekmann
1. Assistent: Dr. M. Schulz
2. Assistent: G. Betrell (PJ)

Anästhesist: Fr. C. Rippenstiel-Beyerlein
Anästhesieschw./-pfl.: B. Bach
OP-Schwester/-pfl.: D. Rameloh
OP-Springer: X. Montez

Vorgeschichte/Indikation: Bei der Patientin besteht nach privatem Unfall eine auswärts dorsal bisegmental stabilisierte Berstungsfraktur des BWK XII. Die Aufnahme erfolgt jetzt zu u.g. Operation bei deutlicher Ruptur der beiden angrenzenden Bandscheiben. Die Pat. hat nach entspr. Risikoaufklärung in die OP eingewilligt.

Diagnose: Dorsal bisegmental stabilisierte Fraktur des BWK XII mit Hinterkantenbeteiligung (AO Typ C1.3, keine Neurologie)

Operation: Rein thorakoskopische ventrale Spondylodese BWK XI–LWK I mit expandierbarem Cage (Obelisc, Fa. Ulrich), Eigenspongiosa und bisegmentaler Einstabinstrumentierung BWK XI–LWK I (USS II, Fa. Synthes)

Vorgehen: Ungestörte ITN, Doppellumentubus. Gabe von Sobelin 600 i.v. bei fragl. Cephalosporinallergie. Rechtsseitlage der Patientin, entspr. umfangreiche Polsterung und Sicherung. Aufklappen des OP-Tisches unter der Fraktur. Unter BV Stiftmarkierung des BWK XII an der lateralen Thoraxwand. Wiederholte Hautdesinfektion, übliches steriles Abdecken.

Ausschalten des Lungenlappens links durch die Anästhesie. Stichinzision 2 ICR kranial des frakturierten BWK XII und Einschieben der Kamera. Gute Sicht, linker Lungenflügel regelhaft retrahiert. Unter Sicht werden über weitere Stichinzisionen jeweils am Rippenoberrand die drei weiteren üblichen Ports mit anschl. Applikation der Gewindetrokare angelegt. Mittels des Fächerspreizers wird das Diaphragma soweit notwendig kaudalisiert. Der frakturierte Wirbel ist bei lokalen Unterblutungen der Pleura schon identifizierbar. Markierung der Grund- bzw. Deckplatte über bzw. unter den rupturierten Bandscheiben unter BV-Kontrolle. Längsspaltung der Pleura von Bandscheibenfach zu Bandscheibenfach. Präparation der Segmentgefäße und Elektrokoagulation. Scharfe rechteckige Eröffnung der Bandscheiben BWK XI/XII und BWK XII/LWK I mittels Skalpell. Schrittweise Resektion des rupturierten Bandscheibengewebes. Auf eine Histologie wird bei bekanntem Trauma und vorliegender Bildgebung verzichtet. Mit dem Meißel wird nun das spätere Cagelager markiert, der Meißel jeweils fast bis zur Wirbelkörpergegenseite vorgetrieben und anschl. der zentrale Korpusbereich des BWK XII reseziert. Dies gelingt unkompliziert, die gewonnene Spongiosa wird zwecks späterer Reapplikation vom Assistenten vorbereitet. Im resezierten Wirbelkörper finden sich noch größere Anteile rupturierten Bandscheibengewebes. Nachpräparation des Cagelagers mittels Rongeur sowie der Grund-/Deckplatte BWK XI bzw. LWK I mit Raspatorium, Curette und Rongeur, bis die knöcherne Grund- bzw. Deckplatte sicher dargestellt ist. Höhenmessung für den Cage, 36 mm, Besatz mit jeweils einer neutralen 24-mm-Grund- u. Deckplatte. Zwecks Cageapplikation muss der zentrale Port leicht erweitert werden. Anschl. unkomplizierte Applikation des Cages über seinem präparierten Lager, vorsichtiges Einbolzen und anschl. unkomplizierte Expansion unter BV-Kontrolle in bd. Ebenen. Es kann eine zentrale Lage erreicht werden, die Expansion des Cages gestaltet sich unkompliziert bei guter Verklemmung desselben. Arretierung des Cages über die übliche Bolzenapplikation. Die BV-Kontrolle zeigt weiterhin die zentrale Cagelage, gutes Alignment der BWS und des thorakolumbalen Übergangs. Abschließend werden unter der Grund- bzw. über der Deckplatte des Cages jeweils zentral im Wirbel je eine 40 mm lange USS II-Schraube nach Vorpräparation mit der Aale platziert und ein zusätzlicher Längsträger über Backen und Muttern montiert. Ausgiebige Spülung. Kontrolle auf Bluttrockenheit. Partielle Instrumenten- und Trokarentfernung. Einbringen und Annaht einer 24-Ch-Thoraxdrainage über den ventralen Port. Zuletzt verbleibt die Kamera. Bilobäre Beatmung mit nun unter Sicht regelhafter Entfaltung des linken Lungenlappens. Entfernung der Kamera und schichtweiser Verschluss der Ports. Spannungsfreier Hautschluss. Steriler Verband.

Procedere: Drainage ex. und Röntgen nach 48 h sowie nach 2 + 6 Wochen, Physiotherapie ohne Rotation und Vorneige für 6 Wochen. Analgesie und Thromboseprophylaxe nach Maßgabe der Stationsärzte. Frühzeitige Reha veranlassen. ME nicht angezeigt. Weiterbehandlung in unserer Wirbelsäulenspezialsprechstunde.

Dr. med. H. Siekmann (Komm. Direktor)

7.2.5 BWK-Fraktur – perkutane bilaterale Ballonkyphoplastie

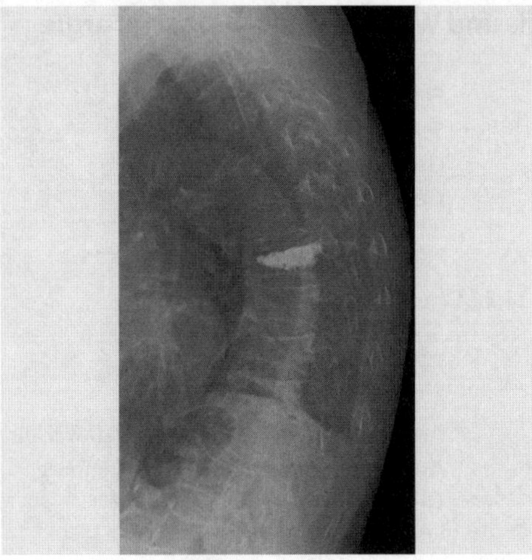

OP-Bericht, Klinik für Unfall- und Wiederherstellungschirurgie

Pat.-Nr.: 957222276
Aktuelle Klinik: Unfallchirurgie
Pat.-Name: Schneiderlein, Edzard

Fall-Nr.: A0005008/2010
Station: B2-2
Geb.-Dat.: 20.10.31
Geschlecht/Alter: m, 79 J.

OP-Datum: 19.10.2010
OP-Dauer (Schnitt/Naht): 09.44 – 10.13 Uhr
Saal: B 4

Personal:
Operateur: OA Dr. R. Neef
1. Assistent: Dr. L. Irlenbusch

Anästhesist: Fr. C. Rippenstiel-Beyerlein
Anästhesieschw./-pfl.: B. Bach
OP-Schwester/-pfl.: D. Rameloh
OP-Springer: X. Montez

Vorgeschichte/Indikation: Der sehr mobile Patient ist vor 3 Tagen in der eigenen Wohnung über den Hund gestolpert und auf das Gesäß gestürzt. Anschließend bestanden starke Schmerzen im thorakolumbalen Übergangsbereich. Bei radiologischem Verdacht bestätigte ein MRT ***(der gesamten Wirbelsäule)*** eine Kompressionsfraktur BWK VIII ohne Hinterkantenbeteiligung. Hierauf nach entsprechender Aufklärung über konservative und operative Therapiemaßnahmen Entscheid zum unten genannten operativen Vorgehen im Einvernehmen mit dem Patienten.

Diagnose: Geschlossene, instabile BWK VIII-Kompressionsfraktur (Typ A, keine Hinterkantenbeteiligung).

Operation: Perkutane bilaterale Ballonkyphoplastien BWK VIII (je 2-mal 2,5 ml Zement).

Vorgehen: Ungestörte ITN. Röntgen und zirkuläre Markierung der entsprechenden Pedikel BWK VIII mittels Stift. Ausgiebige Polsterung druckgefährdeter Weichteile bei Bauchlagerung. Wiederholte Hautdesinfektion, übliches steriles Abdecken.

Transpedikuläres Vorgehen bei gut differenzierbaren Pedikeln geplant. Hautschnitt am Lateralrand der Pedikel BWK VIII beidseits. Nacheinander Einführung der Jamshidii-Nadeln in die Pedikel BWK VIII, anschließend in Seldinger-Technik Wechsel auf die Arbeitstrokare unter BV-Kontrolle in 2 Ebenen. Die Trokare werden gerade über die Korpushinterwand hinweggeführt. Vorbohrungen mit dem Handbohrer und Einführen der beiden Ballondilatatoren. Ungestörte Dilatation auf 2 ml rechts sowie links. Hierbei akzeptable Aufrichtung des BWK VIII bei verbleibender Restkyphose. Parallel Anrühren des Zementes, der in entsprechender Konsistenz (Zahnpastakonsistenz) mit Entfernung der Ballone eingeführt wird. Dies geschieht unkompliziert. BV-Kontrolle, gute Aufrichtung, leichte Restkyphose, keine Paravasate des Zements.

Procedere: Röntgenkontrolle nach 24 h sowie nach 2 und 6 Wochen postoperativ. Fadenzug am 10. Tag postoperativ. Mobilisation nach Schema. Thromboseprophylaxe und Analgesie nach Maßgabe der Stationsärzte. Weiterbehandlung in der Wirbelsäulenspezialsprechstunde.

Dr. med. R. Neef (FA f. Chirurgie, Orthopädie, u. spez. Unfallchirurgie)

7.2.6 Kyphotisch verheilte BWK-Fraktur – dorsoventrale Korrekturspondylodese

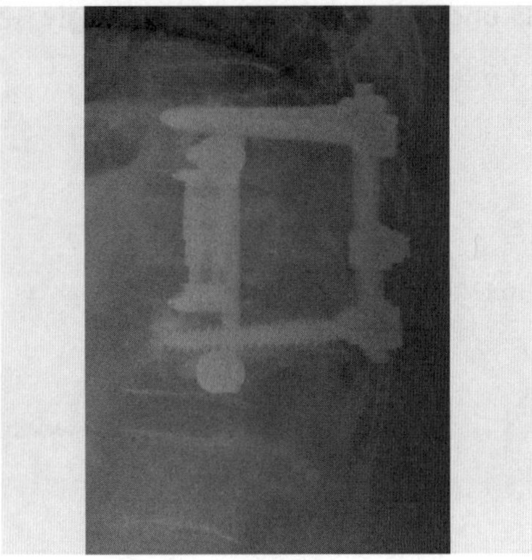

OP-Bericht, Klinik für Unfall- und Wiederherstellungschirurgie

Pat.-Nr.: 09095453211
Aktuelle Klinik: Unfallchirurgie
Pat.-Name: Lachmann, Ralph

Fall-Nr.: B8351209/2010
Station: B3-3
Geb.-Dat.: 20.06.1977
Geschlecht/Alter: m, 33 J.

OP-Datum: 25.06.2010
OP-Dauer (Schnitt/Naht): 10.52 – 13.27 Uhr
Saal: B 6

Personal:
1. Operateur: Dr. H. Siekmann
2. Operateur: OA Dr. R. Neef
Assistent: P. Derst

Anästhesist: Fr. C. Rippenstiel-Beyerlein
Anästhesieschw./-pfl.: B. Senftenberg
OP-Schwester/-pfl.: X. Montez
OP-Springer: B. Seifert

Vorgeschichte/Indikation: Die stationäre Aufnahme des Pat. erfolgt geplant bei u.g. Diagnose. 2005 war eine Berstungsfraktur BWK XII dorsal stabilisiert worden. Jetzt bestehen radiologisch Lockerungszeichen des Fixateurs sowie anhaltende Beschwerden. CT-diagnostischer Nachweis einer pseudarthrotischen Frakturausheilung. Der Pat. ist nach entsprechender OP-Aufklärung mit allen genannten Risiken mit dem u.g. simultanen operativen Vorgehen einverstanden.

Diagnose: Chronisches Schmerzsyndrom bei mit Pseudarthrose kyphotisch ausgeheilter Fraktur des BWK XII nach dorsaler Stabilisierung, Adipositas.

Operation: Dorsoventrale Korrekturspondylodese BWK XI–LWK I (dorsal zementierter bisegmentaler Fix. interne, USS II, Fa. Synthes; ventral expandierbarer Cage, Fa. Synthes, Synex II, neutrale Grundplatten sowie Einstabinstrumentation, USS II), Thoraxdrainage, lokale Drainagen, Abstrich.

Bericht: Ungestörte ITN. Cefuroxim 1,5 g i.v. Bauchlagerung, entspr. Polsterung. Wiederholte Hautdesinfektion, übliches steriles Abdecken. Hautschnitt über den Dornfortsätzen, knapp oberhalb von BWK XI bis knapp unterhalb von LWK I unter spindelförmiger Narbenexzision. Unmittelbar lateral des Lig. supraspinosum wird beidseits die Faszie inzidiert, die gerade Rückenmuskulatur nach lateral abgedrängt. ***Zur Weichgewebeschonung wird auf den Selbstspreizer gänzlich verzichtet u. ausschließlich Langenbeck-Haken eingesetzt.*** Die Muskulatur ist teils deutlich narbig umgewandelt. Klinisch kein Infektanhalt. Die kurze Rückenmuskulatur wird nicht abgelöst. Nach kompletter Darstellung des Fix. interne wird dieser entfernt, hierbei zeigen sich die kranialen Schrauben ausgelockert. Abstrich. Mit scharfem Löffel Curettage der jeweiligen Schraubenlöcher. Zubereitung des Zements und Eingabe in die Pedikellöcher. Nun Einbringen neuer Pedikelschrauben größeren Kalibers (2-mal 7/40 und 2-mal 7/45 mm). Fester Zug der Schrauben in den Pedikeln im anziehenden Zement, gute Lage, gute Länge. Ausgiebige Spülung, Feuchtkompressen.

Simultan hierzu nach wiederholter Hausdesinfektion und üblichem sterilen Abdecken Hautschnitt im Verlauf der Hautspannungslinien über dem zuvor markierten BWK XII links lateral. Spalten der Subkutis und Darstellung der lateralen Begrenzung des M. latissimus dorsi. Dieser wird leicht eingekerbt, mit einem Roux-Haken nach dorsal gehalten. Am Oberrand der 10. Rippe Eröffnung des Thorax, schrittweises Einsetzen des Synframe-Spreizers und langsames Aufdehnen des Interkostalraum. Über eine Stichinzision 2 Interkostalräume oberhalb wird die Optik unkompliziert eingebracht. Der linke Lungenflügel wird mit Hilfe von Bauchtüchern nach kranial geschoben. Die Pleura wird von der Grundplatte BWK XI bis zur Deckplatte LWK I inzidiert, die Segmentgefäße identifiziert und nach dezidierter Kauterkoagulation durchtrennt. Keine auffällige Blutung.

Sodann Freipräparation des BWK XII und Darstellung des kranialen und kaudalen Bandscheibenfachs. Unter BV-Kontrolle werden zur Orientierung die K-Drähte eingebracht und nach erneuter Blutstillung mittels Meißel die partielle Korporektomie durchgeführt. Vorher werden die Zwischenwirbelräume vom Bandscheibengewebe für die spätere Cagelage befreit. Grund- u. Deckplatte der angrenzenden Wirbel werden angefrischt und ein entsprechend dimensioniertes Lager für die bisegmentale Cageinterposition geschaffen.

Dezidierte Präparation des Implantatbettes. ***Anlagerung von Wirbelkörperspongiosa rechts lateral in den angrenzenden Bandscheibenräumen. Hierdurch wird eine komplette knöcherne Straße rechts lateral (Spongiose plus rechts laterale Korpuswand) erreicht.*** Anschließend wird der Cage behutsam eingeführt und in zentraler Lage BV-orientiert positioniert. Unter gleichgerichtetem Druck an den dorsalen Schraubenapplikatoren wird ventral der Cage schonend expandiert. Hierbei gelingt die komplette Aufrichtung jedoch noch nicht. Rückdrehen des Cages und Entfernung. Anschließend wird schrittweise ventrales Narbengewebe an der Vorderwand vom BWK XII bzw. am darüber liegenden Bandscheibenfach reseziert bzw. durchtrennt. Sodann nochmals Einführung des Cages und erneue Lordosierung auch über die dorsalen Pedikelschraubenapplikatoren. Die Wirbelsäule lässt sich nun nahezu anatomisch aufrichten. BV-Lage-Kontrolle für den Cage, dieser liegt in beiden Ebenen regelhaft, wird hierauf arretiert.

Auch linksseitig des Cages erfolgt nun die Anlagerung von Restspongiosa aus dem Wirbelkörper BWK XII. Abschließend wird das Osteosynthesekonstrukt noch mit einer Einstabinstrumentierung BWK XI–LWK I abgeschlossen. Naht der Pleura soweit möglich.

Parallel hierzu leichtes Anbiegen der Längsträger dorsal an die jetzt gegebene Anatomie und Montage der Längsträger über Backen/Muttern an den Pedikelschrauben. Übliche Querträgermontage.

Sodann simultaner Wundverschluss nach ausgiebiger Spülung beider Zugänge (je 500 ml). Hier ventral kompletter Verschluss der Pleura über dem Cage möglich. Kontrolle auf Bluttrockenheit. Dorsal Einlage zweier 10er Redondrainagen. Fasziennaht, Subkutannaht, Hautrückstichnähte und Öffnen der Drainagen. Ventral Einlage einer 24-Ch-Thoraxdrainage über den Kameraport, Refixation des M. latissimus dorsi. Subkutannaht, Hautrückstichnähte. Steriler Verband an beiden Lokalisationen.

Procedere: Remobilisation des Patienten bei Vollbelastung, 6 Wochen Rotation u. Vorneigung meiden. Entfernung der Thoraxdrainage am 1. postoperativen Tag nach Thoraxröntgen. Radiologische Verlaufskontrollen der Osteosynthese nach 48 h sowie 2 + 6 Wochen. Weiterbehandlung in unserer Wirbelsäulenspezialsprechstunde.

Dres. med. H. Siekmann/R. Neef (FÄ f. Chirurgie, Orthopädie u. spez. Unfallchirurgie)

7.3 Lendenwirbelsäule

H. Siekmann, C. Josten, S. Glasmacher

7.3.1 LWK-Fraktur – dorsaler Fixateur interne

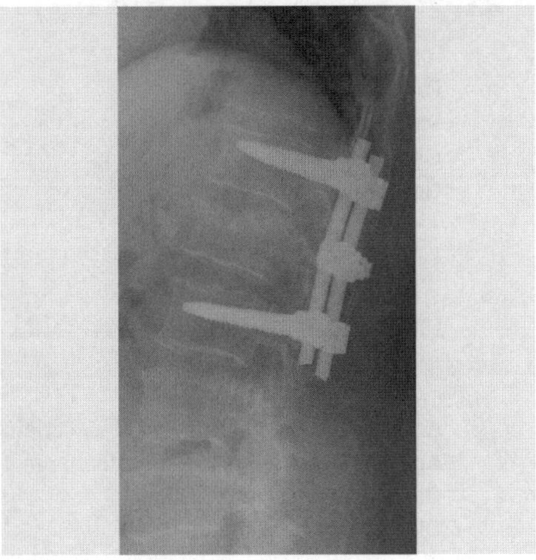

OP-Bericht, Klinik für Unfall- und Wiederherstellungschirurgie

Pat.-Nr.: 28532946
Aktuelle Klinik: Unfallchirurgie
Pat.-Name: Lange, Luzie

Fall-Nr.: B0911567/2010
Station: B3-2
Geb.-Dat.: 08.09.1967
Geschlecht/Alter: w, 43 J.

OP-Datum: 01.10.2010
OP-Dauer (Schnitt/Naht): 09.57 – 11.08 Uhr
Saal: B 5

Personal:
Operateur: OA Dr. L. Jansch
1. Assistent: Dr. H. Siekmann

Anästhesist: Fr. Dr. M. Bauer
Anästhesieschw./-pfl.: B. Bach
OP-Schwester/-pfl.: D. Rameloh
OP-Springer: B. Seifert

Vorgeschichte/Indikation: Sturz der Patientin in privatem Rahmen von einer Leiter beim Pflücken von eigenen Äpfeln. Klinisch und konventionell sowie CT-diagnostisch Nachweis der u.g. Verletzung. Bei instabiler LWK-I-Fraktur besteht die Indikation zur operativen Stabilisierung, in die die Pat. nach entsprechender Risikoaufklärung schriftlich eingewilligt hat.

Diagnose: Geschlossener, instabiler kompletter LWK-I-Berstungsbruch (AO A 3.3.2, keine Neurologie).

Operation: Dorsale Stabilisierung BWK XII–LWK II mittels Fix. interne, (Fa. Synthes, USS II, 2 × 7/45 mm, 2 × 7/50 mm, Querträger), lokale Drainagen.

Vorgehen: Ungestörte ITN. Cefuroxim 1,5 g i.v. Bauchlagerung, entsprechend umfangreiche Polsterung. BV-Kontrolle und Zugangsmarkierung. Im seitl. Bild schon gute Aufrichtung der LWK-I-Fraktur. Hausübliche Desinfektion und sterile Abdeckung.

Axialer Hautschnitt einschl. der Subkutis von Höhe Deckplatte BWK XII bis Höhe Grundplatte LWK II. Dezidierte Blutstillung. Unmittelbar lateral des Lig. supraspinosum wird mittels Elektrokauter zuerst rechts, dann links die Faszie inzidiert und die gerade Rückenmuskulatur von den Dornfortsätzen gelöst, mittels Cobbschem Raspatorium jeweils nach lateral gedrängt. Einlage komprimierender Tuchstreifen. Im Anschluss erfolgt die dezidierte Blutstillung jeweils rechts, dann links. Anschließend, links beginnend, werden die Pedikeleingänge BWK XII und LWK II mit dem Luer aufgebrochen, die Pedikel in a.p.-Sicht BV-kontrolliert mittels scharfer, dann stumpfer Aale ca. 2 cm tief eröffnet. Nun werden die o.g. Schrauben ca. 2 cm tief eingeschraubt. Identisches Vorgehen linksseitig. BV-Kontrolle, gute Lage der Schrauben. Anschl. werden die Schrauben im seitl. Strahlengang BV-kontrolliert parallel zu den Wirbeldeckplatten und jeweils konvergierend zueinander weiter vorgeschraubt. Regelhafter Lauf aller 4 Schrauben, fester Anzug derselben im Knochen. Aufgrund der Lagetiefe der Schrauben im BWK XII werden hier die zuerst eingebrachten 40 mm langen Schrauben gegen 45 mm lange Schrauben getauscht.

Zubiegen der bd. Längsträger, übliche Fixation mit Backen und Muttern. Abschließende Querträgermontage. BV-Dokumentation, regelhafte Aufrichtung des LWK I, regelhafte Implantatlage. Spülung (1.000 ml). 2-mal 10er Redondrainagen. Refixation bzw. Naht der Faszie, Subkutannaht. Hautrückstichnähte. Steriler Verband.

Procedere: Drainagen ex. und Röntgen nach 48 h sowie nach 2 + 6 Wochen, Physiotherapie ohne Vorneigung und Rotation für 6 Wochen. Analgesie und Thromboseprophylaxe nach Maßgabe der Stationsärzte. Neurologische Kontrolle postoperativ. Klärung der Notwendigkeit zur ventralen Ergänzung mit einem expandierbaren monosegmentalen Cage in ca. 6 Wochen über ein MRT (Bandscheibendestruktion?), anschl. stationäre Rehabilitation avisieren. Ambulante Weiterbehandlung in unserer Klinik.

Dr. med. L. Jansch (FA f. Chirurgie, Orthopädie u. spez. Unfallchirurgie)

7.3.2 LWK-Fraktur – dorsaler lumbosakraler Fixateur interne

OP-Bericht, Klinik für Unfall- und Wiederherstellungschirurgie

Pat.-Nr.: 339999909
Aktuelle Klinik: Unfallchirurgie
Pat.-Name: Maus, Johnny

Fall-Nr.: B0000889/2010
Station: B3-1
Geb.-Dat.: 01.12.1977
Geschlecht/Alter: m, 33 J.

OP-Datum: 23.12.2010
OP-Dauer (Schnitt/Naht): 08.17 – 10.08 Uhr
Saal: B 6

Personal:
Operateur: Dr. H. Siekmann
1. Assistent: Dr. L. Irlenbusch

Anästhesist: Fr. C. Rippenstiel-Beyerlein
Anästhesieschw./-pfl.: B. Senftenberg
OP-Schwester/-pfl.: F. Fahrig
OP-Springer: X. Montez

Vorgeschichte/Indikation: Der Pat. hat sich die Verletzungen bei einer privaten Motocrossfahrt im Rahmen eines Sturzes nach einem Sprung zugezogen. Bei deutlicher Kyphose von knapp 20° besteht die Indikation zur dorsalen Stabilisierung. Einen ergänzenden ventralen Eingriff lehnt der Patient vorerst ab.

Diagnose: Geschlossene, instabile komplette LWK IV- (AO A 3.3.2) sowie inkomplette LWK V-Frakturen (AO A 1.2.1, keine Neurologie).

Operation: Dorsale Stabilisierung LWK II/III – LWK V/SWK I mittels Fix. interne, (Fa. Synthes, USS II, 2-mal 7/45 mm, 4-mal 7/50 mm, 2-mal 7/55 mm, Querträger), lokale Drainagen.

Vorgehen: Ungestörte ITN. Cefuroxim 1,5g i.v. Bauchlagerung, entsprechend umfangreiche Polsterung. BV-Kontrolle, gute Darstellbarkeit in beiden Ebenen, Zugangsmarkierung. Im seitl. Bild schon sichtbar gute Aufrichtung der LWK IV- und V-Frakturen. 3fache Hautdesinfektion, übliches steriles Abdecken.

Axialer Hautschnitt von Höhe Deckplatte LWK II bis über das kraniale Os sacrum. Subkutane Präparation. Dezidierte Blutstillung. Lateral des Lig. supraspinosum wird mittels Elektrokauter zuerst rechts, im Anschluss links die Faszie inzidiert; die gerade Rückenmuskulatur von den Dornfortsätzen gelöst und, mittels Raspatorium, jeweils nach lateral gedrängt. Nun bds. Einlage komprimierender Tuchstreifen. Im Anschluss erfolgt die dezidierte Blutstillung jeweils rechts, dann links. Links beginnend werden die Pedikeleingänge LWK II/III und V sowie über sakral I mit dem Luer aufgebrochen, anschl. in a.p.-Sicht BV-kontrolliert mittels scharfer, dann stumpfer Aale ca. 1,5 cm tief eröffnet. Nun werden die o.g. Schrauben ca. 2 cm tief eingeschraubt. Bei Verjüngung des Os sacrum zum LWK V werden hier nochmals 50 mm lange Schrauben genutzt. Identisches Vorgehen linksseitig. BV-Kontrolle, gute Lage der Schrauben. Anschl. werden die Schrauben im seitl. Strahlengang BV-kontrolliert parallel zu den Wirbeldeckplatten und zueinander konvergierend weiter vorgeschraubt. Hierbei gelingt am LWK V die beidseitige Platzierung der Schrauben unter der Deckplattendepression. Sakral wird ebenfalls ein konvergierender Schraubenlauf gewählt. Regelhafter Lauf aller 8 Schrauben, fester Anzug derselben im Knochen.

Zubiegen der beiden. Längsträger, übliche Fixation mit Backen und Muttern. Abschließende Querträgermontage in üblicher Weise. BV-Dokumentation, regelhafte Aufrichtung der LWK IV- und LWK V-Frakturen, regelhafte Implantatlage. Spülung (1.000 ml). 2-mal 10er Redon. Refixation bzw. Naht der Faszie, Subkutannaht. Hautrückstichnähte. Steriler Verband. Öffnen der Drainagen bei regelhaftem Sog.

Procedere: Drainagen ex. und Röntgen nach 48 h sowie nach 2 + 6 Wochen, 6 Wochen Rotation und Vorneigung meiden. Analgesie und Thromboseprophylaxe nach Maßgabe der Stationsärzte. Neurologische Kontrolle postoperativ. Nochmals Gespräch mit dem Patienten führen und ein ventrales Vorgehen bei Berstungsfraktur LWK IV empfehlen.

Dr. med. H. Siekmann (Komm. Direktor)

7.3.3 LWK-Fraktur – Lumbotomie, Cageimplantation u. Fixateur interne

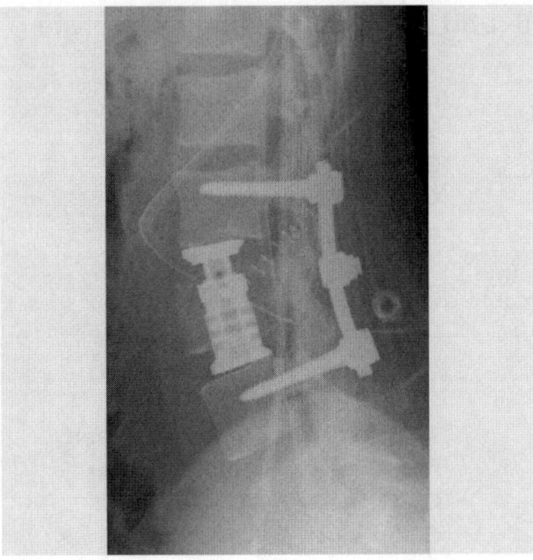

OP-Bericht, Klinik für Unfall- und Wiederherstellungschirurgie

Pat.-Nr.: 552091577
Aktuelle Klinik: Unfallchirurgie
Pat.-Name: Messer, Sigrun

Fall-Nr.: A0884511/2010
Station: Intensivstation 1
Geb.-Dat.: 31.01.68
Geschlecht/Alter: w, 43 J.

OP-Datum: 20.02.2011
OP-Dauer (Schnitt/Naht): 10.43 – 12.51 Uhr
Saal: B 3

Personal:
Operateur: Dr. H. Siekmann
1. Assistent: C. Nettlau
2. Assistent: G. Betrell (PJ)

Anästhesist: Fr. C. Rippenstiel-Beyerlein
Anästhesieschw./-pfl.: B. Bach
OP-Schwester/-pfl.: D. Rameloh
OP-Springer: X. Montez

Vorgeschichte/Indikation: Bei der Patientin besteht nach BG-lichem Unfall eine komplette Berstungsfraktur des LWK III. Verlegung zu uns bei zusätzlicher Bronchusruptur, die schon durch die Kollegen der Thoraxchirurgie versorgt wurde. Die dorsale Stabilisierung der LWK III-Fraktur ist schon vor 5 Tagen erfolgt, bei Ruptur beider angrenzender Bandscheiben erfolgt nun die u.g. Operation. Die Pat. hat in die Operation nach Aufklärung der Risiken sowie alternativer Therapiemöglichkeiten eingewilligt.

Diagnose: Dorsal bisegmental stabilisierte Fraktur des LWK III mit Hinterkantenbeteiligung (AO Typ C, komplette Berstung, keine Neurologie).

Operation: Lumbotomie linksseitig mit ventral bisegmentaler Spondylodese LWK II – IV mit expandierbarem Cage (Fa. Ulrich, Obelisc, 32 mm, 26er Grund- und Deckplatte je 5° Neigung) und körpereigener Spongiosa, Robinson-Drainage.

Vorgehen: Ungestörte ITN. Cefuroxim 1,5 g i.v. Rechtsseitlage, entsprechend umfangreiche Polsterung und Sicherung/Abstützung. »Aufklappen« des OP-Tisches unter der Fraktur. BV-Kontrolle und Zugangsmarkierung linkslumbal. Wiederholte Hautdesinfektion, übliches steriles Abdecken.

Parallel kaudal der 12. Rippe ca. 10 cm langer Hautschnitt. Subkutanpräparation, dann mittels Elektrokauter Spaltung des M. obliquus ext. und int. sowie transversus. Retroperitoneal weitere Präparation stumpf nach dorsal. Einsatz des Synframe-Spreizers, dann ist der kräftige M. psoas sichtbar. Dieser lässt sich weder nach dorsal noch nach ventral ausreichend mobilisieren. Mittels K-Draht definitive Markierung des LWK III unter Bildwandlerkontrolle. Entscheid zum transmuskulären Durchtritt. Dieser geschieht überwiegend stumpf, anschl. kann jeweils hälftig der M. psoas nach dorsal und ventral geschoben werden. Nachsetzen des Synframe-Spreizers. Isolierung der Segmentgefäße LWK III mit Koagulation. Definitive Markierung der Bandscheibenfächer LWK II/III u. LWK III/IV mit K-Drähten. Übliche Resektion der genannten Bandscheiben bis auf die Gegenseite, dann mittels Meißel und Luer schrittweise Resektion des zentralen Korpus LWK III für den Cage. Nach Tiefenkontrolle unter BV muss etwas nachreseziert werden. Einbringen von Spongiosablöcken in die rechtslateralen Bandscheibenfächern LWK II/III u. III/IV, dann Einbringen des o.g. Cages und Expansion unter BV-Kontrolle in beiden Ebenen. Hierbei Nachkorrektur der Lage und definitive Expansion, dann Arretierung. Der Cage stützt sich spürbar auf den festen Grund-/Deckplatten ab. BV-Abschluss, gute Wirbelsäulenstellung, zentrale Cagelage in beiden Ebenen. Linksseitige Anlagerung der verbliebenen Spongiosa entlang des Cages. Ausgiebige Spülung (1.000 ml). Kontrolle auf Bluttrockenheit. 20 Ch. Robinsondrain lokal. Locker adaptierende Naht des M. psoas, dann lockere Adaptation der Bauchmuskulatur sowie zusätzlich Fasziennaht. Subkutannaht. Hautklammernaht. Steriler Verband.

Procedere: Drainage ex. und Röntgen nach 48 h. sowie nach 2 + 6 Wochen. Rotation u. Vorneigung für 6 Wochen meiden. Analgesie und Thromboseprophylaxe nach Maßgabe der Stationsärzte. Frühzeitige Reha veranlassen. ME nicht angezeigt. Weiterbehandlung in unserer BG- bzw. Wirbelsäulenspezialsprechstunde.

Dr. med. H. Siekmann (Komm. Direktor)

7.3.4 LWK-Fraktur – rein thorakoskopische ventrale Spondylodese

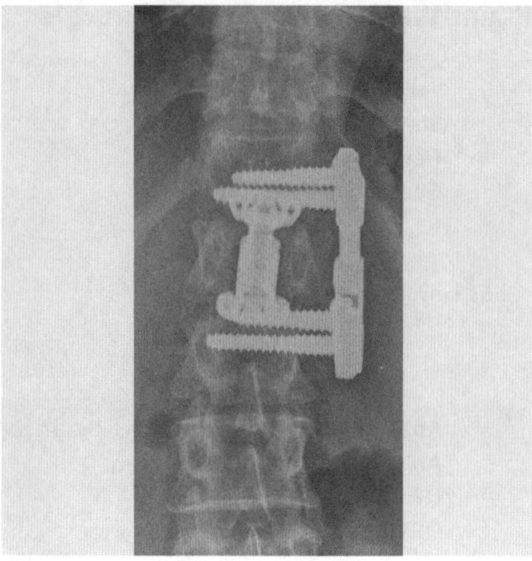

OP-Bericht, Klinik für Unfall- und Wiederherstellungschirurgie

Pat.-Nr.: 28222946
Aktuelle Klinik: Unfallchirurgie
Pat.-Name: Manger, Luisa

Fall-Nr.: B4500567/2010
Station: B3-3
Geb.-Dat.: 10.07.1967
Geschlecht/Alter: w, 43 J.

OP-Datum: 05.11.2010
OP-Dauer (Schnitt/Naht): 09.55 – 11.28 Uhr
Saal: B 5

Personal:
Operateur: Dr. H. Siekmann
1. Assistent: Dr. R. Neef

Anästhesist: Fr. Dr. R. Langemann
Anästhesieschw./-pfl.: B. Bach
OP-Schwester/-pfl.: D. Rameloh
OP-Springer: X. Montez

Vorgeschichte/Indikation: Bei u.g.er Verletzungssituation, die sich die Pat. im Rahmen eines Leitersturzes zuzog, erfolgt in Absprache mit der Patientin, nach entsprechender Risikoaufklärung, das u.g. operative Vorgehen.

Diagnose: Geschlossener, instabiler kompletter Berstungsbruch LWK I (AO 53 A2) .

Operation: Rein thorakoskopisch gestützte ventrale Spondylodese BWK XII – LWK II (Fa. Synthes, Arcofix + Synex II-Cage, autologe Spongiosaplastik, Thoraxdrainage.

Vorgehen: Ungestörte ITN. Doppellumentubus. Cefuroxim 1,5 g i.v. Rechtsseitlage bei entspr. umfangreicher Polsterung und Sicherung. Aufknicken des linksseitigen Thorax auf dem entspr. Scharniertisch. BV-Markierung des frakturierten Wirbels links thorakal. Wiederholte Hautdesinfektion, übliches steriles Abdecken.

Blockung der linken Lunge. 4 cm langer Hautschnitt über dem Wirbel. Schichtweise Präparation. Am Oberrand der 10. Rippe wird der Thorax eröffnet. Über drei weitere Stichinzisionen werden in üblicher Weise und an üblicher Stelle 3 Arbeitstrokare für die Optik, den Zwerchfellretraktor und die Spülung/Saugung eingebracht. Die Pleura über dem lateralen Wirbelkörper wird von knapp oberhalb LWK I bis knapp unterhalb des LWK I unter einem leichten Zwerchfellsplitting inzidiert, nachdem die entsprechenden Bandscheiben unter BV-Kontrolle mit kurzen K-Drähten markiert wurden. Das Segmentgefäß wird identifiziert, präpariert und aufgrund seiner Größe mit Clips ligiert. Sodann Freipräparieren des LWK I von lateral und Darstellung des Bandscheibenfaches BWK XII/LWK I sowie des Bandscheibenfaches LWK I/II. Unter BV-Kontrolle wird die partielle Korporektomie in üblicher Weise durchgeführt, ebenso die Resektion der angrenzenden Bandscheiben für das spätere Cage-Lager. Die gewonnene Spongiosa wird vorbereitet. Nach dezidierter Schaffung des Implantatbettes wird der Cage ausgemessen (32 mm) und mit neutraler Deck-/Grundplatten armiert. Behutsames Einführen des Cages in vage dorsaler Lage. Expansion unter BV-Kontrolle in beiden Ebenen. Hierbei kommt der Cage in korrekter Lage zur Expansion. Nun Wahl eines entsprechend großen Arcofix-Fixateurs, der anschließend über BWK XII/LWK II aufgelegt wird. Jeweils Fixierung der dorsalen Schrauben (45 mm), dies gelingt unkompliziert. Nochmals BV-Kontrolle, regelhafte Lage. Anschließend gelingt auch ventral noch die unkomplizierte Platzierung von zwei 35 mm langer Schrauben. Beim Einziehen der Schrauben mittels Drehmoment bricht die Dreherspitze in einem der Löcher ab, ist verklemmt und kann nicht geborgen werden. Entscheid diese zu belassen, da eine Materialentfernung nicht geplant ist. Die abschließende Röntgenkontrolle zeigt eine regelhafte Lage der Implantate bei guter Aufrichtung des Wirbels. Ausgiebige Spülung. Anlagerung der resezierten Spongiosa. Die Pleura kann nur kaudal im Bereich des Zwerchfellsplittings über dem Arcofix verschlossen werden. Entfernung der Trokare und über den proximal dorsalen Zugang Einlage einer 24-Ch-Thoraxdrainage.

Aufheben der Blockung der linken Lunge, die sich regelhaft entfaltet. Nochmals Spülung, schichtweiser Wundschluss aller Zugänge, Hautrückstichnähte, Sogaufbau der Thoraxdrainage. Steriler Verband.

Procedere: Remobilisation unter Vermeidung von Rotation und Vorneigung für 6 Wochen. Entfernung der Thoraxdrainage am 1. postop. Tag, nach vorheriger Thoraxröntgenkontrolle. Osteosynthesekontrolle radiologisch nach 48 h sowie 2 +. 6 Wochen. Analgesie und Thromboseprophylaxe nach Maßgabe der Stationsärzte. Weiterbehandlung über unsere Wirbelsäulenspezialsprechstunde. ***Pat. über intraoperativ abgebrochenen Dreherkopf informieren.*** Keine Materialentfernung angezeigt.

Dr. med. H. Siekmann (Komm. Direktor)

Beckenring und Acetabulum

8.1 Vorderer Beckenring

H. Siekmann, J. Böhme

8.1.1 Symphysenruptur – Platteosteosynthese

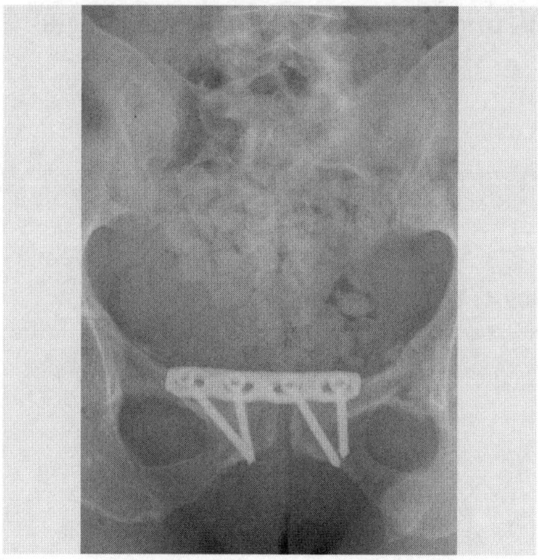

OP-Bericht, Klinik für Unfall- und Wiederherstellungschirurgie

Pat.-Nr.: 338096432
Aktuelle Klinik: Unfallchirurgie
Pat.-Name: von Hahn, Frank

Fall-Nr.: B0025711/2010
Station: Intensivstation 2
Geb.-Dat.: 09.04.1990
Geschlecht/Alter: m, 20 J.

OP-Datum: 19.04.2010
OP-Dauer (Schnitt/Naht): 13.50 – 14.48 Uhr
Saal: B 5

Personal:
Operateur: Dr. H. Siekmann
1. Assistent: Dr. K. Schendel
2. Assistent: P. Derst

Anästhesist: Dr. Y. Habib
Anästhesieschw./-pfl.: B.Bach
OP-Schwester/-pfl.: X. Montez
OP-Springer: F. Fahrig

Vorgeschichte/Indikation: 7 Tage nach BG-lichem Polytrauma bei Kollision als Motorradfahrer mit einem entgegenkommenden PKW in einer Kurve. Neben weiteren Thorax- und Abdominalverletzungen wurde zudem die u.g. Becken-B-Verletzung initial mittels Beckenzwinge stabilisiert. Bei genannter Diagnose besteht die Indikation zur operativen Versorgung bei jetzt stabiler Kreislaufsituation.

Diagnose: Geschlossene instabile Becken-B-Verletzung mit geschlossener Iliosakralfugenluxation bds. und Symphysenruptur (Openbook-Verletzung).

Operation: Entfernung der Beckenzwinge mit Débridement, offene Symphyseneinstellung und Osteosynthese mittels 4-Loch-Titan-Großfragmentplatte, lokale Drainage.

Vorgehen: Ungestörte ITN. Cefuroxim 1,5 g i.v. Rückenlagerung, entsprechende Polsterung. Hautdesinfektion, sterile Tuchunterlage, bds. Demontage der Beckenzwinge. Wiederholte Hautdesinfektion. Curretage der Pineintritte der Beckenzwinge über separaten Steriltüchern, Spülung. Pflasterverbände.

Wiederholte Hautdesinfektion, übliches steriles Abdecken. Hautquerschnitt knapp einen Querfinger oberhalb der Symphyse, die klaffend tastbar ist. Schichtweise Präparation auf den Oberrand der Symphyse zu. Hier findet sich eine ca. apfelgroße Wundhöhle mit überwiegend koaguliertem Blut, nicht infiziert imponierend. Kein Anhalt für Urin im Sinne einer Blasenläsion. Hämatomentfernung, Abstrich, ausgiebige Spülung. Dezidierte Reinigung des Symphysenspaltes. Nun nach links und rechts auf dem jeweiligen Schambeinast Präparation des Plattenlagers. Die Symphysenreposition gelingt im Anschluss unkompliziert, die Reposition kann mittels scharfer Repositionszange gehalten werden. Die o.g. schmale Großfragmentplatte wird entsprechend der lokalen Anatomie etwas konkav zugebogen, anschl. aufgelegt und bds. sicher mit einer jeweils 54 mm langen Kortikalisschraube bikortikal exzentrisch besetzt. Hierbei stellen sich die beiden Symphysenflächen exakt aufeinander ein. Entfernung der Repositionszange und bds. Besatz der Platte mit je einer weiteren Großfragmentschraube in üblicher Weise. Alle 4 Schrauben ziehen sehr gut im Knochen an. BV-Abschluss, gute Implantatlage, anatomische Stellung des Beckenrings.

Spülung. Kontrolle auf Bluttrockenheit. 10er Redon lokal. Schichtweiser Wundschluss. Hautrückstichnähte, steriler Verband. Öffnen der Drainage bei regelhaftem Sog.

Procedere: Mobilisation nach Extubation unter Vollbelastung erlaubt. Schmerzorientiert freie Mobilisation der Hüften erlaubt. Röntgen nach Redonentfernung nach 48 h sowie nach 2 + 6 Wochen. Analgesie nach Maßgabe der ITS-Ärzte. ME frühestens nach 9 Monaten.

Dr. med. H. Siekmann (Komm. Direktor)

8.1.2 Symphysenruptur – perkutaner Fixateur interne

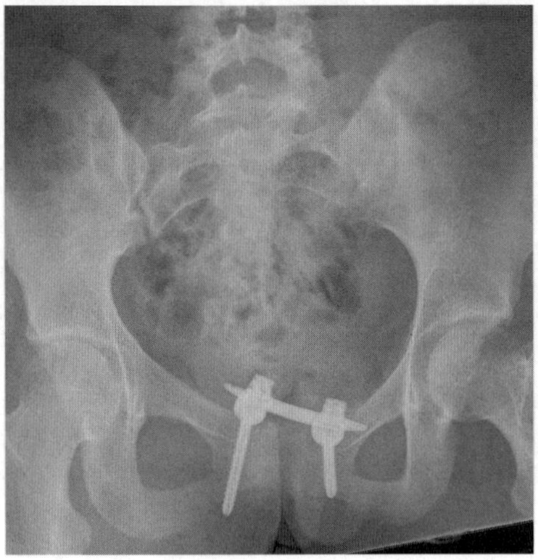

OP-Bericht, Klinik für Unfall- und Wiederherstellungschirurgie

Pat.-Nr.: 299067711
Aktuelle Klinik: Unfallchirurgie
Pat.-Name: Bell, Anna

Fall-Nr.: B0056321/2010
Station: Intensivstation 1
Geb.-Dat.: 09.09.1987
Geschlecht/Alter: w, 23 J.

OP-Datum: 19.10.2010
OP-Dauer (Schnitt/Naht): 08.57 – 09.48 Uhr
Saal: B 5

Personal:
Operateur: Dr. H. Siekmann
1. Assistent: Dr. L. Jansch
2. Assistent: P. Derst

Anästhesist: Fr. Dr. M. Bauer
Anästhesieschw./-pfl.: B. Senftenberg
OP-Schwester/-pfl.: B. Seifert
OP-Springer: F. Fahrig

Vorgeschichte/Indikation: 5 Tage nach Polytrauma, nachdem die Patientin als Kradfahrerin mit ihrem Fahrzeug von der Strasse abgekommen ist. Neben weiteren Verletzungen an Thorax, Abdomen und oberer Extremität rechts wurde zudem die u.g. Becken-B-Verletzung mittels einer Beckenzwinge temporär fixiert. Bei genannter Diagnose besteht die Indikation zur operativen Versorgung, diese wird bei anatomischer Einrichtung unter der Beckenzwinge und bei schlanker Patientin in u.g. Weise durchgeführt.

Diagnose: Geschlossene instabile Becken-B-Verletzung mit geschlossener Iliosakralfugenluxation bds. und Symphysenruptur (Openbook-Verletzung)

Operation: Stabilisierung der Symphysenruptur mittels perkutan eingebrachtem Fixateur interne (Fa. Metronic, Sextant, 2x50 mm), Entfernung der Beckenzwinge

Vorgehen: Ungestörte ITN. Cefuroxim 1,5 g i.v. Rückenlagerung, entsprechende Polsterung. Die Beckenzwinge wird nach kaudal über die Oberschenkel gelegt, da sie hier kaum die BV-Kontrollen stört. Die Symphyse ist a.p. sowie im Inlet-/Outlet-view gut darstellbar. Wiederholte Hautdesinfektion, übliches steriles Abdecken über die Beckenzwinge hinweg.

Erste Hautinzision quer knapp einen Querfinger oberhalb der Symphyse. Diagonal auf den rechten medialen Schambeinast zu stumpf spreizende Präparation, keine auffälligen Blutungen. Mit Erreichen des Knochens entleert sich anfangs altes, teils koaguliertes Hämatom. Spülung. Nun BV-kontrolliert Platzierung des ersten bikortikalen Führungsdrahtes. Identisches Vorgehen am vorderen Schambeinast links über eine separate Stichinzision. Anschl. übliches Gewindeschneiden und Vorschrauben der beiden oben genannten Schrauben, die exzellent im Knochen anziehen. Von linksseitig wird nun über eine separate Stichinzision die Querverstrebung BV-kontrolliert eingeführt und dann mit den entsprechenden Konterschrauben sicher arretiert. BV-Abschluss, gute Symphysen-/Beckenstellung, gute Implantatlage. Spülung der Zugänge. Subkutane und Hautrückstichnaht. Steriler Pflasterverband.

Nochmals Desinfektion und bds. sterile Tuchunterlage. Demontage der Beckenzwinge. Dèbridement der Pineintritte durch Curretage. Spülung. Aufgrund des deutlichen Sekretflusses erfolgt keine Naht der ehemaligen Pineintritte. Sterile Pflaster.

Procedere: Mobilisation nach Extubation unter Vollbelastung erlaubt. Schmerzorientiert freie Mobilisation der Hüften erlaubt. Röntgen nach 24 h sowie nach 2 + 6 Wochen. Analgesie nach Maßgabe der ITS-Ärzte. ME frühestens nach 9 Monaten.

Dr. med. H. Siekmann (Komm. Direktor)

8.1.3 Sitzbeinpseudarthrose – Platteosteosynthese

OP-Bericht, Klinik für Unfall- und Wiederherstellungschirurgie

Pat.-Nr.: 872444465
Aktuelle Klinik: Unfallchirurgie
Pat.-Name: Campagnolo, Spiro

Fall-Nr.: B1118811/2010
Station: B3-2
Geb.-Dat.: 19.08.1977
Geschlecht/Alter: m, 33 J.

OP-Datum: 29.10.2010
OP-Dauer (Schnitt/Naht): 08.47 – 09.58 Uhr
Saal: B 5

Personal:
Operateur: Dr. H. Siekmann
1. Assistent: Dr. L. Irlenbusch
2. Assistent: C. Nettlau

Anästhesist: Fr. Dr. M. Bauer
Anästhesieschw./-pfl.: B. Senftenberg
OP-Schwester/-pfl.: B. Seifert
OP-Springer: F. Fahrig

Vorgeschichte/Indikation: Der Patient ist vor einem Jahr auf die linke Beckenseite gestürzt, hat sich hierbei eine Becken-B-Verletzung mit transforaminaler Os-sacrum-Fraktur sowie Sitz- und Schambeinfraktur links zugezogen. Während entsprechend der CT-Diagnostik die dorsale Sakrumfraktur abgeheilt ist, verblieb am Schambein eine eher atrophe, am Sitzbein hypertrophe Pseudarthrose. Die anhaltenden Beschwerden in diesem Bereich, speziell auch in Bezug auf das Sexualleben, geben die Indikation zur Osteosynthese. Nach entsprechender Risikoaufklärung hat der Patient in das operative Vorgehen schriftlich eingewilligt.

Diagnose: Hypertrophe Sitzbeinpseudarthrose nach Becken-B-Verletzung links (vor 12 Monaten).

Operation: Revision, plattenosteosynthetische Versorgung der Sitzbeinpseudarthrose, lokale Drainage.

Vorgehen: Ungestörte ITN, Cefuroxim 1,5 g i.v. Steinschnittlagerung mit üblicher Sicherung der abduzierten Beine und entsprechender Polsterung. Wiederholte Hautdesinfektion und ***wasserdichte Abdeckung des Operationsgebietes, hier speziell der Perinealregion.*** 10 cm langer bogenförmiger Hautschnitt, einen ½ Querfinger lateral des Sitzbeinverlaufs. Nach subkutaner Präparation Zugang von lateral auf das Sitzbein und die hier ansetzenden Adduktoren. Diese werden scharf über der Fraktur mit dem Skalpell vom Sitzbein gelöst. Sukzessive Blutstillung. Die Muskulatur wird nach ventral und dorsal mit dem Raspatorium scharf am Sitzbeinverlauf getunnelt. Es stellt sich eine deutlich hypertrophe Sitzbeinpseudarthrose dar. Entsprechend der kurvierten Knochenanatomie ist die Anlage einer LCP nicht möglich. Anfrischung des Pseudarthrosenrandes kaudal und lateral mit dem Luer mit ossären Blutungen. Anschließend wird eine 7-Loch-KFI-Reko-Platte über eine Schablone der ossären Anatomie angepasst, angelegt und pseudarthrosennah mit je einer KFI-Schraube exzentrisch besetzt. Hierunter zeigt sich ein guter Kontakt der Pseudarthrosenränder. Besetzen eines zweiten Plattenlochs bilateral. Dies erfolgt erneut exzentrisch nach leichter Lösung der beiden ersten Schrauben. Die vier genannten Schrauben haben exzellenten Zug. Da weder dorsal noch ventral das letzte Plattenloch besetzt werden kann, muss hier die Muskulatur vom Sitzbein in beiden Richtungen noch ca. 1 cm gelöst werden. Anschließend auch hier Besetzen des jeweils letzten Plattenloches bikortikal, nun neutral. Alle Schrauben haben exzellent im Knochen gezogen. BV-orientiert in den üblichen Ebenen gute Stellung der Pseudarthrose bei gewünschter Implantatlage. Ausgiebige Spülung (500 ml). 10er Redon lokal. Kontrolle auf Bluttrockenheit. Soweit möglich Refixation der gelösten Adduktorenanteile, teils auch durch kräftige Nahtfixationen an der Platte sowie transossär. Subkutane Nähte. Hautrückstichnähte. Steriler Verband. Öffnen der Drainage bei regelhaftem Sog.

Procedere: Engmaschige Wund- und Laborkontrollen. Röntgen nach 48 h nach Entfernung der Drainage sowie nach 2 + 6 Wochen. Mobilisation bei schonender Vollbelastung. Analgesie und Thromboseprophylaxe nach Maßgabe der Stationsärzte. Materialentfernung nur bei auf das Material zurückführbaren Beschwerden.

Dr. med. H. Siekmann (Komm. Direktor)

8.2 Hinterer Beckenring

H. Siekmann, J. Böhme, C. Josten

8.2.1 Becken-C-Verletzung – Fixateur externe ventral, Schrauben dorsal

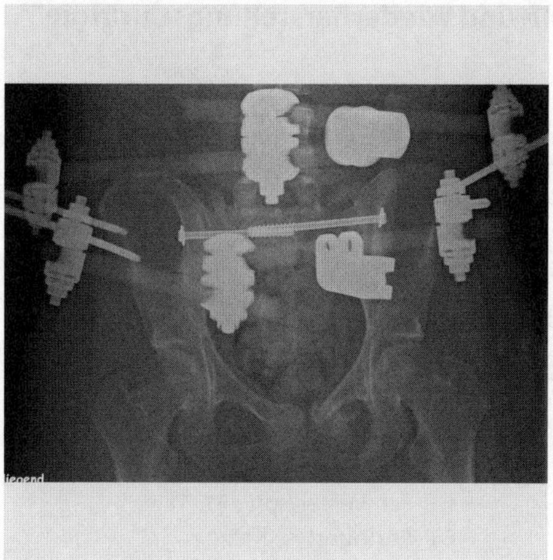

OP-Bericht, Klinik für Unfall- und Wiederherstellungschirurgie

Pat.-Nr.: 002999987
Aktuelle Klinik: Unfallchirurgie
Pat.-Name: Hucktewes, Gesine

Fall-Nr.: B4638193/2010
Station: Intensivstation 1
Geb.-Dat.: 11.10.74
Geschlecht/Alter: w, 35 J.

OP-Datum: 21.06.2010
OP-Dauer (Schnitt/Naht): 11.02 – 11.50 Uhr
Saal: B 3

Personal:
1. Operateur: Dr. H. Siekmann
2. Operateur: Dr. M. Schulz

Anästhesist: Fr. Dr. B. Schenk
Anästhesieschw./-pfl.: B. Bach
OP-Schwester/-pfl.: X. Montez
OP-Springer: B. Seifert

Vorgeschichte/Indikation: Vor einer Woche Polytrauma als Sozia bei Verkehrsunfall und Kollision mit der Leitplanke. Jetzt definitive Versorgung der Becken-C-Verletzung. Bauchlagerung laut Neurochirurgen und MKG-Chirurgen bei entspr. Begleitverletzungen nicht möglich, Einschränkungen zudem durch primäre Anlage einer Beckenzwinge im Polytraumamanagement, wobei die Pineintritte wenig Sekretion und keine entzündliche Umgebungsreaktion zeigen. Aufgrund der zerebralen Begleitverletzungen ist zeitnah nicht mit einer Gangmobilisation der Pat. zu rechnen.

Diagnose: Geschlossene Becken-C-Verletzung mit
1. Transforaminaler Fraktur des Os sacrum rechts,
2. Luxation der Iliosakralfuge links und
3. Vorderer Beckenringfraktur links.

Operation: Ad 1. + 2.: Perkutane transiliosakrale Verschraubung mit kanülierten Schrauben bds. (links 90x7,3 mm, rechts 75x6,5 mm), **ad 3.:** Ventraler Fixateur externe über beide Beckenkämme, anschließend Entfernung der Beckenzwinge.

Vorgehen: Ungestörte ITN. Cefuroxim 1,5 g i.v. Rückenlagerung, entsprechende Polsterung. Wiederholte Hautdesinfektion, übliches steriles Abdecken. Bilateral paralleles Vorgehen. Über je 2 Stichinzisionen erfolgt nach stumpf spreizender Präparation auf die vorderen Beckenschaufeln zu bds. die Fixation der Schanzschen Schrauben in üblicher Weise. Alle 4 Schrauben ziehen gut im Knochen an. Nun stabile zeltförmige Montage zweier Querträger unter leichter ventraler Kompression des Beckens. Verbindung der Querträger mit einer zusätzlichen Fixationsstange Anschl. Entfernung der Beckenzwinge, Débridement der Pinstellen und provisorischer Verschluss durch Nähte.

Nochmalige Desinfektion und erneutes steriles Abdecken einschl. der ehemaligen Eintritte der Beckenzwinge. Dorsaler Beginn linksseitig. Über eine separate 3 cm lange Inzision lateral unter lat. BV-Einstellung ankörnen mit dem Zieldraht und unter Outlet- und Inlet-Kontrolle Vorbohren des Drahtes in optimaler Lage in den 1. SWK. In üblicher Weise Messen, Überbohren und Implantation der 90x7,3 mm langen Zugschraube mit U-Scheibe. Unter festem Anzug der Schraube im Röntgen sichtbare anatomische Reposition des ISG.

Gleiches Vorgehen rechts mit Implantation einer nahezu parallel zur ersten Schraube laufenden weiteren Schraube (+ U-Scheibe) dünneren Kalibers (6,5x75 mm), um bei leichtem Kontakt der beiden Schrauben eine Affektion der Gegenschraube zu vermeiden. Hierbei stützen sich die Gewinde der Schrauben noch aneinander ab. BV-Abschluss, exakte Beckeneinstellung, gute Implantatlage in allen Ebenen. Spülung. Kontrolle auf Bluttrockenheit. Üblicher Hautverschluss, steriler Verband. Dann öffnen der Nähte über den ehemaligen Pins, um den weiteren Sekretabfluss zu gewährleisten.

Procedere: Lagerung im Bett uneingeschränkt. Röntgen nach 24 h sowie 7 + 21 Tagen. Bei guter Stellung im Verlaufsröntgen ist die Entfernung des Fix. externe nach 5 Wochen postoperativ möglich. Thromboseprophylaxe, Analgesie und Antibiose weiter nach ITS-Regime.

Dr. med. H. Siekmann (Komm. Direktor), Dr. med. M. Schulz (Assistenzarzt)

8.2.2 Becken-B-Verletzung – navigierte perkutane transiliosakrale Schraubentransfixation

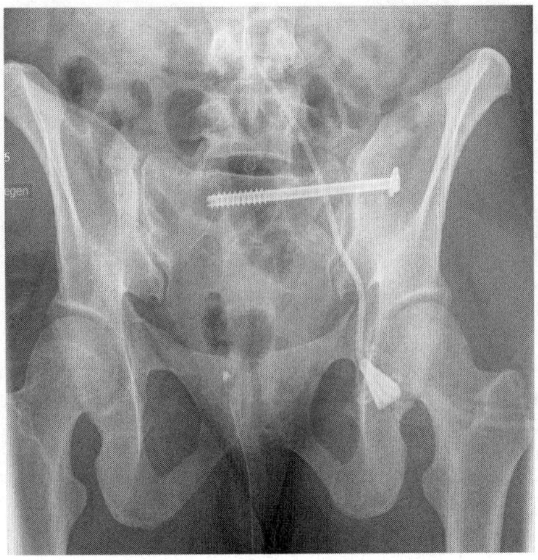

OP-Bericht, Klinik für Unfall- und Wiederherstellungschirurgie

Pat.-Nr.: 545867665
Aktuelle Klinik: Unfallchirurgie
Pat.-Name: Lichtenstein, Andreas

Fall-Nr.: B6637481/2011
Station: B3-2
Geb.-Dat.: 31.03.1978
Geschlecht/Alter: m., 32 J.

OP-Datum: 21.01.2011
OP-Dauer (Schnitt/Naht): 08.05 – 09.16 Uhr
Saal: 11

Personal:
Operateur: OA Dr. J. Böhme
1. Assistent: D. Behrendt

Anästhesist: Frl. B. Misch
Anästhesieschw./-pfl.: J. Dürr
OP-Schwester/-pfl.: M. Vent
OP-Springer: K. Katze

Vorgeschichte/Indikation: Der Pat. zog sich die u.g. Verletzung als PKW-Fahrer privat zu, als ein weiterer PKW an einer Kreuzung in die linke Fahrzeugseite fuhr. Nach Aufklärung des Pat. über mögliche konservative und operative Maßnahmen folgt u.g. Operation. Eine schriftliche Einwilligung liegt vor.

Diagnose: Geschlossene instabile Becken-B-Verletzung mit transforaminaler Fraktur des Os sacrum links.

Therapie: 3D-computernavigierte transiliosakrale Schraubentransfixation (100/7,3-mm-Zugschraube mit 32-mm-Gewinde und Unterlegscheibe).

Vorgehen: Intubation ungestört, Bauchlagerung, entsprechende Sicherung und Polsterung. Single shot-Antibiose mit Cefuroxim 1,5 g. BV-Kontrolle, ungestörte Darstellungen in den üblichen Ebenen. Wiederholte Hautdesinfektion, übliche sterile Abdeckung.

Beginn mit Vorbereitung der Navigation. Stichinzision über der Christa iliaca der linken Seite, stumpf spreizend subkutane Tunnelung. An der Crista iliaca Vorbohren mittels scharfer und stumpfer Aale. Wechsel auf eine Schanzsche Schraube, die gut im Knochen anzieht. Fixation der Referenzklemme, Einrichten des Bildwandlers. Durchführen des 3D-Scans, Laden in das Navigationsgerät und Planen der Schraubenplatzierung. Referenzieren der Bohrhülse mit 3,0-mm-Durchmesser.

Einrichten des BV im seitlichen Bild und perkutane Stichinzision anhand anatomischer Landmarken in Höhe S 1. Subkutanes Tunneln mittels Schere, Spreizen der Faszie, dann der glutealen Muskulatur bis zum Knochen und Aufsetzen der Bohrhülse auf das Ilium über dem S 1. Abgleichen der virtuellen mit der geplanten Schraubenlage. Bei Deckungsgleichheit Vorbohren über die Iliosakralfuge. Kontrolle im BV. Weiteres Vorschlagen mit dem Hammer, bis die Spitze gerade rechtslateral der Mittellinie des Os sacrum zu liegen kommt. Ausmessen der Schraubenlänge und Einbringen der gewünschten/gemessenen Schraube unter exzellentem Zug im Knochen. Kontrolle mit dem Bildwandler, gute Beckeneinstellung und regelhafte Lage der Schraube in allen Ebenen. Demontage der Referenzklemme und der Schanzschen Schraube an der Crista. Spülung und Verschluss aller Zugänge mittels Rückstichnähten nach Donati. Steriler Verband.

Procedere: Wenn mögl. Teilbelastung mit 20 kg für 6 Wochen. Analgesie und Thromboseprophylaxe nach Maßgabe der Stationsärzte. Materialentfernung nach 6 Monaten. Röntgen nach 2 Tagen sowie 2 + 6 Wochen.

Dr. med. J. Böhme (FA f. Ortho. + spez. UChir.)

8.2.3 Becken-C-Verletzung monolateral – vertebropelvine Abstützung

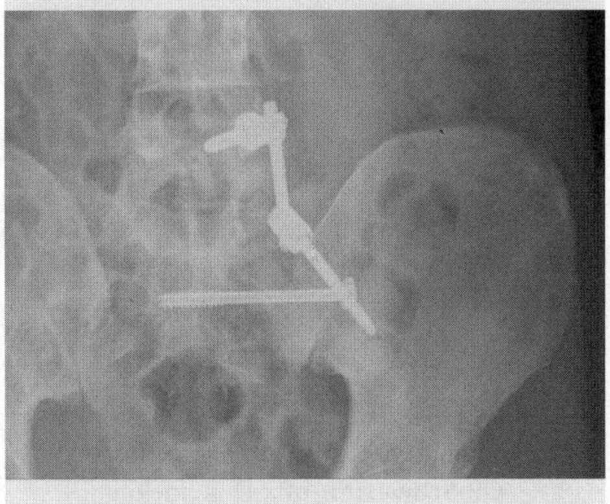

OP-Bericht, Klinik für Unfall- und Wiederherstellungschirurgie

Pat.-Nr.: 777767711
Aktuelle Klinik: Unfallchirurgie
Pat.-Name: Rahl, Donald

Fall-Nr.: B0056661/2010
Station: Intensivstation 1
Geb.-Dat.: 10.08.1977
Geschlecht/Alter: m, 33 J.

OP-Datum: 29.10.2010
OP-Dauer (Schnitt/Naht): 10.47 – 12.02 Uhr
Saal: B 5

Personal:
Operateur: Dr. H. Siekmann
1. Assistent: Dr. R. Neef
2. Assistent: A. Eisenkrämer

Anästhesist: Fr. Dr. M. Bauer
Anästhesieschw./-pfl.: B. Senftenberg
OP-Schwester/-pfl.: B. Seifert
OP-Springer: F. Fahrig

Vorgeschichte/Indikation: 2 Tage nach Polytrauma. Der Patient ist als Radfahrer auf dem Weg zur Universität von einem PKW angefahren worden. Neben Verletzungen an Thorax und Oberarm rechts wurde zudem die u.g. Becken-C-Verletzung nachgewiesen. Es besteht die Indikation zur operativen Versorgung, diese wird in u.g. Weise durchgeführt.

Diagnose: Geschlossene instabile Becken-C-Verletzung mit geschlossener transforaminaler Fraktur des Os sacrum rechts sowie Sitz- und Schambeinfrakturen bds.

Operation: Offene Reposition, vertebropelvine Abstützung (USS II, 70-mm-Polyaxialschraube sowie 50-mm-Pedikelschraube, perkutane 7,3er kanülierte Zugschraube mit U-Scheibe (100 mm))

Vorgehen: Ungestörte ITN. i.v.-Antibiose mit Cefuroxim 1,5 g. Bauchlagerung, entsprechend umfangreiche Polsterung. BV-Kontrolle, gute Darstellbarkeit in allen notwendigen Ebenen. Die Beckenkonfiguration steht weitestgehend anatomisch. Zugangsmarkierung. Wiederholte Hautdesinfektion, übliches steriles Abdecken bei frei beweglichem Bein rechts.

Leicht diagonaler Hautschnitt beginnend in Höhe des Pedikels LWK IV rechts bis über den dorsalen Beckenkamm. Präparation bis auf die Faszie, sukzessive Blutstillung. Durchtrennung der Faszie unmittelbar lateral des Lig. supraspinosum, dann mittels Cobbschem Raspatorium Lateralisation der Muskulatur bis über den Pedikel LWK IV. Nun mittels Elektrokauter Lösung der einstrahlenden Muskulatur vom hinteren Beckenkamm und Medialisation derselben mit dem Raspatorium – bis der obere Anteil der Sakrumfraktur sichtbar wird. Diese steht knapp 5 mm dehiszent, jedoch nicht vertikal verschoben. Nun Entscheid, zuerst eine transiliosakrale Zugschraube einzubringen. Lokale Einlage von Feuchtkompressen in den Zugang.

Unter BV-Kontrolle Wahl der Inzisionsstelle für die genannte Schraube rechts gluteal. 3 cm Längsinzision, anschl. stumpf spreizende Präparation auf SWK I zu. Unter BV-Kontrolle wird ein 2,0er Gewindedraht an typischer Stelle eingebracht und in allen Ebenen BV-kontrolliert bis vor die Iliosakralfuge gebohrt. Aufgrund der leichten Dehiszenz der Sakrumfraktur erfolgt nun über den glutealen Zugang Druck mittels eines Kugelspießes auf das laterale Becken; hierunter stellt sich die Fraktur mit gutem Kontakt aufeinander. Zusätzliche Sicherung mit einer scharfen Repositionszange dorsal nach Entfernung der Feuchtkompressen. Weiteres Vorbohren des Gewindedrahtes bis in den Korpus SWK I, hierbei kontinuierlich spürbarer ossärer Widerstand. Längenmessung (100 mm). Wahl einer 105 mm langen Schraube mit Unterlegscheibe. Überbohren des Drahtes bis über die Iliosakralfuge hinweg. Anschließend unkompliziertes Vortreiben der der Schraube mit gutem Halt im Knochen. In der Endstrecke ist ein guter Kontakt der Frakturfläche zu sehen. BV-Kontrolle, gute Beckenstellung, gute Implantatlage.

Nun wird in üblicher Weise BV-kontrolliert der rechte Pedikel LWK IV nach Präparation mittels der Aalen mit einer 7/50-mm-Pedikelschraube besetzt, diese zieht exzellent im Knochen. Nun Präparation des Schraubenlagers am hinteren Beckenkamm mittels üblicher Aalen im Achsverlauf der Beckenschaufel. Hierbei anhaltend Spongiosakontakt zw. den Corticales. Wahl der o.g. Poliaxialschraube, die unkompliziert platziert wird. Spreizende Tunnelung der Rückenmuskulatur und Unterschieben des gebogenen Längsträgers. Dieser wird nun an der Pedikel- sowie der Polyaxialschraube mit Backen und Muttern fixiert. Fester Halt. BV-Abschluss, gute Beckeneinstellung, gute Implantatlage.

Ausgiebige Spülung (500 ml), Kontrolle auf Bluttrockenheit. 10er Redon. Faszienreadaptation, die über der Polyaxialschraube nicht komplett spannungsfrei gelingt. Subkutane Nähte, Hautrückstichnähte. Sterile Pflaster. Öffnen der Drainage bei regelhaftem Sog.

Procedere: Mobilisation nach Extubation unter Teilbelastung rechts (20 kg) für 6 Wochen. Schmerzorientiert freie Mobilisation der Hüften erlaubt. Röntgen nach 48 h nach Entfernung der Drainage sowie nach 2 + 6 Wochen. Analgesie nach Maßgabe der ITS-Ärzte. ME nach 9 Monaten. Weiterbehandlung nach Durchführung einer stationären Rehabilitation ambulant BG-lich bei uns.

Dr. med. H. Siekmann (Komm. Direktor)

8.2.4 Becken-C-Verletzung bilateral – vertebropelvine Abstützung

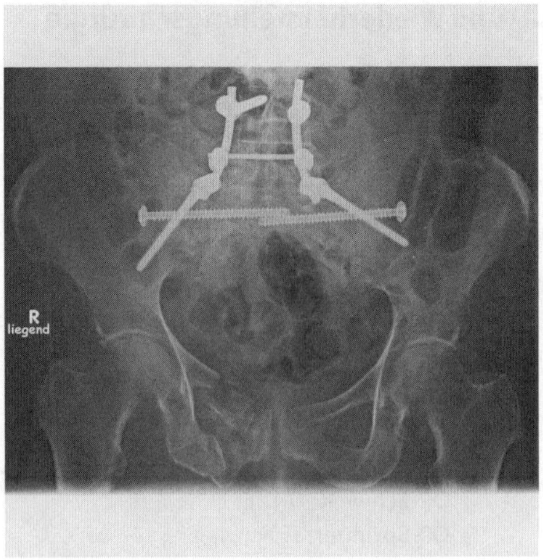

OP-Bericht, Klinik für Unfall- und Wiederherstellungschirurgie

Pat.-Nr.: 543267711
Aktuelle Klinik: Unfallchirurgie
Pat.-Name: Römer, Ruth

Fall-Nr.: B7356661/2010
Station: B3-3
Geb.-Dat.: 11.07.1937
Geschlecht/Alter: w, 73 J.

OP-Datum: 23.04.2011
OP-Dauer (Schnitt/Naht): 10.42 – 13.02 Uhr
Saal: B 5

Personal:
1. Operateur: Dr. H. Siekmann
2. Operateur: Dr. L. Jansch
Assistent: A. Eisenkrämer

Anästhesist: OÄ Dr. B. Brandt
Anästhesieschw./-pfl.: B. Senftenberg
OP-Schwester/-pfl.: D. Rameloh
OP-Springer: F. Fahrig

Vorgeschichte/Indikation: Die Verlegung der Patientin erfolgte aus einem peripheren Krankenhaus, dortige Aufnahme bei u.g. Verletzung. Nach Sturz vor 8 Wochen wurde die Behandlung einer vorderen u. hinteren Beckenringfraktur rechts konservativ begonnen. Im Verlauf zunehmende Gangunfähigkeit. Im Verlaufs-CT zunehmende Dislokation sowie zusätzliche hintere Beckenringfraktur links. Bds. imponieren jetzt transforaminale Verläufe, zudem eine Beteiligung des Querfortsatzes LWK V links, hierauf Entscheid zu u.g. operativem Vorgehen, in das die Pat. nach Aufklärung möglicher Therapieoptionen und entspr. Risiken eingewilligt hat.

Diagnose: Ca. 8 Wochen alte symptomatische transforaminale Becken-B/C-Verletzung sowie vordere Beckenringfraktur rechts.

Operation: Dorsale Stabilisierung mittels bilateraler vertebropelviner Abstützung beidseits, LWK IV bis Os ilium (Fa. Synthes, USS II-Polyaxialschrauben, Querverbinder), iliosakrale Stellschrauben bds.

Vorgehen: Ungestörte ITN. Cefuroxim 1,5 g i.v. Bauchlagerung, entsprechend umfangreiche Polsterung. BV-Kontrolle, gute Darstellbarkeit des Beckens in den üblichen Ebenen, Stiftmarkierung der lokalen Anatomie. Wiederholte Hautdesinfektion und übliches steriles Abdecken.

Linksseitiger paraspinaler lateraler konkaver Hautschnitt von LWK IV zur linken Iliosakralfuge. Subkutane Präparation, Faszienlängsspaltung über dem hinteren Beckenkamm, dann über dem Pedikel LWK IV. Stumpfes Spreizen bis über den Pedikel und Eröffnung des Eintritts mit scharfer Aale, dann weitere Präparation mit stumpfer Aale. Wahl einer 7/45-mm-Poliaxialschraube, die nun BV-Kontrolle in bd. Ebenen vorgetrieben wird. Dann überwiegend scharfe Darstellung des hinteren Beckenkamms, Blutstillung, Wahl des Schraubeneintritts. Eröffnung mittels scharfer Aale, mit der stumpfen Aale Präparation des Schraubenkanals diagonal in Orientierung auf das Azetabulum zu. Gute knöcherne Führung, Wahl einer 7/100-mm-Poliaxialschraube, die nun unkompliziert eingeschraubt wird. Spülung.

Rechtsseitig identisches Vorgehen am Pedikel LWK IV und am Os ilium, wobei auch hier 7/45-mm- und 7/100-mm-Poliaxialschrauben Verwendung finden. Alle 4 Schrauben ziehen exzellent in den Knochen.

Nun stumpfe Tunnelung zw. den genannten Schrauben bilateral, dann Zubiegen entsprechender Längsträger in Orientierung an der lokalen Anatomie und den liegenden Schrauben. Einschieben der Längsträger bilateral über die präparierten Tunnel und Fixation bds. über entsprechende Backen/Muttern. Anschl. quere Tunnelung zw. den Längsträgern, Platzierung der Querträgerbacken an bd. Längsträger und Verbindung derselben über den Querträger, der durch den präparierten Tunnel geschoben wird. Vor Anzug der Schrauben wird eine Kompression zw. den Beckenschaufeln auf das Os sacrum durch Ansatz einer entspr. Kompressionszange an den Längsträgern aufgebaut. Jetzt fester Anzug der Querträgerbacken. BV-Kontrolle, gute Implantatlage, gute Einstellung des Beckens.

Bilaterale Stichinzisionen lateral über den Iliosakralfugen in Höhe SWK I. Stumpfes Spreizen bis auf den Knochen. Unter BV-Kontrolle in den üblichen Ebenen werden bds. K-Führungsdrähte auf den Korpus SWK I zu, die Iliosacralfugen querend, platziert. Dies gelingt unkompliziert. Bds. überbohren. Bei guter Beckenstellung und schon zuvor erreichter Kompression werden nach Überbohren der K-Drähte Vollgewindeschrauben zur Erreichung eines besseren Haltes eingeschraubt. Auch diese ziehen exzellent im Knochen an. BV-Abschluss (a.p., seitl., Ala- u. Obturatoraufnahme), gute Implantatlage, gute Beckenstellung. Ausgiebige Spülung der Zugänge. Jeweils schichtweiser Wundschluss nach Kontrolle auf Bluttrockenheit. Subkutannähte, Hautrückschichtnähte, steriler Verband.

Procedere: Engmaschige Wund- und Laborkontrollen. Bei älteren Frakturen und schon vorhandenen Lysen bds nur Teilbelastung mit 20 kg für 6 Wochen möglich, daher Rollstuhltransfer. Anschließend sukzessiver Belastungsaufbau. Frühzeitige geriatrische Rehabilitation anstreben. Analgesie und Thromboseprophylaxe nach Maßgabe der Stationsärzte. Materialentfernung frühestens 12 Monaten nach OP.

Dr. med. H. Siekmann (Komm. Direktor), Dr. med. L. Jansch (Oberarzt)

8.2.5 Os-sacrum-Fraktur – bilaterale dorsale Platte

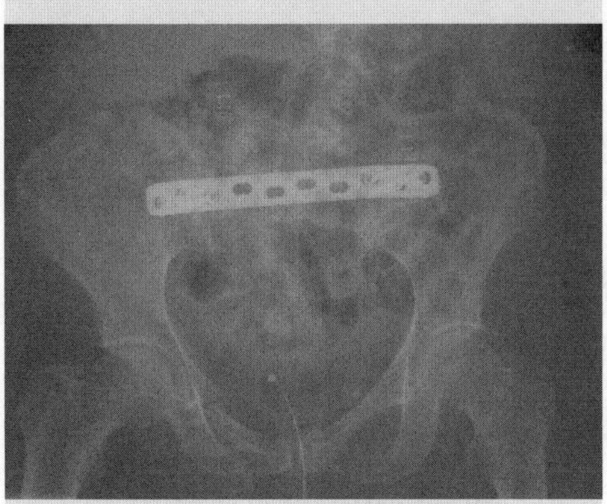

OP-Bericht, Klinik für Unfall- und Wiederherstellungschirurgie

Pat.-Nr.: 134553325
Aktuelle Klinik: Unfallchirurgie
Pat.-Name: Frank, Gerd

Fall-Nr.: A2122209/2010
Station: B.3-3
Geb.-Dat.: 22.06.1976
Geschlecht/Alter: m, 34 J.

OP-Datum: 11.07.2010
OP-Dauer (Schnitt/Naht): 09.34 – 11.25
Saal: B 3

Personal:
Operateur(e): Prof. Dr. med. C. Josten
1. Assistent: Dr. med. J. Böhme
2. Assistent: F. Spranz (Famulus)

Anästhesist: Dr. M. Sanftmut
Anästhesieschw./-pfl.: U. berger
OP-Schwester/-pfl.: D. Pallerbach
OP-Springer: G. Grind

Vorgeschichte/ Indikation: Der Pat. ist bei Arbeiten am Eigenheim von einem Gerüst gestürzt, hat sich hierbei als Monoverletzung u.g. Becken-C-Fraktur bds. zugezogen. Bei deutl. Dislokation im CT. Entscheid zur Operation mit entspr. Risikoaufklärung des Patienten.

Diagnose: Geschlossene transforaminale Os-sacrum-Fraktur bds. (AO Typ C), Os-ischii/Os-pubis-Fraktur rechts.

Operation: Bilateral offene Reposition und Osteosynthese durch eine untergeschobene Überbrückungsplattenosteosynthese (10-Loch-GFI-LCDC-Platte).

Vorgehen: Ungestörte ITN. Cefuroxim 1,5 g i.v. Bauchlagerung unter entsprechender Sicherung und Polsterung. Unter BV gute Darstellbarkeit in den typischen Ebenen, Markierung der lokalen Anatomie. Wiederholte Hautdesinfektion, übliches steriles Abdecken, die Beine bleiben bds. frei beweglich.

Längsinzision der Haut über der Os-sacrum-Fraktur rechts auf 10 cm Länge. Überwiegend scharfe Durchtrennung der Fascia dorsalis sowie der posterioren Anteile des sakroiliacalen Bandapparates mittels Skalpell und Kauter. Darstellung des proximalen Frakturbereiches SWK 1/2 und Lagekontrolle im Bildwandler. Nun dezidierte Präparation mit Reinigung von Hämatom und Kleinstfragmenten, hierbei sind die Nervenwurzeln S1 und S2 noch darstellbar. Die Fraktur ist dreidimensional disloziert (Typ C).

Nun linksseitige Präparation. Auch hier Längsinzision der Haut über der Os-sacrum-Fraktur auf knapp 10 cm Länge. Überwiegend scharfe Durchtrennung der Fascia dorsalis sowie der posterioren Anteile des sakroiliacalen Bandapparates mittels Skalpell und Kauter. Darstellung des proximalen Frakturbereiches SWK 1/2 und Lagekontrolle im Bildwandler. Auch hier zeigt sich die Fraktur dreidimensional verschoben (Typ C), wird von Hämatom gereinigt.

Mittels grober Repositionsinstrumente und unter Zug erst am rechten, dann am linken Bein, gelingt die nahezu stufenlose Reposition. Perkutan werden nun bei nahezu stufenloser Reposition bds. von lateral die Iliosakralfugen und die Frakturen kreuzende kräftige K-Drähte eingebracht. BV-Kontrolle, gute Beckenstellung. Unter digitaler Kontrolle wird eine 10-Loch-Titan-LCDC-Großfragmentplatte zugebogen. Entspr. der gewünschten Plattenlage erfolgen bilateral die Präparation des Plattenlagers auf den hinteren Beckenschaufeln sowie die zentrale Tunnelung zw. den Zugängen. Unter entspr. Manövern wird nun die Platte eingeschoben, dann bei gut angepasster Lage bilateral mit je einer nicht winkelstabilen Schraube am dorsalen Os ilium angezogen und in üblicher Weise fixiert. BV-Kontrolle, weiter gewünschte Lage. Weitere Fixation der Platte bds. mit zwei winkelstabilen Schrauben. Alle Schrauben haben exzellent im Knochen angezogen. Die Bildwandlerkontrolle zeigt eine reguläre Implantatlage in der anterior-posterioren, der Inlet- und der Outlet-Einstellung. Spülung der Zugänge (1.000 ml). Einlage einer 10er Redondrainage bilateral über der Osteosynthese (ohne Sog). Schichtweiser Wundverschluss an beiden Zugängen. Fasziennaht, Subkutannaht und Hautverschluss mittels Rückstichnaht nach Donati, Desinfektion und steriler Verband.

Procedere: Gelenkmobilisation frei, Rollstuhltransfer bei bilateraler Verletzung für 6 Wochen, da keine Vollbelastung möglich. Analgesie und Thromboseprophylaxe nach Maßgabe der Stationsärzte. Röntgen nach 2 Tagen nach Redonzug und nach 2 + 6 Wochen. ME nur nach im CT verifizierter Frakturdurchbauung.

Prof. Dr. med. Ch. Josten (Klinikdirektor)

8.2.6 Beckenschaufelfraktur – Schrauben- u. Plattenosteosynthese

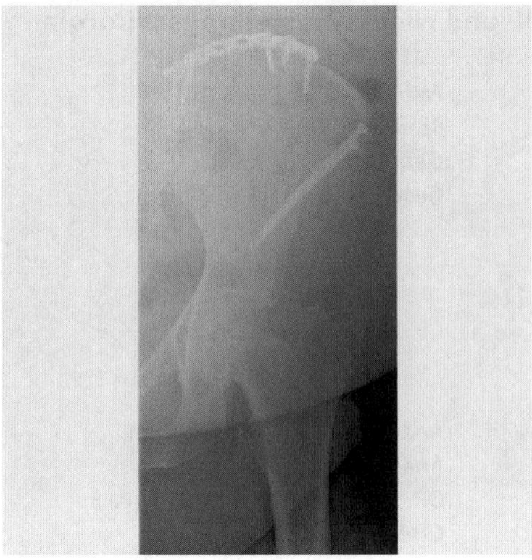

OP-Bericht, Klinik für Unfall- und Wiederherstellungschirurgie

Pat.-Nr.: 036566668
Aktuelle Klinik: Unfallchirurgie
Pat.-Name: Bruss, Gertrud

Fall-Nr.: B3333567/2010
Station: B2-2
Geb.-Dat.: 12.08.53
Geschlecht/Alter: w, 57 J.

OP-Datum: 17.09.2010
OP-Dauer (Schnitt/Naht): 12.03 – 13.19 Uhr
Saal: B 6

Personal:
Operateur: Dr. H. Siekmann
1. Assistent: Dr. L. Irlenbusch
2. Assistent: C. Nettlau

Anästhesist: Fr. Dr. B. Brandt
Anästhesieschw./-pfl.: B. Bach
OP-Schwester/-pfl.: S. Sonntag
OP-Springer: X. Montez

Vorgeschichte/Indikation: Nach dorsaler Beckenkammspanentnahme links (Versorgung einer athrophen Humeruspseudarthrose) ist bei der Patientin eine Beckenschaufelfraktur aufgetreten. Postoperativ war ihr bei der Mobilisation ein »Knacken« mit Schmerzeinstrahlung am Beckenkamm aufgefallen. Bei radiologisch deutlicher Dislokation der Beckenschaufel besteht die Indikation zur osteosynthetischen Versorgung, in die die Patientin nach entsprechender Risikoaufklärung eingewilligt hat. Deutliche Adipositas.

Diagnose: Geschlossene, dislozierte Beckenschaufelfraktur links nach dorsaler Beckenkammspanentnahme.

Operation: Partiell offene Reposition, Osteosynthese mittels ventraler KFI-Schrauben sowie dorsaler 7-Loch-Titan-Rekonstruktionsplatte, lokale Drainage.

Vorgehen: Ungestörte ITN, Cefuroxim 1,5 g i.v.. Rechtsseitlage, entsprechend umfangreiche Polsterung und Sicherung. BV-Markierung der lokalen Anatomie, gute Einstellbarkeit a.p. und seitlich sowie in Ala-/Obturator. Wiederholte Hautdesinfektion, übliches steriles Abdecken.

Spindelförmige Extension des dorsalen Zuganges (nach Beckenkammspanentnahme) unter Einschluss des Klammermaterials. Nochmals Hautdesinfektion. Schritt- und schichtweise Präparation auf den Beckenkamm zu, Entfernung der tiefen Nahtreihen. Hierbei wird die Wunde bilateral noch etwas erweitert. Lokale Abstrichentnahme im Bereich der Spanentnahme, makroskopisch kein Infekt, etwas koaguliertes Hämatom. Nun wird mittels Raspatorium am Beckenschaufelfragment sowie am medialen intakten Beckenkamm das Plattenlager präpariert. Feuchtkompresse lokal.

Zuwenden ventral und Hautschnitt über der Spina iliaca anterior superior, schichtweise Präparation ***unter Schonung des N. cut. fem. lateralis.*** Lösung einstrahlender Faszienfasern vom vorderen Beckenkamm. In Richtung des vorderen Frakturausläufers wird im Frakturverlauf etwas untertunnelt, sodass der Fraktur digital gefolgt werden kann. Digital kontrollierte Reposition der Pfannenschaufel und Fixation ventral mittel eines ersten K-Drahtes. Nahezu stufenlose Reposition ventral.

Anschließend zuwenden dorsal und auch hier, nach Entfernung der Feuchtkompresse, temporäre Fixation mittels eines K-Drahtes. Nun wird ventral eine 80 mm lange KFI-Schraube, den Frakturspalt kreuzend, in die Beckenschaufel eingebracht. Diese wird nicht komplett angezogen, lässt dem Kammfragment etwas Spiel.

Erneutes Zuwenden dorsal, Zubiegen der genannten 7-Loch-Rekonstruktionsplatte, die über den K-Draht gefädelt, aufgelegt und am Schaufelfragment sowie an der intakten medialen Beckenschaufel mit je 2 KFI-Schrauben fixiert wird. Hier weiterhin gute Einstellung der Repostion. K-Drahtentfernung. Nun ventral Anziehen der 1. Schraube und Einbringen einer 2. KFI-Schraube in gleicher Weise, die ebenfalls im Knochen zieht. Abschl. wird dorsal noch eine 3. KFI-Schraube am Schaufelfragment fixiert. Alle Schrauben haben guten Zug im Knochen. BV-Abschluss bei nahezu anatomischer Reposition und guter Implantatlage. Ausgiebige Spülung beider Zugänge (1000 ml). Kontrolle auf Bluttrockenheit, dorsal 10er Redon. Jeweils schichtweiser Wundschluss und Hautklammerschluss. Sterile Verbände. Öffnen der Drainage bei regelhaftem Sog.

Procedere: Mobilisation mit 20 kg Teilbelastung links für 6 Wochen und Nutzung von Canada-Gehstützen (operativ versorgte Oberarmschaftpseudarthrose), Hüftmobilisation nicht über 90° sowie Innenrotation meiden. Engmaschige Wund- und Laborkontrollen. Analgesie und Thromboseprophylaxe nach Vorgaben der Stationsärzte. Postoperativ Röntgen nach 2 Tagen (nach Drainagenentfernung) sowie nach 2 +6 Wochen. Materialentfernung nur bei Materialkonflikt angezeigt.

Dr. med. H. Siekmann (Komm. Direktor)

8.2.7 Entnahme Beckenkammspongiosa

OP-Bericht, Klinik für Unfall- und Wiederherstellungschirurgie

Pat.-Nr.: 867343340
Aktuelle Klinik: Unfallchirurgie
Pat.-Name: Yamal, Hakim

Fall-Nr.: B0115643/2010
Station: B3-1
Geb.-Dat.: 21.11.74
Geschlecht/Alter: m, 36 J.

OP-Datum: 01.12.2010
OP-Dauer (Schnitt/Naht): 11.11 – 12.03 Uhr
Saal: B 4

Personal:
1. Operateur: Dr. M. Schulz
Assistent: Dr. L. Jansch

Anästhesist: Fr. Dr. B. Brandt
Anästhesieschw./-pfl.: B. Bach
OP-Schwester/-pfl.: D. Rameloh
OP-Springer: F. Fahrig

Vorgeschichte/Indikation: Nach Tibiakopffraktur, Osteosynthese und späterer Materialentfernung bestand eine chron. fistelnde Tibiakopfosteitis (Staph. aureus). Nach Revision, Ausschälung und Implantation einer Vancomycinplombe anhaltend reizloser Befund seit 2 Monaten. Daher nun Entscheid zur Spongiosaplastik. Der Pat. hat schriftlich eingewilligt, ist dezidiert über das Risiko eines Reinfektes aufgeklärt.

Diagnose: Abgeheilte bzw. ruhende Tibiakopfosteitis rechts (bei liegender Vancomycinplombe).

Operation: Revision, Entfernung des Platzhalters, Abstrich, Spongiosaplastik (Entnahme vom re. vorderen Beckenkamm), jeweils 10er Drainagen.

Vorgehen: Ungestörte ITN. Cefuroxim 1,5 g i. v. Rückenlagerung, entsprechende Polsterung. Wiederholte Hautdesinfektion, übliches steriles Abdecken. Das Bein rechts wird zudem mit sterilem Tuch überdeckt.

Beginn am Beckenkamm. Hautdiagonalschnitt von 3 cm Länge. Dezidierte subkutane Präparation, Lösung des Faszienansatzes vom Beckenkamm. Unter digitaler Orientierung zur Spina wird mittels Osteotom in entsprechendem Abstand ein Knochendeckel präpariert, angehoben. Dieser hängt innenseitig noch am Periost. Nun kann mit dem scharfen Löffel durch entspr. undulierende Bewegungen viel Spongiosa gewonnen werden. Nach umfangreicher Spongiosaentnahme folgt die Spülung. Kontrolle auf Bluttrockenheit. Einlage von Gelaspon. Verschluss des Knochendeckels durch transossäre Nähte. Kein Redon notwendig. Subkutan invertierende Nahtreihe. Hautrückstichnähte. Steriles Pflaster. Öffnen der Drainage bei regelhaftem Sog.

Zuwenden zum rechten Tibiakopf. Spindelförmige Exzision der etwas eingezogenen alten Narbe. Das Subkutangewebe ist narbig umgebaut. Scharfe Trennung der Narbe bis auf die darunter liegende Vancomycinplombe. Diese kann erst nach Fragmentierung mittels des Osteotoms schrittweise entfernt werden. Abstrich, makroskopisch keine Infektionszeichen. Curretage mit dem scharfen Löffel, intensive Spülung. Einlage der Spongiosa, mit der die gesamte Knochenhöhle ausgefüllt werden kann. Nochmals Spülung. Kontrolle auf Bluttrockenheit. Naht des subkutanen Narbengewebes, Hautrückstichnähte. Steriler Verband. Öffnen der Drainage bei regelhaftem Sog.

Procedere: Engmaschige Wund- und Laborkontrollen. Antibiose für 3 Wochen (Cefuroxim oral). Analgesie u. Thromboseprophylaxe nach Maßgabe der Stationsärzte. Mobilisation frei bei Vollbelastung. Röntgen von Beckenkamm u. Knie.

Dr. med. M. Schulz (Assistenzarzt)

8.2.8 Becken-C-Verletzung – Beckenzwinge

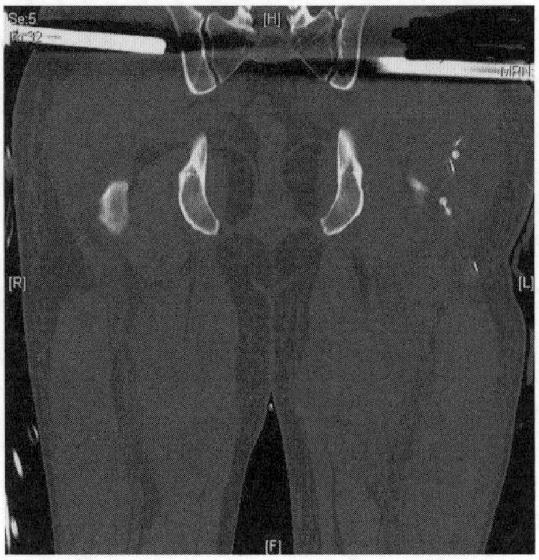

OP-Bericht, Klinik für Unfall- und Wiederherstellungschirurgie

Pat.-Nr.: 10008989
Aktuelle Klinik: Unfallchirurgie
Pat.-Name: Kreuz, Xaver

Fall-Nr.: B2249999/2010
Station: Intensivsation 2
Geb.-Dat.: 21.04.1952
Geschlecht/Alter: m, 58 J.

OP-Datum: 28.06.2010
OP-Dauer (Schnitt/Naht): 11.00 – 11.14 Uhr
Saal: B 6

Personal:
1. Operateur: C. Bauer
2. Operateur: OA Dr. R. Neef
Anästhesist: Fr. Dr. B. Brandt
OP-Schwester/-pfl.: X. Montez

Vorgeschichte/Indikation: Stat. Aufnahme als Polytrauma nach Motorradunfall. Klinisch rotatorische Beckeninstabilität. Beckenzwingenanlage in der Notfallaufnahme bei klinischer Beckeninstabilität und Kreislaufinstabilität.

Diagnose: Polytrauma mit geschlossener instabiler Beckenverletzung.

Operation: Anlage Beckenzwinge.

Vorgehen: Intubierter Patient. Hautdesinfektion, Sterile Tuchunterlage bds. gluteal. Paralleles bilaterales Vorgehen. In Verlängerung zum Femur bds. ca. 2½ Querfinger kranial des Troch. major jeweils ca. 3 cm lange Längsinzisionen. Stumpfes Spreizen von lateral auf die IS-Fuge zu. Aufsatz und leichtes Eintreiben der K-Führungsdrähte, über die bds. die Pins an den Knochen geführt werden. Aufsatz der Zwinge und folgender Aufbau der Kompression unter Arretierung der Zwinge. Klinisch fester Sitz der Zwinge.

Procedere: Im Polytrauma-CT anschl. Nachweis einer instabiler Becken-C-Verletzung bds. Verbringung in den OP bei interventionspflichtiger zerebraler Blutung sowie Femur- und Tibiaschaftfraktur links. Procedere nach weiterem Verlauf auf ITS (Versorgung der Extremitätenfrakturen).

C. Bauer (Assistenzarzt), Dr. med. R. Neef (Fa f. Chirurgie, Orthopädie, spez. Unfallchirurgie)

8.3 Acetabulum

C. Josten, J. Böhme

8.3.1 Azetabulumfraktur – ilioinguinaler Zugang (Letournel)

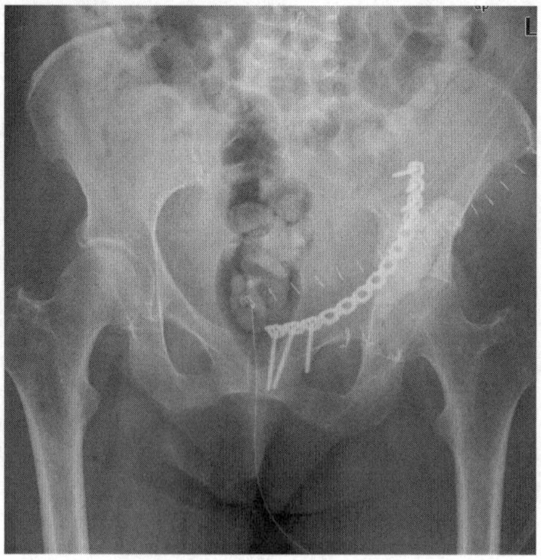

OP-Bericht, Klinik für Unfall- und Wiederherstellungschirurgie

Pat.-Nr.: 543260815
Aktuelle Klinik: Unfallchirurgie
Pat.-Name: Georgulias, Dimitris

Fall-Nr.: B7234340/2009
Station: B3.1
Geb.-Dat.: 01.08.1956
Geschlecht/Alter: m, 53 J.

OP-Datum: 19.06.2010
OP-Dauer (Schnitt/Naht): 10.40 – 13.14 Uhr
Saal: 11

Personal:
Operateur: Prof. Dr. Josten
1. Assistent: Dr. J. Böhme
2. Assistent: PJ M. Rotter

Anästhesist: Fr. V. Schön
Anästhesieschw./-pfl.: N. Schulz
OP-Schwester/-pfl.: A. König
OP-Springer: M. Mucke

Vorgeschichte/Indikation: Bagatelltrauma vor 18 Tagen: Sturz auf die linke Hüfte bei bekanntem metastasiertem Nierenzellkarzinom. Initiale Vorstellung im Krankenhaus vor Ort, Anlage einer Femurextension bei Hüftprotrusion und Verlegung in unsere Einrichtung. Bei Aufnahme lokale Prellmarke über dem linken Trochanter major, peripher keine neurologischen Ausfälle, Durchblutung intakt. Radiologisch ausgeprägte Osteolyse im hinteren Pfeiler, erfolgreiche präoperative angiographische Embolisation des tumorperfundierenden Hauptgefäßes vor 14 h. Der Pat. hat schriftl. in die Operation eingewilligt.

Diagnose: Pathologische, geschlossene dislozierte Azetabulumfraktur (Hintere Pfeilerfraktur nach Letournel) links mit Hüftprotrusion

Therapie: Offene Reposition über einen ilioinguinalen Zugang ***(nach Letournel)*** und Verbundosteosynthese mittels gebogener 14-Loch-Titan-KFI-AO-Rekonstruktionsplatte und 40 g PMMA-Knochenzement zur Defektauffüllung

Bericht: Intubation, Cefuroxim 1,5 g i.v. Rückenlagerung auf dem strahlendurchlässigen Röntgen-OP-Tisch. Wiederholte Hautdesinfektion, sterile 4-Seiten-Tuch-Abdeckung. Single-shot-Antibiose mit Cefuroxim 1,5 g. Beugung des linken Beines zum Schutz des N. ischiadicus im Hüft- und Kniegelenk durch Unterpolsterung mittels Delta-Abdecktüchern. Typischer Hautschnitt 2 Querfinger oberhalb der Symphyse bis zur Spina iliaca anterior superior links. Subkutane Präparation bis auf die Faszie. Zunächst wird das dritte Fenster des ilioinguinalen Zugangs eröffnet. Dabei Inzision 1 Querfinger oberhalb der tastbaren Symphyse der Rektusaponeurose und Durchtrennen des M. rectus abdominis links 1 Querfinger oberhalb des Ansatzes an die Symphyse. Freilegen des hinteren Blattes der Rektusscheide und quere Inzision. Darstellen des Cavum Retzii und Präparation mit Tupfer. Einlegen eines Bauchtuches und Wechsel zum 1. Fenster. Inzision der Externusfaszie von der Christa iliaca bis zur Spina iliaca anterior superior, Ablösen der schrägen Bauchmuskulatur von der Beckenschaufel und Spülung. Palpation der Fraktur in der Tiefe, Erweitern des Zuganges unter Darstellung und Schonung des N. cutaneus femoris lateralis in Richtung Symphyse entlang des Leistenbandes. Identifikation des Ductus deferens, Tunneln mittels Overholt und Anschlingen mit 20er Robinsondrainage. Das 2. Fenster bleibt unberührt. Digitales Tunneln des M. iliopsoas und Anschlingen mittels 24er Robinsondrainage. Über das 1. Fenster Beurteilung des Situs. Der Tumor hat über die Hälfte des Azetabulumdachs infiltriert und lysiert. Eine klare Abtrennung zu den Strukturen im kleinen Becken ist nicht möglich. Abtragen des Tumors im Sinne einer R1-Resektion mittels Luer und Bereitstellen von Tumorfragmenten für Histologie und Mikrobiologie. Säubern der Frakturfläche mit Löffel und Einsicht in das Gelenk, wobei die Beurteilung des Knorpels die sichere Feststellung keiner Tumorinfiltrationen oder verletzungsbedingten Läsionen zulässt. Einbringen und Anmodellieren des PMMA-Knochenzements. Kontrolle des Ergebnisses mittels Bildwandler. Nun wird eine 14-Loch-KFI-Rekoplatte zunächst gebogen, dann entlang des 24er Robinsondrains durchgefädelt und symphysär fixiert. Proximale Korrektur und Fixation mit einer Schraube im hinteren Pfeiler. Danach werden 3 weitere Schrauben symphysär gesetzt, die allesamt einen guten Griff im Knochen finden. Proximal werden drei weitere Schrauben in den hinteren Pfeiler eingebracht. Kontrolle des Ergebnisses mittels Bildwandler. Das Osteosynthesematerial ist regulär platziert. Die Schrauben liegen alle extraartikulär. Spülung, die 24er Robinsondrainage wird lokal frakturnah gelegt, schichtweiser Verschluss des Leistenkanales, Refixation der abgelösten Muskulatur an der Beckenschaufel und Symphyse, Faszienverschluss. Zudem wird eine 10er Redondrainage subkutan platziert. Subkutan- und Hautnaht nach Donati. Desinfektion, steriler Verband.

Procedere: Schmerzorientierte Vollbelastung erlaubt. Mobilisation frei. Röntgen nach 2 Tagen sowie 2 + 6 Wochen. Analgesie und Thromboseprophylaxe nach Maßgabe der Stationsärzte.

Prof. Dr. med. Ch. Josten (Klinikdirektor)

8.3.2 Azetabulumfraktur – Kocher-Langenbeck-Zugang

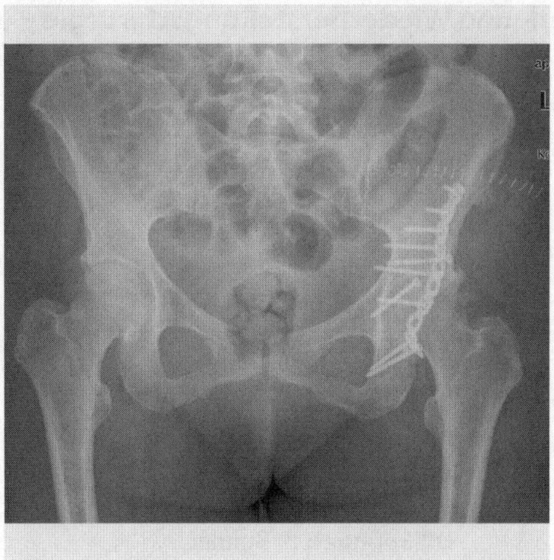

OP-Bericht, Klinik für Unfall- und Wiederherstellungschirurgie

Pat.-Nr.: 5562455991
Aktuelle Klinik: Unfallchirurgie
Pat.-Name: Müller, Margarete

Fall-Nr.: B6656190/2010
Station: B3.2
Geb.-Dat.: 15.06.1961
Geschlecht/Alter: w, 49 J.

OP-Datum: 11.10.2010
OP-Dauer (Schnitt/Naht): 08.35 – 11.06 Uhr
Saal: B 5

Personal:
Operateur: OA Dr. J. Böhme
1. Assistent: OA S. Glasmacher
2. Assistent: H. Wischnewski

Anästhesist: Fr. Dr. Gernot
Anästhesieschw./-pfl.: S. Schüble
OP-Schwester/-pfl.: J. Schimsky
OP-Springer: T. Dreist

Vorgeschichte/Indikation: Frontales Anpralltrauma als nicht angeschnallte PKW-Fahrerin. Initial dorsale Hüftgelenkluxation, primäre Vorstellung über Notarzt, Patientin ist intubiert. Reposition mit intraartikulär verbliebenen Fragmenten. Keine neurologischen Ausfälle. Indikation zur Not-OP gegeben.

Diagnose: Azetabulumfraktur mit Luxation des Hüftkopfes nach posterior mit intraartikulär verbliebenem Fragment links (mehrfragmentäre hintere Wandfraktur nach Letournel >50%).

Therapie: Offene Reposition und Osteosynthese mittels KFI-Schrauben und gerader 10-Loch KFI-Titan-Rekoplatte.

Bericht: Ungestörte ITN, Rechtsseitenlagerung, entsprechende Sicherung und Polsterung. Cefuroxim 1,5 g i.v. Wiederholte Hautdesinfektion, übliche sterile Abdeckung..

Beugung des linken Beines zum Schutz des N. ischiadicus im Hüft- und Kniegelenk. Kocher-Langenbeck-Zugang, beginnend mit bogenförmigem Hautschnitt in proximaler Verlängerung der Femurachse zur Spina iliaca posterior superior. Faszieninzision und Durchtrennung des M. glutaeus maximus in Faserrichtung. Es entleert sich vorderseitig des M. glutaeus medius mäßig Frakturhämatom. Spalten des M. glutaeus medius, Identifikation der kleinen Außenrotatoren. Dabei kann eine exakte Darstellung der Frakturzone nicht erreicht werden, sodass die Sehnen der Mm. piriformis und gemellus superior abgehängt werden. Identifikation des N. ischiadicus und lateralisieren. Einsetzen der Hohmann-Hebel vorn und hinten zur Inzisura ischiadica major unter Schonung des N. ischiadicus. Es werden drei größere Fragmente identifiziert. Durch Subluxation kann das keilförmig, eine Reposition verhindernde, geborgen werden. Ausgiebige Spülung des Gelenkspaltes, der durch provozierte Subluxation partiell eingesehen werden kann. Es sind keine Fragmente mehr nachweisbar. Der Hüftkopf ist über ca. 2 cm deutlich kontusioniert und blau verfärbt. Nun Anpassen der Fragmente, wobei die Hauptfragmente ventral und dorsal liegen, und die kleineren Fragmente nur in einem Fall eingepasst werden können, sodass im hinteren Wandbereich ein Spalt von ca. 1 cm entsteht, der unter der Verhinderung eines freien Gelenkkörpers akzeptiert werden muss. Platzieren zweier 2,0-mm-K-Drähte in das anteriore und posteriore Hauptfragment und Kontrolle des Ergebnisses im Bildverstärker, dabei ist eine annähernd anatomische Rekonstruktion erreicht worden. Nun werden eine KFI-Schraube im hinteren und eine KFI-Schraube im vorderen Fragment fixiert. Biegen und Anpassen der 10-Loch Neutralisationsplatte und Besetzen von distal drei und proximal fünf Löchern. Bildwandlerkontrolle, es wird noch eine Schraube in das dorsale Fragment nachbesetzt. Abschließende Bildwandlerkontrolle. Spülung, Readaptation der abgelösten Sehnen der Außenrotatoren. Grobe Muskeladaptation und schichtweiser Wundverschluss nach Drainageneinlage. Klammernaht. Verband.

Procedere: TB 20 kg für 6 Wochen, keine aktive Aufrichtung aus der Hocke oder Außenrotation für je 6 Wochen. Analgesie und Thromboseprophylaxe nach Maßgabe der Stationsärzte. Röntgen nach 2 Tagen und nach 2 + 6 Wochen.

Dr. med. J. Böhme (FA f. Orthopädie und spez. Unfallchirurgie)

8.3.3 Azetabulumfraktur rechts – Stoppa-Zugang

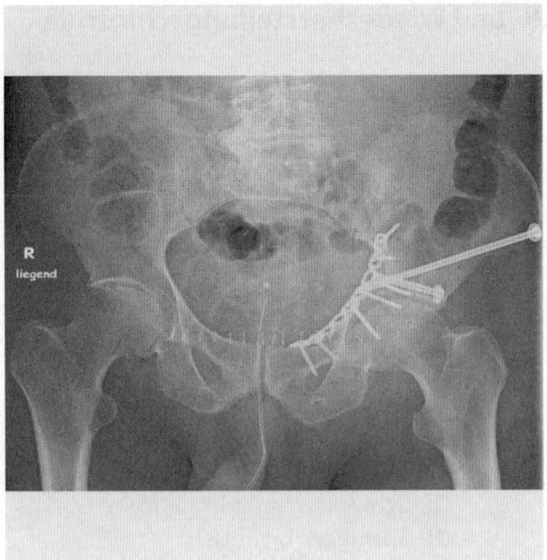

OP-Bericht, Klinik für Unfall- und Wiederherstellungschirurgie

Pat.-Nr.: 543260345
Aktuelle Klinik: Unfallchirurgie
Pat.-Name: Georgi, Maxim

Fall-Nr.: B7837381/2011
Station: B3.3
Geb.-Dat.: 01.12.1940
Geschlecht/Alter: m, 71 J.

OP-Datum: 31.01.2011
OP-Dauer (Schnitt/Naht): 09.05 – 10.44 Uhr
Saal: 11

Personal:
Operateur: Prof. Dr. Ch. Josten
1. Assistent: OA Dr. J. Böhme
2. Assistent: H. Gutschereit

Anästhesist: Fr. A. Menge
Anästhesieschw./-pfl.: J. Dürhopp
OP-Schwester/-pfl.: A. Angler
OP-Springer: B. Bonner

Vorgeschichte/Indikation: Der Pat. ist privat mit dem Rad gestürzt, zog sich hierbei u.g. Verletzung zu. Initial war der Pat. etwas kreislaufdeprimiert, unter Gabe von EKs stabil. Bei jetzt weiter stabilem Patienten und sistieren der lokalen Blutungssituation ist die offene Einrichtung der Fraktur möglich. Der Pat. hat nach entsprechender Risikoaufklärung in das operative Vorgehen eingewilligt.

Diagnose: Geschlossene, dislozierte Azetabulumfraktur (vorderer und hinterer Pfeiler) links.

Operation: Offene Reposition über einen ***Stoppa-Zugang***, Stabilisierung mittels direkter Verschraubung, Plattenosteosynthese und indirekter kanülierter Schrauben, lokale Drainage.

Bericht: Ungestörte ITN. Cefuroxim 1,5 g i.v. Rückenlage, entsprechende Polsterung. Linkes Bein frei beweglich. Markierung der lokalen Anatomie mittels Stift unter BV-Kontrolle. Gute Darstellbarkeit in den üblichen Ebenen. Wiederholte Hautdesinfektion, übliches steriles Abdecken.

Leicht gebeugte Lagerung des linken Beines zur Entlastung des N. ischiadicus. Ca. 12 cm langer Hautschnitt quer oberhalb der Symphyse. Subkutane Präparation, sukzessive Blutstillung. Präparation bis auf die Faszie. Längsinzision der Rektusaponeurose über eine Distanz von ca. 10 cm, beginnend oberhalb der tastbaren Symphyse, Ablösen des linksseitigen symphysealen Rektusansatzes inkl. des hinteren Blattes der Rektusscheide. Darstellen des Cavum retzii und Präparation mit Tupfer. Sorgfältige Präparation entlang des oberen Schambeinastes und der Linea infrapectinea nach dorsal bis auf das Iliosakralgelenk. Identifikation der Corona mortis, Ligatur mit Vicryl 3.0. Identifikation der Vasa obturatoria, die geschont werden können. Die quadrilaminare Fläche ist deutlich protrusioniert und in sich frakturiert, wird von Hämatom gesäubert. Spülung lokal. Unter Zug am linken Bein wird das Fragmentkonvolut unter gleichzeitigem Druck mit dem Kugelspieß nach lateral reponiert, hierbei sinkt der Kugelspieß schon bei geringem Druck teils zwischen den Fragmenten ein. Letztendlich gelingt eine unter Würdigung der Fraktur akzeptable Reposition, die mittels eines K-Drahtes retiniert werden kann. Nun in üblicher Weise bei weiter mit dem Kugelspieß unterstützter Reposition Einbringen einer ersten KFI-Schraube als Zugschraube, die die Retention zusätzlich unterstützt. Die Retention steht auch nach Auslassen des Kugelspießes. Konkaves Anbiegen einer 9-Loch-Titan-Reko-Platte, die aufgrund der Frakturkonfiguration weit dorsal an der Linea infrapectinea angelegt wird. Nach weiterer Feinanbiegung wird diese Platte nun, beginnend mit einer Schraube ventral, mit entsprechenden KFI-Schrauben besetzt. Nach Platzierung der ersten Schraube, die nicht komplett angezogen wird, kann die Plattenlage feinadaptiert werden. Anschl. definitives Anziehen der ersten Schraube und weiterer Plattenbesatz mit 5 zusätzlichen Schrauben in üblicher Weise. Alle Schrauben haben in der Endstrecke guten Halt im Knochen. Nun werden unter BV-Kontrolle zwei kanülierte 7,3er Spongiosaschrauben von lateral, die Reposition abdeckend sowie unterstützend, über BV-kontrolliert eingebrachte K-Drähte in üblicher Weise platziert. Auch diese ziehen gut im Knochen. BV-Kontrolle (a.p., seitl., Ala- u. Obturator) mit guter Implantatlage und unter Würdigung der Trümmerung auch guter Reposition. ***Beim Durchbewegen des Gelenkes kein intraartikuläres Reiben.*** Ausgiebige Spülung. Kontrolle auf Bluttrockenheit, keine auffälligen Blutungen. Einlage einer lokalen Robinson-Drainage. Schichtweiser Wundschluss. Transossäre Refixation von Muskulatur und Faszie. Subkutane Naht. Spannungsfreier Hautklammerverschluss. Steriles Pflaster.

Procedere: Hüftgelenksmobilisation frei. 20 kg Teilbelastung für 6 Wochen, dann sukzessiver Belastungsaufbau bis Ende der 12. Woche. Drain nach 48 h entfernen, Röntgen nach 2 Tagen sowie 2 + 6 Wochen. Analgesie und Thromboseprophylaxe nach Maßgabe der Stationsärzte.

Prof. Dr. med. C. Josten (Klinikdirektor)

Obere Extremität

9.1 Schulter und Humerus

H. Siekmann, G. Jensen, C. Voigt

9.1.1 Sternoklavikuläre Luxation – Resektionsarthroplastik

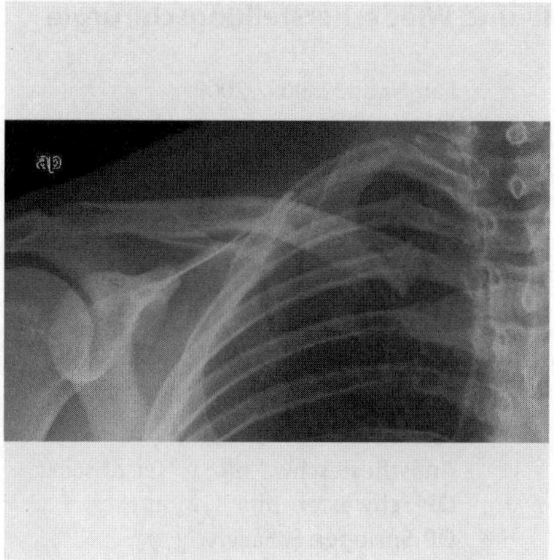

OP-Bericht, Klinik für Unfall- und Wiederherstellungschirurgie

Pat.-Nr.: 137745180
Aktuelle Klinik: Unfallchirurgie
Pat.-Name: Penzmann, Gudrun

Fall-Nr.: A4451109/2009
Station: B.3-3
Geb.-Dat.: 12.02.1957
Geschlecht/Alter: w, 52 J.

OP-Datum: 04.04.2009
OP-Dauer (Schnitt/Naht): 11.15 – 12.12 Uhr
Saal: B 4

Personal:
Operateur(e): Dr. H. Siekmann
1. Assistent: A. Eisenkrämer
2. Assistent: D. Benz (PJ)

Anästhesist: Fr. Dr. M. Bauer
Anästhesieschw./-pfl.: U. Teichfischer
OP-Schwester/-pfl.: F. Fahrig
OP-Springer: X. Montez

Vorgeschichte/Indikation: Privater Verkehrsunfall vor 9 Wochen. PKW-Anprall von rechts in die Seite der Beifahrerin. Bei primären Beschwerden einer Rippenserienfraktur wurde die u.g. Verletzung verspätet diagnostiziert. Die CT-Diagnostik bestätigt die Verletzung. Im Einvernehmen mit der Patientin erfolgt u.g. operatives Vorgehen bzw. die im Rahmen der Aufklärung beschriebenen Erweiterungsmöglichkeiten.

Diagnose: Veraltete ventrale Sternoklavikularluxation rechts mit sternalem Abschlagfragment (Typ III).

Operation: Versuch der offenen Reposition (frustran), sternoklavikuläre Resektionsarthroplastik, 10er Redon.

Vorgehen: Ungestörte ITN. Übliche i.v.-Antibiose. Oberkörper 30° aufgerichtet, entsprechende Polsterung. Arm rechts frei beweglich, BV-Kontrolle, akzeptable Darstellbarkeit bei üblichen Metallartefakten durch den OP-Tisch. Wiederholte Hautdesinfektion, übliches steriles Abdecken.

7 cm langer, lateral horizontaler, dann über dem Manubrium sterni nach kaudal ziehender Hautschnitt. Scharfe subkutane Trennung, der entstehende Haut-Subkutis-Lappen wird etwas nach kaudal mobilisiert. Sukzessive Blutstillung. Die Gelenkkapsel über der tastbaren Luxation ist teils gerissen, teils schon narbig umgebaut. Soweit noch möglich wird sie H-förmig inzidiert und nach medial/lateral abpräpariert. Nun zeigt sich gut sichtbar die entsprechend der CT nachgewiesene komplette ventrale Luxation des SC-Gelenks. Sternales und klavikuläres Ende werden jeweils auf ca. 3 cm Länge gut dargestellt. Gut sichtbar zeigt sich nun die konkave Gelenkfläche des Sternums, deren ventrale Hälfte komplett lytisch ist. Der Knochen im Bereich des luxierten Gelenkes ist ödematös erweicht. Vom Diskus sind nur noch avitale Reste vorhanden, die reseziert werden. Anschl. wird das sternale Ende der Klavikel mittels Kugelspieß und Druck von ventromedial reponiert. Ohne Druck springt die Klavikel sofort wieder in ihre Luxationsstellung. Nun schonende Lösung des kaudalen M. pectoralis von der medialen Klavikel, bis sich darunterliegend die 1. Rippe zeigt. Im Sinne einer kostoklavikulären Cerclage wird nun ein 1,25er Cerclagedraht um die bd. genannten Strukturen geführt, bei gehaltener Reposition angezogen, bis er sich regelhaft anspannt. Aufgrund der parztiell zerstörten sternalen Gelenkfläche luxiert das Gelenk jedoch mit Wegnahme des Kugelspießes erneut. Eine zusätzliche sternoklavikuläre Cerclage ist aufgrund der Knochenerweichung nicht angezeigt. Entscheid zur Resektionsarthroplastik (Pat. präoperativ aufgeklärt).

Partielles Ablösen des klavikulären Ansatzes des M. sternocleidomastoideus, anschl. Resektion des medialen Endes der Klavikula (1 cm) über einem untergeschobenen Hohmann-Haken und mit der oszillierenden Säge. Glättung des Resektionsrandes, dann der sternalen Gelenkfläche mit dem Luer unter Protektion der dorsalen intrathorakalen Strukturen. Die Klavikula stellt sich schon jetzt etwas nach dorsal ein, Sternum und Klavikel haben keinen Kontakt. BV-Abschluss, die Gelenkresektion kann dokumentiert werden.

Ausgiebige Spülung (500 ml). Kontrolle auf Bluttrockenheit. 10er Redon lokal. Die vorpräparierten Kapselreste werden mit Vicryl adaptiert. Weiterer schichtweiser Wundschluss in üblicher Weise. Spannungsfreie Hautnaht. Steriler Verband. Öffnen der Drainage bei regelhaftem Sog.

Procedere: Analgesie und Thromboseprophylaxe nach Maßgabe der Stationsärzte. Redonentfernung und Röntgen nach 48 h. Gilchrist für 1 Woche, dann Abduktion/Elevation limitiert bis 90° für 6 Wochen. Hautfäden entfernen nach 14 Tagen. Ambulante Weiterbehandlung beim niedergelassenen Chirurgen.

Dr. med. H. Siekmann (Komm. Direktor)

9.1.2 Mediale Klavikulafraktur – Plattenosteosynthese

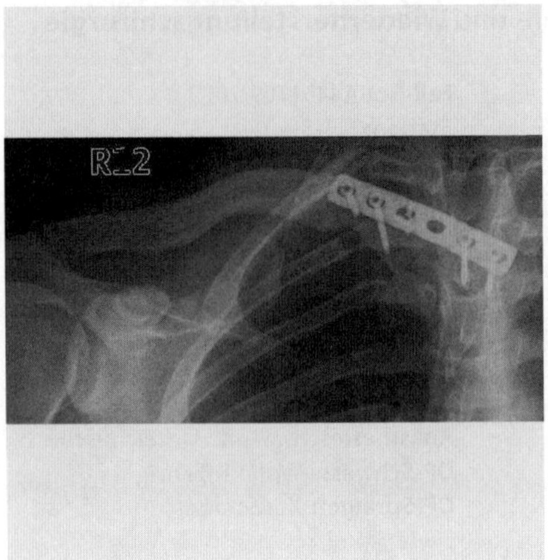

OP-Bericht, Klinik für Unfall- und Wiederherstellungschirurgie

Pat.-Nr.: 111199073
Aktuelle Klinik: Unfallchirurgie
Pat.-Name: Bellenberg, Ralf

Fall-Nr.: B2230097/2009
Station: B.3-2
Geb.-Dat.: 12.12.1968
Geschlecht/Alter: m, 42 J.

OP-Datum: 14.07.2009
OP-Dauer (Schnitt/Naht): 17.15 – 18.12 Uhr
Saal: B 4

Personal:
Operateur(e): Dr. H. Siekmann
1. Assistent: Dr. M. Schulz
2. Assistent: C. Nettlau

Anästhesist: Dr. Y. Habib
Anästhesieschw./-pfl.: U. Teichfischer
OP-Schwester/-pfl.: X. Montez
OP-Springer: S. Sauerteig

Vorgeschichte/Indikation: Der Patient hat im Rahmen einer tätlichen Auseinandersetzung mit einem Baseballschläger einen Schlag auf den rechten Thorax bekommen, sich hierbei neben kaum verschobenen Frakturen an 1. und 2. Rippe die u.g. stark verschobene Fraktur zugezogen. Bei deutlichem retroklavikulärem Hämatom besteht aufgrund der zusätzlichen Verschiebung des lateralen Fragmentes die Indikation zur Revision, um Sekundärschäden durch die Fragmentdislokation zu verhindern. Der Pat. hat nach entsprechender Risikoaufklärung in die Operation eingewilligt. CT-diagnostisch und angiographisch konnten bisher weiterreichende intrathorakale Verletzungen ausgeschlossen werden.

Diagnose: Geschlossene, schaftbreit verschobene mediale Klavikulaquerfraktur rechts, thorakale Prellmarke.

Operation: Offene Reposition, Osteosynthese mittels 6-Loch-Titan-LCP, 10er Redondrainage.

Vorgehen: Ungestörte ITN. Übliche i. v.-Antibiose. Oberkörper 30° aufgerichtet, entsprechende Polsterung. Arm rechts frei beweglich, BV-Kontrolle, akzeptable Darstellbarkeit bei üblichen Metallartefakten durch den OP-Tisch. Wiederholte Hautdesinfektion, übliches steriles Abdecken.

7 cm langer horizontaler Hautschnitt, über dem Manubrium leicht nach kaudal biegend. Scharfe subkutane Trennung. Sukzessive Blutstillung. Präparation bis auf den Knochen bzw. die Fraktur. Zuerst wird durch Zug am rechten Arm über ein in die Fraktur eingeführtes Elevatorium die Dislokation schonend behoben. Die Fraktur rastet sichtbar bei gutem Kontakt ein, steht anschließend gerade noch um Kortikalisbreite nach dorsal versetzt. Es gibt mehrere Fragmente des medialen Klavikulaendes. Das Periost ist eingeschlagen, wird hier reseziert. Die Nachreposition stellt die Fraktur anschl. nahezu anatomisch ein. Aufgrund des kurzen getrümmerten medialen Fragmentes (2 cm), in dem keine Schraube sicher zu fixieren ist Entscheid zur überbrückenden Plattenosteosynthese über das SC-Gelenk. Nun über das Manubrium sowie zum medialen Klavikulaschaft hin weitere Präparation des Plattenlagers. Nach Kontrolle mittels Schablone zeigt sich, dass ein Anbiegen der Platte nicht notwendig ist. Auflage der 6-Loch-LCP, die zuerst am medialen Klavikulafragment, dann am lateralen Klavikulafragment mit je einer gerade bikortikalen Schraube neutral fixiert wird. BV-Kontrolle, gute Stellung und Lage. Anschließend wird an beiden Plattenenden noch ein weiteres Plattenloch neutral mit gerade bikortikal reichenden KFI-Kortikalisschrauben in üblicher Weise besetzt. Die Fixierung gelingt unkompliziert. BV-Abschluss, soweit bei »kompromisshafter« Darstellung nachvollziehbar besteht auch radiologisch eine anatomische Reposition bei gewünschter Implantatlage.

Ausgiebige Spülung (500 ml). Kontrolle auf Bluttrockenheit. Drainage nicht notwendig. Schichtweiser Wundschluss in üblicher Weise. Spannungsfreie Hautnaht. Steriler Verband. Öffnen der Drainage bei regelhaftem Sog.

Procedere: Analgesie und Thromboseprophylaxe nach Maßgabe der Stationsärzte. Röntgen nach 48 h sowie 2 + 6 Wochen. Gilchrist für 1 Woche, dann noch Adduktion der Schulter über die Neutralstellung sowie Verbot der Abduktion >90° für 6 Wochen. Hautfäden entfernen nach 14 Tagen. Ambulante Weiterbehandlung bei uns (seltene Verletzung). Frühzeitige ME nach 10-12 Wochen bei der das SC-Gelenk übergreifenden Osteosynthese.

Dr. med. H. Siekmann (Komm. Direktor)

9.1.3 Klavikulaschaftfraktur – Plattenosteosynthese

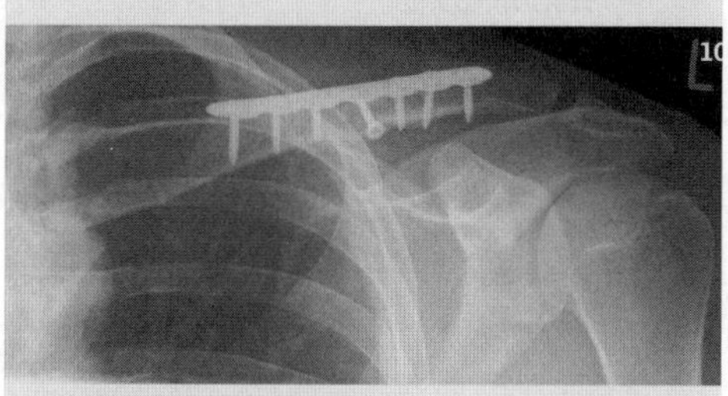

OP-Bericht, Klinik für Unfall- und Wiederherstellungschirurgie

Pat.-Nr.: 101014497
Aktuelle Klinik: Unfallchirurgie
Pat.-Name: Gardet, Elodie

Fall-Nr.: A2133399/2010
Station: B.3-3
Geb.-Dat.: 12.02.1988
Geschlecht/Alter: w, 22 J.

OP-Datum: 04.04.2010
OP-Dauer (Schnitt/Naht): 09.05 – 10.22
Saal: B 3

Personal:
Operateur: Dr. M. Schulz
1. Assistent: Dr. H. Siekmann
2. Assistent: D. Nagib (PJ)

Anästhesist: Fr. Dr. M. Bauer
Anästhesieschw./-pfl.: B. Geyer
OP-Schwester/-pfl.: D. Rameloh
OP-Springer: S. Sauerteig

Vorgeschichte/Indikation: Beim Queren von Straßenbahnschienen ist die Pat. mit dem Vorderrad eingekantet und mit ihrem Rad gestürzt. Anschl. starke Schmerzen sowie eine Hautläsion über der Klavikula rechts. Bei u.g. Verletzung besteht die Indikation zur zeitnahen Versorgung. Die Pat. hat bei bekannten OP-Risiken in die Operation eingewilligt.

Diagnose: Erstgradig offene, dislozierte Klavikulaschaftschrägfraktur rechts.

Operation: Offene Reposition, Osteosynthese mittels 8-Loch-Titan-KFI-LCP-Platte, lokale Drainage.

Vorgehen: Ungestörte ITN. Oberkörper 60° aufgerichtet, entsprechender Sicherung und Polsterung. Arm rechts frei beweglich, Schulter gut zugänglich. BV-Kontrolle, Klavikula gut darstellbar. Übliche i.v.-Antibiose (Cefuroxim 1,5 g). Wiederholte Hautdesinfektion, übliches steriles Abdecken.

Typischer Säbelhiebschnitt entlang der Hautspannungslinien über der Fraktur unter spindelförmiger Exzision der Perforationsstelle. Trennung der Subkutis, Mobilisation der Haut-Subkutis-Lappen nach lateral u. medial. Nach Darstellung der Frakturzone wird das Plattenlager nach medial und lateral auf der Klavikula präpariert. Es zeigt sich die o.g. Fraktursituation. Stufenlose Reposition der Hauptfragmente aufeinander, Retention mittels scharfer Repositionszange. Diese gelingt adäquat. Nun in üblicher Weise jeweils bikortikaler Schraubenbesatz der Platte. Hierbei werden beide Hauptfragmente jeweils mit vier sicher anziehenden KFI-Schrauben bikortikal besetzt. Die Weichteile werden entsprechend nach medial und lateral geschoben. Setzen der beiden ersten Schrauben exzentrisch mit sichtbarer Kompression der Frakturzone. Setzen der weiteren Schrauben neutral. Exzellenter Zug der Schrauben im Knochen. BV-Abschluss: Nach Wechsel einer zu langen Schraube regelhafte Implantatlage in beiden Ebenen, anatomische Reposition.

Ausgiebige Spülung (500 ml). Abschlusskontrolle auf Bluttrockenheit. 10er Redon lokal. Jeweils schichtweiser Wundschluss in üblicher Weise. Spannungsfreie Hautnaht. Steriler Verband. Öffnen der Drainage bei regelhaftem Sog.

Procedere: Analgesie und Thromboseprophylaxe nach Maßgabe der Stationsärzte. Empfehlung der Nachbehandlung entsprechend des hauseigenen Schemas. Ambulante Weiterbehandlung beim niedergelassenen Chirurgen. ME nicht vor 2 Jahren nach OP. ***Bei erstgradig offener Fraktur und sauberer Wunde ist keine prolongierte Antibiose notwendig.***

Dr. med. M. Schulz (Assistenzarzt)

9.1.4 Klavikulaschaftfraktur – Markraumschienung (ESIN)

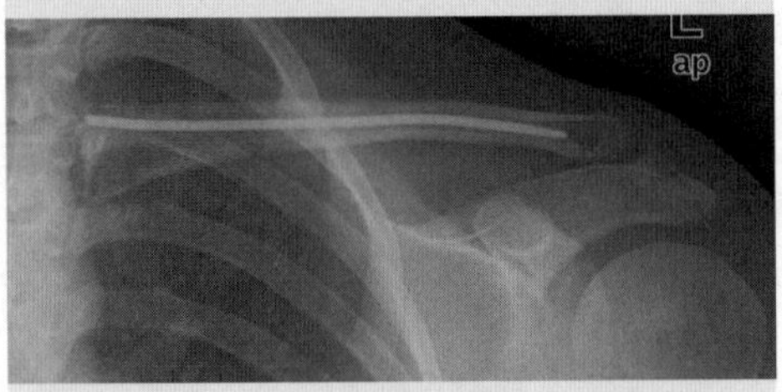

OP-Bericht, Klinik für Unfall- und Wiederherstellungschirurgie

Pat.-Nr.: 546888009
Aktuelle Klinik: Unfallchirurgie
Pat.-Name: Oberstein, Ida

Fall-Nr.: A0090865/2010
Station: B3-1
Geb.-Dat.: 17.07.1969
Geschlecht/Alter: w, 41 J.

OP-Datum: 22.09.2010
OP-Dauer (Schnitt/Naht): 16.17 – 16.43 Uhr
Saal: B 4

Personal:
Operateur: OA Dr. R. Neef
1. Assistent: J. Mathusalem

Anästhesist: OÄ Dr. R. Langemann
Anästhesieschw./-pfl.: B. Senftenberg
OP-Schwester/-pfl.: D. Rameloh
OP-Springer: F. Fahrig

Vorgeschichte/Indikation: Die Pat. ist beim Joggen auf die linke Schulter gestürzt, zog sich u.g. Verletzung zu. Eine Aufklärung über mögliche Therapieoptionen und deren Risiken ist erfolgt. Die Pat. wünscht, da sportlich sehr aktiv, die operative Versorgung. Bei Zweiteilefraktur erfolgt sie in u.g. Weise.

Diagnose: Geschlossene, dislozierte Klavikulaschaftquerfraktur links.

Operation: Geschlossene Reposition, Osteosynthese mittels ESIN (2,0er Prevotnagel).

Vorgehen: Ungestörte ITN. Cefuroxim 1,5 g als Single shot. 30° aufgerichteter Oberkörper, unter BV gute Darstellung der Klavikula im Verlauf, manuell gute Reponierbarkeit der Fraktur nachvollziehbar. Stiftmarkierung der lokalen Anatomie. Wiederholte Hautdesinfektion und übliches steriles Abdecken.

Ca. 2 cm lange Hautquerinzision über der medialen Klavikula 2 Querfinger lateral des Sternoklavikulargelenkes. Spreizende Präparation bis auf das Periost der Klavikel. Mittels eines spitzen Pfriems wird schräg auf den Klavikulamarkraum zu der Nageleintritt präpariert, der Markraum schonend eröffnet. Nun Wahl des o.g. Nagelkalibers in Orientierung am BV-dokumentierten Markraum. Ein- und Vorschieben des Nagels bis zur Fraktur. Zwar lässt sich der Nagel im Markraum nur schwer vorschieben, letztendlich gelingt es jedoch, die Frakturzone zu erreichen. Manuelle Reposition der Fraktur und vorsichtiges Vorschieben des Nagels. Nach 2 Versuchen kann mit der Nagelspitze das laterale Fragment aufgefädelt werden, eine offene Reposition kann vermieden werden. Weiteres Vorschieben. Trotz enger Markraumverhältnisse gelingt dies letztendlich gut. Nachdem der Nagel weit nach lateral vorgeschoben wurde erfolgt nochmals durch Druckausübung auf die Schulter lateral die sichere Reposition der Fragmente aufeinander. Kürzen des Nagels bis knapp an das Periost. BV-Kontrolle, anatomische Reposition, gut verklemmte Nagellage.

Intensive Spülung (300 ml). Kontrolle auf Bluttrockenheit. Fasziennähte, Subkutannähte und spannungsfreier Hautschluss. Steriler Verband. Elastokompressive Wicklung.

Procedere: Nachbehandlung entspr. des hauseigenen Schemas empfehlen. Röntgen nach 24 h sowie nach 2 + 6 Wochen. ME nur bei Auffälligkeiten. Analgesie und Thromboseprophylaxe nach Plan.

OA Dr. R. Neef (FA f. Chirurgie, Orthopädie und spez. Unfallchirurgie)

9.1.5 Klavikulaschaftpseudarthrose – Plattenosteosynthese und Beckenkammspan

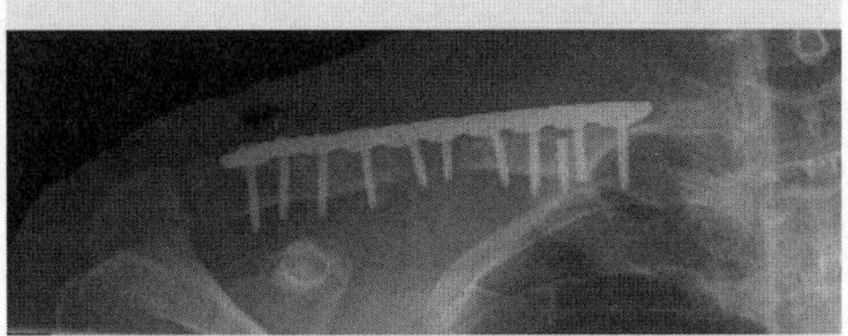

OP-Bericht, Klinik für Unfall- und Wiederherstellungschirurgie

Pat.-Nr.: 101014333
Aktuelle Klinik: Unfallchirurgie
Pat.-Name: Schmidt, Dieter

Fall-Nr.: A2138320/2009
Station: B.3-1
Geb.-Dat.: 12.02.1970
Geschlecht/Alter: m, 39 J.

OP-Datum: 04.12.2009
OP-Dauer (Schnitt/Naht): 13.30 – 1459 Uhr
Saal: B 1

Personal:
1. Operateur: Dr. H. Siekmann
2. Operateur: Dr. Schulz
Assistent: B. Ballauf (PJ)

Anästhesist: Dr. U. Ödland
Anästhesieschw./-pfl.: C. Senftenberg
OP-Schwester/-pfl.: D. Rameloh
OP-Springer: F. Fahrig

Vorgeschichte/Indikation: 12/2008 wurde eine Klavikulaschaftfraktur rechts konservativ behandelt. Hierunter Ausbildung einer überwiegend atrophen Pseudarthrose mit anhaltenden Beschwerden. Im Einvernehmen mit dem Patienten erfolgt nach entsprechender Risikoaufklärung ***einschl. möglicher Läsionen des N. cut. fem. lateralis bei der Spanentnahme*** jetzt der Entscheid zu u.g. Operationen.

Diagnose: Symptomatische, überwiegend atrophe Klavikulaschaftpseudarthrose rechts.

Operation: Abstrich, offene Reposition, Osteosynthese mittels 10-Loch-Titan-KFI-LCP-Platte und Beckenkammspaneinlage (Entnahme vom rechten vorderen Beckenkamm durch Dr. Schulz), lokale Drainage.

Vorgehen: Ungestörte ITN. Übliche i.v.-Antibiose (Cefuroxim 1,5 g). Oberkörper 60° aufgerichtet, entsprechender Sicherung und Polsterung. Arm rechts frei beweglich, Schulter gut zugänglich. BV-Kontrolle, Klavikula gut darstellbar. Wiederholte Hautdesinfektion und steriles Abdecken an rechtem Arm u. rechtem Beckenkamm. Infraklavikuläre Hautquerinzision, schichtweise Präparation auf die Klavikula zu unter sukzessiver Blutstillung. Hierbei kann die Pseudarthrose, die auch jetzt atroph. imponiert, unkompliziert dargestellt werden. Abnahme eines Abstrichs. Entsprechend der geplanten Plattenlänge Präparation des Plattenlagers mit dem Raspatorium. Nun vorsichtige schrittweise Reinigung des Pseudarthrosenspaltes mittels Luer. Von pseudarthrosenseitig wird nun das jeweilige Fragmentende mittels Raspatorium vorsichtig dargestellt, mit einem kleinen Hohmannhaken zur Sicherung der Gefäße dorsokaudal umfahren. Sparsame Resektion der Pseudarthrosenenden mittels oszillierender Säge und Luer. Es entsteht ein Defekt von ca. 2,5 cm Länge. Ausgiebige Spülung. Feuchtkompresse.

Zuwenden zum Beckenkamm, 3 cm lange Querinzision knapp kaudal der tastbaren Crista iliaca, schichtweise Präparation und Darstellung der Faszie, die dann über dem Beckenkamm inzidiert wird. Mit dem Osteotom wird nun unkompliziert ein 2,5 cm langer und 1,2 cm breiter Beckenkammspan entnommen, anschl. noch mit scharfem Löffel weitere Spongiosabälkchen in ausreichender Menge entnommen. Auffüllung mit Gelaspon und bei spongiöser Blutung Einlage einer 10er Redon. Spülung (300 ml), Subkutannaht, spannungsfreie Hautrückstichnaht. Steriles Pflaster.

Erneut Zuwenden zur Klavikula, Kompressenentfernung. Spülung. Der gewonnene Beckenspan wird mit dem Luer trapezförmig zugerichtet, passt sich anschl. gut im Defekt ein. Die Plattenform wird mit der Schablone orientiert, anschl. die Platte entsprechend zugebogen und gewrungen. Fixation des Blocks am 5. u. 6. Plattenloch mittels KFI-Schraube, medial und lateral bleiben je 4 Löcher frei. Auflage der Platte und des Spans zwischen den Fragmenten. Der Span passt sich gut zwischen den Schaftfragmenten ein, gute Plattenanlage eher kranial zwecks günstiger Weichteildeckung. Im Anschluss wird die Platte medial und lateral zuerst mit je einer bikortikalen Schraube exzentrisch besetzt, diese setzen den Block bei gutem Knochenkontakt sichtbar unter Druck. BV-Kontrolle, gute Lage des Implantates, gute Stellung der Klavikula. Anschl. werden an medialem und lateralem Fragment weitere bikortikale Schrauben neutral in üblicher Weise eingebracht. Die zuvor gewonnenen Spongiosabälkchen werden noch mit dem Stößel platziert und kompaktiert. BV-Kontrolle, weiterhin gute Stellung der Klavikula und gute Implantatlage.

Ausgiebige Spülung. Kontrolle auf Bluttrockenheit. Ausgiebige Spülung der Zugänge (500 ml). 10er Redon lokal. Schichtweiser Wundschluss in üblicher Weise. Spannungsfreie Hautnaht. Steriler Verband. ***Öffnen der Drainage am Beckenkamm auf Überlauf*** sowie klavikulär bei regelhaftem Sog.

Procedere: Analgesie und Thromboseprophylaxe nach Maßgabe der Stationsärzte. Entfernung der Drainagen nach 48 h und Röntgen ***einschließlich des vorderen Beckenkamms (Dokumentation Defekt, Fissur?).*** Weitere Röntgenkontrollen nach 2 + 6 Wochen. Abduktion/Elevation limitiert bis 90° für 6 Wochen, anschließend freie Mobilisation erlaubt. 3 Monate nicht schwer heben/tragen und keine Extrembelastungen. Hautfäden entfernen nach 12 Tagen. Ambulante Weiterbehandlung bei uns. ME nicht vor 2 Jahren nach OP.

Dr. med. H. Siekmann (Komm. Direktor), Dr. med. M. Schulz (Assistenzarzt)

9.1.6 Akromioklavikuläre Luxation – Osteosynthese mit Hakenplatte

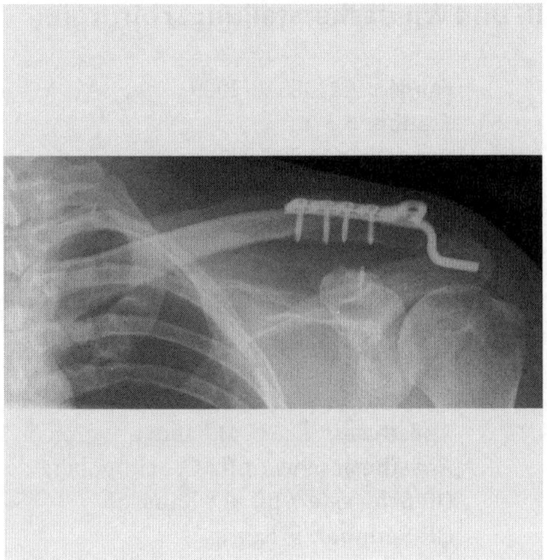

OP-Bericht, Klinik für Unfall- und Wiederherstellungschirurgie

Pat.-Nr.: 112233288
Aktuelle Klinik: Unfallchirurgie
Pat.-Name: Gamboll, Ursel

Fall-Nr.: A3306782/2010
Station: B.3-2
Geb.-Dat.: 12.02.1976
Geschlecht/Alter: w, 34 J.

OP-Datum: 04.09.2010
OP-Dauer (Schnitt/Naht): 08.04 – 08.56
Saal: B 3

Personal:
Operateur(e): Dr. L. Irlenbusch
1. Assistent: A. Eisenkrämer
2. Assistent: F. Monetanz (Famulus)

Anästhesist: Fr. Dr. M. Bauer
Anästhesieschw./-pfl.: U. Troisdorfer
OP-Schwester/-pfl.: M. Gabelstab
OP-Springer: X. Montez

Vorgeschichte/Indikation: Pat. ist Triathletin. Sie ist im Training über eine Baumwurzel gestolpert, auf die linke Schulter gestürzt. Rechtsseitig vor 2 Jahren operative Versorgung der gleichen Verletzung. Da die Pat. hier sehr zufrieden ist, wünscht sie auch links nach Aufklärung konservativer und operativer Möglichkeiten die Operation.

Diagnose: Geschlossene AC-Gelenksluxation links (Rockwood IV).

Operation: Offene Reposition, Osteosynthese mittels KFI-Hakenplatte, Augmentation der akromioklavikulären Bänder mittels Mitek-Anker, lokale Drainage.

Vorgehen: Ungestörte ITN. Übliche i.v.-Antibiose. Oberkörper 70° aufgerichtet, entsprechender Sicherung und Polsterung. Arm links frei beweglich, Schulter gut zugänglich. BV-Kontrolle, lokale Anatomie gut darstellbar. Wiederholte Hautdesinfektion, übliches steriles Abdecken.

Typischer Säbelhiebschnitt über dem palpablen AC-Gelenk links. In gleicher Weise scharfe Trennung der Subkutis. Hierauf schon direkter Eingang in das luxierte AC-Gelenk, aus dem der rupturierte Diskus nach kranial herausluxiert ist. Dieser wird aufgrund seiner Zerstörung reseziert. Präparation des Plattenlagers über der lateralen Klavikula für die folgende 5-Loch-Titan-KFI-Hakenplatte. Mittels Schere wird noch stumpf spreizend das Lager für den entsprechenden Haken präpariert. Dann noch Präparation auf den Proc. coracoideus zu, hier Entlastung von lokalem Hämatom. Reposition des Gelenkes mittels Kugelspieß, gut reponibel. Bei zierlicher Pat. Wahl der kurzen Platte mit flachem »offset«, diese legt sich in gewünschter Form und regelhaft der lokalen Anatomie an. Nach Platzierung des Hakens unter dem Akromion an typischer Stelle wird die Platte zuerst mit 2 bikortikalen KFI-Schrauben in üblicher Weise fixiert. Vor festem Schraubenanzug wird der Augmentationsfaden (»fibrewire«) unter der Platte durchgezogen, kommt hierbei zwischen zweitem und drittem Plattenloch zu liegen. Nun kompletter Anzug der bd. Schrauben und weiterer Besatz von zwei Plattenlöchern bikortikal. Einfädeln des Fadens in den o.g. Anker, In üblicher Weise Setzen des Ankers in den Proc. coracoideus, digital kontrolliert, über ein entsprechendes Bohrloch. Der Rückzug am Faden zeigt einen sicheren festen Sitz des Ankers. Nun festes Anknoten des Augmentationsfadens. BV-Abschluss, anatomische Gelenkreposition, regelhafte Lage der Implantate.

Ausgiebige Spülung der Zugänge (500 ml). Kontrolle auf Bluttrockenheit. 10er Redon. Schichtweiser Wundschluss in üblicher Weise. Spannungsfreie Hautnaht. Sterilverband. Öffnen der Drainage bei regelhaftem Sog.

Procedere: Analgesie und Thromboseprophylaxe nach Maßgabe der Stationsärzte. Entfernung der Redon und Röntgen nach 48 h sowie nach 2 + 6 Wochen. Nachbehandlung entsprechend des üblichen Nachbehandlungsschemas unserer Klinik empfohlen. Hautfäden nach 12 Tagen entfernen. Ambulante Weiterbehandlung beim niedergelassenen Chirurgen.

Dr. L. med. Irlenbusch (FA f. Orthopädie und Unfallchirurgie)

9.1.7 Laterale Klavikulafraktur – Plattenosteosynthese

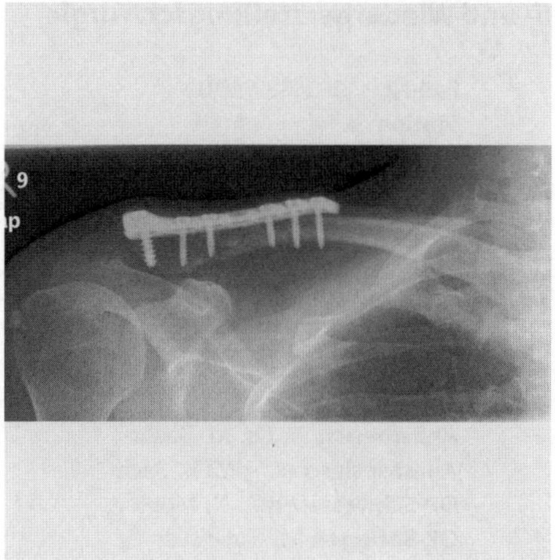

OP-Bericht, Klinik für Unfall- und Wiederherstellungschirurgie

Pat.-Nr.: 134711125
Aktuelle Klinik: Unfallchirurgie
Pat.-Name: Wehnermann, Ulf

Fall-Nr.: A2144009/2010
Station: B.3-2
Geb.-Dat.: 12.03.1976
Geschlecht/Alter: m, 34 J.

OP-Datum: 05.09.2010
OP-Dauer (Schnitt/Naht): 09.34 – 10.25
Saal: B 3

Personal:
Operateur: Dr. L. Irlenbusch
1. Assistent: Dr. M. Schulz
2. Assistent: F. Monetanz (Famulus)

Anästhesist: Fr. Dr. M. Bauer
Anästhesieschw./-pfl.: U. Troisdorfer
OP-Schwester/-pfl.: M. Gabelstab
OP-Springer: X. Montez

Vorgeschichte/Indikation: Bei einem privatem Fußballspiel wurde der Pat. im Zweikampf umgeworfen, fiel auf die rechte Schulter und zog sich die nachstehend genannte Fraktur zu. Nach entsprechender Risikoaufklärung hat sich der Pat. bei Dislokation um Schaftbreite zum operativen Vorgehen entschieden.

Diagnose: Geschlossene, dislozierte laterale Klavikulafraktur rechts (Typ IIa nach Jäger u. Breitner).

Operation: Offene Reposition, Osteosynthese mittels gekürzter KFI-Platte, lokale Drainage.

Vorgehen: Ungestörte ITN. Übliche i.v.-Antibiose. Oberkörper 60° aufgerichtet, entsprechender Sicherung und Polsterung. Arm rechts frei beweglich, Schulter gut zugänglich. BV-Kontrolle, lokale Anatomie gut darstellbar. Wiederholte Hautdesinfektion, übliches steriles Abdecken.

7 cm langer Hautschnitt über der lateralen Klavikula, lateral über am AC-Gelenk endend. Schichtweise Präparation unter sukzessiver Blutstillung. Darstellung der Frakturzone. Es bestätigt sich eine unkomplizierte 2-Teile-Fraktur mit ausreichend großem lateralem Fragment. Diese scheint mittels o.g. Platte gut fixierbar. Daher weitere Präparation des Plattenlagers auf der Klavikula nach medial und lateral. Nun Reposition der Fraktur, die nahezu stufenlos gelingt. Da das laterale Fragment zu schmal für die gleichzeitige Fixierung von Schrauben und K-Draht ist, wird auf eine entsprechende K-Draht-Fixierung verzichtet, Auch eine zusätzliche interfragmentäre Zugschraube verbietet sich bei nahezu querer Fraktur. Daher nochmals Aufgabe der Reposition. Wahl einer KFI-Hakenplatte, deren Haken anschl. mit dem Bolzenschneider gekappt wird. Auflage der Platte auf die laterale Klavikel in gewünschter Position und nochmals Reposition mittels Kugelspieß über der Platte. Die Reposition gelingt erneut nahezu stufenlos, der kurze T-Schenkel liegt mit beiden Löchern sicher über dem lateralen Fragment. Anschließend wird in jedem Fragmentschenkel eine bikortikale KFI-Kortikalisschraube in üblicher Weise fixiert. Nach Entfernung des Kugelspießes disloziert die Fraktur nicht erneut. So können nun an bd. Frakturschenkeln weitere, gerade bikortikal reichende KFI-Kortikalisschrauben platziert werden. Alle Schrauben haben sehr gut im Knochen angezogen. BV-Abschluss, nahezu anatomische Reposition, gute Lage des Implantates, keine Irritation des AC-Gelenkes. Auf eine zusätzliche Augmentation der korakoklavikulären Bänder kann verzichtet werden.

Ausgiebige Spülung des Zugangs (500 ml). Abschlusskontrolle auf Bluttrockenheit. 10er Redon lokal. Schichtweiser Wundschluss in üblicher Weise. Spannungsfreie Hautnaht. Steriler Verband. Öffnen der Drainage bei regelhaftem Sog.

Procedere: Analgesie und Thromboseprophylaxe nach Maßgabe der Stationsärzte. Drainagenzug nach 48 h, dann sowie in 2 + 6 Wochen Röntgen. Nachbehandlung entsprechend unserer separaten Nachbehandlungsempfehlungen. Hautfäden entfernen nach 12 Tagen. Ambulante Weiterbehandlung beim niedergelassenen Chirurgen möglich. Eine ME ist nur bei auf das Implantat zurückführbaren Beschwerden sicher angezeigt.

Dr. med. L. Irlenbusch (FA f. Orthopädie und Unfallchirurgie)

9.1.8 Proc.-coracoideus-Fraktur – Osteosynthese mittels Schrauben

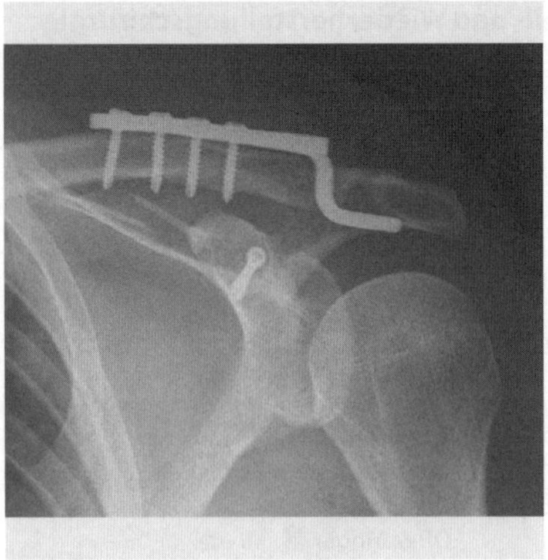

OP-Bericht, Klinik für Unfall- und Wiederherstellungschirurgie

Pat.-Nr.: 122012897
Aktuelle Klinik: Unfallchirurgie
Pat.-Name: Luftig, Lars

Fall-Nr.: A2028889/2010
Station: B.3-1
Geb.-Dat.: 09.02.1977
Geschlecht/Alter: m, 33 J.

OP-Datum: 013.12.2010
OP-Dauer (Schnitt/Naht): 08.15 – 09.23 Uhr
Saal: B 3

Personal:
Operateur: Dr. L. Irlenbusch
1. Assistent: OA Dr. L. Jansch
2. Assistent: D. Benz (PJ)

Anästhesist: Fr. Dr. M. Bauer
Anästhesieschw./-pfl.: B. Bach
OP-Schwester/-pfl.: X. Montez
OP-Springer: M. Gabelstab

Vorgeschichte/Indikation: Der Pat. hat beim Vereinskarate in der eigenen Drehung einen Schlag gegen die linke Schulter ventral bekommen, genau ist ihm der Hergang aber nicht klar. Sofort bestanden starke Schmerzen. Primär Versuch der konservativen Therapie, hierunter (Gilchrist), jedoch zunehmende Dislokation des Proc. coracoideus. Hierauf im Einvernehmen mit dem Pat. nach entsprechender Risikoaufklärung Entscheid zur OP. Bekannte Luxation des AC-Gelenkes links in der Vorgeschichte (ebenfalls Verletzung beim Kampfsport vor 3 Monaten).

Diagnose: Geschlossene, sekundär dislozierende Proc.-coracoideus-Abrissfraktur links (bei operativ versorgter AC-Gelenkluxation vor 3 Monaten).

Operation: Offene Reposition, Osteosynthese mit zwei 3,5er kanülierten Zugschrauben (Fa. AAP, 2-mal 46 mm).

Vorgehen: Ungestörte ITN. Oberkörperaufrichtung 30°, Arm links frei beweglich. i.v.-Antibiose. BV-Kontrolle bei guter Darstellbarkeit der knöchernen Strukturen, Markierung der lokalen Anatomie. Dreifache Hautdesinfektion, übliche sterile Abdeckung.

Leicht gebogener Hautschnitt von 6 cm Länge über dem Sulcus deltoideopectoralis lateral des Proc. coracoideus. V. cephalica und M. deltoideus werden mittels Langenbeck-Haken leicht lateralisiert, der M. pectoralis wird nach medial gezogen. Hierunter schon gut tast- und sichtbar kommt die Spitze des Proc. coracoideus mit dem ansetzenden Caput breve zur Darstellung. Sichtbare ältere Unterblutungen, eher flächig. Kerbung des Ansatzes des Caput breve mittels Raspatorium. Präparation auf dem Processus entlang bis zur Fraktur. Diese wird kranial dezidiert dargestellt, von koaguliertem Hämatom gereinigt. Anschl. wird die Fraktur unter Sicht reponiert, mittels Kugelspieß retiniert gehalten. Die Retention ist durch den Zug des Caput breve selbst nach Beugung des Ellenbogens schwierig, rutscht wiederholt ab. Ebenso schwierige Platzierung der beiden geplanten K-Führungsdrähte für die 3,5er Zugschrauben. Letztendlich gelingt deren Platzierung nach wiederholten Versuchen und schrittweisem Umsetzen des Kugelspießes leidlich. Es klafft eine Dehiszenz von knapp 5 mm in der Fraktur. Der erste K-Draht wird in üblicher Weise überbohrt, nach entsprechender Längenmessung die erste Schraube schonend vorgetrieben. Vor definitivem Anzug gleiches Vorgehen bei der zweiten Schraube. Auch diese wird eingeschraubt. Beide Schrauben werden in der Endstrecke sukzessive wechselnd vorgeschraubt. Hierdurch wird die Rotation des vorderen Fragmentes verhindert, bedingt durch den guten Zug im Knochen kann das Fragment schrittweise unter Kompression und in guten Kontakt mit der Korakoidbasis gebracht, hier sicher fixiert werden. Klinisch ist bei gutem Fragmentkontakt noch ein vages Verkippen des Korakoids nach kaudal zu verzeichnen. BV-Abschluss, akzeptable Implantatlage, wobei die Schrauben etwas aufeinander konvergieren bei gutem Zug der Schrauben. Bei guter Stellung und in Kenntnis der schwierigen Platzierung ist diese Situation akzeptabel.

Ausgiebige Spülung. Kontrolle auf Bluttrockenheit, Redon nicht notwendig. Schichtweiser Wundschluss. Subkutane Adaptation mittels Einzelknopf-Vicryl-Nähten. Hautrückstichnähte spannungsfrei. Steriler Verband. Anlage eines Abduktionskissens bei 45°, Ellenbogen gebeugt.

Procedere: Analgesie und Thromboseprophylaxe nach Maßgabe der Stationsärzte. Röntgen nach 24 h sowie 2 + 6 Wochen. Isometrie sofort, 3 Wochen Abduktionskissen, dann ablegen und zügige Mobilisation erlaubt. Bizepsspannung nicht gegen Widerstand für 6 Wochen, dann langsamer Spannungsaufbau über 6 Wochen.

Dr. med. L. Irlenbusch (FA f. Orthopädie u. Unfallchirurgie)

9.1.9 Akromionfraktur – Plattenosteosynthese

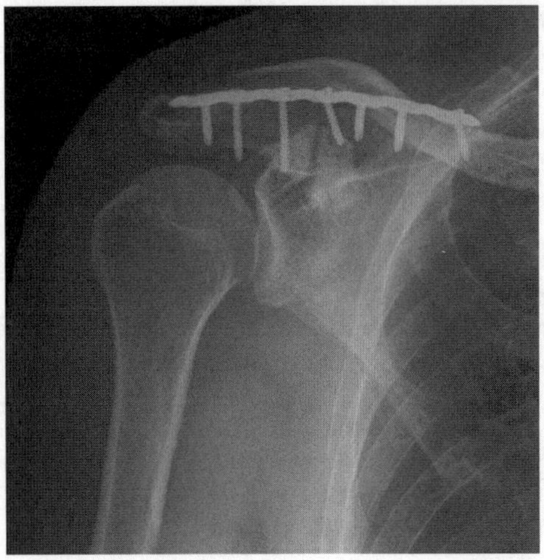

OP-Bericht, Klinik für Unfall- und Wiederherstellungschirurgie

Pat.-Nr.: 101914498
Aktuelle Klinik: Unfallchirurgie
Pat.-Name: Meyerlein, Wilhelm

Fall-Nr.: A3109319/2009
Station: B.3-2
Geb.-Dat.: 12.02.1964
Geschlecht/Alter: m, 45 J.

OP-Datum: 09.04.2009
OP-Dauer (Schnitt/Naht): 19.18 – 20.09
Saal: B 3

Personal:
Operateur(e): Dr. H. Siekmann
1. Assistent: Dr. M. Schulz
2. Assistent: Fr. H. Hilpert (Famula)

Anästhesist: Dr. Y. Habib
Anästhesieschw./-pfl.: B. Geyer
OP-Schwester/-pfl.: B. Kudel
OP-Springer: D. Kunde

Vorgeschichte/Indikation: Dem Pat. ist heute bei Arbeiten am eigenen Haus ein Ziegel auf die rechte Schulter geschlagen. Anschließend bestanden anhaltende Schulterschmerzen. Entsprechend des neurologischen Konsils keine Hinweise auf neurologische Begleitverletzungen des betroffenen Arms. ***Bei deutlicher Dislokation Indikation zur Operation, die bei lokaler Schürfung noch am Unfalltag durchgeführt wird.*** Der Pat. hat nach Beschreibung konservativer u. operativer Möglichkeiten in das operative Vorgehen bei bekannten Risiken eingewilligt

Diagnose: Geschlossene, dislozierte Querfraktur der Akromionbasis rechts bei lokaler Schürfung.

Operation: Offene Reposition, winkelstabile 7-Loch-Titan-KFI-LCP-Platte, lokale Drainage.

Vorgehen: Ungestörte ITN. Übliche i. v.-Antibiose. Oberkörper 70° aufgerichtet, entsprechender Sicherung und Polsterung. Arm rechts frei beweglich, Schulter gut zugänglich. BV-Kontrolle, knöcherne Anatomie gut darstellbar. Wiederholte Hautdesinfektion, übliches steriles Abdecken.

Etwas kranial der Spina scapulae rechts erfolgt parallel zu dieser und dem dorsalen Akromion die ca. 9 cm lange Hautinzision. Schichtweise Präparation, sukzessive Blutstillung. Darstellung der dislozierten Fraktur, das laterale Akromionfragment ist nach kaudal gedrückt. Ein loses Fragment wird aus dem Frakturspalt geborgen, ist für die Reposition jedoch irrelevant. Präparation des Plattenlagers ohne wesentliche Denudierung der Weichteile. Anheben des akromialen Fragmentes mit der scharfen Repositionszange. Dann Reposition und Retention mittels eines perkutan von lateral eingebrachten K-Drahtes. Nun kann die o.g. Platte der lokalen Anatomie angepasst werden, im Anschluss legt sie sich von kranial exakt der Spina an. Nun folgt die Platzierung einer ersten Schraube gerade bikortikal im akromialen Fragment. Darauf exzentrische Fixierung der Platte an der Spina, wobei sich in diesem Vorgehen eine gute Kompression im Frakturbereich zeigt, enger Kontakt der bd. Fragmente. Nun weiterer jeweils gerade bikortikal reichender Plattenbesatz, teils mit winkelstabilen Schrauben. Alle Schrauben ziehen gut im Knochen an. BV-Kontrolle, gute Implantatlage, anatomische Reposition in der Fraktur.

Ausgiebige Spülung (500 ml), Abschlusskontrolle auf Bluttrockenheit. 10er Redon lokal. Schichtweiser Wundschluss über der Drainage in üblicher Weise. Spannungsfreie Hautklammernaht. Steriler Verband. Öffnen der Drainage bei regelhaftem Sog.

Procedere: Analgesie und Thromboseprophylaxe nach Maßgabe der Stationsärzte. Redonentfernung und Röntgen nach 48 h sowie nach 2 + 6 Wochen. Abduktion/Elevation limitiert bis 60° für 3 Wochen, dann bis 90° für weitere 3 Wochen. 3 Monate nicht schwer tragen/heben, in dieser Zeit keine Extrembelastungen. Hautklammern entfernen nach 12 Tagen. Ambulante Weiterbehandlung bei uns. ME nicht vor 18 Monaten nach OP.

Dr. med. H. Siekmann (Komm. Direktor)

9.1.10 Glenoidfraktur – Plattenosteosynthese

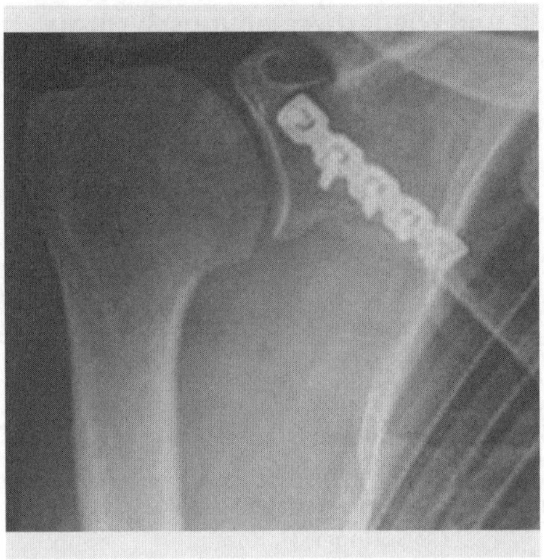

OP-Bericht, Klinik für Unfall- und Wiederherstellungschirurgie

Pat.-Nr.: 878233156
Aktuelle Klinik: Unfallchirurgie
Pat.-Name: Ohnesorg, Wolfgang

Fall-Nr.: A0908553/2010
Station: B3-3
Geb.-Dat.: 04.09.76
Geschlecht/Alter: m, 44 J.

OP-Datum: 23.10.2010
OP-Dauer (Schnitt/Naht): 11.23 – 12.48 Uhr
Saal: B 5

Personal:
Operateur: N. N.
1. Assistent: N. N.
2. Assistenz: N. N.

Anästhesist: Dr. S. Salz
Anästhesieschw./-pfl.: B. Brand
OP-Schwester/-pfl.: B. Bauding
OP-Springer: R. Renft

Vorgeschichte/Indikation: Der Pat. hat im Rahmen einer Polytraumatisierung durch ein Hochrasanztrauma als Motorradfahrer vor 4 Tagen eine Skapulafraktur rechts erlitten. Nach intensivmedizinischer Stabilisierung des Pat. besteht jetzt bei deutlicher Dislokation mit Rotationsfehlstellung die Indikation zur operativen Versorgung. Der Patient ist über alle Risiken des Eingriffs aufgeklärt und willigt ein.

Diagnose: Geschlossene, dislozierte Skapulafraktur links (Typ C2 nach Euler und Rüedi), lokales Décollement.

Operation: Offene Reposition und interne Fixation mittels 5-Loch-KFI-Titan-Reko-Platte über einen dorsolateralen Zugang.

Vorgehen: Komplikationslose ITN mit Spiraltubus, perioperative i.v.-Antibiose. Bauchlage, Unterpolstern des Armplexusbereiches, des Beckens und der Beine, Armlagerung in 90°Abduktion frei beweglich mit einer Armrolle. 3fache Hautdesinfektion, übliches steriles Abdecken. Markierung der knöchernen Landmarken.

Ca. 10 cm langer Hautschnitt in der Mitte des Margo lateralis für den typischen dorsolateralen Zugang. Subkutane Blutstillung, Darstellen von M. infraspinatus und M. teres minor. Stumpfes Eingehen in die Tiefe auf die Margo lateralis. Es entleert sich das Frakturhämatom. Präparieren nach kranial unter Lateralisation des M. deltoideus mit Langenbeck-Haken ***unter Beachtung des Verlaufs des N. axillaris.*** Es zeigt sich ein ausgeprägtes muskuläres Décollement. Präparation der Gelenkkapsel, Eröffnen derselben horizontal von dorsal zur Einsicht in das Gelenk. Entspr. der CT ist das Glenoidfragment um ca. 60° verkippt, medialisiert und imprimiert. Die Reposition ist bei der dreidimensionalen Dislokation entsprechend schwierig. Zunächst kann die Impression und Verkippung des Glenoidblocks nach einigen Manövern mittels Einzinker und Elevatorium aufgehoben werden. Unter entsprechender Zuhilfenahme weiterer Repositionsmittel, u.a. Repositionszangen, gelingt die anatomische Ausrichtung an der Margo lateralis der Skapula. Anpassen einer 5-Loch-KFI-Reko-Platte. Jetzt werden zwei KFI-Schrauben, die die Gegenkortikalis perforieren, proximal entlang der Gelenkfläche eingebracht. Sicherung der Reposition durch Besetzen des distalen Schraubenloches mit einer weiteren Schraube. Röntgenkontrolle im axialen Strahlengang: Die Schrauben liegen sicher extraartikulär. Besetzten der weiteren Schraubenlöcher im Bereich des Margo lateralis mit KFI-Schrauben in typischer Weise, stabile Fixation aller Schrauben. BV-Abschluss, korrekte Implantatlage, gute Reposition. Verschluss der Gelenkkapsel durch Einzelnähte ohne Kapselshift. Kontrolle auf Bluttrockenheit. Ausgiebige Spülung (500 ml NaCl). 10er Redondrainage. Schichtweiser Wundschluss, Hautnaht in Donati-Rückstichtechnik, Anlage eines Pflasterverbandes, Öffnen der Drainage, Umwenden des Patienten, Anpassen eines Gilchristverbandes.

Der Patient wird extubiert nach problemloser Narkoseführung zurück auf die Intensivstation verbracht.

Procedere: Am 2. Tag Entfernen der Drainage sowie Erstverband, Röntgen-Kontrolle der Schulter in 2 Eb. sowie Skapulaaufnahme, analgetische Medikation nach Maßgabe des Stationsarztes. Kurzfristige Ruhigstellung im Gilchrist, frühfunktionell-freie Nachbehandlung ohne Belastung bis 90° Abduktion und Elevation für 6 Wochen, Verlaufsröntgen nach 2 + 6 Wochen und Übergang zur schmerzadaptierten Vollbelastung.

N. N. (Direktor der Klinik)

9.1.11 Valgisch dislozierte prox. Humerusfraktur – deltoideopektoraler Zugang und Plattenosteosynthese

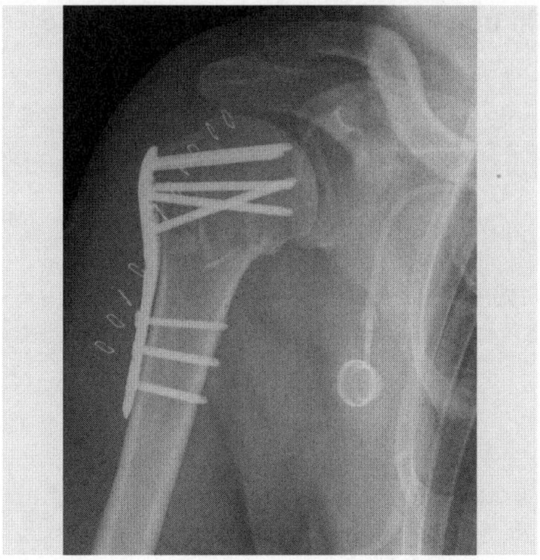

OP-Bericht, Klinik für Unfall- und Wiederherstellungschirurgie

Pat.-Nr.: 112236500
Aktuelle Klinik: Unfallchirurgie
Pat.-Name: Gerlinger, Theodora

Fall-Nr.: A3398902/2010
Station: B.3-3
Geb.-Dat.: 02.01.1936
Geschlecht/Alter: w, 75 J.

OP-Datum: 05.02.2011
OP-Dauer (Schnitt/Naht): 08.04 – 08.56
Saal: B 3

Personal:
Operateur: N. N.
1. Assistent: N. N.
2. Assistent: N. N.

Anästhesist: Dr. S. Salz
Anästhesieschw./-pfl.: B. Brand
OP-Schwester/-pfl.: R. Renft
OP-Springer: B. Bauding

Vorgeschichte/Indikation: Der Patient ist im Rahmen eines Wegeunfalles bei Glatteis auf die rechte Schulter gestürzt. Die Röntgendiagnostik zeigte u.g. Fraktur. Nach Durchführung einer CT ergibt sich bei u.g. Fraktursituation die Indikation zur winkelstabilen Plattenosteosynthese. Nach ausführlicher Aufklärung über alle Therapieoptionen sowie damit verbundenen Risiken wünscht der Patient ein operatives Vorgehen.

Diagnose: Geschlossene, valgisch impaktierte 3-Segmentfraktur proximaler Humerus rechts.

Operation: Offene Reposition, interne Fixation mit winkelstabiler Plattenosteosynthese (PHILOS-Platte, Fa. Synthes).

Vorgehen: Ungestörte ITN, Rückenlagerung mit 30° erhöhtem Oberkörper. Der Arm wird frei gelagert. BV-Kontrolle: die Schulter ist komplett durchleuchtbar. Perioperative i.v.-Antibiotikaprophylaxe, 3fache Hautdesinfektion, übliches steriles Abdecken des OP-Gebietes, Einzeichnen der knöchernen Landmarken.

Ca. 10 cm langer Hautschnitt an typischer Stelle für den deltoideopektoralen Zugang. Durchtrennen des Subkutangewebes unter subtiler Blutstillung, Darstellen der V. cephalica. Diese wird im Verbund mit dem M. deltoideus nach lateral gehalten und während der OP geschont. Es entleert sich das Frakturhämatom. Darstellen der Conjoint-Tendons. Erreichen der klavipektoralen Faszie. Diese ist partiell eingerissen. Einblutung in die Bursa subacromialis sowie subdeltoidea und den Deltamuskel. Bursareste werden entfernt. Darstellen der Fraktur. Säubern der Frakturspalten, Darstellen der Hauptfragmente (Kalottenfragment, Schaft- und T.- majus-Fragment). Das Tuberkulumfragment ist durch die imprimierte Kalotte nicht anatomisch reponierbar. Anheben der imprimierten Kalotte mit einem Elevatorium. Anzügeln des T. majus. Über die transtuberkuläre Naht ist das T.-majus-Fragment gut reponierbar. Positionieren der anatomisch geformten Platte in entsprechend lateraler Position und Fixieren mit einer Kortikalisschraube am Schaft. Die Platte legt sich bei gut reponiertem T.-majus-Fragment an den Humerus an. Höhenkontrolle der Platte in Durchleuchtung im a.p.-Strahlengang. Besetzen der winkelstabilen Schraubenlöcher im Kopfbereich nach vorherigem Vorbohren und Tiefenmessung. Hierbei wird darauf geachtet, die Gegenkortikalis nicht zu perforieren. Sukzessives Besetzen der winkelstabilen Schrauben im Kopfbereich inklusive Kalkarschrauben zur Unterstützung der medialen Säule. Kontrolle der Schraubenlänge unter Durchleuchtung. Wechsel zweier grenzwertig langer Schrauben gegen kürzere. BV-Dokumentation in 2 Ebenen: anatomische Reposition und bei regelrechter Implantatlage. Ausgiebige Spülung, Kontrolle auf Bluttrockenheit, Einlage einer Redondrainage, Hautdesinfektion, adaptierende Nähte des Subkutangewebes, Hautklammernaht, steriler Wundverband, Anlage eines Gilchrist-Verbandes.

Der Patient wird nach komplikationsloser ITN extubiert und kardiopulmonal stabil in den Aufwachraum verbracht.

Procedere: Nachbehandlung entspr. Schema für operativ versorgte proximale Humerusfrakturen: Erstverband sowie Entfernen der Drainage am 2. Tag. Röntgenkontrolle in 2 Eb. nach 48 h sowie 2 + 6 Wochen. Ruhigstellung im Gilchrist-Verband für 2 Tage, dann frühfunktionell freie Nachbehandlung. Bedarfsorientierte analgetische Medikation nach Maßgabe der Stationsärzte. Klammern nach 12 Tagen postoperativ entfernen.

N. N. (Direktor der Klinik)

9.1.12 Varisch eingestauchte prox. Humerusfraktur – deltoideopektoraler Zugang und Plattenosteosynthese

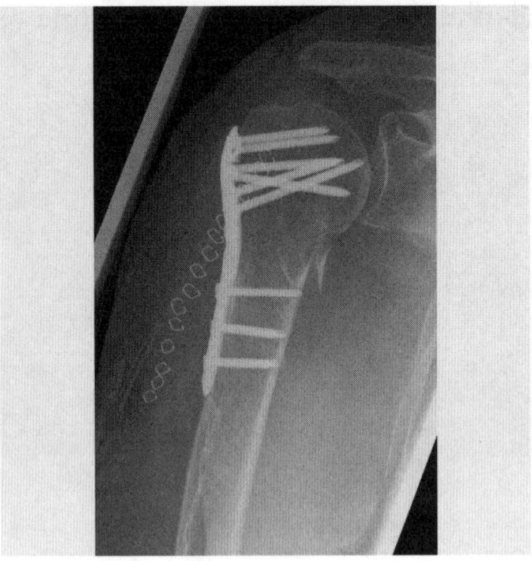

OP-Bericht, Klinik für Unfall- und Wiederherstellungschirurgie

Pat.-Nr.: 112236500
Aktuelle Klinik: Unfallchirurgie
Pat.-Name: Rannfinger, Rainer

Fall-Nr.: A3398902/2010
Station: B.3-3
Geb.-Dat.: 23.04.1935
Geschlecht/Alter: m, 75 J.

OP-Datum: 05.05.2010
OP-Dauer (Schnitt/Naht): 16.04 – 17.01 Uhr
Saal: B 3

Personal:
Operateur: N. N.
1. Assistent: N. N.
2. Assistent: N. N.

Anästhesist: Dr. S. Salz
Anästhesieschw./-pfl.: B. Brand
OP-Schwester/-pfl.: R. Renft
OP-Springer: B. Bauding

Vorgeschichte/Indikation: Der Pat. ist am Vorabend beim Spaziergang mit seinem Rollator gestolpert und auf die rechte Schulter gestürzt. Die durchgeführte Röntgendiagnostik zeigte die u.g. Verletzung. Die CT-Diagnostik zeigte eine dislozierte 4-Segmentfraktur ohne Hinweise auf einen »Head-Split«, sodass die Indikation zur Rekonstruktion mittels winkelstabiler Plattenosteosynthese besteht. Der Pat. ist über sämtliche Therapieoptionen aufgeklärt und wünscht ein operatives Vorgehen.

Diagnose: Geschlossene, varisch dislozierte 4-Segmentfraktur proximaler Humerus rechts.

Operation: Offene Reposition, winkelstabile Plattenosteosynthese (Philos-Platte, Fa. Synthes), additive Fadencerclage.

Vorgehen: Ungestörte ITN, wiederholte Hautdesinfektion, übliches steriles Abdecken. Modifizierte Beach-chair-Position mit ca. 30° Aufrichtung des Oberkörpers. Lagerung des Patienten an der rechten OP-Tischkante. Anzeichnen der Anatomie. Wiederholte Hautdesinfektion, übliches steriles Abdecken.

Hautschnitt deltoideopektoral. Darstellen der V. cephalica und Lateralisation. Eingehen in den Sulcus deltoideopectoralis medial in Wechselschnitttechnik. Die Bursa ist blutig imbibiert und wird subtotal reseziert. Dann Einstellen des T. minus und Anzügeln desselben mit einem 2er »fiberwire«. Mobilisation unterhalb der Conjoined-tendon. Reposition und Anzügeln des T. majus in gleicher Weise. Im Intervall wird weiter präpariert und dieses geöffnet, die Bizepssehne intraartikulär reseziert. Dann Reposition der Schaftkomponente durch Längszug und Halten in korrekter Stellung in ca. 30° Abduktion, 20° Innenrotation und 20° Anteversion. Reposition der Tuberkula an den Schaft und Fixation durch Verknoten der Fiberwire-Fäden. Somit ist der Rahmen der Tuberkula gestellt. Über das zuvor eröffnete Intervall erfolgt die Reposition der Kalotte an medialen Schaft und die Tuberkula mit dem Elevatorium. Radiologische Kontrolle a.p.: Leichte Korrektur der Reposition. Das Kalottenfragment ist gut eingerastet. Anbringen der Philos-Platte. BV-Kontrolle, Lagekorrektur der Platte. Nun Fixation mit einer normalen 3,5-mm-Schraube im Gleitloch. Dann Besetzen der 3 proximalen Löcher im Kopf. Nun besteht Rotationsstabilität. Im a.p.- und im axialen Strahlengang wird durch Durchschwenken des C-Bogens durchleuchtet, korrekte Implantatlage, korrekte Reposition. Setzen der 3 hinteren proximalen Schrauben und der 2 Schrauben auf den Kalkar zu, sodass 8 Schrauben im Kopf platziert sind. Am distalen Schaft wird noch zweimal winkelstabil besetzt. Die Zuggurtung der Tubercula ist ausreichend, eine additive Zuggurtung über die Platte ist nicht notwendig. Der vordere Anteil des T. majus kommt unter der Platte zu liegen. Spülung. 10er Redon. Subkutannaht. Hautklammernaht. Steriler Verband. Gilchristverband.

Der Patient wird mit stabilen Vitalparametern nach Extubation und in den Aufwachraum verbracht.

Procedere: Nachbehandlung nach Empfehlung für die operativ versorgte proximale Humerusfraktur. Erstverband sowie Entfernen der Drainage am 2. Tag. Röntgenkontrolle nach 2 Tagen und 2 + 6 Wochen. Ruhigstellung im Gilchristverband für 2 Tage, dann frühfunktionell freie Nachbehandlung. Bedarfsorientierte analgetische Medikation nach Maßgabe der Stationsärzte. Hautklammern nach 12 Tagen entfernen.

N. N. (Direktor der Klinik)

9.1.13 Proximale Humerusfraktur – Deltasplit-Zugang und Plattenosteosynthese

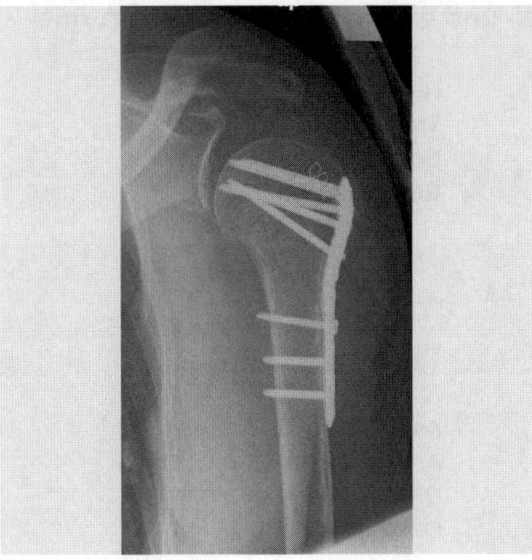

OP-Bericht, Klinik für Unfall- und Wiederherstellungschirurgie

Pat.-Nr.: 100012897
Aktuelle Klinik: Unfallchirurgie
Pat.-Name: Pech, Peter

Fall-Nr.: A2022399/2010
Station: B.3-1
Geb.-Dat.: 01.02.1978
Geschlecht/Alter: m, 32 J.

OP-Datum: 03.04.2010
OP-Dauer (Schnitt/Naht): 11.15 – 12.21
Saal: B 3

Personal:
Operateur(e): Dr. H. Siekmann
1. Assistent: A. Eisenkrämer
2. Assistent: B. Nagib (PJ)

Anästhesist: Fr. Dr. M. Bauer
Anästhesieschw./-pfl.: B. Bach
OP-Schwester/-pfl.: D. Kunde
OP-Springer: B. Kudel

Vorgeschichte/Indikation: Der Patient ist auf dem Weg von der Arbeit nach Haus mit seinem Rad auf feuchter Straße weggerutscht, hierbei direkt auf die linke Schulter gestürzt. Nach auswärtiger Vorbehandlung Verlegung mit stationärer Aufnahme in unserer Klinik bei zusätzlicher dialysepflichtiger Niereninsuffizienz. Bei drohender Durchblutungsstörung des Humeruskopfes wird die Indikation zur u.g. Operation gestellt. Über die Situation sowie konservative u. operative Maßnahmen und ihre Risiken wurde der Pat. aufgeklärt. ***Auf eine mögliche Schädigung des Nervus axillaris wurde hingewiesen.***

Diagnose: Geschlossene, dislozierte kapitale und subkapitale Humerusfraktur links (Neer III).

Operation: Offene Reposition, Osteosynthese mit poliaxial winkelstabiler Platte (Fa. Arthrex, KFI), Zügelung der Tubercula (6er Ethibond), lokale Drainage.

Vorgehen: Ungestörte ITN. Beach-chair-Lagerung, entsprechender Sicherung und Polsterung. Arm links frei beweglich. BV-Kontrolle, unter Zug gute Frakturstellung und gute Darstellbarkeit. i..v.-Antibiose. Markierung von lokaler Anatomie und gewähltem Zugang. Wiederholte Hautdesinfektion, übliche sterile Abdeckung.

Axialer Hautschnitt, am vorderen Akromioneck beginnend. Typischer Deltasplit-Zugang unter schichtweiser Präparation, hierbei stumpfes Aufspreizen des Deltamuskels im Bereich einer Fettfaszie. Sukzessive Blutstillung. Präparation bis auf den lateralen Kopf unter Darstellung der lokalen Anatomie. Mit dem Raspatorium Präparation des späteren Plattenlagers am proximalen Humerusschaft. Der N. axillaris wird detektiert und im Verlauf der Operation geschont. Mit dem Elevatorium wird das valgisch eingestauchte Kopffragment im Frakturspalt aufgehebelt, weitestgehend anatomisch auf den Schaft aufgesetzt, dann mit K-Draht fixiert. Unter leichter Rotation können die Tubercula mit o.g. Fäden armiert und gut an den Kopf gezogen werden. Nun vorsichtiges Einschieben der Platte und Platzierung, dann Fixierung mittels K-Draht. BV-Kontrolle a.p., leichte Korrektur und neuerliche Retention mittels K-Draht. Nun wird die Platte zuerst mit einer nicht winkelstabilen Schraube am Schaft fixiert. Dann Besatz des Kopfes mit 2 in üblicher Weise bis subchondral vorgeschraubten, winkelstabilen Schrauben. Im Anschluss wird über eine zusätzliche Längsinzision nach stumpf spreizender Präparation der Weichteile die Platte distal mit einer winkelstabilen bikortikalen Schraube in üblicher Weise besetzt. Entfernung der K-Drähte. Im Anschluss ist die Implantatlage und die Repositionskontrolle auch im axialen Bild angenähert möglich, soweit gute Stellung und gute Implantatlage. Nun weiterer Besatz der Platte mit winkelstabilen Schrauben an Kopf und Schaft. Hierbei können die Tubercula schon zum Teil mitgefasst werden. Abschl. werden die schon armierten Tubercula noch mittels der o.g. Ethibond-Fäden an der Platte sicher fixiert. BV-Abschluss: gute Implantatlage in beiden Ebenen, nahezu anatomische Reposition.

Ausgiebige Spülung der Zugänge (500 ml). Kontrolle des N. axillaris. Abschlusskontrolle auf Bluttrockenheit. 10er Redon lokal. Jeweils schichtweiser Wundschluss in üblicher Weise. Spannungsfreie Hautklammernaht. Steriler Verband. Öffnen der Drainage bei regelhaftem Sog.

Procedere: Analgesie und Thromboseprophylaxe nach Maßgabe der Stationsärzte. Entfernung der Drainage und Röntgen nach 48 h, Verlaufsröntgen nach 2 + 6 Wochen. Isometrie sofort, ansonsten nach üblichem Nachbehandlungsschema. Klammern nach 12 Tagen entfernen. BG-lich ambulant weiter in unserer Ambulanz.

Dr. med. H. Siekmann (Komm. Direktor)

9.1.14 Subkapitale u. Humerusschaftfraktur – Deltasplit-Zugang mit Nagel und Cerclage

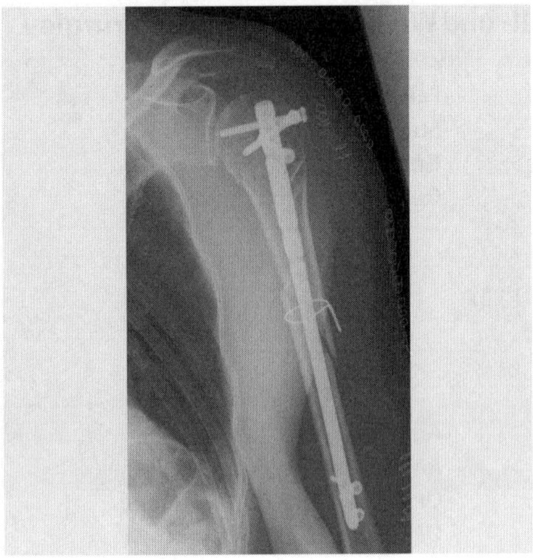

OP-Bericht, Klinik für Unfall- und Wiederherstellungschirurgie

Pat.-Nr.: 100567900
Aktuelle Klinik: Unfallchirurgie
Pat.-Name: Bach, Petra

Fall-Nr.: A9377734/2010
Station: B.3-2
Geb.-Dat.: 01.02.1950
Geschlecht/Alter: m, 50 J.

OP-Datum: 03.12.2010
OP-Dauer (Schnitt/Naht): 11.14 – 12.18
Saal: B 3

Personal:
Operateur: Dr. H. Siekmann
1. Assistent: Dr. K. Schendel
2. Assistent: D. Benz (PJ)

Anästhesist: Dr. A. Sauer
Anästhesieschw./-pfl.: B. Bach
OP-Schwester/-pfl.: D. Kunde
OP-Springer: B. Seifert

Vorgeschichte/Indikation: Bei privatem Sturz bei Schneeglätte zog sich die Patientin die u.g. Verletzung zu. Peripher neurologisch unauffälliger Befund. Bei mehrfragmentärer Fraktursituation Entscheid zu u.g. operativem Vorgehen nach Aufklärung konservativer und operativer Möglichkeiten und Einwilligung der Patientin. Mögliche Läsionen des N. radialis fanden Erwähnung. Keine Allergieneigung bekannt (partiell Chrom-Nickel-Implantat).

Diagnose: Geschlossene, dislozierte bis subkapital reichende Humerusschaftspiralfraktur links (AO 12 B1).

Operation: Partiell offene Reposition, Osteosynthese mittels Cerclage und unaufgebohrter statischer Verriegelungsnagelung (Fa. Aesculap, Targon PH 8/220 mm, prox. 3fach u. dist. 2fach verriegelt).

Vorgehen: Ungestörte ITN. Cefuroxim 1,5 g i.v. Beach-chair-Lagerung bei entspr. Sicherung und Polsterung. BV-Kontrolle, gute Darstellbarkeit des gesamten Humerus. Markierung der lokalen Anatomie. Längenbestimmung für den Nagel. Wiederholte Hautdesinfektion, zweifach steriles Abdecken.

5 cm langer axialer Hautschnitt, beginnend am vorderen Akromioneck. Subkutane Präparation, stumpfe Längsspaltung des M. deltoideus an der vorderen Fettfaszie. Partielle Resektion der B. subacromialis. Längsspaltung der Sehne des M. supraspinatus auf 4 cm Länge. Anschl. kann unter entsprechenden Manipulationen nach wiederholten Versuchen der ideale Nageleintritt mit dem entsprechenden Führungsdraht BV-kontrolliert markiert werden. Präparation des Nageleintritts mittels Fräse. Einführen des Nagels BV-kontrolliert, Vorschieben bis zur gewünschten Höhe, hierbei unproblematische Auffädelung der distalen Fragmente. Stichinzision knapp unter der ersten Inzision, stumpfes Spreizen bis auf den Knochen, in üblicher Weise Setzen des ersten proximalen Bolzens. Bei BV-Kontrolle zeigt sich, dass der Nagel höher getreten ist, jetzt die Kalotte überragt. Nochmals Lösung, Vorschieben des Nagels unter leichter Rotation nach dorsal (um einen festen Sitz des neuerlichen Bolzens zu erreichen), erneute Platzierung des ersten Bolzens in üblicher Weise. BV-Kontrolle, gute Implantatlage bei Dehiszenz der Fraktur im Hauptfrakturspalt. Setzen zweier weiterer proximaler Bolzen in üblicher Weise. Demontage des Zielbügels. ***Auch inspektorisch liegt der Nagel sicher subchondral.***

Zuwenden zum Schaft und laterale Hautlängsinzision über der zentralen Frakturzone. Überwiegend stumpf spreizende Präparation bis auf den Knochen. Schonend und kontrolliert Präparation des Cerclagelagers mit dem Raspatorium um den Humerus herum. Der N. radialis befindet sich digital kontrolliert nicht direkt im Zugangsbereich. Mit Dechamp, digital wiederholt kontrolliert, wird der 1er Cerclagedraht um den Humerus geführt, dann angezogen und gekürzt. Die vormalige Frakturdehiszenz wird aufgehoben, nun sehr guter Kontakt der Fragmente. Nun werden auch die beiden distalen Bolzen über eine ca. 4 cm lange Hautinzision nach anschl. stumpf spreizender Präparation bis auf den Knochen in üblicher Weise BV-kontrolliert eingebracht. BV-Abschluss, regelrechte Reposition. Die beiden distalen Bolzen müssen nach BV-Kontrolle im axialen Bild gegen kürzere getauscht werden. Nun sehr gute Implantatlage. Alle Schrauben haben exzellent im Knochen gezogen.

Ausgiebige Spülung aller Zugänge (800 ml). Kontrolle auf Bluttrockenheit. 10er Redon proximal. Naht der Rotatorenmanschette mit 2-0 Vicryl. Schichtweiser Wundschluss aller Zugänge. Hautklammernaht. Steriler Verband. Öffnen der Drainage bei regelhaftem Sog.

Procedere: Mobilisation schmerzorientiert aktiv und passiv erlaubt (s. separates Nachbehandlungsschema), nicht gegen Widerstand. ME nur bei auf das Material zurückführbaren Beschwerden. Analgesie und Thromboseprophylaxe nach Maßgabe der Stationsärzte. Röntgen nach Entfernung der Redon nach 48 h sowie nach 2 u. 6 Wochen. Klammern nach 14 Tagen entfernen.

Dr. med. H. Siekmann (Komm. Direktor)

9.1.15 Kapitale/subkapitale Humerusfraktur – Deltasplit-Zugang und Prothese

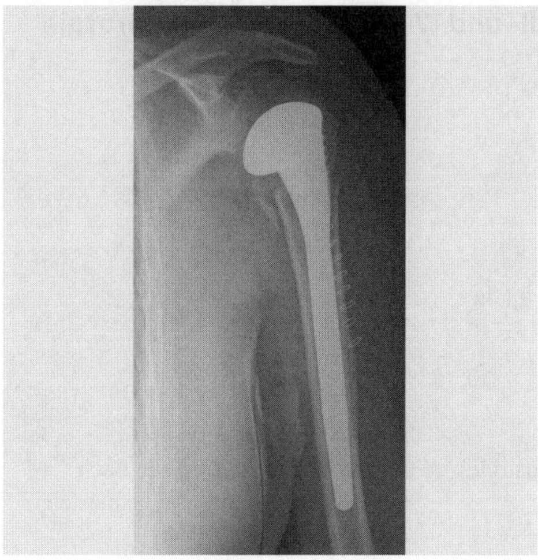

OP-Bericht, Klinik für Unfall- und Wiederherstellungschirurgie

Pat.-Nr.: 112135558
Aktuelle Klinik: Unfallchirurgie
Pat.-Name: Kilo, Stefan

Fall-Nr.: A2098399/2010
Station: B.3-1
Geb.-Dat.: 07.08.1930
Geschlecht/Alter: m, 80 J.

OP-Datum: 05.11.2010
OP-Dauer (Schnitt/Naht): 12.15 – 13.49
Saal: B 3

Personal:
1. Operateur: Dr. K. Schendel
2. Operateur: OA Dr. R. Neef
Assistent: B. Ballauf (PJ)

Anästhesist: Fr. C. Rippenstiel-Beyerlein
Anästhesieschw./-pfl.: C. Senftenberg
OP-Schwester/-pfl.: B. Seifert
OP-Springer: D. Rameloh

Vorgeschichte/Indikation: Dementer Patient, im Pflegeheim auf dem Boden liegend aufgefunden worden. Keine Anverwandten bekannt. Klinisch und radiologisch Nachweis der u.g. Fraktur. Bei nicht reponibler Luxation des Kopffragments besteht die Indikation zur notfallmäßigen Operation ohne Bemühung des Gerichtes.

Diagnose: Geschlossene, grob dislozierte kapitale und subkapitale Humerusluxationsfraktur links (Neer VI).

Operation: Implantation einer nicht zementierten Humeruskopfprothese links (Typ Habermeyer, Fa. Arthrex, 12er Schaft, 48/17er Kopf, zentral), lokale Drainage.

Vorgehen: Ungestörte ITN. i.v.-Gabe von Clindamycin bei bekannter Cephalosporinallergie. Beach-chair-Lagerung unter entsprechender Sicherung und Polsterung. Arm links frei beweglich. BV-Kontrolle, unter Zug gute Darstellbarkeit der Schulter. Mit sterilem Stift Markierung von lokaler Anatomie und gewähltem Zugang. Wiederholte Hautdesinfektion, übliches steriles Abdecken.

Axialer Hautschnitt, am vorderen Akromioneck beginnend. Typischer Deltasplit-Zugang unter schichtweiser Präparation, hierbei stumpfes Aufspreizen des Deltamuskels im Bereich einer Fettfaszie. Sukzessive Blutstillung. Präparation bis auf den lateralen Kopfbereich unter entspr. Darstellung der lokalen Anatomie. Hierbei Hämatomentlastung. Primär finden sich nur die frakturierten Tubercula sowie das proximale Schaftende. Der frakturnah liegende N. axillaris kann identifiziert werden, wird bis zum Abschluss der Operation geschont. Leichtes Anheben der Tuberkulafragmente, digitale Detektierung des luxierten Kopffragmentes, dann Bergung mittels Kocherklemme. Das Kopffragment hatte keinerlei Weichgewebekontakt, somit Bestätigung der Indikation zur Prothesenimplantation. Gewinnung von Spongiosa aus dem Kopffragment. Reinigung der Pfanne digital sowie mittels Spülung von weiteren kleinen Fragmenten. Eröffnung des Schaftes mit der Raspel und unkomplizierte Präparation bis zur Größe 12, diese wird belassen. Vorlegen dreier 6er Ethibond-Fäden sowie eines »fibrewires« durch die Tubercula. Aufsatz des Probekopfes (48 mm) nach Abgleich mit dem Kopffragment. Reposition, klinisch und dann auch radiologisch guter Sitz der Probeprothese. Die Tubercula lassen sich mit exzellentem Kontakt über den Prothesenkopf ziehen. Nun erfolgt unkompliziert der Wechsel auf die tatsächlichen Implantate gleicher Größe. Erneute Reposition nach ausgiebiger Pfannenspülung. BV-Kontrolle, keine Nachjustierung notwendig. Anziehen der Fixationsschraube. Die Tubercula werden in üblicher Technik mit den schon vorgelegten o.g. Fadenmaterialien an der Prothese sicher fixiert, legen sich gut an und zeigen anschl. schon guten Kontakt zum Schaft. Dieser wird mit der gewonnenen Spongiosa noch verbreitert. Diese wird mittels Stößel lokal kompaktiert. BV-Dokumentation, guter Implantatsitz, sicherer Kontakt der Tubercula zum Schaftfragment.

Ausgiebige Spülung des Zugangs (1.000 ml). Kontrolle des N. axillaris. Abschlusskontrolle auf Bluttrockenheit. 10er Redon lokal. Schichtweiser Wundschluss in üblicher Weise. Spannungsfreie Hautklammernaht. Steriler Verband. Öffnen der Drainage bei regelhaftem Sog.

Procedere: Analgesie und Thromboseprophylaxe nach Maßgabe der Stationsärzte. Entfernung der Redon und Röntgen nach 48 h sowie nach 2 u. 6 Wochen. Isometrie sofort, ansonsten nach hauseigenem Nachbehandlungsschema »Humeruskopfprothese«. Klammerentfernung nach 14 Tagen. Ambulante Weiterbehandlung durch niedergelassenen Unfallchirurgen o. Orthopäden.

Dr. med. K. Schendel (FA f. Ortho./UChir), Dr. med. R. Neef (FA f. Chir., Ortho. und spez. UChir.)

9.1.16 Humerusschaftfraktur – dorsale Plattenosteosynthese

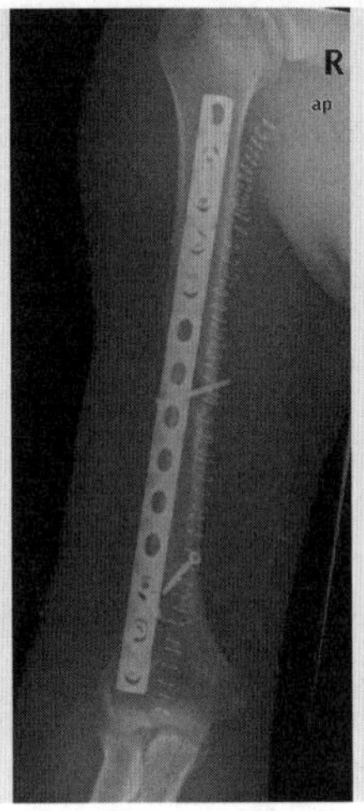

OP-Bericht, Klinik für Unfall- und Wiederherstellungschirurgie

Pat.-Nr.: 123779532
Aktuelle Klinik: Unfallchirurgie
Pat.-Name: Durst, Dieter

Fall-Nr.: A3000561/2010
Station: B.3-3
Geb.-Dat.: 01.02.1969
Geschlecht/Alter: m, 41 J.

OP-Datum: 03.04.2010
OP-Dauer (Schnitt/Naht): 22.15 – 23.58
Saal: B 3

Personal:
Operateur: Dr. H. Siekmann
Operateur: Dr. F. Scharf (Neurochirurgie)
1. Assistent: Dr. L. Irlenbusch
2. Assistent: V. van Grachten (PJ)

Anästhesist: Dr. Y. Habib
Anästhesieschw./-pfl.: B. Bach
OP-Schwester/-pfl.: M. Gabelstab
OP-Springer: B. Seifert

Vorgeschichte/Indikation: Der Patient hat beim privaten Boxsport einen Schlag auf den Oberarm bekommen und sich u.g. Verletzung zugezogen. Mit dem Ereignis sofortiges Auftreten einer Fallhand. Laut neurologischem Konsil kompletter Radialisausfall. Notfallindikation, nach angepasster Aufklärung des Patienten Verbringung in den Operationssaal.

Diagnose: Langstreckige geschlossene, dislozierte Humerusschaftspiralfraktur rechts (AO 12 C1) mit Läsion des N. radialis.

Operation: Offene Reposition, Osteosynthese mit schmaler 14-Loch-Titan-Großfragmentplatte, ***mikrochirurgische Naht des N. radialis (Lupenbrille).***

Vorgehen: Ileuseinleitung, dann ungestörte ITN. Cefuroxim 1,5 g i.v. Bauchlagerung, entsprechende Sicherung und Polsterung. Rechter Arm frei beweglich auf einem Armbänkchen, Ellenbogen 90° gebeugt. BV-Kontrolle bis zum Humeruskopf möglich. Wiederholte Hautdesinfektion, übliches steriles Abdecken.

Axialer Hautschnitt auf den distalen 2/3 des dorsalen Oberarms. Subkutanschnitt bis auf die Trizepsfaszie. Sukzessive Blutstillung. Faszienlängsspaltung. Nun, von distal beginnend schonende schrittweise und überwiegend stumpfe Längstrennung des M. triceps brachii unter wiederholter digitaler Suche nach dem N. radialis. Nach weiterer schonender Präparation kann dieser dann mit Beginn der Frakturzone schon unter den letzten Muskelfasern digital identifiziert werden. Weitere dezidierte Präparation mit Darstellung des Nerven, direkt in der Frakturregion querend. Der Nerv ist glatt ca. hälftig in der Kontinuität unterbrochen, zudem eingeblutet. Information von Dr. Scharf (Neurochirurgie) über den Befund. Nun weitere Präparation des Plattenlagers am dorsalen Schaft nach kranial, dann noch nach kaudal über den radialen Kondylus. Ausgiebige Spülung, nochmals Blutstillung. Im Anschluss wird zuerst das zusätzliche kraniale Spiralfragment an das kraniale Hauptfragment reponiert, mittels KFI-Zugschraube unkompliziert fixiert. In gleicher Weise Fixierung des kaudalen Spiral- am kaudalen Hauptfragment. Dann Reposition der Hauptfragmente, Retention mittels scharfer Repositionszange. Zuerst Wahl einer 12-Loch-Großfragmentplatte. Diese wird unter dem zwischenzeitlich angezügelten N. radialis auf dem Schaft hindurchgeschoben. Da sie noch zu kurz ist, folgt gleiches Procedere mit o.g. Platte. Diese lässt sich gut vage diagonal vom radialen Kondylus auf den Schaft platzieren, ist ausreichend lang und wird nicht durch die Repositionszange gestört. Nochmals Bergung der Platte und leichtes Anbiegen und Anwringen an die vorgegebene Anatomie. Plattenauflage, dann schrittweise Fixation mit bikortikalen Großfragmentschrauben, die in üblicher Weise eingebracht werden. Alle Schrauben haben im Knochen gut gezogen, die Hauptfragmente sind distal mit 3 und proximal mit 4 Schrauben besetzt, die zentralen Plattenlöcher über der Spirale sind frei. BV-Kontrolle, sicherer Kontakt der Fragmente. Eine proximal noch etwas zu lange Schraube wird durch eine 2 mm kürzere ersetzt. Ausgiebige Spülung.

Übergabe der Operation an Dr. Scharf (Neurochirurgie). Dieser frischt die partielle Nervenläsion unter Nutzung der Lupenbrille sehr sparsam an, ***anschl. faszikelweise spannungsfreie Adaptation mit 8-0er Prolene unter Nutzung der Lupenbrille*** (separater OP-Bericht der Neurochir. folgt).

Erneute Übernahme der Operation. Nochmals ausgiebige Spülung des Zugangs (700 ml). Kontrolle auf Bluttrockenheit. ***Mit Ende der Operation quert der Nerv die Platte in Höhe des 5. kranialen Plattenloches.*** 10er Redon lokal. Jeweils schichtweiser Wundschluss in üblicher Weise, hierbei nur lockere Muskeladaptation. Spannungsfreie Hautklammernaht. Steriler Verband. Öffnen der Drainage unter Auflösung des Sogs.

Procedere: Analgesie und Thromboseprophylaxe nach Maßgabe der Stationsärzte. Redonentfernung und Röntgen nach 48 h. Aktive und assistierte Mobilisation, Beugung im Ellenbogen limitiert bis 45° für 2 Wochen, dann langsame Steigerung erlaubt, forcierte Ellenbeugung meiden (Nervenspannung) Klammern ex. nach 12 Tagen. Radialisschiene. Engmaschige neurologische Mitbetreuung. ME nur bei sicher implantatinduzierten Beschwerden. Weiterbehandlung in unserer Ambulanzsprechstunde.

Dr. med. H. Siekmann (Komm. Direktor)

9.1.17 Humerusschaftfraktur – ventrale Plattenosteosynthese

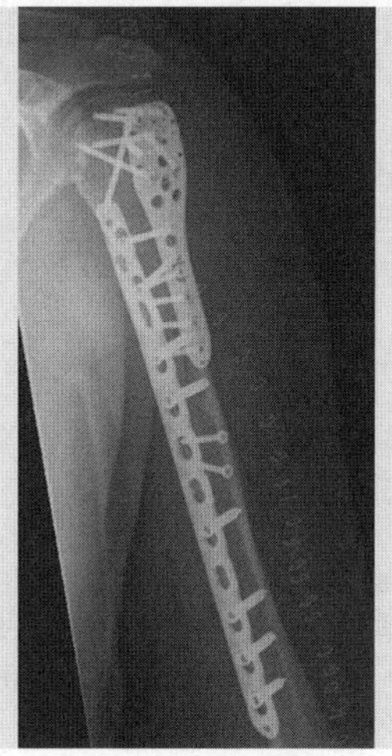

OP-Bericht, Klinik für Unfall- und Wiederherstellungschirurgie

Pat.-Nr.: 150000055
Aktuelle Klinik: Unfallchirurgie
Pat.-Name: Sauerbier, Karl-Heinz

Fall-Nr.: A1234567/2009
Station: B2-2
Geb.-Dat.: 30.01.1950
Geschlecht/Alter: m, 59 J.

OP-Datum: 11.11.2009
OP-Dauer (Schnitt/Naht): 14.57 – 16.37
Saal: B 6

Personal:
Operateur: Dr. H. Siekmann
1. Assistent: Ch. Nettlau
2. Assistent: P. Derst

Anästhesist: Fr. C. Rippenstiel-Beyerlein
Anästhesieschw./-pfl.: B. Senftenberg
OP-Schwester/-pfl.: D. Rameloh
OP-Springer: F. Fahrig

Vorgeschichte/Indikation: Stationäre Aufnahme des Pat. nach lateralem Anprall am Oberarm links. Nach Osteosynthese einer subkapitalen Humerusfraktur vor 3 Wochen Entscheid zur ventralen Plattenosteosynthese. Eine umfangreiche Risikoaufklärung zur Operation ist erfolgt, der Pat. hat in die Operation schriftl. eingewilligt

Diagnose: Geschlossene, dislozierte Humerusschaftspiralfraktur links (AO 12 B1) nach Plattenosteosynthese einer subkapitalen Humerusfraktur, Adipositas.

Operation: Offene Reposition, ventrale Osteosynthese mit interfragmentären Zugschrauben (KFI) und 14-Loch-Titan-Metaphysenplatte, lokale 10er Redondrainage.

Vorgehen: Ungestörte ITN. Rückenlagerung, Oberkörper leicht aufgerichtet, Pat. entsprechend gepolstert und gesichert. i.v.-Antibiose mit Cefuroxim 1,5 g. Linker Arm frei beweglich, gut unter BV einstellbar. Wiederholte Hautdesinfektion, übliches steriles Abdecken.

Digitale Kontrolle der lokalen Anatomie, dann axialer Hautschnitt leicht geschwungen vom Proc. coracoideus nach distal dem Sulcus deltoidepectoralis folgend. Der Schnitt endet ca. 7 cm über der Ellenbeuge. Längsspaltung der Subkutis unter Ligatur querender Venen sowie Koagulation kleiner Blutungen. Faszienlängsspaltung vom Sulkus nach distal lateral des langen Bizepsbauchs. V. cephalica und M. deltoideus werden nach lateral gehalten. Der M. biceps wird medialisiert, darunter kommt der M. brachialis zur Darstellung. Dieser wird nun an typischer Stelle im Faserverlauf längs gespalten. Hämatomentlastung (ca. 300 ml), Darstellung der Fraktur. Es bestätigt sich der radiologische Befund aus 2 Hauptfragmenten sowie einem zentralen Spiralfragment, sichtbar ist zudem eine Fissur nach distal. Vor Reposition wird noch der distale Ansatz des M. pectoralis partiell gelöst, um eine ungestörte ventrolaterale Plattenanlage zu ermöglichen und das gewünschte Plattenlager präpariert. Reposition, dann Retention der Fraktur mittels stumpfer Repositionszangen. In üblicher Weise werden, die Fraktur nahezu senkrecht querend, 2 KFI-Zugschrauben eingebracht. Unter Nutzung der Schablone wird die o.g. Platte zugebogen, dann angelegt. Hierbei kommt das flache Plattenende proximal zu liegen. Frakturnah wird jeweils proximal und distal neutral eine erste winkelstabile Schraube in üblicher Weise bikortikal eingebracht und angezogen. Hierunter weiter gute Stellung im Hauptfrakturspalt. Insgesamt wirkt der Knochen in seiner Festigkeit reduziert. Daher werden auch die weiteren Schrauben überwiegend winkelstabil gesetzt, mit dem Drehmomentschlüssel nachgezogen. Die zentralen Löcher bleiben unbesetzt. Proximal wird eine Schraube diagonal zwischen den Schrauben der oberen Platte hindurch direkt in den Humeruskopf platziert. Akzeptabler Zug aller Schrauben im Knochen. BV-Abschluss in beiden Ebenen, in allen Qualitäten anatomische Einrichtung der Fraktur, gute Implantatlage.

Ausgiebige Spülung (800 ml). Kontrolle auf Bluttrockenheit. 10er Redon lokal. Refixation des distalen Pectoralisansatzes. Lockere Adaptation des M. brachialis. Naht der Faszie mittels Einzelknopfnähten. s.c.-Naht. Hautklammernaht. Öffnen der Drainage bei regelhaftem Sog. Steriler Verband. Milde elastokompressive Wickel.

Procedere: Mobilisation schmerzorientiert frei, aktiv und assistiert. Keine Mobilisation oder Kraft gegen Widerstand. Röntgen nach Entfernung der Redoneinlage nach 48 h sowie nach 2 + 6 Wochen. Analgesie und Thromboseprophylaxe nach Maßgabe der Stationsärzte. ME nur bei sicher implantatbedingten Beschwerden. Hautklammern nach 12 Tagen entfernen.

Dr. med. H. Siekmann (Komm. Direktor)

9.1.18 Humerusschaftfraktur – retrograde Marknagelung

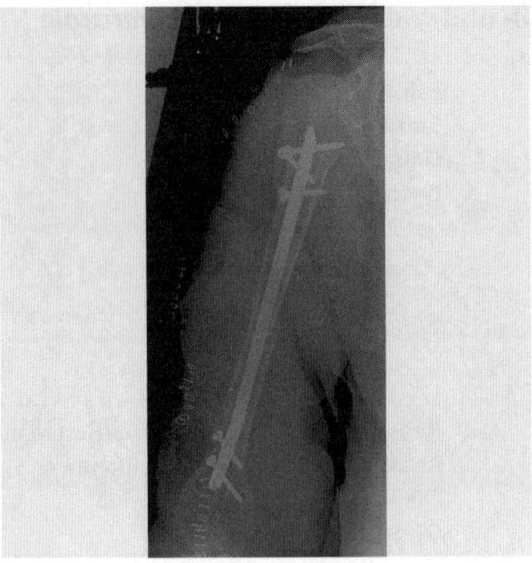

OP-Bericht, Klinik für Unfall- und Wiederherstellungschirurgie

Pat.-Nr.: 123779533
Aktuelle Klinik: Unfallchirurgie
Pat.-Name: Schluck, Sven

Fall-Nr.: A3000562/2010
Station: B.3-2
Geb.-Dat.: 27.08.1970
Geschlecht/Alter: m, 40 J.

OP-Datum: 03.04.2010
OP-Dauer (Schnitt/Naht): 21.57 – 22.55
Saal: B 3

Personal:
Operateur: C. Bauer
1. Assistent: Dr. H. Siekmann

Anästhesist: Dr. Y. Habib
Anästhesieschw./-pfl.: B. Bach
OP-Schwester/-pfl.: D. Rameloh
OP-Springer: B. Seifert

Vorgeschichte/Indikation: Der Patient ist am Morgen unter Alkoholeinfluss gestürzt, mit dem rechten Arm auf einen Bordstein geschlagen. Klinisch und radiologisch Nachweis der u.g. Verletzung mit Indikation zur retrograden Nagelung. Der Pat. hat nach Ausnüchterung in die Operation eingewilligt. Er wünscht die Operation auch nach Aufklärung konservativer Therapiemaßnahmen, da er Angst um seine Anstellung hat. 2005 wurde zudem eine subkapitale Humerusfraktur konservativ zur Ausheilung gebracht.

Diagnose: Geschlossene, dislozierte Humerusschaftschrägfraktur rechts (AO 12 A2) bei verheilter alter subkapitaler Humerusfraktur (2005).

Operation: Geschlossene Reposition, Osteosynthese mittels statischer Verriegelungsnagelung mit Kompression (Fa. Synthes, UHN, 6,7/260 mm, proximal 3fach u. distal 2fach verriegelt).

Vorgehen: Ungestörte ITN. Cefuroxim 1,5 g i.v. Bauchlagerung, entsprechende Sicherung und Polsterung. Rechter Arm frei beweglich auf einem Armbänkchen, Ellenbeugung 90°. BV-Kontrolle bis zum Humeruskopf möglich. Wiederholte Hautdesinfektion, übliches steriles Abdecken.

Hautlängsschnitt über der Fossa olecrani. Subkutis-, dann Faszienlängsspaltung. Weitere scharfe Präparation in die Fossa, sukzessive Blutstillung. Mittels Raspatorium Darstellung des üblichen Nageleintritts, der anschl. mittels 2,5er Bohrer an- und mittels 3,5er Bohrer nachpräpariert wird. Erweiterung des Eintrittspunktes mit dem Luer, dann Präparation mit dem üblichen Pfriem. Alle Schritte lassen sich unkompliziert durchführen. Nach BV-kontrollierter Festlegung der Nageldimension wird der Nagel langsam unter undulierender Rotation vorgeschoben. Hierbei etwas Widerstand, der unter moderatem Druck überwunden werden kann. Die Auffädelung des proximalen Fragmentes gelingt unkompliziert, der Nagel wird weiter vorgetrieben, bis er distal im Knochen einsinkt. BV-Kontrolle, gute Implantatlage, jedoch leichte Dehiszenz im Frakturspalt, die sich auch mit Druck auf den Ellenbogen nicht überwinden lässt. Hierauf zuerst in Freihandtechnik BV-kontrolliert über Stichinzisionen doppelte bikortikale Verriegelung des proximalen Nagels in üblicher Weise und unkompliziert. Anschl. Setzen des ersten distalen Bolzens noch über die erste Inzision. Sodann wird das Kompressionsprinzip des Nagels ausgenutzt, unter dem sich die sichere Adaptation der Fragmente in der BV-Kontrolle zeigt. Distal und proximal wird über je eine weitere Stichinzision die letzte Verriegelungsoption genutzt, bevor der Zielbügel demontiert wird. BV-Abschluss in beiden Ebenen, a.p. exakte Reposition, im seitl. Strahlengang Versatz um halbe Kortikalisbreite bei auch hier exzellentem Kontakt. Gute Implantatlage.

Ausgiebige Spülung der Zugänge (500 ml). Abschlusskontrolle auf Bluttrockenheit. Drainage nicht notwendig. Schichtweiser Wundschluss der distalen Inzision in üblicher Weise. Spannungsfreie Hautklammernähte. Steriler Verband.

Procedere: Analgesie und Thromboseprophylaxe nach Maßgabe der Stationsärzte. Röntgen nach 24 h und nach 2 + 6 Wochen. Freie aktive und assistierte Mobilisation der Gelenke. Klammern nach 12 Tagen entfernen. Weiterbehandlung durch niedergelassenen Chirurgen/Orthopäden möglich.

C. Bauer (Assistenzarzt)

9.1.19 Humerusschaftfraktur – Fixateur externe

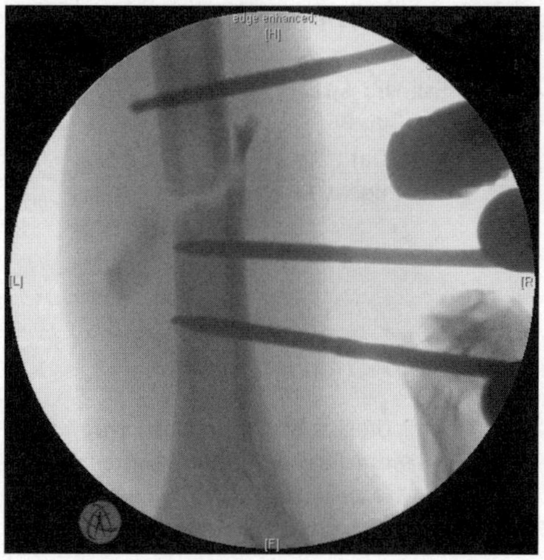

OP-Bericht, Klinik für Unfall- und Wiederherstellungschirurgie

Pat.-Nr.: 146557900
Aktuelle Klinik: Unfallchirurgie
Pat.-Name: Sabor, Gabor

Fall-Nr.: A3098765/2010
Station: Intensivstation 3
Geb.-Dat.: 30.01.1990
Geschlecht/Alter: m, 20 J.

OP-Datum: 11.11.2010
OP-Dauer (Schnitt/Naht): 16.57 – 17.30
Saal: B 6

Personal:
Operateur: A. Eisenkrämer
1. Assistent: Dr. H. Siekmann

Anästhesist: Dr. Y. Habib
Anästhesieschw./-pfl.: B. Senftenberg
OP-Schwester/-pfl.: D. Rameloh
OP-Springer: F. Fahrig

Vorgeschichte/Indikation: BG-lich stationäre Aufnahme des Pat. nach Kollision als Fahrer eines Motorrades mit einem LKW. Thorax- und Lungenkontusion. Der Pneumothorax rechts wurde in der Notaufnahme drainiert, Mittelgesichtsfrakturen, Becken-B-Verletzung rechts sowie die nachstehende Verletzung. Intubation am Unfallort, unklarer neurologischer Status am rechten Arm.

Diagnose: Zweitgradig offene, dislozierte Humerusschaftfraktur rechts (AO 12 B2).

Operation: Geschlossene Reposition, temporäre Osteosynthese mit Fix. externe, Wundversorgung nach Friedrich, lokale Drainage.

Vorgehen: Intubierter Patient. ***Cefuroxim 1,5g i.v. schon in der Notfallambulanz gegeben.*** Rückenlagerung, Oberkörper um 30° aufgerichtet. Entsprechende Polsterung. Rechter Arm frei beweglich. Wiederholte Hautdesinfektion, übliches steriles Abdecken.

Beginn mit spindelförmiger Exzision der ventralen Hautwunde (4 cm), Nekrektomie von avital imponierendem Fettgewebe, dann losem Fasziengewebe. Der Muskel scheint vital. Ausgiebige Spülung. Lokal 10er Redon. Subkutan- und Hautrückstichnaht.

Nun werden radialseitig über dem distalen Humerus zwei Stichinzisionen gesetzt. Mittels Schere stumpfes Spreizen bis auf den Knochen. Über die entsprechenden Trokare erfolgt im Anschluss das Anbohren, dann bikortikales Eindrehen der Schanzschen Schrauben weitestgehend parallel. Am proximalen Hauptfragment erfolgt die distale der bd. Hautinzisionen, ca. 4 cm lang längslaufend. Anschl. stumpfes Spreizen bis auf den Knochen ***unter schrittweisem Einsatz von Langenbeck-Haken zwecks Sicherung des N. radialis.*** Zwar kann der N. radialis nicht gesehen werden, er liegt jedoch sicher nicht direkt im Zugangsbereich. Nun auch hier über die Trokare Körnung der Kortikalis, dann Aufbohren, dann Einbringen einer Schanzschen Schraube. Die weiter proximale letzte Schraube wird wieder über eine übliche Stichinzision gesetzt. Alle Schanzschen Schrauben haben gut im Knochen gezogen. Montage der Längsträger und definitive Fixation nach orientierender Frakturreposition unter BV-Kontrolle.

Abschlussdesinfektion. Spannungsfreie Hautrückstichnähte mit Verkleinerung der etwas längeren Inzision an der 2. proximalen Schraube. Steriler Verband. Öffnen der Drainage bei regelhaftem Sog.

Procedere: In Absprache mit den Kollegen der Intensivstation Terminierung der definitiven Versorgungen von Becken und Oberarm. Tägliche Mobilisation der angrenzenden Extremitätengelenke durch die Physiotherapie. Röntgen in 24-48 h (je nach Redonentfernung). Engmaschige klinische und laborchemische Kontrollen der Entzündungssituation (offene Fraktur), zudem Antibiose fortsetzen.

A. Eisenkrämer (Assistenzärztin)

8.1.20 Distale Humerusfraktur – ulnare Plattenosteosynthese

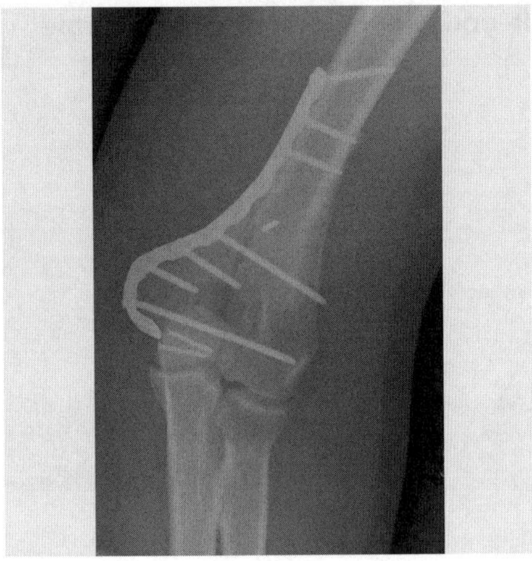

OP-Bericht, Klinik für Unfall- und Wiederherstellungschirurgie

Pat.-Nr.: 129999873
Aktuelle Klinik: Unfallchirurgie
Pat.-Name: Gallin, Svetlana

Fall-Nr.: A3131411/2010
Station: B3-2
Geb.-Dat.: 21.08.1990
Geschlecht/Alter: w, 20 J.

OP-Datum: 12.12.2010
OP-Dauer (Schnitt/Naht): 10.57 – 11.42 Uhr
Saal: B 4

Personal:
Operateur: OA Dr. L. Jansch
1. Assistent: Dr. L. Irlenbusch
2. Assistent: A. Eisenkrämer

Anästhesist: Fr. C. Rippenstiel-Beyerlein
Anästhesieschw./-pfl.: B. Senftenberg
OP-Schwester/-pfl.: D. Rameloh
OP-Springer: F. Fahrig

Vorgeschichte/Indikation: Die Pat. ist am Vortag im eigenen Haus auf einer Treppe gestolpert u. gestürzt, hat versucht den Sturz abzufangen. Hierbei wurde der linke Arm beim Sturz treppab (ca. 10 Stufen) verdreht. Bei Instabilität des EB besteht die Indikation zur Operation, in die die Pat. bei entspr. Risikoaufklärung eingewilligt hat.

Diagnose: Geschlossene, dislozierte Abscherfraktur des Epicondylus ulnaris humeri links (AO 13 A1).

Operation: Neurolyse des N. ulnaris, offene Reposition, Osteosynthese mittels 9-Loch-Titan-LCP und Minifragmentschrauben.

Vorgehen: Ungestörte Plexusanästhesie. Clindamycin 600 mg i.v. ***(bei bekannter Cephalosporinallergie)***. Rückenlage, entsprechende Polsterung. Linker Arm auf einem Armtisch frei ausgelagert. Wiederholte Hautdesinfektion, übliches steriles Abdecken.

Typischer ulnarer axialer, ca. 9 cm langer Hautschnitt vom palpablen distalen Epicondylus nach kranial. Schichtweise Präparation, sukzessive Blutstillung. Auf den digital spürbaren N. ulnaris im Sulkus zu wird nach ulnodorsal weiterpräpariert. Hier kommt der Nerv unkompliziert zur Darstellung, wird angezügelt und schonend nach kranial und kaudal auf Schnittlänge dargestellt. Nun partiell Lösung des Periostes bzw. des ligamentären Ansatzes bis die Frakturränder sicher dargestellt sind. Neben dem Hauptfragment liegen weitere kleine Fragmente vor. Vor Reposition des Kondylenhauptfragmentes werden die Kleinfragmente mit Minischrauben neutral fixiert. Anschl. kann das Epikondylenfragment anatomisch auf den distalen Humerus reponiert werden. Retention mittels K-Draht. Zubiegen der o.g. Platte, die der lokalen Anatomie exakt angepasst wird. Über den K-Draht wird die Platte an den Humerus geschoben. Schrittweiser bikortikaler Schraubenbesatz in üblicher Weise. BV-Kontrolle, eine Schraube kreuzt die Fossa olecrani, stört hier bei ***funktioneller Prüfung*** auch die Streckung. Wahl einer kürzeren Schraube, die anschl. das Eintauchen des Olecranons in die Fossa nicht mehr behindert, Ellenbogen klinisch voll streckbar. Nochmals BV-Kontrolle, anatomische Reposition, nun gute Implantatlage.

Ausgiebige Spülung (500 ml), Kontrolle auf Bluttrockenheit. Redon nicht notwendig. Bei funktioneller Kontrolle frei beweglicher EB, ***der N. ulnaris wird hierbei durch das Implantat nicht kompromittiert***. Refixation der partiellen Kolateralbandlösung mittels periostaler Naht. Weiterer schichtweiser Wundschluss. Hautrückstichnähte, steriler Verband. Elastokompressive Wickel.

Procedere: Übliche Wund- u. Laborkontrollen. Röntgen nach 24 h sowie nach 2 + 6 Wochen. Mobilisation bei übungsstabiler Osteosynthese frei, nicht gegen Widerstand. Analgesie und Thromboseprophylaxe nach Maßgabe der Stationsärzte. Ambulante Weiterbehandlung durch uns.

Dr. med. L. Jansch (FA f. Chirurgie, Orthopädie und spez. Unfallchirurgie)

9.1.21 Distale Humerusfraktur – radiale Plattenosteosynthese

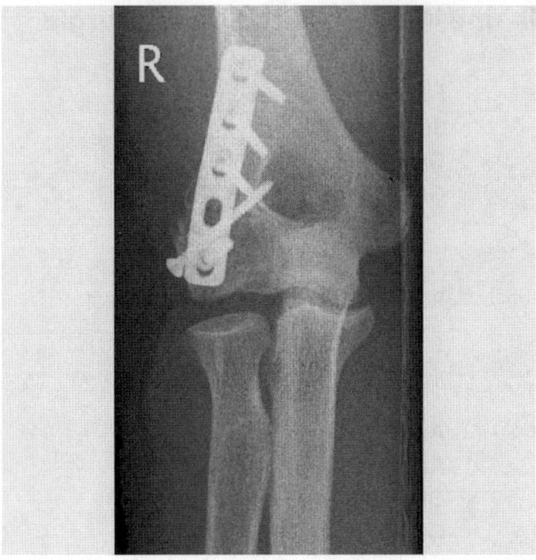

OP-Bericht, Klinik für Unfall- und Wiederherstellungschirurgie

Pat.-Nr.: 129996673
Aktuelle Klinik: Unfallchirurgie
Pat.-Name: Ose, Franz

Fall-Nr.: A3531429/2010
Station: B3-2
Geb.-Dat.: 21.08.1949
Geschlecht/Alter: m, 61 J.

OP-Datum: 22.09.2010
OP-Dauer (Schnitt/Naht): 11.51 – 12.59 Uhr
Saal: B 6

Personal:
Operateur: Dr. H. Siekmann
1. Assistent: Dr. K. Schendel
2. Assistent: D. Willkomm

Anästhesist: Fr. Dr. M. Bauer
Anästhesieschw./-pfl.: B. Senftenberg
OP-Schwester/-pfl.: X. Montez
OP-Springer: B. Seifert

Vorgeschichte/Indikation: Dem Pat. ist ein vorbeifahrender PKW mit dem Spiegel gegen den rechten Ellenbogen geschlagen. Nachweis der u.g. Fraktur, bei offener Situation Indikation zur zeitnahen Versorgung. In diese hat der Pat. nach entsprechender Risikoaufklärung eingewilligt. Letzte Mahlzeit vor 30 min. ***Der Primärverband des Notarztes wurde bei offener Weichteilsituation in der Ambulanz belassen, hier jedoch noch Beginn der i.v.-Antibiose.*** Bekannte C_2H_5OH-Anamnese.

Diagnose: Zweitgradig offene, dislozierte Fraktur des Condylus radialis humeri rechts (AO 13 B1), Osteoporose.

Operation: Wundversorgung nach Friedrich, offene Reposition und Osteosynthese mit Zugschraube, 5-Loch-Titan-LCP und Minifragmentinstrumentarium (Leibinger), lokale Drainage.

Vorgehen: Unkomplizierte ITN. Cefuroxim i.v. schon in der NFA gegeben. Rückenlagerung, rechter Arm frei auf einem mobilen Armtisch ausgelagert. Entsprechende Polsterung. ***Abnahme des noch primär durch Notarzt fixierten sterilen Verbandes. Es besteht eine dorsal zentral längs liegende, makroskopisch nicht verschmutzte 2 cm lange Wunde, sichtbare Trizepssehnenfasern.*** BV-Kontrolle, gute Darstellbarkeit der knöchernen Strukturen. Dreifache Hautdesinfektion, übliche sterile Abdeckung.

Beginn mit der Revision der dorsal liegenden Wunde. Spindelförmige Hautexzision, Resektion gequetschter Subkutisanteile. Die Trizepssehne zeigt wenige rupturierte Fasern, die reseziert werden, nun gute Weichteilsituation. Ausgiebige Spülung. Spannungsfreie Subkutis- und Hautnaht.

Zuwenden radial, Hautschnitt leicht gebogen axial vom Condylus radialis nach kranial auf ca. 7 cm Länge. Schichtweise Präparation, sukzessive Blutstillung. Radiale Faszienanteile des M. triceps brachii werden gelöst, nach dorsal gehalten. Nach Erreichen des Kondylus werden die kranial einstrahlenden Muskelfasern vom distalen Humerus schonend gelöst. Hierbei Darstellung des in sich nochmals fragmentierten Kondylus. Weitere Präparation des Plattenlagers. Reposition der beiden Kondylusfragmente und Retention mittels Repozange. Fixation mit einer von dorsal eingebrachten Minifragmentschraube. Nun weitestmögliche Reposition des Kondylus, wobei aufgrund kleinster Zwischenfragmenten regelhafte Referenzen fehlen. K-Draht-Fixation. Zubiegen einer 5-Loch-LCP mit Entscheid zur dorsalen Auflage, da hierdurch die beiden Hauptfragmente nochmals gemeinsam an die Platte gezogen werden können. Zuerst proximale Plattenfixation mittels einer KFI-Kortikalisschraube in üblicher Weise. Bei guter Anlage der Platte werden distal beginnend weitere 3 Schrauben gesetzt. Entfernung des K-Drahtes. BV-Kontrolle, Wechsel der distalen Schraube, da diese gerade über die chondrale Gelenkfläche hinausragt. Abschließend kann noch von radial eine weitere Schraube, gerade die Fossa erreichend und das größere kondyläre Fragment zusätzlich fassend, eingebracht werden. BV-Abschluss, gute Reposition, gute Implantatlage. Klinisch wird die komplett erhaltene Streckbarkeit nicht gestört.

Ausgiebige Spülung (500 ml), Kontrolle auf Bluttrockenheit. 10er Redon lokal. Soweit notwendig Refixation der partiell gelösten Muskulatur periostal. Weiterer schichtweiser Wundschluss. Spannungsfreie Hautrückstichnähte, steriler Verband. Elastokompressive Wickel.

Procedere: Übliche Wund-/Laborkontrollen. Röntgen nach 48 h nach Redonentfernung und nach 2 + 6 Wochen. Mobilisation bei übungsstabiler Osteosynthese frei, nicht gegen Widerstand. ***Orale Antibiose für 5 Tage fortsetzen.*** Analgesie u. Thromboseprophylaxe nach Maßgabe der Stationsärzte.

Dr. med. H. Siekmann (Komm. Direktor)

9.1.22 Distale Humerusfraktur – bilaterale Plattenosteosynthese

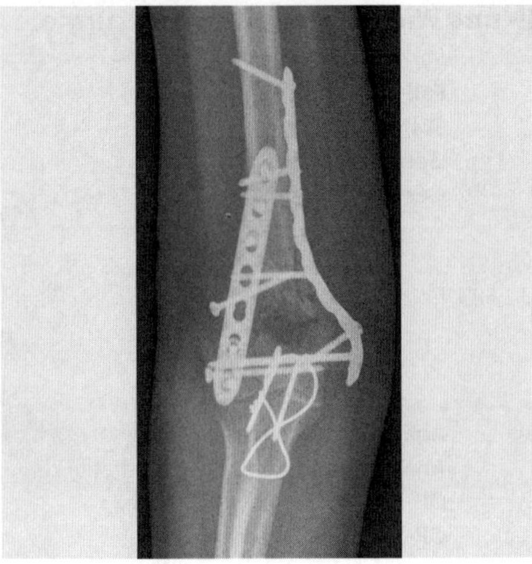

OP-Bericht, Klinik für Unfall- und Wiederherstellungschirurgie

Pat.-Nr.: 223879572
Aktuelle Klinik: Unfallchirurgie
Pat.-Name: Prell, Kevin Marcel

Fall-Nr.: A3960561/2010
Station: B3-1
Geb.-Dat.: 27.08.1986
Geschlecht/Alter: m, 24 J.

OP-Datum:23.8.2010
OP-Dauer (Schnitt/Naht): 00.57 – 03.11 Uhr
Saal: B 2

Personal:
1. Operateur: Dr. H. Siekmann
2. Operateur: C. Bauer
Assistent: Dr. M. Schulz

Anästhesist: Dr. Y. Habib
Anästhesieschw./-pfl.: B. Bach
OP-Schwester/-pfl.: D. Rameloh
OP-Springer: B. Seifert

Vorgeschichte/Indikation: Dem Pat. wurde bei tätlichen Auseinandersetzungen von Rechten und Linken mit einem Metallrohr gegen den distalen rechten Oberarm geschlagen. Aufgrund der umfangreichen Frakturierung und der starken Schmerzen besteht die Indikation zur direkten operativen Versorgung. Taubheit im Ausbreitungsgebiet des N. ulnaris. Der Pat. hat in die OP nach entspr. Aufklärung eingewilligt. Eine Nickelallergie besteht nicht.

Diagnose: Geschlossene, grob dislozierte distale Humerusmehrfragmentfraktur rechts (AO 13 C3) mit Läsion des N. ulnaris.

Operation: Darstellung N. ulnaris, Olekranonosteotomie ***(Chevron)***; offene Reposition, Osteosynthese mittels bilateraler KFI-Titan-LCP (7- und 9-Loch) + Zugschrauben, Zuggurtungsosteosynthese des Olecranon.

Vorgehen: Ungestörte ITN. Cefuroxim 1,5 g i. v. Bauchlagerung, entsprechende Sicherung und Polsterung. Rechter Arm frei beweglich auf einem Armbänkchen, Ellenbogen 90° gebeugt. BV-Kontrolle, gute Darstellbarkeit. Wiederholte Hautdesinfektion, übliches steriles Abdecken.

Hautlängsschnitt über dem distalen Humerus, radiale Umschneidung der Olekranonspitze. Präparation bis auf die Faszie, dann bilaterales Vorgehen an den lateralen Kanten des M. triceps brachii entlang. Sukzessive Blutstillung. Beginn radial mit Lösung der hier am Kondylus einstrahlenden Trizepsfasern, darunter schon der distale Humerus. Hämatomentlastung. Mit dem Raspatorium Lösen der Muskulatur nach kranial von der radialen Humeruskante, dorsal ist dies stumpf schonend digital möglich. Die Fraktur reicht bis deutlich metaphysär.

Zuwenden ulnarseitig. Ebenso Lösung von Trizepsfasern vom distalen Humerus. Vorsichtige überwiegend stumpf spreizende Präparation auf den im Sulcus ulnaris tastbaren N. ulnaris zu. Anschlingen desselben und weitere schonende Präparation nach kranial u. distal. Eine Kontinuitätsunterbrechung besteht nicht, ein kleines spitzes Fragment ist jedoch in den Nerven eingedrungen, hier ist der Nerv und das Perineurium deutlich unterblutet, ödematös geschwollen. Bergung des Fragmentes.

Telefonische Rücksprache mit Dr. Scharf (Neurochir.): keine Intervention notwendig.

Weitere Präparation am ulnaren Schaft mittels Raspatorium, Vorbereitung des Plattenlagers. Sukzessive Blutstillung. Trotz wiederholter Versuche gelingt eine akzeptable Einrichtung der Fraktur nicht, da sich die zentrale humerale Gelenkfläche nicht adäquat einrichten lässt. Entscheid zur Osteotomie des Olecranon nach Chevron. Verlängerung des Hautschnitts auf dem dorsalen proximalen Ulnaschaft. Die rupturierte Bursa olecrani wird reseziert. Bilateral schichtweise Präparation auf das Olecranon zu. Sukzessive Blutstillung. Markierung der V-Osteotomie mit dem Elektrokauter, anschl. Setzen der ***V-förmigen Osteotomie (Chevron),*** die zentral aufeinander zuläuft. Die letzten Millimeter wird das Osteotom bilateral eingesetzt. Über eine Naht wird das Olecranon (feucht eingewickelt) nach kranial auf dem rückseitigen Oberarm fixiert. Nun gute Sicht auf die Fraktur, insgesamt 3 Gelenkflächenfragmente, zusätzlich radial und ulnar ein größeres Zwischenfragment. Diese bd. Fragmente werden zuerst reponiert, radial mittels K-Draht, ulnarseitig mittels Zugschraube fixiert. Im Anschluss gelingt nun auch die schrittweise Reposition der Gelenkfragmente, die dann mit K-Drähten fixiert werden. Der anatomisch stehende Gelenkblock wird von radial mit einer KFI-Neutralisationsschraube verblockt, dies gelingt ohne Probleme. ***Der Gelenkblock steht stufenlos.*** Mit der Schablone werden die bd. genannten Platten zugebogen. Radiodorsale Auflage der 7-Loch-Platte. Diese adressiert zusätzlich das radiale Zwischenfragment, reicht deutlich auf den radialen Kondylus. Fixation mit zwei KFI-Schrauben kranial und kaudal, guter Zug der Schrauben. Die ulnare Platte passt sich den lokalen Verhältnissen nach leichter Biegungskorrektur ebenfalls gut an, wird kranial u. kaudal mit je einer KFI-Schraube fixiert. ***Sie überragt in gewünschter Weise nach kranial das Ende der radialen Platte (Minimierung des Stressmomentes).*** BV-Kontrolle, gute Implantatlage, angenähert anatomische Reposition. Nun weiterer Plattenbesatz mit teils winkelstabilen KFI-Schrauben unter Beachtung der Fossa, schaftseits bikortikal, gelenkseits teils monokortikal und bis subchondral reichend. Alle Schrauben ziehen exzellent im Knochen. Entfernung der K-Drähte. BV-Kontrolle, weiterhin gute Implantatlage, gute Reposition.

Zuwenden zum Olecranon. Reposition des Olecranons, das sich unkompliziert in der V-Osteotomie einstellt. Einbohrung zweier paralleler 1,5er K-Drähte bikortikal und knapp subchondral. Über eine quere Bohrung durch die proximale Ulna an typischer Stelle wird nun der 1,25er Cerclagedraht geführt anschl. achtertourförmig um die K-Drähte gelegt. Vorlagen zweier Zwirbel. Nun leichter Rückzug und schräge Kürzung der K-Drähte. Umbiegung um 180°, Vortreiben und Einschlagen mit den spitzen gebogenen Enden in üblicher Weise. Nun werden noch die beiden Zwirbel schrittweise unter symmetrischem Spannungsaufbau angezogen, hierunter sichere Kompression der Osteotomie. BV-Abschluss, gute Lage der Implantate, gute Repositionen. Funktionelle Kontrolle ohne Einschränkungen in Ex./ Flex. und Rotation. ***Der N. ulnaris wird nicht durch Metall irritiert, liegt spannungsfrei*** in der Fossa.

Ausgiebige Spülung des langstreckigen Zugangs (1.000 ml). Abschlusskontrolle auf Bluttrockenheit. 2-mal 10er Redon lokal. Schichtweiser Wundschluss der Wunde in üblicher Weise. Spannungsfreie Hautklammernähte. Steriler Verband. Öffnen der Drainagen bei regelhaftem Sog.

Procedere: Analgesie und Thromboseprophylaxe nach Maßgabe der Stationsärzte. Redon ex. und Röntgen nach 48 h sowie 2 + 6 Wochen. Aktive und assistierte Mobilisation. Klammern nach 12 bis 14 Tagen entfernen. Weiterbehandlung durch niedergelassenen Unfallchirurgen. Postoperativ neurologische Verlaufskontrollen.

Dr. med. H. Siekmann (Komm. Direktor)

9.1.23 Distale Humerusfraktur – Fixateur externe

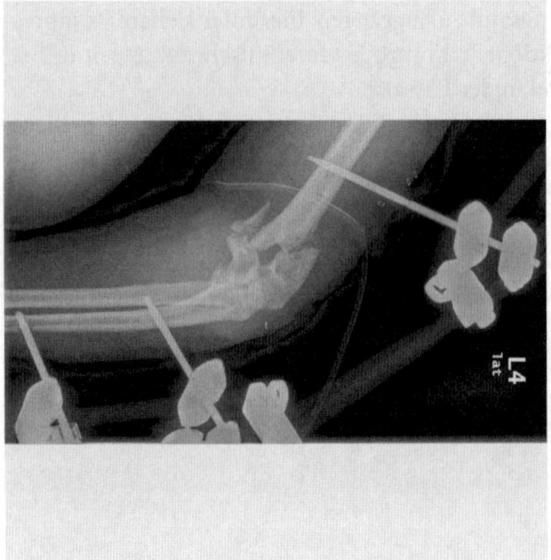

OP-Bericht, Klinik für Unfall- und Wiederherstellungschirurgie

Pat.-Nr.: 120099873
Aktuelle Klinik: Unfallchirurgie
Pat.-Name: Rosenkranz, Pepe

Fall-Nr.: A2231411/2010
Station: Intensivstation 2
Geb.-Dat.: 30.04.1990
Geschlecht/Alter: m, 20 J.

OP-Datum: 12.12.2010
OP-Dauer (Schnitt/Naht): 20.57 – 21.30 Uhr
Saal: B 6

Personal:
Operateur: Fr. A. Eisenkrämer
1. Assistent: Dr. H. Siekmann

Anästhesist: Dr. Y. Habib
Anästhesieschw./-pfl.: B.Bach
OP-Schwester/-pfl.: M. Gabelstab
OP-Springer: F. Fahrig

Vorgeschichte/Indikation: Der Pat. wurde auf dem Heimweg von der Arbeit bei Überquerung einer Kreuzung von einem PKW-Fahrer mit hoher Geschwindigkeit angefahren und auf den Fußweg geschleudert. Pat. primär bewusstlos. Nach Intubation Transport zu uns. In der NFA Anlage einer Thoraxdrainage und einer Beckenzwinge. Zu letztgenannter Verletzung siehe den folgenden OP-Bericht.

Diagnosen: Polytrauma mit
1. Lungenkontusion, Rippenserienfraktur und Hämatopneumothorax rechts,
2. SHT II° mit beginnendem Hirnödem,
3. Geschlossene Becken-C-Verletzung rechts,
4. Grob verschmutzte 3° offene, dislozierte distale Humerustrümmerfraktur (AO 13 C3).

Operation: Umfangreiche Fotodokumentation, situative Reposition, Wundversorgung nach Friedrich, temporäre Transfixation des Ellenbogens mittels Fixateur externe.

Vorgehen: Situatives Vorgehen auf der Intensivstation, Transport in den OP bei instabilem Patienten nicht angezeigt. Cefuroxim 1,5 g i.v. schon in der Notfallambulanz gegeben. Rückenlagerung, Oberkörper im Bett etwas aufgerichtet. Rechter Arm frei beweglich. Primär erfolgt mit Ringerlösung und steriler Bürste die mechanische Reinigung der ca. 5x7 cm großen dorsalen Ablederung.

Der lokalen Situation angepasste folgt im Anschluss die wiederholte Hautdesinfektion und das übliche sterile Abdecken. Mit einem sterilen Wickel wird der Arm am Handgelenk am Bettgalgen aufgehängt. Hierunter ist die Wundregion nun gut sichtbar. Nun dezidierte Nekrektomie unter weiterer Bergung von Fremdkörpern (Steinchen) sowie einzelner loser Knochenfragmente. Die Trizepssehne liegt langstreckig frei. Ulnarseitig ist zwischen Knochentrümmern das kraniale Ende des N. ulnaris zu identifizieren, distal ist hingegen kein Stumpf sichtbar, es muss sicher eine Defektstrecke von 3 bis 4 cm bestehen. Nach der Nekrektomie wird die Wunde intensiv gespült. Die knöchernen Strukturen lassen sich komplett mit Muskel- und Sehnengewebe decken. Zuschneiden von Syspurderm in Orientierung an den lokalen Gegebenheiten, Fixation mittels Klammern.

Zuwenden zur Ulna von lateral. Setzen zweier paralleler Stichinzisionen, stumpf spreizende Präparation bis auf den Knochen, Setzen zweier Schanzscher Schrauben in üblicher Weise über die entsprechenden Trokare ***Diese werden fernab einer notwendigen späteren Chevron-Osteotmie gewählt***.

Zuwenden zum Humerus. In Schaftmitte wird hier lateral eine ca. 4 cm lange Inzision gesetzt, stumpf spreizend unter Einsatz von Langenbeck-Haken bis auf den Humerus präpariert. ***Der N. radialis liegt sicher nicht im Zugang,*** anschl. wird unter weiterer Hakenabsicherung über die entspr. Trokare die erste Schanzsche Schraube (AO-Fixateur) gesetzt. Im Anschluss noch Platzierung einer weiteren Schanzschen Schraube distal der ersten über eine separate Stichinzision. Alle Schrauben ziehen exzellent im Knochen. Stabile triangelförmige Längsträgermontage unter Zug am Oberarm. Hautrückstichnaht am distalen Humeruspin. Steriler Verband.

Procedere: In Absprache mit den Kollegen der Intensivstation Terminierung der definitiven Versorgungen. Röntgen auf der ITS. Konsil plastische Chirurgie. Antibiose fortsetzen. Revision in 48 h.

A. Eisenkrämer (Assistenzärztin)

9.1.24 Capitulum-humeri-Fraktur – dorsale Platten- und Schraubenosteosynthese

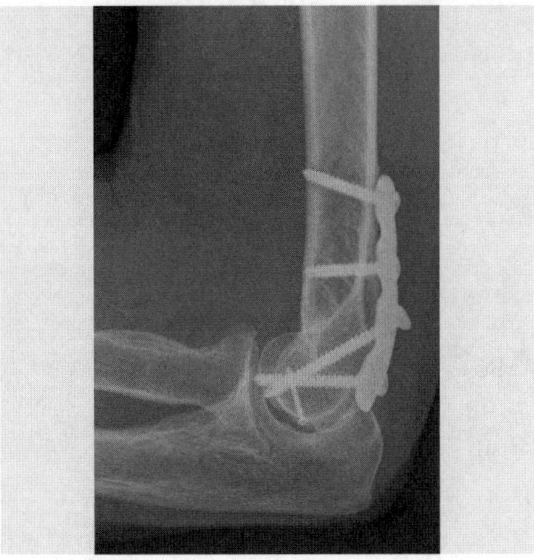

OP-Bericht, Klinik für Unfall- und Wiederherstellungschirurgie

Pat.-Nr.: 129996673
Aktuelle Klinik: Unfallchirurgie
Pat.-Name: Doberschütz, Maik

Fall-Nr.: A3531429/2010
Station: B3-2
Geb.-Dat.: 22.08.1969
Geschlecht/Alter: m, 41 J.

OP-Datum: 12.09.2010
OP-Dauer (Schnitt/Naht): 14.41 – 15.59 Uhr
Saal: B 6

Personal:
Operateur: Dr. L. Irlenbusch
1. Assistent: OA Dr. L. Jansch
2. Assistent: C. Bauer

Anästhesist: Fr. Dr. M. Bauer
Anästhesieschw./-pfl.: B. Senftenberg
OP-Schwester/-pfl.: X. Montez
OP-Springer: B. Seifert

Vorgeschichte/Indikation: Pat. hat einen Sturz beim privaten Squashspiel mit dem gestreckten rechten Arm abgefangen. Klinisch und radiologisch Nachweis der nachstehenden Verletzung, Indikation zur Operation. Der Pat. hat in das operative Vorgehen nach entspr. Risikoaufklärung eingewilligt.

Diagnose: Geschlossene, dislozierte Fraktur des Capitulum humeri rechts (AO 13 B3).

Operation: Offene Reposition, Osteosynthese mit 4-Loch-KFI-Titan-Platte und Minifragmentinstrumentarium, lokale Drainage.

Vorgehen: Unkomplizierte ITN. Cefuroxim 1,5 g i.v. Rückenlagerung, rechter Arm frei auf einem mobilen Armtisch ausgelagert. Entsprechende Polsterung. BV-Kontrolle, gute Darstellbarkeit der knöchernen Strukturen. Wiederholte Hautdesinfektion, übliche sterile Abdeckung.

Axialer, leicht gebogener Hautschnitt vom Condylus radialis nach kranial auf ca. 6 cm Länge. Schichtweise Präparation, sukzessive Blutstillung. Axiale Faszienspaltung. Nach Erreichen des Kondylus wird der Zugang schichtweise noch etwas nach distal gerade bis an das Radiusköpfchen heran verlängert. Zuerst Arthrotomie unter Entlastung eines frischen Hämatoms mit Fettaugen, hierbei wird das Lig. anulare durchtrennt. Die Fraktur ist nun gut sichtbar, neben dem Hauptfragment bestehen radial 2 erbsengroße Schalenfragmente, diese noch mit Weichteilanhang. Die Fraktursituation lässt eine dorsale Plattenauflage sinnvoll erscheinen, da die Größe des Hauptfragmentes nur die Platzierung zweier Schrauben im Kapitulumfragment zulässt. Scharfe Lösung von Fasereinstrahlungen des M. triceps vom laterodorsalen Kondylus sowie Präparation des Plattenlagers auf dem dorsalen radialen Kondylus mittels Raspatorium. Eine KFI-4-Loch-Platte wird dem dorsalen Kondylus angepasst. Nun Reposition des Kapitulums und Retention mit der scharfen Repositionszange. Auflage der Platte und in üblicher Weise Besatz der Platte auf das Kapitulum zu mit einer ersten KFI-Schraube. Hierbei rutscht das Fragment ab. Schraubenlösung. Zuwendung zu den beiden lateralen Kleinfragmenten, Reposition zwecks Bildung eines radialen Widerlagers für das Kapitulumfragment. Fixation der Fragmente mit je einer sicher im Knochen anziehenden Minifragmentschraube. Nun wird das Kapitulum erneut reponiert, mit Zange retiniert. Nochmals dorsale Plattenauflage und Einbringen einer ersten Schraube auf das Capitulum zu. Gute Fixation der Schraube im Knochen, die Schraube endet subchondral. Anschl. werden noch 2 weitere Schrauben gesetzt, eine erneut auf das Kapitulum zu. Dieses ist anschl. gut fixiert, die bd. distalen Schrauben enden subchondral, die proximale liegt bikortikal. BV-Abschluss, gute Reposition, gute Implantatlage.

Ausgiebige Spülung (500 ml), Kontrolle auf Bluttrockenheit. 10er Redon i.a. Dezidierte Naht des Lig. anulare mit Vicryl 2-0. Weiterer schichtweiser Wundschluss. Spannungsfreie Hautrückstichnähte, steriler Verband. Öffnen der Drainage bei regelhaftem Sog. Elastokompressive Wickel.

Procedere: Übliche Wund-/Laborkontrollen. Röntgen nach 48 h nach Redonentfernung sowie nach 2 + 6 Wochen. Mobilisation bei übungsstabiler Osteosynthese frei, nicht gegen Widerstand. Analgesie u. Thromboseprophylaxe nach Maßgabe der Stationsärzte. Ambulant weiter bei niedergelassenem Unfallchirurgen.

Dr. L. Irlenbusch (FA f. Unfallchirurgie u. Orthopädie)

9.2 Radius und Ulna

H. Siekmann, L. Jansch

9.2.1 Radiusköpfchenfraktur – Schraubenosteosynthese

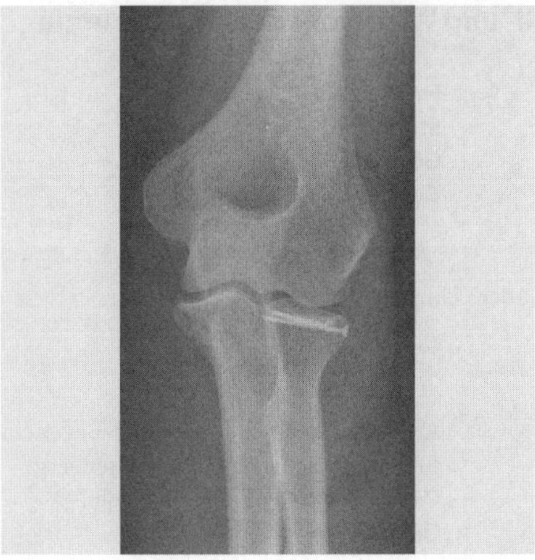

OP-Bericht, Klinik für Unfall- und Wiederherstellungschirurgie

Pat.-Nr.: 200946318
Aktuelle Klinik: Unfallchirurgie
Pat.-Name: Janz, Jan

Fall-Nr.: B9337198/2010
Station: B3-3
Geb.-Dat.: 29.03.1985
Geschlecht/Alter: m, 25 J.

OP-Datum: 22.07.2010
OP-Dauer (Schnitt/Naht): 10.51 – 11.39 Uhr
Saal: B 5

Personal:
Operateur: Dr. K. Schendel
1. Assistent: Dr. H. Siekmann
2. Assistent: V. van Grachten (PJ)

Anästhesist: Fr. Dr. M. Bauer
Anästhesieschw./-pfl.: B. Senftenberg
OP-Schwester/-pfl.: X. Montez
OP-Springer: B. Seifert

Vorgeschichte/Indikation: Bei einer privaten Radfahrt ist der Pat. in Straßenbahnschienen weggerutscht und gestürzt. Beim Versuch, den Sturz abzufangen hat sich der Pat. den rechten Arm axial gestaucht, sich hierbei die nachstehende Verletzung beigebracht. Nach Risikoaufklärung erfolgt nun am Folgetag die operative Stabilisierung.

Diagnose: Geschlossene, dislozierte Radiusköpfchenmeißelfraktur rechts (Mason II)

Operation: Offene Reposition, Osteosynthese mittels zweier Neutralisationsschrauben (Leibinger-System Größe M), lokale Drainage

Vorgehen: Ungestörte Armplexusanästhesie. Cefuroxim 1,5 g i.v. Rückenlagerung, rechter Arm frei auf einem mobilen Armtisch ausgelagert. Entsprechende Polsterung. Wiederholte Hautdesinfektion, übliches steriles Abdecken. Sterile Blutsperre und -leere bei 250 mmHg.

Typischer geschwungener dorsolateraler Hautschnitt von ca. 7 cm Länge. Subkutan scharfe Präparation bis auf die Faszie. Scharfe Präparation zw. den Extensoren ventral und dem M. anconeus dorsal. Dezidierte Blutstillung. Gelenkeröffnung mit Durchtrennung des Lig. anulare über dem dorsalen Radiusköpfchen. Hierbei Hämatomentlastung. Ausgiebige Spülung. Lösung des eingehakten Abschlagfragmentes mit dem Elevatorium. Nun definitive Sichtung der Fraktursituation. Es bestätigt sich eine Fraktur Typ Mason II, wobei das Abschlagfragment zusätzlich eine zentrale Fissur zeigt, der Knorpel deutl. unterblutet ist. Bei guter Knochenqualität ist eine Refixation gerechtfertigt und scheint aufgrund der Fragmentgröße auch mit zwei Schrauben möglich. Reinigung der Frakturflächen, dann Reposition und Retention mittels scharfer Repositionszange. Diese gelingt makroskopisch nahezu stufenlos. In üblicher Weise werden nun zwei 20-mm-Leibingerschrauben aus Richtung des Abschlagfragmentes eingebracht, wobei beide Teile neben der zusätzlichen Fissur gut gefasst werden. Die Schrauben ziehen exzellent in den Knochen, werden jeweils bis subchondral vorgeschraubt. Auch unter Rotation sichere Fixation, kein spürbarer Überstand der Schraubengewinde auf der Gegenseite, kein Reiben beim Durchbewegen. Der BV-Abschluss bestätigt die nahezu stufenlose Reposition und die regelhafte Materiallage in beiden Ebenen. Öffnen der Blutsperre.

Ausgiebige Spülung (500 ml), Kontrolle auf Bluttrockenheit. 10er Redon lokal. Nun schichtweiser Wundschluss, hierbei dezidierte Naht des Lig. anulare mit 4-0er PDS. Invertierende Subkutannaht, Hautrückstichnähte., steriler Verband. Elastokompressive Wickel. Öffnen der Drainage bei regelhaftem Sog.

Procedere: Übliche Wund-/Laborkontrollen. Röntgen nach 48 h nach Entfernung der Redon sowie nach 2 + 6 Wochen. Mobilisation bei übungsstabiler Osteosynthese frei, nicht gegen Widerstand. Analgesie u. Thromboseprophylaxe nach Maßgabe der Stationsärzte. Ambulante Weiterbehandlung bei niedergelassenem Kollegen möglich.

Dr. K. Schendel (FA f. Orthopädie u. Unfallchirurgie)

9.2.2 Radiushalsfraktur – retrograde Markraumschienung (Prevot)

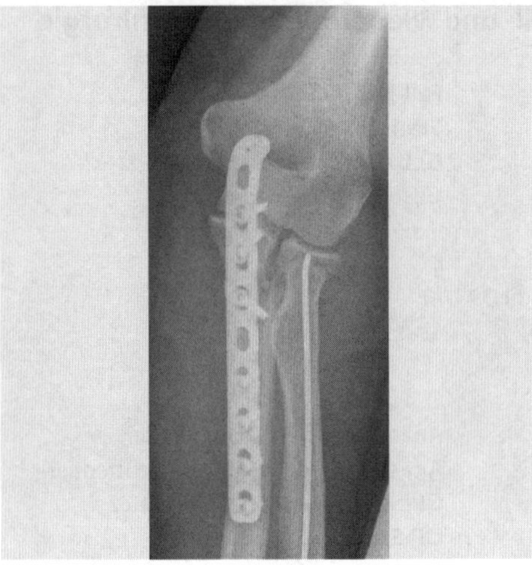

OP-Bericht, Klinik für Unfall- und Wiederherstellungschirurgie

Pat.-Nr.:169835310
Aktuelle Klinik: Unfallchirurgie
Pat.-Name: Druck, Daisy

Fall-Nr.: B0000943/2010
Station: B3-2
Geb.-Dat.: 21.04.1975
Geschlecht/Alter: w, 35 J.

OP-Datum: 20.09.2010
OP-Dauer (Schnitt/Naht): 10.12 – 10.32 Uhr
Saal: B 1

Personal:
Operateur: OA Dr. R. Neef
1. Assistent: C. Bauer

Anästhesist: Fr. C. Rippenstiel-Beyerlein
Anästhesieschw./-pfl.: B. Senftenberg
OP-Schwester/-pfl.: D. Rameloh
OP-Springer: F. Fahrig

Vorgeschichte/Indikation: Die Patientin ist privat beim Schlittschuhlauf in der Eishalle gestürzt, hat den Sturz mit den gestreckten Armen aufgefangen. Hierbei zog sie sich eine nicht dislozierte Meißelfraktur am linken Radiusköpfchen (Mason I) sowie eine deutl. abgekippte Radiushalsfraktur am rechten Radius (Mason II) zu. Diese wird nach entsprechender Risikoaufklärung und Einwilligung der Patientin nun in u.g. Weise operativ versorgt.

Diagnose: Geschlossene, dislozierte Radiushalsfraktur rechts (Mason II).

Operation: Geschlossene Reposition, retrograde Osteosynthese mittels zweier Prevot-Nägel (2x1,5 mm).

Vorgehen: Ungestörte Armplexusanästhesie. Cefuroxim 1,5 g i.v. Rückenlagerung, rechter Arm frei auf einem mobilen Armtisch ausgelagert. Entsprechende Polsterung. Wiederholte Hautdesinfektion, übliches steriles Abdecken.

Nun unter BV-Kontrolle bei entsprechend rotiertem Arm durch Druck von radial Aufrichtung der Fraktur. Dies gelingt geschlossen schon relativ gut, wobei die Fraktur bei Nachlassen des digitalen Drucks wieder deutlicher abkippt. Die Indikation zur Operation ist bestätigt.

Ca. 4 cm langer axialer Hautschnitt über dem Proc. styloideus radii. Vorsichtige subkutane Präparation, hierbei unkomplizierte ***Darstellung des R. superficialis N. radialis im Zugangsbereich***. Dieser wird unter einem Langenbeck-Haken schonend lateralisiert. Stumpf spreizende Präparation bis knapp kranial des Proc. styloideus. Hier wird in üblicher Weise der Nageleintritt mit dem Pfriem auf den Schaft zu präpariert. Wahl eines 1,5-mm-Prevot-Nagels, dessen Kurvatur etwas abgeflacht wird. Nun unkompliziertes Ein- und Vorschieben im Radiusschaft. Unter BV wird die Fraktur aufgerichtet und das Ende des Nagels an gewünschter Position, die Reposition stützend mit seinem Ende im Radiusköpfchen platziert. Bei ausreichend weitem Markraum kann ein weiterer Nagel gleichen Kalibers in ähnlicher Form vorgetrieben und im Köpfchen an anderer Stelle die Fraktur stützend platziert werden. Die Aufrichtung gelingt nicht anatomisch, eine geringe Abkippung von knapp 5° verbleibt, rechtfertigt aber nicht ein zusätzliches offenes Vorgehen. Die Drähte enden subchondral, sitzen sicher bei guter Knochenqualität. Kürzung der Nägel distal knapp über der Kortikalis. BV-Abschluss einschl. funktioneller Überprüfung. Gute Aufrichtung der Fraktur (s.o.), sichere Implantatlage, bei funktioneller Prüfung stabile Situation.

Ausgiebige Spülung (300 ml), Kontrolle auf Bluttrockenheit. Nun schichtweiser Wundverschluss. Hierbei keine Irritation von Sehnen und Nerv durch die Nagelenden. Invertierende Subkutannaht, Hautrückstichnähte, steriler Verband. Elastokompressive Wickel.

Procedere: Übliche Wund-/Laborkontrollen. Röntgen nach 24 h sowie nach 1 + 6 Wochen. Mobilisation bei übungsstabiler Osteosynthese frei, nicht gegen Widerstand, forcierte Beugung meiden. Analgesie u. Thromboseprophylaxe nach Maßgabe der Stationsärzte. Ambulante Weiterbehandlung bei niedergelassenem Unfallchirurgen. Materialentfernung nach 3 bis 4 Monaten.

Dr. med. R. Neef (FA f. Chirurgie, Orthopädie u. spez. Unfallchirurgie)

9.2.3 Radiusköpfchentrümmerfraktur – Resektion und Prothese

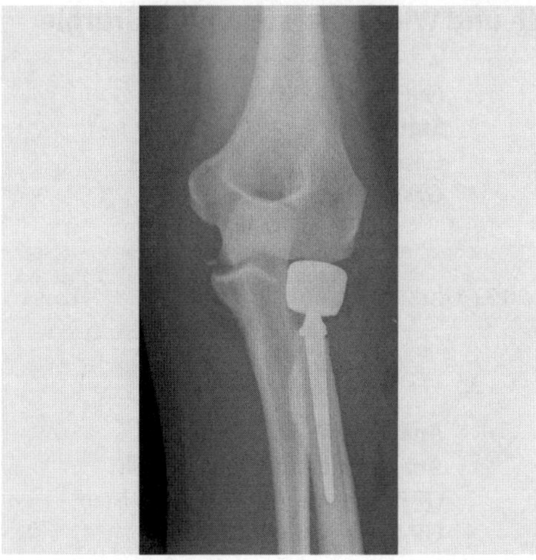

OP-Bericht, Klinik für Unfall- und Wiederherstellungschirurgie

Pat.-Nr.: 200787767
Aktuelle Klinik: Unfallchirurgie
Pat.-Name: von Engelbrecht, Eberhardt Gernot

Fall-Nr.: A0100233/2010
Station: B3-1
Geb.-Dat.: 19.11.1955
Geschlecht/Alter: m, 54 J.

OP-Datum: 01.01.2010
OP-Dauer (Schnitt/Naht): 11.11 – 12.22 Uhr
Saal: B 5

Personal:
Operateur: Dr. H. Siekmann
1. Assistent: P. Derst
2. Assistent: C. Nettlau

Anästhesist: Fr. Dr. M. Bauer
Anästhesieschw./-pfl.: B. Senftenberg
OP-Schwester/-pfl.: M. Gabelstab
OP-Springer: B. Seifert

Vorgeschichte/Indikation: Der Pat. ist bei der Neujahrsfuchsjagd vom Pferd gestürzt. Hat sich hierbei u.g. Verletzung zugezogen. Eine eingehende Aufklärung über die OP-Notwendigkeit, mögliche Änderungen der Operation bis zur Radiusköpfchenresektion bzw. Zweiteingriffe ist erfolgt. Der Pat. hat schriftlich eingewilligt.

Diagnose: Geschlossene, dislozierte Radiusköpfchenmehrfragmentfraktur links (Mason III), ulnare Kollateralbandruptur

Operation: Radiusköpfchenresektion, Implantation einer zementierten bipolaren Radiuskopfprothese (Typ Judet, 19 mm, 6,5er Schaft), lokale Drainage

Vorgehen: Ungestörte Armplexusanästhesie. Cefuroxim 1,5 g i.v. Rückenlagerung, linker Arm frei auf einem mobilen Armtisch ausgelagert. Entsprechende Polsterung. Wiederholte Hautdesinfektion, übliches steriles Abdecken. Sterile Blutsperre und -leere bei 250 mmHg. BV-Kontrolle und Funktionsprüfung, zusätzliche ulnarseitige Instabilität, Prothese angezeigt.

Typischer geschwungener dorsolateraler Hautschnitt von ca. 7 cm Länge. Subkutan scharfe Präparation bis auf die Faszie. Scharfe Präparation auf bzw. zwischen den Extensoren ventral und dem M. anconeus dorsal. Dezidierte Blutstillung. Gelenkeröffnung mit Durchtrennung des Lig. anulare über dem dorsalen Radiusköpfchen. Hierbei schon Austreten von Fragmenten und Hämatomentlastung. Ausgiebige Spülung mit Bergung weiterer Fragmente, die teils tief in die ventrale Muskulatur gesprengt sind. Eine Rekonstruktion ist nicht möglich, die Indikation zur Prothesenimplantation gegeben. In Orientierung an der Prothese erfolgt mit oszillierender Säge die Nachresektion des Radiushalses, hier ist nach Kontrolle mit der Probeprothese zweimalig die Nachresektion notwendig. Anschl. Einbringen des 6,5er Probeschaftes mit 19er Probekopf. Unkomplizierte Reposition, guter Prothesensitz, gute lokale Spannung. Stabilitätskontrolle, diese ist nun auch ulnar ausreichend. Entfernung der Probeimplantate, Einführung des Zementes nach üblicher Zurichtung und Nachschieben des definitiven Schaftes in üblicher Weise und in gewünschter Platzierung. Entfernung von Zementresten, Zementaushärtung. Aufsatz des definitiven Kopfes, unkomplizierte Reposition. BV-Kontrolle, guter Prothesensitz, nur wenig Zement sichtbar, keine verbliebenen Fragmentreste, funktionell Gelenk stabil. Beim Durchbewegen keine Reibung. Öffnen der Blutsperre.

Ausgiebige Spülung (500 ml), Kontrolle auf Bluttrockenheit. 10er Redon lokal. Nun schichtweiser Wundschluss, hierbei dezidierte Naht des Lig. anulare mit 4-0er PDS. Invertierende Subkutannaht, Hautklammernähte., steriler Verband. Elastokompressive Wickel. Öffnen der Drainage bei regelhaftem Sog.

Procedere: Übliche Wund-/Laborkontrollen. Röntgen nach 48 h nach Entfernung der Redon sowie nach 2 + 6 Wochen. Mobilisation bei übungsstabiler Situation frei, nicht gegen Widerstand. Klammern nach 12 Tagen entfernen. Analgesie u. Thromboseprophylaxe nach Maßgabe der Stationsärzte. Ambulante Weiterbehandlung in unserer unfallchirurgischen Sprechstunde.

Dr. H. med. Siekmann (Komm. Direktor)

9.2.4 Olekranonfraktur – Zuggurtung

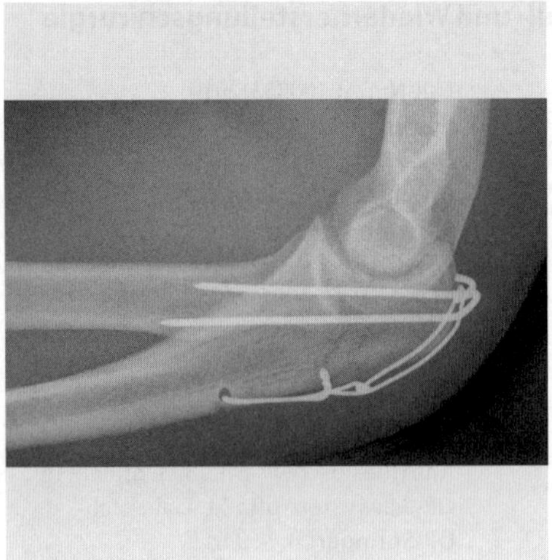

OP-Bericht, Klinik für Unfall- und Wiederherstellungschirurgie

Pat.-Nr.: 224961094
Aktuelle Klinik: Unfallchirurgie
Pat.-Name: Kranon, Ole

Fall-Nr.: A0008363/2010
Station: B3-3
Geb.-Dat.: 07.12.80
Geschlecht/Alter: m, 30 J.

OP-Datum: 19.08.2010
OP-Dauer (Schnitt/Naht): 19.36 – 20.31 Uhr
Saal: B 6

Personal:
Operateur: P. Derst
1. Assistent: Dr. H. Siekmann

Anästhesist: Dr. Y. Habib
Anästhesieschw./-pfl.: B.Bach
OP-Schwester/-pfl.: M. Gabelstab
OP-Springer: F. Fahrig

Vorgeschichte/Indikation: Privater Sturz auf einem Kleingartengelände, Anprall direkt am rechten Ellenbogen. Klinisch und radiologisch Nachweis der u.g. Fraktur mit der Indikation zur Operation. Die OP-Einwilligung liegt nach Aufklärung der operationstypischen Risiken vor. Allergien werden auf Nachfrage verneint.

Diagnose: Geschlossene, dislozierte Olekranonabrißfraktur rechts (Schatzker B)

Operation: Bursaresektion, offene Frakturreposition, Osteosynthese mittels Zuggurtung, lokale Drainage

Vorgehen: Ungestörter Armplexus, Cefuroxim 1,5 g i.v. Rückenlagerung, entsprechende Polsterung. Wiederholte Hautdesinfektion, übliches steriles Abdecken. Der rechte Arm wird im Ellenbogen 90°gewinkelt auf einer von links kommenden Beinschale gelagert, hier mittels Tuchklemme fixiert.

Typischer ca. 8 cm langer axialer Hautschnitt vom Olecranon bis über den proximalen Ulnaschaft, hierbei radiales Umschneiden der Olekranonspitze. Die eingeblutete, rupturierte Bursa olecrani wird reseziert. Weitere schichtweise Präparation auf Olekranon und prox. Ulnaschaft zu, sukzessive Blutstillung. Die Fraktur stellt sich entsprechend der Röntgendiagnostik dar. Reinigung des Frakturspaltes mit scharfem Löffel, ausgiebige Spülung. Das zentrale Gelenkflächendeprimat wird mittels Elevatorium angehoben, ein kleines loses laterales Fragment wird zwecks Unterfütterung unter das Deprimat geschoben, um eine Dislokation bei weiterer Reposition der Hauptfragmente zu verhindern. Frakturnahes Setzen eines Bohrloches am Ulnaschaftfragment als Widerlager für die Repositionszange. Reposition der Hauptfragmente, Retention mittels Repositionszange. BV-Kontrolle, anatomische Reposition. Mit den üblichen Instrumentarien werden nun zwei bikortikale, gelenkflächennah subchondral laufende parallele 1,5er K-Drähte platziert. Setzen des queren Bohrlochs durch die Ulna für den Zuggurtungsdraht. Dieser (1,25 mm) wird achtertourig um die K-Drähte und durch das Bohrloch gezogen, in üblicher Weise bilateral locker angezogen. BV-Kontrolle, hierbei zeigt sich die knapp subkortikale Lage des queren Bohrlochs. Entscheid zur Korrektur. Lösung Zuggurtungsdrahtes. Erneutes Setzen eines queren Bohrlochs, achtertourförmig wird erneut ein 1,25er Draht gelegt und locker bilateral angezogen. BV-Kontrolle, nun gute Lage. Ca. 1 cm Rückzug der K-Drähte, schräges Kürzen, dann Umbiegen um 180°. Vortreiben der Drähte unter Versenken des gebogenen Endes in der Kortikalis. Hierbei wird der 1,25er Draht von den K-Drahtbögen gut umfasst. BV-Kontrolle, die K-Drahtspitzen passieren jeweils die Gegenkortikalis. Weiteres bilaterales Anziehen der beiden Zwirbel unter guter Kompression der Fraktur. BV-Abschluss, anatomische Reposition, exakte Implantatlage. Ausgiebige Spülung (500 ml). Kontrolle auf Bluttrockenheit. 10er Redon. Schichtweiser Wundschluss. Hautrückstichnähte. Steriler Verband. Elastische Wickel. Öffnen der Drainage bei regelhaftem Sog.

Procedere: Röntgen nach 48 h nach Entfernung der Drainage sowie nach 2 + 6 Wochen. Mobilisation frei unter Schmerzorientierung. Ambulante Weiterbehandlung durch einen niedergelassenen Unfallchirurgen. Fadenzug nach 12–14 Tagen. ME nach ca. 12 bis 18 Monaten (Chrom-Nickel-Implantat). Analgesie und Thromboseprophylaxe nach Maßgabe der Stationsärzte.

P. Derst (Assistenzarzt)

9.2.5 Olekranonfraktur – Plattenosteosynthese

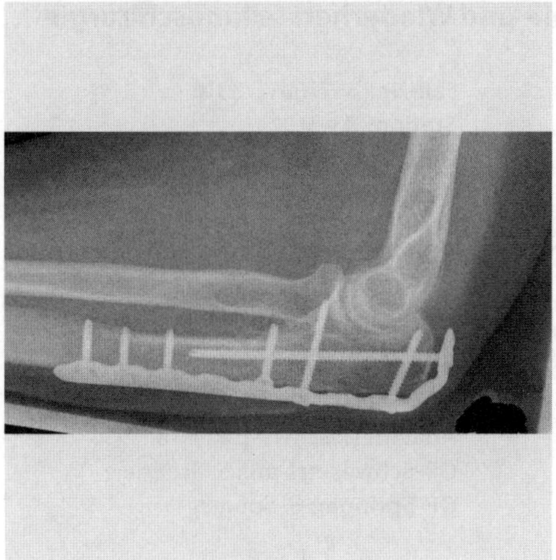

OP-Bericht, Klinik für Unfall- und Wiederherstellungschirurgie

Pat.-Nr.: 224961093
Aktuelle Klinik: Unfallchirurgie
Pat.-Name: von Hahn, Frank

Fall-Nr.: A0108364/2010
Station: B3-2
Geb.-Dat.: 01.12.1970
Geschlecht/Alter: m, 39 J.

OP-Datum: 31.03.2010
OP-Dauer (Schnitt/Naht): 20.27 – 22.00 Uhr
Saal: B 5

Personal:
1. Operateur: C. Bauer
2. Operateur: OA Dr. L. Jansch

Anästhesist: Dr. Y. Habib
Anästhesieschw./-pfl.: B.Bach
OP-Schwester/-pfl.: X. Montez
OP-Springer: F. Fahrig

Vorgeschichte/Indikation: Privater Sturz auf dem Wohngelände, Anprall direkt am linken Ellenbogen. Klinisch und radiologisch Nachweis der u.g. Fraktur mit der Indikation zur Operation. Lokale Schürfung, daher zeitnahe Operation. Die OP-Einwilligung liegt nach Aufklärung der operationstypischen Risiken vor.

Diagnose: Geschlossene, dislozierte Olekranonmehrfragmentfraktur links mit lokaler Schürfung bei Monteggiafraktur.

Operation: Bursaresektion, offene Frakturreposition, Osteosynthese mit schmaler KFI-LCP-10-Loch-Platte und interfragmentärer Zugschraube, lokale Drainage.

Vorgehen: Ungestörte ITN, ***Sobelin 600 mg i.v. (Cephalosporinallergie).*** Rückenlagerung, entsprechende Polsterung. Wiederholte Hautdesinfektion, übliches steriles Abdecken. Der linke Arm wird im Ellenbogen 90°gewinkelt auf einer von rechts kommenden Beinschale gelagert, hier mittels Tuchklemme fixiert.

Typischer ca. 12 cm langer axialer Hautschnitt vom Olecranon über den proximalen Ulnaschaft, hierbei radiale Umschneidung der Olekranonspitze. Die eingeblutete, rupturierte Bursa olecrani wird reseziert. Schichtweise Präparation auf das Olecranon und den prox. Ulnaschaft zu, sukzessive Blutstillung. Darstellung der Fraktur, die sich entsprechend der präoperativen Röntgendiagnostik mehrfragmentär darstellt. Nun auch sichtbar multiple kleinere lose Fragmente. Hier werden die Fragmente ohne Weichgewebekontakt entfernt. Reinigung der Frakturspalte mit scharfem Löffel, ausgiebige Spülung. Das zentrale Fragment wird nun auf das Schaftfragment reponiert, mit Repositionszange retiniert. Es folgt der Versuch der Fixation mit einer KFI-Zugschraube. Letztendlich gelingt diese Fixation erst im dritten Versuch. Die noch vorhandenen bilateralen kleinen Fragmente werden vorerst belassen, nun das Olekranonfragment auf die bd. zuvor miteinander fixierten Teile reponiert. Die Retention gestaltet sich schwierig, die Zange rutscht ständig ab bzw. liegt der späteren Platte im Weg. Hierauf wird die Retention mittels eines axial eingebrachten K-Drahtes unterstützt, gelingt nun bei nur geringer Frakturdehiszenz akzeptabel. Für die spätere Plattenlage wird noch der Trizepssehnenansatz gekerbt. Wahl der o.g. Platte, ***die zw. 1. u. 2. sowie 2. u. 3. Loch jeweils 45° gebogen wird***, dann der Anatomie am Ulnaschaft angewrungen wird. Nach noch notwendigen Korrekturen legt sie sich dem Knochen exakt an, wird mit dem ersten Loch über den K-Draht gefädelt. Erster exzentrischer Lochbesatz bikortikal am Schaft, die Platte wird gut aufs Olecranon gezogen. Wechsel des K-Drahtes auf eine 80 mm lange axiale Schraube im Ulnaverlauf. Diese presst die Platte jetzt nochmals gut auf den Knochen, führt zudem auf diesem Weg zu einer Frakturkompression. BV-Kontrolle, gute Reposition, gute Plattenlage. Weiterer Besatz mit KFI-Schrauben in typischer Weise, am Schaft bikortikal, gelenkflächennah bis subchondral. BV-Abschluss, anatomische Reposition der Ulnafraktur, Reposition des Radiusköpfchens, exakte Implantatlage, stabile Gelenkführung. Ausgiebige Spülung (500 ml). Kontrolle auf Bluttrockenheit, keine Drainage notwendig. Schichtweiser Wundschluss. Hautrückstichnähte. Steriler Verband. Milde elastokompressive Wickel. Öffnen der Drainage bei regelhaftem Sog.

Procedere: Röntgen nach 48 h sowie nach 2 + 6 Wochen. Mobilisation frei unter Schmerzorientierung. Ambulante Weiterbehandlung in unserer unfallchir. Sprechstunde. Fäden nach 12 Tagen postoperativ entfernen. ME nach ca. 12 bis 18 Monaten möglich. Analgesie und Thromboseprophylaxe nach Maßgabe der Stationsärzte.

C. Bauer (Assistenzarzt), Dr. med. L. Jansch (FA f. Chirurgie, Orthopädie u. spez. Unfallchirurgie)

9.2.6 Monteggia like-lesion – bilaterale Versorgung über Boyd-Zugang

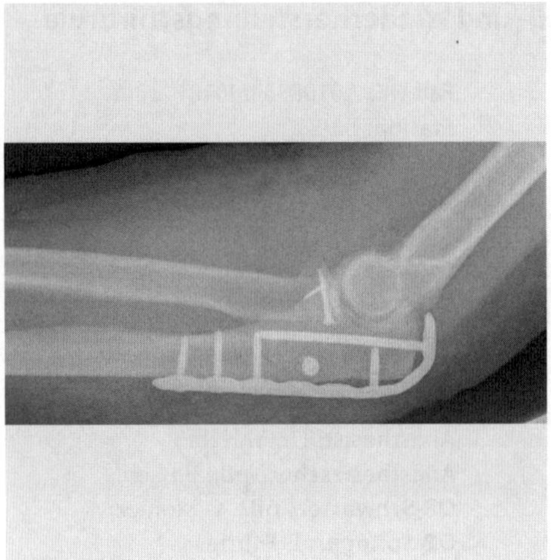

OP-Bericht, Klinik für Unfall- und Wiederherstellungschirurgie

Pat.-Nr.: 098000723
Aktuelle Klinik: Unfallchirurgie
Pat.-Name: Panther, Paul

Fall-Nr.: B3776015/2010
Station: B3-3
Geb.-Dat.: 12.09.63
Geschlecht/Alter: m, 47 J.

OP-Datum: 17.01.2011
OP-Dauer (Schnitt/Naht): 11.04 – 13.02 Uhr
Saal: B 5

Personal:
Operateur: Dr. K. Schendel
1. Assistent: Dr. H. Siekmann
2. Assistent: P. Derst

Anästhesist: Dr. Y. Habib
Anästhesieschw./-pfl.: B. Bach
OP-Schwester/-pfl.: S. Sauerteig
OP-Springer: S. Sonntag

Vorgeschichte/Indikation: Der Pat. ist mit dem Rad auf Eis weggerutscht, gestürzt und hat sich hierbei den gestreckten Arm rechts im Ellenbogengelenk gestaucht, zog sich die u.g. Verletzung zu.

Diagnose: Geschlossene Ellenbogengelenksluxationsfraktur (Monteggia like-lesion) rechts.

Operation: Boyd-Zugang , offene Reposition der Radiusköpfchenmeißelfraktur und Schraubenosteosynthese (Leibinger-System), offene Reposition der Olekranonmehrfragmentfraktur und Osteosynthese mit Zugschraube sowie 8-Loch-Titan-LCP, lokale Drainage.

Vorgehen: Ungestörte ITN, Cefuroxim 1,5 g i.v. Bauchlagerung, entspr. umfangreiche Polsterung. Linker Arm frei beweglich. Vorlage einer Blutsperre. BV-Kontrolle, Ellenbogengelenk gut einstellbar. 3fache Desinfektion, übliches steriles Abdecken. Steriles Auswickeln des Armes, Aufbau der Blutsperre (250 mmHg).

Axialer, leicht gebogen laufender Hautschnitt, knapp kranial der Olekranonspitze beginnend und selbige radial umfahrend, dann radialseitig an der Ulna entlang. Subkutane Präparation, sukzessive Blutstillung. Nun Lösung der Muskulatur über dem Radiusköpfchen (M. anconeus) von der radialseitigen Ulna. Hierbei kommt die schon zuvor sichtbare Fraktur der Ulna als Mehrfragmentfraktur gut zur Darstellung. Nach Ablösung des M. anconeus erfolgt die Öffnung der Ellenbogengelenkskapsel einschl. der Durchtrennung des Lig. anulare. Über kleine Hohmann-Haken am Radiushals stellt sich nun die Radiusköpfchenmeißelfraktur dar. Es zeigt sich eine 3-Teile-Fraktur, 1 Hauptfragment plus 2 Abschlagfragmente. Diese zeigen sich jedoch noch ausreichend groß, um eine Osteosynthese zu ermöglichen.

Fragmentbergung, Reinigung von Hämatom. Durch Rotationen wird die Fraktur in entspr. Stellung gebracht, um die Fragmente zu reponieren. Unter Würdigung weiterer chondraler Kontusionen u. eines chondralen Abschlagrandes gelingt die Reposition nahezu stufenlos. Retention des 1. Fragments mittels eines 1,25er K-Drahtes. Reposition des 2. Fragmentes, das sich auch akzeptabel einpasst. Dieses kann nicht mittels K-Draht retiniert werden, da dies die Implantation der ersten Schrauben behindert. Somit digitales Halten des Fragmentes und Platzierung einer 1. Mini-Schraube subchondral zur zentralen Radiusköpfchengelenkfläche, wobei der Schraubenkopf subchondral versenkt wird. Die Schraube zieht gut im Knochen. Nun kann erstgenannter K-Draht entfernt und im Bohrkanalverlauf eine 2. sowie dann 3. Leibinger-Schraube implantiert werden. Auch diese ziehen gut im Knochen. Bei anschließender Rotation des Radius zeigt sich die Osteosynthese stabil.

Vor Zuwenden zur Ulnamehrfragmentfraktur wird der Proc. coronoideus kontrolliert, der sicher am ulnaren Schaftfragment sitzt. Scharfes Lösen von Faszienfasern und frakturnah von Periost zur dorsalen Ulnakante hin. Nun ist die Frakturregion gut sichtbar. Es erfolgt, soweit möglich, die Reinigung der Frakturränder von eingeschlagenem Periost und Hämatom. Hierbei wird ein erbsengroßes kortikales Fragment, ohne Kontakt zum Weichgewebe, geborgen und verworfen. Nun schrittweise Reposition der 4 Hauptfragmente, wobei ein 1. Schaltfragment am Schaftfragment mittel KFI-Zugschraube fixiert wird, das 2. Schaltfragment mittels K-Draht retiniert wird. Nach Reposition des prox. Hauptfragmentes wird das Konstrukt mit einer von dorsal in das Olecranon eingebohrten K-Drahtes längs über den Markraum geschient. Nun in üblicher Weise Zubiegen und -wringen einer 8-Loch-LCP ***(je 45° zw. 1-2-3 Loch).*** Kerbung des Trizepssehnenansatzes am Olekranon zur knochennahen Platzierung der Platte. Diese wird anschließend im proximalen Loch über den längs laufenden K-Draht geschoben und auf der proximalen Ulna platziert. Nochmals Entfernung der Platte und weiteres Zuwringen, anschließend lässt sich die Platte an die ossäre Anatomie anlegen. Erster Schraubenbesatz der Platte exzentrisch am Schaftfragment, wodurch die Platte am Olekranonfragment noch näher an den Knochen gezogen wird. BV Lagekontrolle, gute Positionierung der Platte. Nun wird das proximale Fragment über eine stumpfe Repositionszange an der Platte gehalten, der längs laufende K-Draht aus der Ulna entfernt, eine 70 mm lange KFI-Schraube winkelstabil im Schaftverlauf der Ulna über das proximale Plattenloch eingebracht. Diese zieht exzellent im Knochen, drückt auch proximal die Platte definitiv an den Knochen. BV-Kontrolle, gute Implantatlage, gute Reposition. Nun weiterer Besatz mit KFI-Schrauben, schaftseits bikortikal, gelenknah mit bis subchondral reichenden Schrauben. Alle Schrauben ziehen exzellent, übungsstabile Osteosynthese. Nun BV-Abschluss, gute Reposition der Radiusköpfchenfraktur, anatomische Reposition der Ulnafraktur bei regelhaft liegenden Implantaten. ***Durchbewegen des Ellenbogengelenks, stabile Osteosynthese, kein intraartikuläres Reiben.***

Spülung des Wundgebietes (500 ml). Öffnen der Blutsperre, Nachkoagulation. 10er Redon knochennah. Soweit möglich Refixation der Faszie, teils am Osteosynthesematerial. Subkutannaht, spannungsfreie Hautrückstichnaht. Steriler Verband. Öffnen der Drainage bei regelhaftem Sog.

Procedere: Engmaschige Wund- u. Laborkontrollen. 48 h nach Osteosynthese Entfernung der Drainage und übliche Röntgenkontrollen, weitere nach 2 + 6 Wochen. Übungsstabile Osteosynthese, schmerzorientiert freie Mobilisation in Rotation/Abduktion und Adduktion. Fadenzug nach 12–14 Tagen, Weiterbehandlung in unserer Ambulanz.

Dr. med. K. Schendel (FA f. Ortho. u. UChir.)

9.2.7 Luxationsfraktur des Ellenbogengelenkes – Schrauben und Nähte

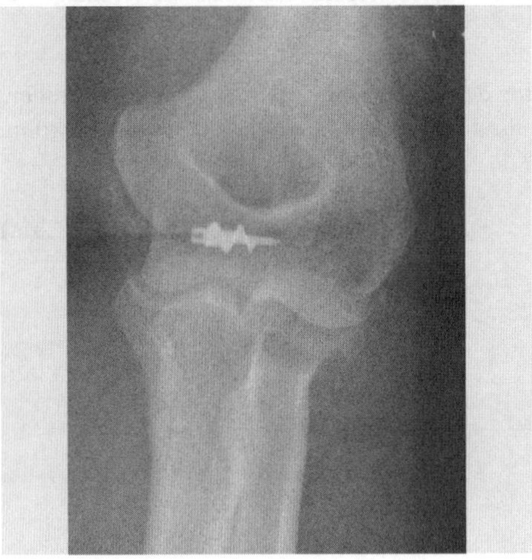

OP-Bericht, Klinik für Unfall- und Wiederherstellungschirurgie

Pat.-Nr.: 144768043
Aktuelle Klinik: Unfallchirurgie
Pat.-Name: Matson, Mikel

Fall-Nr.: B0056565/2010
Station: B3-1
Geb.-Dat.: 09.07.1990
Geschlecht/Alter: m, 20 J.

OP-Datum: 20.08.2010
OP-Dauer (Schnitt/Naht): 10.20 – 12.01 Uhr
Saal: B 4

Personal:
Operateur: Dr. H. Siekmann
1. Assistent: C. Bauer
2. Assistent: C. Nettlau

Anästhesist: Fr. Dr. M. Bauer
Anästhesieschw./-pfl.: B. Senftenberg
OP-Schwester/-pfl.: X. Montez
OP-Springer: F. Fahrig

Vorgeschichte/Indikation: Privater Sturz als Skater in der Halfpipe. Genauer Hergang unklar. Frustraner Repositionsversuch durch Notarzt. Nach Reposition in der Klinik im Anschluss deutl. spürbare Gelenkinstabilität. Konventionell radiologisch zeigte sich u.g. Verletzung, im MRT zudem »bone bruise« am distalen Humerus sowie eine bilaterale Kollateralbandinstabilität. In die notwendige Operation hat der Pat. nach entsprechender Risikoaufklärung schriftlich eingewilligt.

Diagnose: Geschlossene Ellenbogenluxation links mit Abriss des Proc. coronoideus (Regan u. Morrey I) und ulnarer Kollateralbandinstabilität

Operation: Ulnare Kollateralbandrefixation mittels Corkskrew-Anker sowie interligamentärer Naht ulnar und radial (3-0 PDS)

Vorgehen: Ungestörte ITN. Cefuroxim 1,5 g i.v. Rückenlagerung, Arm frei ausgelagert. Entsprechende Polsterung. Blutsperre und -leere bei 250 mmHg. Wiederholte Hautdesinfektion, übliches steriles Abdecken.

Typischer ulnarer leicht gebogener, ca. 6 cm langer Hautschnitt vom palpablen distalen Epicondylus ulnaris nach kaudal. Schichtweise Präparation auf den Epicondylus ulnaris zu. Hier sichtbar das teils periostal, teils interligamentär gerissene Kollateralband. Dann Präparation auf den Sulcus zu. Hier kommt der Nerv zur Darstellung, wird auf Wundlänge freipräpariert und angezügelt. Bei breitem Abriss des Kollateralbandes wird dieses mittels zweier sicher fassender U-Nähte über einen in entsprechender Weise am Epicondylus ulnaris eingebrachten Corkskrew-Anker am Knochen fest refixiert, kommt breit zur Adaptation. Sodann wird noch der interligamentärer Rupturanteil mittels PDS-U-Nähten stabilisiert. Ausgiebige Spülung (500 ml), schichtweiser Wundschluss bei spannungsfrei gelegtem N. ulnaris. Hautrückstichnähte.

Nun typischer geschwungener leicht dorsal gelegter radialer Hautschnitt von ca. 6 cm Länge. Subkutan scharfe Präparation bis auf die Faszie. Scharfe Präparation auf bzw. zwischen den Extensoren ventral und dem M. anconeus dorsal. Dezidierte Blutstillung. Einblutungen und komplette interligamentäre Ruptur des radialen Kollateralbandapparates. Gelenkeröffnung über eine Stichinzision der Kapsel mit Hämatomentlastung, wenig Fettaugen. Ausgiebige Spülung. Der Proc. coconoideus ist aufgrund seiner Größe nicht fixationspflichtig. Kapselverschluss und anschl. interligamentäre Naht des radialen Kollateralbandes mittels zweier PDS-U-Nähte. Hierbei kommen die Bandstümpfe breit zur Adaptation. ***BV-kontrollierte geführte Gelenkbewegung, stabile Verhältnisse.*** Der BV-Abschluss bestätigt die achsgerechte Gelenkstellung und die regelhafte Materiallage. Öffnen der Blutsperre.

Ausgiebige Spülung (500 ml), Kontrolle auf Bluttrockenheit. 10er Redon lokal. Nun schichtweiser Wundverschluss auch radial. 10er Redon i.a. Invertierende Subkutannaht, Hautrückstichnähte spannungsfrei, steriler Verband. Elastokompressive Wickel. Öffnen der Drainage bei regelhaftem Sog.

Procedere: Übliche Wund-/Laborkontrollen. Röntgen nach 48 h nach Entfernung der Redon sowie nach 2 + 6 Wochen. Mobilisation nach Anlage einer Bewegungsorthese. Analgesie u. Thromboseprophylaxe nach Maßgabe der Stationsärzte. Ambulante Weiterbehandlung in unserer unfallchir. Sprechstunde.

Dr. med. H. Siekmann (Komm. Direktor)

9.2.8 Ulnaschaftfraktur – Plattenosteosynthese

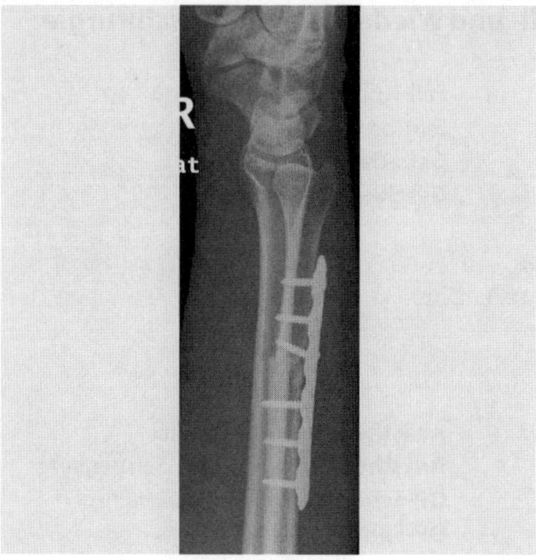

OP-Bericht, Klinik für Unfall- und Wiederherstellungschirurgie

Pat.-Nr.: 030303016
Aktuelle Klinik: Unfallchirurgie
Pat.-Name: Immerschön, Manfred

Fall-Nr.: B1176005/2010
Station: B 3-3
Geb.-Dat.: 01.02.1971
Geschlecht/Alter: m, 39 J.

OP-Datum: 28.10.2010
OP-Dauer (Schnitt/Naht): 15.15 – 16.55 Uhr
Saal: B 3

Personal:
Operateur(e): C. Nettlau
1. Assistent: OA Dr. R. Neef
2. Assistent: G. Betrell (PJ)

Anästhesist: Fr. Dr. M. Bauer
Anästhesieschw./-pfl.: B. Senftenberg
OP-Schwester/-pfl.: D. Rameloh
OP-Springer: S. Sauerteig

Vorgeschichte/Indikation: Der Patient wurde im Rahmen einer Kundgebung der rechten Szene in Leipzig mit einer Eisenstange geschlagen, hat hierbei einen Schlag mit dem rechten Unterarm abgewehrt. Nach Fahrt mit Freunden nach Hause stellt er sich nun bei starken, funktionseinschränkenden Schmerzen bei uns vor. Operation innerhalb der 6 h-Grenze noch möglich, der Patient hat in selbiges schriftlich eingewilligt.

Diagnose: Geschlossene, dislozierte distale Ulnaschaftquerfraktur rechts (AO 22 A1, Parierfraktur).

Operation: Offene Reposition, Osteosynthese mittels 6-Loch-Titan-KFI-LCP.

Vorgehen: Ungestörter Armplexus. Cefuroxim 1,5 g i.v. Rückenlagerung, entsprechende Unterpolsterung des rechten Arms. Dieser ist frei auf dem Armtisch beweglich.

Wiederholte Hautdesinfektion, übliches steriles Abdecken. Axialer Hautschnitt von knapp 7 cm Länge direkt über der Ulna, zentral palpable Krepitation. Nach Durchtrennung des subkutanen Gewebes erfolgt der direkte Eingang auf die Fraktur. Es stellt sich o.g. Querfraktur mit winzigen Zwischenfragmenten dar. Nun Präparation des Plattenlagers bei geplanter 6-Loch-Platte. Plattenanlage und Reposition der Fraktur über zwei stumpfe Repositionszangen an Platte und Knochen. Dies gelingt unkompliziert, die Fraktur rastet nahezu stufenlos ein. Nun erfolgt an prox. und dist. Hauptfragment jeweils der frakturnahe Plattenbesatz mit je einer bikortikalen KFI-Schraube exzentrisch und in üblicher Weise. Unter wechselndem Schraubenanzug gelingt durch den exzentrischen Besatz die sichtbare Kompression der Fraktur, wobei sich ein vager Frakturversatz um halbe Kortikalisbreite einstellt. Dieser wird bei festem Kontakt der Hauptfragmente toleriert. Weiterer Besatz an beiden Hauptfragmenten mit je zwei zentrisch platzierten bikortikalen Schrauben, die ebenso exzellent im Knochen anziehen. BV-Abschluss, anatomische Reposition, ***jeweils Besatz der beiden Hauptfragmente mit je 3 bikortikalen, gut sitzenden KFI-Kortikalisschrauben***. Bei funktioneller Rotationsprüfung kein Implantatkonflikt zw. Radius und Ulna, freie Rotation möglich, stabiles Konstrukt.

Ausgiebige Spülung (500 ml). Kontrolle auf Bluttrockenheit, kein Redon notwendig. Schichtweiser Wundschluss in üblicher Weise. Hautrückstichnähte. Steriler Verband.

Procedere: Analgesie und Thromboseprophylaxe nach Maßgabe der Stationsärzte. Röntgen nach 24 h sowie 2 + 6 Wochen. Funktionelle freie Nachbehandlung. Nähte nach 12 bis 14 Tagen entfernen. Relative Indikation zur Materialentfernung, nicht vor Ablauf von 18 bis 24 Monaten.

C. Nettlau (Assistenzarzt)

9.2.9 Ulnaschaftfraktur – antegrade Markraumschienung (Prevot)

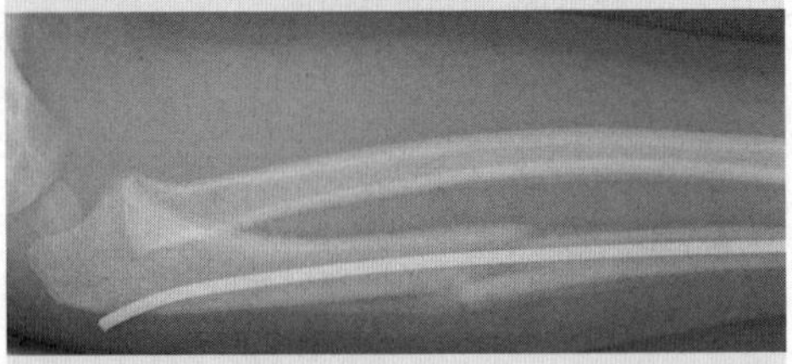

OP-Bericht, Klinik für Unfall- und Wiederherstellungschirurgie

Pat.-Nr.: 233563211
Aktuelle Klinik: Unfallchirurgie
Pat.-Name: Gallig, Anton

Fall-Nr.: B0093421/2010
Station: B 3-2
Geb.-Dat.: 29.02.2004
Geschlecht/Alter: m, 7 J.

OP-Datum: 28.05.2011
OP-Dauer (Schnitt/Naht): 16.15 – 16.35 Uhr
Saal: B 3

Personal:
Operateur: Dr. H. Siekmann
1. Assistent: A. Eisenkrämer

Anästhesist: Fr. D. Berndt
Anästhesieschw./-pfl.: B. Senftenberg
OP-Schwester/-pfl.: S. Sauerteig
OP-Springer: X. Montez

Vorgeschichte/Indikation: Der junge Patient ist vor einer Stunde von einem Klettergerüst gestürzt, zog sich hierbei die u.g. Verletzung zu. Nach kurzer Risikoaufklärung der Eltern erfolgt nachfolgendes operatives Vorgehen.

Diagnose: Geschlossene Monteggiafraktur rechts

Operation: Geschlossene Reposition des Radiusköpfchens sowie der Ulnaschaftschrägfraktur, Osteosynthese mittels 2er Prevot-Titan-Nagel.

Vorgehen: Ungestörte Plexusanästhesie. i.v.-Antibiose mit Cefuroxim 1,5 g. Rückenlagerung, entsprechende Polsterung, rechter Arm frei auf Armtisch beweglich. Wiederholte Hautdesinfektion, übliches steriles Abdecken.

Unter BV-Kontrolle in beiden Ebenen zuerst Reposition des Radiusköpfchens unter üblichen Manövern. Dieses rastet spürbar ein. BV-Kontrolle in beiden Ebenen, achsgerechte Einstellung. Nun angenäherte Reposition der Ulnafraktur, diese gelingt mit üblichen Manövern unkompliziert, findet spürbar Kontakt. Nun Zuwenden olecranonnah. Axiale Stichinzision eher radial neben dem Trizepssehnenansatz. Mittels Pfriem diagonale Präparation des gewünschten Nageleintritts auf den Markraum zu. Die Spitze des Nagels wird etwas begradigt. Nun Eintreiben und Vorschieben des Nagels bis in Höhe der Fraktur. Hier hat sich die vormals gute Reposition wieder etwas verschoben, wird erneut eingerichtet. Anschl. kann mit dem Nagel die Frakturregion passiert werden. Das Nagelende verklemmt sich spürbar im distalen Fragment. Unter BV in beiden. Ebenen steht die Fraktur mit geringem Versatz ansonsten regelhaft in der Achse. Die funktionelle Kontrolle zeigt bei Rotation stabile Verhältnisse. Proximal Kürzung des Nagels subkutan. Lokale Spülung. Subkutannaht, Hautrückstichnähte. Steriler Verband.

Procedere: Analgesie nach Maßgabe der Stationsärzte. Röntgen nach 24 h sowie 1 + 4 Wochen. 3 Wochen Ruhigstellung im Oberarmgips, dann Mobilisation, Außenrotation nur schmerzorientiert, nicht gegen Widerstand. Nahtmaterial nach 10 Tagen entfernen. Entfernung des Implantates nach 8-10 Wochen.

Dr. med. H. Siekmann (Komm. Direktor)

9.2.10 Unterarmschaftfraktur – bilaterale Plattenosteosynthese

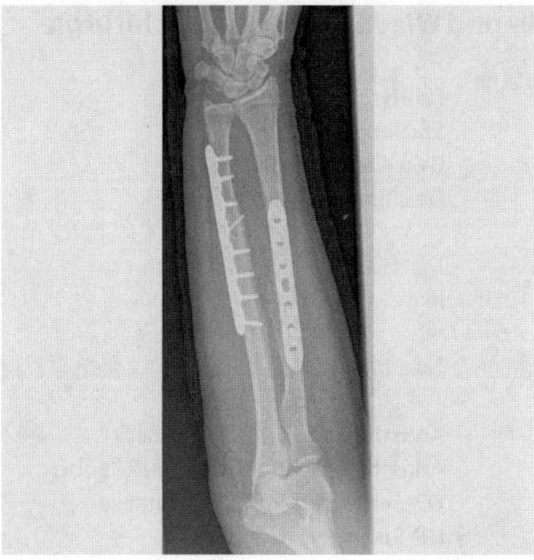

OP-Bericht, Klinik für Unfall- und Wiederherstellungschirurgie

Pat.-Nr.: 233199073
Aktuelle Klinik: Unfallchirurgie
Pat.-Name: Immergrün, Mandy

Fall-Nr.: B2030397/2010
Station: B 3-3
Geb.-Dat.: 29.11.1979
Geschlecht/Alter: w, 31 J.

OP-Datum: 10.12.2010
OP-Dauer (Schnitt/Naht): 16.15 – 17. 03 Uhr
Saal: B 3

Personal:
1. Operateur: Dr. H. Siekmann
2. Operateur: Dr. M. Schulz
Assistent: Ch. Nettlau

Anästhesist: Dr. Y. Habib
Anästhesieschw./-pfl.: B. Senftenberg
OP-Schwester/-pfl.: X. Montez
OP-Springer: S. Sauerteig

Vorgeschichte/Indikation: Die Patientin hat bei einer tätlichen Auseinandersetzung mit ihrem Ehemann mit einem Holzstock einen Schlag auf den rechten Unterarm erhalten u. zog sich die nachstehende Verletzung zu. Der primär vom NA angelegte Verband wird erst im OP gelöst. Bei offener Fraktur Entscheid zum zeitnahen operativen Vorgehen ohne Nüchternheitsgrenze und im Einvernehmen mit der Patientin.

Diagnose: II° offene, dislozierte Unterarmschaftfraktur rechts (AO 22 C3)

Operation: Offene Reposition, Osteosynthese mittels 7- und 8-Loch-Titan-KFI-LCP und interfragmentärer Zugschraube ulnarseits, lokale Drainage.

Vorgehen: Ungestörte ITN. i.v.-Antibiose mit ***Cefuroxim 1,5 g schon in der Ambulanz***. Rückenlagerung, entsprechende Polsterung, rechter Arm frei auf Armtisch beweglich. Verbandabnahme, ulnarseits ca. 2 cm lange, makroskopisch nicht verschmutzte Platzwunde. Wiederholte Hautdesinfektion, übliches steriles Abdecken. Steriles Auswickeln des Armes, sterile Blutsperre (250 mmHg).

Beginn an der Ulna. Hautlängsschnitt über der palpablen Fraktur unter spindelförmiger Umschneidung der Perforationswunde, subkutane Längsspaltung und Faszienspaltung. Sukzessive Blutstillung. Darstellung der Fraktur und direkt auf dem Periost Präparation des Plattenlagers. Nun wird ein zusätzliches Biegungsfragment mittels scharfer Repositionszange an das distale Hauptfragment gezogen und über eine in typischer Weise eingebrachte Minifragmentschraube fixiert. Jetzt nahezu stufenlose Reposition der Hauptfragmente aufeinander und Auflage einer 8-Loch-Titan-LCP. Diese wird mittels zweier bikortikaler exzentrischer Schrauben, die den Hauptfrakturspalt in typischer Weise komprimieren, fixiert. BV-Kontrolle, gute Stellung und gute Implantatlage. Weiterer bikortikaler Schraubenbesatz mit 5 KFI-Schrauben. Alle Schrauben haben exzellent im Knochen gezogen. Ausgiebige Spülung. Kontrolle auf Bluttrockenheit. 10er Redon. Schichtweiser Wundschluss. Hautrückstichnaht.

Axialer Hautschnitt dorsoradial im typischen Verlauf der ***Thompson-Linie*** unter spindelförmiger Exzision der zentralen Perforationsstelle. Faszienlängsspaltung zwischen M. extensor digitorum und M. abduktor pollicis longus dorsal sowie M. extensor carpi radialis ventral. Nun kann durch Einsatz von Hohmann-Haken die Frakturzone unkompliziert dargestellt werden. Es bestätigt sich die schon radiologisch sichtbare Biegungsfraktur. Ein winziges, knapp erbsengroßes Zusatzfragment liegt ohne Kontakt zum Weichgewebe, wird verworfen. Nun Präparation des definitiven Plattenlagers nach kranial und kaudal. Grobreposition, Längenwahl der Platte (7-Loch) und leicht konkaves Zubiegen der Platte entsprechend der lokalen Anatomie. Schrittweise definitive Reposition, die letztendlich nach wiederholten Versuchen mit stumpfen Repositionszangen über die Platte gelingt. Der Biegungskeil kann hierbei mit einer zusätzlichen scharfen Repositionszange über ein zentrales Plattenloch im Verbund gehalten werden. Die Reposition steht anschl. nahezu stufenlos. Nun folgt schrittweise der Plattenbesatz kranial und kaudal mit je einer bikortikal fassenden zentrischen KFI-Schrauben in üblicher Weise. Der Biegungskeil kann nicht separat fixiert werden. Entfernung der noch liegenden Repositionszangen. BV-Kontrolle, gute Implantatlage, nahezu anatomisch reponierte Frakturregion. Spülung, dann weiterer bikortikaler Plattenbesatz an kranialem und kaudalem Hauptfragment mit je 2 weiteren KFI-Schrauben, die ebenso sicher im Knochen ziehen. BV-Abschluss, gute Reposition, jeweils sicherer Besatz aller Hauptfragmente an Ulna und Radius mit je 3 bikortikalen, gut sitzenden KFI-Schrauben. Bei ***funktioneller Rotationsprüfung*** kein Implantatkonflikt zw. Radius und Ulna, freie Rotation.

Ausgiebige Spülung (500 ml). Öffnen der Blutsperre, Kontrolle auf Bluttrockenheit. Schichtweiser Wundschluss auch radial in üblicher Weise. Hautrückstichnaht. Steriler Verband.

Procedere: Analgesie und Thromboseprophylaxe nach Maßgabe der Stationsärzte. Röntgen nach 24 h sowie 2 + 6 Wochen. Funktionelle freie Nachbehandlung. Hautnaht entfernen nach 12 bis 14 Tagen. Materialentfernung nicht vor Ablauf von 18 bis 24 Monaten.

Dr. med. H. Siekmann (Komm. Direktor), Dr. med. M. Schulz (Assistenzarzt)

9.2.11 Distale Radiusfraktur – Plattenosteosynthese volar

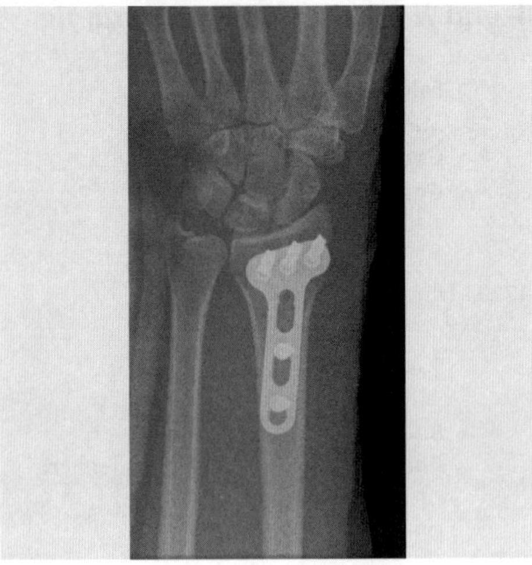

OP-Bericht, Klinik für Unfall- und Wiederherstellungschirurgie

Pat.-Nr.: 199744000
Aktuelle Klinik: Unfallchirurgie
Pat.-Name: Kampf, Bernd

Fall-Nr.: A4665001/2010
Station: B3-1
Geb.-Dat.: 31.03.1992
Geschlecht/Alter: m, 18 J.

OP-Datum: 02.09.2010
OP-Dauer (Schnitt/Naht): 11.51 – 12.35 Uhr
Saal: B 6

Personal:
Operateur: A. Eisenkrämer
1. Assistent: Dr. H. Siekmann
2. Assistent: D. Benz (PJ)

Anästhesist: Fr. Dr. M. Bauer
Anästhesieschw./-pfl.: B. Senftenberg
OP-Schwester/-pfl.: X. Montez
OP-Springer: B. Seifert

Vorgeschichte/Indikation: Sturz beim Inline-Skating, klinisch und radiologisch Nachweis der u.g. Fraktur, die aufgrund der Fehlstellung und Konfiguration eine dringende OP-Indikation darstellt. Der Pat. wurde entsprechend ***aufgeklärt, hier dezidiert auch über mögliche Läsionen des N. medianus***. Bei karpaler Luxationstendenz erfolgt die OP nach Erreichung der Nüchternheitsgrenze.

Diagnose: Geschlossene, grob dislozierte distale Radiusfraktur links (Typ Smith, AO 23 B3) mit beginnender karpaler Luxation

Operation: Offene Reposition, Osteosynthese mittels volarer schräger KFI-Titan-T-Platte (3-Loch-Schaft), lokale Drainage.

Vorgehen: Ungestörte Armplexusanästhesie. Cefuroxim 1,5 g i.v. Rückenlagerung, Arm links frei auf mobilem Armtisch ausgelagert. Entsprechende Polsterung. Wiederholte Hautdesinfektion, übliches steriles Abdecken

Axialer Hautschnitt volar, am radialen Drittelübergang. Beginn an der Handgelenksbeugefalte nach kranial. Subkutane Längstrennung, Faszienlängsspaltung, dezidierte Blutstillung. Radial der Sehne des M. palmaris longus zuerst stumpfes Spreizen. Nach Sichtung des N. medianus wird dieser nach ulnar gehalten, radial wird die Sehne des M. flexor carpi radialis sichtbar. Diese wird nach radial gehalten. Nach entspr. Einsatz der Langenbeck-Haken wird der M. pronator sichtbar. Dieser wird am radialen Ansatz scharf mit dem Raspatorium abgelöst. Sukzessive Blutstillung. Es zeigt sich o.g. Fraktursituation, der Karpus ist mit dem volaren Gelenkfragment subluxiert, weitere kleine Fragmente liegen radial und ulnar dem genannten Fragment an. Reinigung von Hämatom, Spülung. Über eine Handgelenksextension und digitalen Druck wird das Fragmentkonglomerat reponiert, passt sich nahezu anatomisch ein. Leichtes Anbiegen der o.g. Platte an die lokale Anatomie, Auflage und Retention mittels Kugelspieß. Fixierung der Platte mittels einer in üblicher Weise eingebrachten bikortikalen Schaftschraube. BV-Kontrolle, exakte Reposition, gute Implantatlage. Besatz am Schaft in üblicher Weise mit zwei bikortikalen KFI-Schrauben. Distal werden nur ulnar und radial je eine gerade bis subkortikal reichende Schraube gesetzt. Alle Schrauben ziehen exzellent. BV-Abschluss, weitestgehend anatomische Reposition, regelhafte Implantatlage. ***Die abschließende BV-Kontrolle skapholunär zeigt hier in der »Stressaufnahme« stabile Verhältnisse.***

Ausgiebige Spülung (500 ml), Kontrolle auf Bluttrockenheit. 10er Redon lokal. Schichtweiser Wundschluss. Spannungsfreie Hautrückstichnähte, steriler Verband. Elastokompressive Wickel.

Procedere: Übliche Wund-/Laborkontrollen. Nachbehandlung entsprechend der Weiterbehandlungsempfehlung. Ambulante Weiterbehandlung bei niedergelassenem Unfallchirurgen. Relative Indikation zur Materialentfernung in ca. 9-12 Monaten.

A. Eisenkrämer (Assistenzärztin)

9.2.12 Distale Radiusfraktur – Plattenosteosynthese dorsal

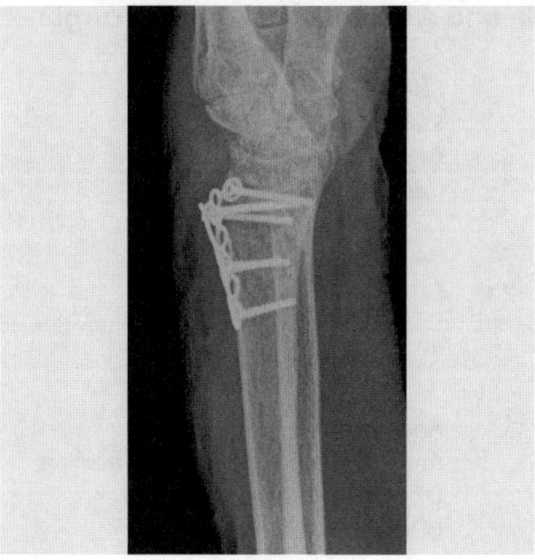

OP-Bericht, Klinik für Unfall- und Wiederherstellungschirurgie

Pat.-Nr.: 199765656
Aktuelle Klinik: Unfallchirurgie
Pat.-Name: Gallmeister, Juliane

Fall-Nr.: A6464646/2010
Station: B3-2
Geb.-Dat.: 31.05.1942
Geschlecht/Alter: w, 68 J.

OP-Datum: 13.09.2010
OP-Dauer (Schnitt/Naht): 11.51 – 12.52 Uhr
Saal: B 6

Personal:
Operateur: Dr. H. Siekmann
1. Assistent: A. Eisenkrämer
2. Assistent: D. Benz (PJ)

Anästhesist: Fr. Dr. M. Bauer
Anästhesieschw./-pfl.: B. Senftenberg
OP-Schwester/-pfl.: D. Rameloh
OP-Springer: B. Seifert

Vorgeschichte/Indikation: Sturz bei einem Spaziergang mit Distorsion des Handgelenks links. Nach Aufklärung der konservativen und operativen Möglichkeiten bei deutlicher Dislokation und sehr distaler Fraktur Entscheid zur dorsalen Stabilisierung mittels Platten. Der Pat. hat in das operative Vorgehen eingewilligt. Auf ***mögliche Läsionen der Daumenstrecksehnen*** durch das Metall wurde der Pat. dezidiert hingewiesen.

Diagnose: Geschlossene, dislozierte distale Radiustrümmerfraktur rechts (Typ Colles, AO 23 C3)

Operation: Offene Reposition, Osteosynthese mittels zweier dorsaler Minifragmentplatten (Leibinger-System, T- und L-Platte), lokale Drainage.

Vorgehen: Ungestörte Armplexusanästhesie. Cefuroxim 1,5 g i.v. Rückenlagerung, rechter Arm frei auf einem mobilen Armtisch ausgelagert. Entsprechende Polsterung. Vorlage der Blutsperre. Wiederholte Hautdesinfektion, übliches steriles Abdecken.

Blutsperre mit 250 mmHg. Axialer Hautschnitt dorsal am radialen Drittelübergang auf 6 cm Länge. Subkutane Längstrennung, dezidierte Blutstillung. Längsspaltung des Retinakulums. Nun zeigen sich diagonal kreuzend die Sehnen bzw. Muskelbäuche des M. abduktor pollicis und M. extensor pollicis longus. Überwiegend scharfe Präparation des Periostes nach radial und ulnar. Hierbei wird über eine kurze Querinzision der Kapsel auch Einsicht in das Gelenk erreicht. Es zeigt sich die Fraktur aus multiplen randständigen Fragmenten der dorsalen Radiusgelenkfläche. Zudem wurde die zentrale Gelenkfläche nach dorsal deprimiert. Das ***Tuberculum listeri*** liegt im Bereich der gewünschten Plattenlager und wird hier mit Luer reseziert. Anschließend erfolgt die schrittweise Reposition, das zentrale Gelenkflächendeprimat wird mit den resezierten Fragmenten des Tub. dorsale unterfüttert, anschl. Fixation der Reposition mit 1er K-Drähten. Wahl der o.g. Plättchen, die aufgelegt, dann bezüglich ihrer Lage BV-kontrolliert werden. Nach leichten Lagekorrekturen werden die Plattenlöcher partiell mit Schrauben besetzt (jeweils 4 Schrauben). Diese ziehen gut im Knochen an und fixieren das Repositionsergebnis. BV-Abschluss, weitestgehend anatomische Reposition der Gelenkfläche, akzeptabler Versatz des distalen Radius nach lateral, regelhafte Implantatlage. ***Die abschließende BV-Kontrolle skapholunär zeigt hier in der »Stressaufnahme« stabile Verhältnisse.***

Ausgiebige Spülung (500 ml), Öffnen der Blutsperre, Kontrolle auf Bluttrockenheit. 10er Redon lokal. Schichtweiser Wundschluss. Spannungsfreie Hautrückstichnähte, steriler Verband. Elastokompressive Wickel.

Procedere: Übliche Wund-/Laborkontrollen. Röntgen nach 48 h nach Entfernung der Redon sowie nach 2 + 6 Wochen. 2 Wochen nur Beübung der freien Gelenke. Anschl. Beginn der Handgelenksmobilisation aus der Cast-Manschette heraus, nicht gegen Schmerz und Widerstand. Analgesie u. Thromboseprophylaxe nach Maßgabe der Stationsärzte. Ambulant weiter bei einem niedergelassenen Unfallchirurgen.

Dr. med. H. Siekmann (Komm. Direktor)

9.2.13 Distale Radiusfraktur – Schraubenosteosynthese Proc. styloideus radii

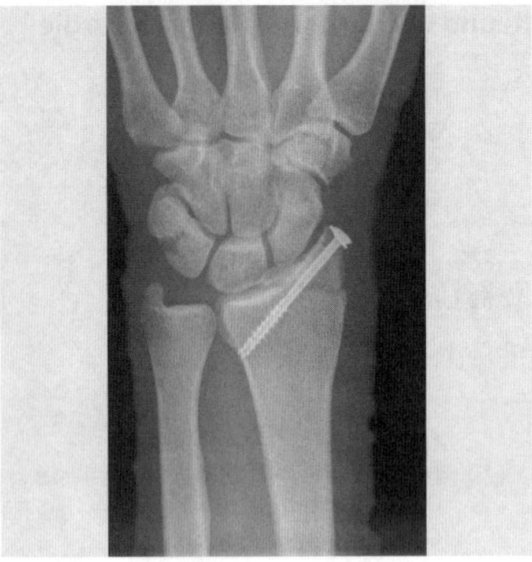

OP-Bericht, Klinik für Unfall- und Wiederherstellungschirurgie

Pat.-Nr.: 175642119
Aktuelle Klinik: Unfallchirurgie
Pat.-Name: Geier, Wally

Fall-Nr.: B2247318/2010
Station: B3-3
Geb.-Dat.: 21.04.1962
Geschlecht/Alter: w, 48 J.

OP-Datum: 11.06.2010
OP-Dauer (Schnitt/Naht): 11.51 – 12.19 Uhr
Saal: B 6

Personal:
Operateur: A. Eisenkrämer
1. Assistent: Dr. H. Siekmann

Anästhesist: Fr. Dr. B. Brandt
Anästhesieschw./-pfl.: B. Senftenberg
OP-Schwester/-pfl.: X. Montez
OP-Springer: D. Rameloh

Vorgeschichte/Indikation: Sturz beim Joggen, klinisch und radiologisch Nachweis der u.g. Fraktur. Die Pat. betreibt einen Blumenladen, benötigt zeitnah die funktionelle Integrität ihrer Hand und zieht daher ein operatives Vorgehen dem konservativen unter bekannten Risiken vor. Auf eine ***mögliche Verletzung des R. superficialis N. radialis wurde dezidiert hingewiesen.***

Diagnose: Geschlossene, nicht dislozierte Fraktur des Proc. styl. radii rechts (AO 23 B1)

Operation: Darstellung des Ramus superficialis des N. radialis, geschlossene Reposition, kanülierte Zugschraubenosteosynthese (KFI)

Vorgehen: Ungestörte Armplexusanästhesie. Cefuroxim 1,5 g i.v. Rückenlagerung, rechter Arm frei auf einem mobilen Armtisch ausgelagert. Entsprechende Polsterung. Wiederholte Hautdesinfektion, übliches steriles Abdecken.

2 cm langer axialer Hautschnitt über dem Proc. styloideus radii. Dezidierte, überwiegend stumpf spreizende Präparation ***subkutan mit Darstellung des Ramus superficialis N. radialis*** auf 2 cm Länge. Dieser wird unter einem Langenbeck'schen Haken geschont. Weitere Präparation auf den Processus zu. Unter BV-Kontrolle wird dieser mit einem 2,0er K-Draht in anatomische Stellung gedrückt. Anschl. Vorbohren des eigentlichen Führungsdrahtes schräg auf die Gegenkortikalis zu, diese perforierend. BV-Kontrolle, anatomische Reposition. Überbohrung des Führungsdrahtes und nach Längenmessung Einschrauben einer 42 mm langen 3,5er Halbgewindeschraube, mit der eine exzellente Kompression auf die Fraktur erreicht werden kann. Entfernung des Führungsdrahtes. BV-Abschluss, zwar ist die Platzierung einer Zweitschraube nicht möglich, bei insgesamt guter Frakturverharkung ist diese aber auch nicht unumgänglich notwendig. Die Fraktur steht anatomisch, die Schraube liegt regelhaft.

Spülung (250 ml), Kontrolle auf Bluttrockenheit. Abschlusssichtung des Nerven, dieser ist weiterhin unverletzt. Schichtweiser Wundschluss. Spannungsfreie Hautrückstichnähte, steriler Verband. Elastokompressive Wickel.

Procedere: Übliche Wund-/Laborkontrollen. Röntgen nach 24 h sowie 2 + 6 Wochen. Mobilisation bei übungsstabiler Osteosynthese frei, nicht gegen Widerstand. Analgesie nach Maßgabe der Stationsärzte. Ambulant weiter bei einem niedergelassenen Unfallchirurgen. ME nicht definitiv notwendig.

A. Eisenkrämer (Assistenzärztin)

9.2.14 Distale Radiusfraktur – Osteosynthese mittels distalem Nagel

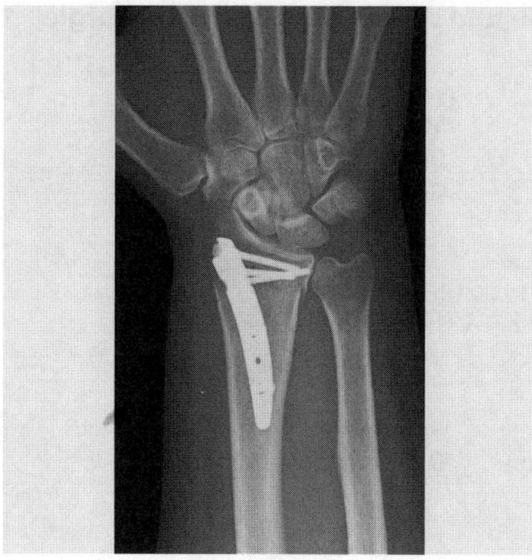

OP-Bericht, Klinik für Unfall- und Wiederherstellungschirurgie

Pat.-Nr.: 544639952
Aktuelle Klinik: Unfallchirurgie
Pat.-Name: Umfall, Gertaude

Fall-Nr.: A0000099/2010
Station: B3-2
Geb.-Dat.: 04.03.1942
Geschlecht/Alter: w, 68 J.

OP-Datum: 12.08.2010
OP-Dauer (Schnitt/Naht): 10.59 – 11.40 Uhr
Saal: B 5

Personal:
Operateur: OA Dr. R. Neef
1. Assistent: Dr. M. Schulz
2. Assistent: D. Benz (PJ)

Anästhesist: Fr. Dr. M. Bauer
Anästhesieschw./-pfl.: B. Senftenberg
OP-Schwester/-pfl.: X. Montez
OP-Springer: S. Sauerteig

Vorgeschichte/Indikation: Die Pat. ist beim Ausstieg aus der Straßenbahn gestürzt. Hierbei hat sie sich u.g. Verletzung beigebracht. Bei Frakturdislokation und Aufklärung über konservative und operative Möglichkeiten der Therapie einschl. deren Komplikationsmöglichkeiten hat sich die Pat. zur Operation entschlossen. Auf eine ***mögliche intraoperative Läsion des R. superficialis N. radialis*** wurde die Pat. dezidiert hingewiesen.

Diagnose: Geschlossene, dislozierte distale Radiusfraktur links (Typ Colles, AO 23 A2).

Operation: Geschl. Reposition, Osteosynthese mittels distalem Radiusnagel (Fa. Wright, Micronail Größe 2).

Vorgehen: Rückenlagerung, entspr. Polsterung. Arm links frei beweglich gelagert. Plexusanästhesie ungestört. Vorlage einer Blutsperre, welche jedoch während des gesamten Eingriffes nicht benötigt wird. 3fache Hautdesinfektion und steriles Abdecken.

Geschlossene Reposition durch axialen Längszug am Zeigefinger und durch palmaren Druck gegen die Frakturregion. BV-Kontrolle in 2 Ebenen, gute Fraktureinrichtung. Perkutanes Setzen eines Kirschnerdrahts nach Kapandji ulnarseitig im distalen Radius. Bei regelrechter Frakturstellung und Lage des Drahtes Versenken in der palmaren Gegenkortikalis. Damit kann eine temporär stabile Frakturretention erreicht werden.

Ca. 4 cm langer Hautschnitt über dem Proc. styloideus radii. Vorsichtiges subkutanes Präparieren. Hierbei ***zeigt sich der relativ kräftige sensible Ast des N. radialis,*** der stumpf mittels Lid-Haken nach palmar gehalten wird.

Nun Aufsuchen des 1. und 2. Strecksehnenfaches. Auseinanderdrängen der beiden Extensorensehnen und stumpfes Eingehen dazwischen. Die beiden Sehnen werden mit Lidhaken beiseite gehalten. Nun problemlose Positionierung des Führungsdrahtes zur Eröffnung des Markraumes mit zentraler Lage im seitlichen Röntgenbild und 45°-Lage zur Radiusschaftachse. Nun Markraumeröffnung mittels 6,35-mm-Bohrer unter Verwendung der Gewebeschutzhülse. Einführen der Nagelaale bis in die Endposition. Unter BV-Sicht Lageüberprüfung. Hierbei können die regelrechte Tiefe und zentrale Lage der Aalenspitze im Radiusschaft. Aufraspeln bis zur Größe 3. Rückzug der Raspel, Einführen des Originalimplantates am Zielblock mit dem Einschläger. Unkompliziertes Erreichen der Endposition. Lagekontrolle unter BV-Sicht in beiden Ebenen. Bohren für die subchondrale Schraube, Längenbestimmung. Problemloses Einbringen mit subchondraler Lage im a.p.-Bild. Nun Besetzen der 2 schräg verlaufenden winkelstabilen Schrauben im distalen Fragmentblock unter Schonung der Strecksehnen bzw. des Nervenastes, welche weiter mittels der Haken beiseite gehalten werden. Schaffung von 2 Stichinzisionen dorsalseitig für die proximale Verriegelung des Nagels. Vorbohren und Längenbestimmung. Problemloses Einbringen der Schrauben. Alle Schrauben haben gut im Knochen gezogen. Nun Abbau des Zielblockes und Rückzug des Kirschnerdrahtes. Abschlussaufnahmen in a.p. und seitlicher Projektionsebene. Hierbei kann eine nahezu anatomische Frakturstellung mit exakter Lage des Osteosynthesematerials bescheinigt werden.

Ausgiebige Spülung der Wunden. Subkutan-, dann Hautnaht nach Donati. Steriler Verband. Elastische Wickel.

Procedere: Mobilisation frei. Röntgen nach 24 h und 2 + 6 Wochen. Analgesie nach Maßgabe der Stationsärzte. Ambulante Weiterbehandlung durch niedergelassenen Unfallchirurgen.

Dr. med. R. Neef (FA f. Chirurgie, Orthopädie u. spez. Unfallchirurgie)

9.2.15 Distale Radiusfraktur – Osteosynthese mittels Kirschner-Drähten

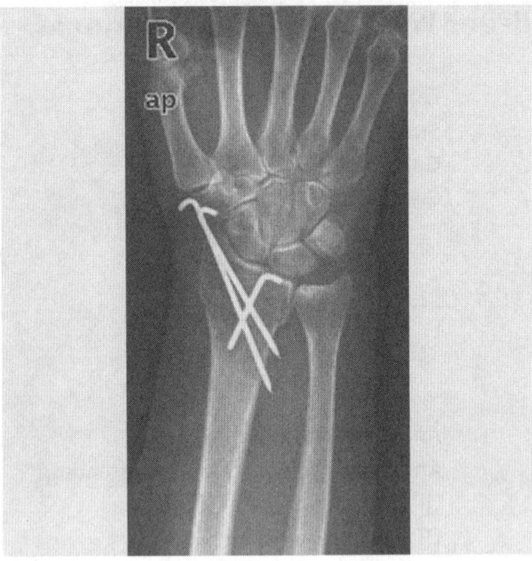

OP-Bericht, Klinik für Unfall- und Wiederherstellungschirurgie

Pat.-Nr.: 100964542
Aktuelle Klinik: Unfallchirurgie
Pat.-Name: Pig, Waldemar

Fall-Nr.: A0056432/2010
Station: B3-1
Geb.-Dat.: 07.12.1948
Geschlecht/Alter: m, 61 J.

OP-Datum: 19.08.2010
OP-Dauer (Schnitt/Naht): 14.46 – 15.01 Uhr
Saal: B 6

Personal:
1. Operateur: A. Eisenkrämer
2. Operateur: Dr. med. H. Siekmann

Anästhesist: Bruchspaltanästhesie
OP-Schwester/-pfl.: M. Gabelstab

Vorgeschichte/Indikation: Der Pat. liegt stationär in der Klinik für Hämatologie zur Plasmozytombehandlung. Nach dem morgendlichen Duschen ist er im Bad auf dem nassen Badboden weggerutscht und gestürzt. Er hat sich hierbei das Handgelenk rechts verdreht. Sturz in eigenwirtschaftlicher Verrichtung, BG-lich aufgenommen und abgelehnt. Pat. ist mit dem minimalinvasiven operativen Vorgehen einverstanden, da unter den invasiveren Maßnahmen das Infektionsrisiko steigt. ***Keine Allergien bekannt (spez. nicht gegen Xylonest).*** Auf mögliche ***Läsionen des R. superficialis N. radialis*** wurde der Pat. dezidiert hingewiesen.

Diagnose: Geschlossene, dislozierte distale Radiusfraktur rechts (AO 23 A3).

Operation: Geschlossene Reposition, perkutane Osteosynthese mittels K-Drähten (3-mal 1,5er K-Drähte).

Vorgehen: Rückenlagerung. Rechter Arm in Mädchenfängern 5 min im Aushang (3 kg). BV-Aufstellung in horizontaler Rotation. Wiederholte Hautdesinfektion, übliches steriles Abdecken einschl. des C-Arms. Unter BV nun Setzen ***der Bruchspaltanästhesie*** von dorsal (15 ml Xylocain 0,1%), zudem Setzen eines subkutanen Depots am Proc. styl. radii. Nach 5 min wird die unter BV-Sicht schon nahezu anatomisch reponierte Fraktur noch durch übliche Repositionsmanöver manuell weitestgehend anatomisch eingerichtet. Ein erster 1,5er K-Draht wird in Technik nach Karpandji von dorsal direkt in den Bruchspalt perforiert und in den Radius eingeführt. Durch Aufrichtung des Drahtes wird die Fraktur, im seitl. Strahlengang BV-kontrolliert, definitiv aufgehebelt. Anschl. wird mit dem Draht die volare Gegenkortikalis perforiert. Nun identisches Vorgehen von eher ventral radialseitig. Hier wird zuvor eine ca. 2 cm lange Längsinzision gesetzt, ***subkutane Präparation unter Schonung des R. superficialis N. radialis*** über Langenbeck-Haken. Hier erfolgt die Drahtperforation im Proc. styloideus radii. Leichte Drahtaufrichtung und Perforation der Gegenkortikalis. BV-Kontrolle, weitestgehend anatomische Aufrichtung. Ein letzter fixierender K-Draht folgt nun erneut von radial, eintretend am Proc. styl. radii, anschließend die Fraktur diagonal kreuzend. Auch mit diesem wird die Gegenkortikalis gerade perforiert. BV-Kontrolle, gute Frakturaufrichtung, gewünschte K-Drahtlage. Leichtes Umbiegen der Drähte, dann subkutane Kürzung mit dem Seitschneider. Hautrückstichnähte. Steriler Pflasterverband. Noch im Aushang Anlage des Unterarmspaltgipses.

Procedere: Fingermobilisation täglich. Röntgenkontrollen nach 5 und 14 Tagen sowie vor K-Drahtentfernung in 5 Wochen. Wechsel auf geschlossenen Cast in 10 Tagen nach Abschwellung und Fadenzug. Finger- und Ellenbogenmobilisation täglich und eigenständig. Analgesie Tramal/Novamin je 20 Trpf. bei Bedarf. Weiterbehandlung mit engmaschigen klinischen sowie radiologischen Kontrollen (s.o.) bei uns.

A. Eisenkrämer (Assistenzärztin)

9.2.16 Distale Radiusfraktur – Fixateur externe

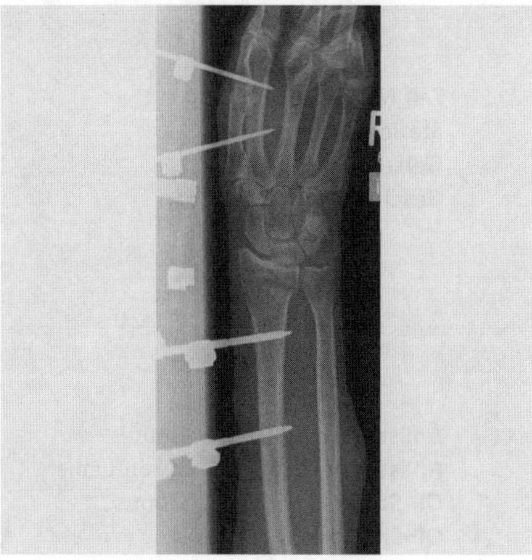

OP-Bericht, Klinik für Unfall- und Wiederherstellungschirurgie

Pat.-Nr.: 066742098
Aktuelle Klinik: Unfallchirurgie
Pat.-Name: von Weiland, Xenia

Fall-Nr.: B7768451/2010
Station: B3-1
Geb.-Dat.: 17.09.1938
Geschlecht/Alter: m, 71 J.

OP-Datum: 09.06.2010
OP-Dauer (Schnitt/Naht): 12.12 – 12.56 Uhr
Saal: B 6

Personal:
Operateur: P. Derst
1. Assistent: Dr. H. Siekmann

Anästhesist: Bier'sche Regionalanästhesie
OP-Schwester/-pfl.: M. Gabelstab

Vorgeschichte/Indikation: Die Patientin ist beim Golfspiel in eine Unebenheit getreten, anschl. gestürzt. Hierbei hat sie sich u.g. stark dislozierte Fraktur zugezogen. Diese wurde zudem mittels CT dargestellt. Bei sehr distaler ausgeprägter Trümmerung Entscheid gegen ein internes Verfahren, in Absprache und nach eingehender Beratung der Patientin über die Operationsmöglichkeiten Entscheid zu u.g. Operation. ***Keine kardialen Vorerkrankungen und keine Allergien bekannt (speziell nicht gegen Xylonest).***

Diagnose: Geschlossene, dislozierte distale Radiustrümmerfraktur rechts (AO 23 C3) mit Abriss des Proc. styloideus ulnae.

Operation: Geschlossene Reposition, Reposition über Ligamentotaxis, Osteosynthese mittels Fix. externe ***in Bier'scher Leitungsanästhesie.***

Vorgehen: Rückenlagerung. Rechter Arm frei beweglich. Legen einer Verweilkanüle am rechten sowie linken Handrücken. Hier Cefuroxim 1,5 g i.v., anschließend Ringerlösung.

Auswickeln des Armes rechts und Anlage der Blutsperre (250 mmHg). ***Gabe von 40 ml Xylokain 0,1 % sowie 10 ml NaCl 0,9%*** (Nachspülung). Entfernung der Kanüle. Wiederholte Hautdesinfektion, übliches steriles Abdecken. Setzen zweier axialer Hautinzisionen dorsoradial über dem distalen Radius. Jeweils stumpf spreizendes Vorgehen bis auf den Knochen. Nun in üblicher Weise Setzen der ersten beiden Schanzschen Schrauben (Handfixateur), leicht aufeinander konvergierend. Beide ziehen bikortikal gut im Knochen an. Identisches Vorgehen am Os metacarpale II, auch hier laufen die Schrauben etwas zueinander konvergierend. Nun Montage eines ersten Längsträgerkonstruktes mit zentraler Verbindungsbacke. Unter BV Frakturreposition unter Zug und Gegenzug in üblicher Weise. Hierbei stellt sich die Fraktur unter moderatem axialem Zug gut ein. Fixierung des Längsträgerkonstruktes. Nochmals BV-Kontrolle, gute Lage der Schrauben, gute Frakturreposition. Nun Montage des zweiten Längsträgers mit entsprechender Verklemmung zum ersten. Nachziehen aller Montagebacken. Sterile Pflaster. ***Langsames Öffnen der Blutsperre, keine kardialen Auffälligkeiten.***

Procedere: Monitoring der Pat. für 2-3 h. Engmaschige Wund- und Laborkontrollen, Fixateurpflege. Finger tgl. eigenständig beüben. Weiterbehandlung entsprechend der üblichen Weiterbehandlungsempfehlung.

P. Derst (Assistenzarzt)

9.2.17 Komplexe Schnittverletzung Handgelenk – Sehnen-, Gefäß- u. Nervennaht

OP-Bericht, Klinik für Unfall- und Wiederherstellungschirurgie

Pat.-Nr.: 175657619
Aktuelle Klinik: Unfallchirurgie
Pat.-Name: Barnabas, Rosalind

Fall-Nr.: B2777317/2010
Station: B3-2
Geb.-Dat.: 14.05.1962
Geschlecht/Alter: w, 48 J.

OP-Datum: 11.06.2010
OP-Dauer (Schnitt/Naht): 11.51 – 14.12 Uhr
Saal: B 3

Personal:
1. Operateur: Dr. H. Siekmann
2. Operateur: Dr. B. Gerthmann
3. Operateur: Fr. Dr. C. Sanftleben

Anästhesist: OÄ Dr. B. Brandt
Anästhesieschw./-pfl.: B. Senftenberg
OP-Schwester/-pfl.: X. Montez
OP-Springer: D. Rameloh

Vorgeschichte/Indikation: Die Pat. hat sich im Rahmen eines Schubes bei bekannter Depression unter Alkoholeinfluss (2,1 Promille) mehrfach in den distalen linken volaren Unterarm geschnitten. Bei u.g. Befundkonstellation besteht die Indikation zur zeitnahen Notfallversorgung. Die Pat. hat in die Operation nach Aufklärung der OP-Risiken eingewilligt.

Diagnose: Volare Unterarmschnittwunden mit:
1. Durchtrennung der Arteria radialis
2. Mehrfache Durchtrennung der Sehnen von M. palmaris longus, M. flexor carpi radialis, M. flexor digitorum superficialis und M. flexor pollicis longus
3. Durchtrennung des N. medianus

Operation: ad 1: Anastomosierung der A. radialis (OA Gerthmann, Gefäßchirurgie), **ad 2:** Sehnennähte nach Kirchmayr (Dr. Siekmann, Unfallchirurgie), **ad 3:** mikrochirurgische Anastomosierung des N. medianus (FÄ Dr. Sanftleben, Neurochirurgie).

Vorgehen: Ungestörte ITN. Cefuroxim 1,5 g i.v. Rückenlagerung, linker Arm frei auf einem mobilen Armtisch ausgelagert. Entsprechende Polsterung. Vorlage einer Blutsperre. Wiederholte Hautdesinfektion, übliches steriles Abdecken.

Blutsperre 250 mmHg. Bei eher schrägem radialem Suizidschnitt kann dieser unkompliziert nach kranial erweitert werden. Anschl. schichtweise Revision der Wunde mit unkomplizierter Darstellung der kaudalen Sehnenstümpfe. Nach Beugung der Finger luxieren diese hervor. Eine dezidierte Sichtung zeigt kaudal keine weiteren Stümpfe. Fadenmarkierung. Zuwenden kranial und hier jeweils Darstellung der konsekutiven Sehnenstümpfe. Ebenso Markierung. Über die Lage- u. Kaliberkontrolle der Sehnen lassen sich die Stümpfe einander sicher zuordnen. Die weitere kraniale Revision zeigt keine überzähligen Sehnenstümpfe. Die Kontrolle tieferer Sehnenstrukturen zeigt diese komplett intakt, klinisch sind die einzelnen Sehnen sicher zuzuordnen.

Beginn mit der Gefäßrekonstruktion, die bei glattem Querschnitt gut gelingt, kein Interponat notwendig (gesonderter OP-Bericht des Kollegen folgt).

Erneute Übernahme der Operation durch die Unfallchirurgie. Ablassen der Blutsperre zur Gewährleistung der distalen Durchblutung. Gefäßnaht stabil. Koagulation lokaler Blutungen im Weichgewebe. Bei allen verletzten Sehnen ist im Läsionsbereich durch die wiederholten Schnitte ein ca. 1 cm langes Mittelstück aufgefasert und nahtungeeignet. Es folgt die jeweilige Anfrischung der Sehnenstümpfe. Im Folgenden werden die Sehnenstümpfe nach nochmaliger Zuordnung mit 4-0 PDS in der Kirchmayr-Technik genäht. ***Hierbei kommen die Stümpfe breit und sicher zur Adaptation.*** Unter Beugung/Streckung zeigen sich keine auftretenden Dehiszenzen der Sehnennähte. Ausgiebige Spülung (500 ml).

Beginn der Nervenrekonstruktion. Zwar ist hier kein Interponat notwendig, jedoch muss auch hier ein zentrales Stück von 0,5 cm bei Stumpfanfrischung entfernt werden. Die mikrochirur. Adaptation gelingt spannungsfrei (gesonderter OP-Bericht der Kollegin folgt).

Erneute Übernahme der Operation. Abschlusskontrolle der Gefäßanastomose, gut nachvollziehbare Pulsationen. Kapilarpulse regelhaft. Kontrolle auf Bluttrockenheit. Lockere Fixation der Sehne des M. palmaris longus im Bereich der Palmaraponeurose. Aufgrund der erheblichen Einblutungen und der Schwellung ist ein spannungsfreier Hautschluss nicht möglich. An den Zugangsecken erfolgen, soweit möglich, adaptierende Hautnähte. Zentral wird ein Syspurderm zugeschnitten und nahtfixiert. Steriler Verband. Wicklung mit Watte.

Procedere: Übliche Wund-/Laborkontrollen. Anlage Kleinert-Verband, entspr. Mobilisationsbeginn in 4 Tagen (verzögert nach Gefäß- u. Nervennaht). Analgesie nach Maßgabe der Stationsärzte. Revision mit definitivem Wundschluss in 2 bis 3 Tagen.

Dr. med. H. Siekmann (Komm. Direktor)

9.3 Hand

L. Jansch, H. Siekmann

9.3.1 Skaphoidfraktur – Plattenosteosynthese

OP-Bericht, Klinik für Unfall- und Wiederherstellungschirurgie

Pat.-Nr.: 007445833
Aktuelle Klinik: Unfallchirurgie
Pat.-Name: Urgestein, Arndt

Fall-Nr.: A6696544/2010
Station: B3-2
Geb.-Dat.: 02.10.76
Geschlecht/Alter: m, 34 J.

OP-Datum: 23.11.2010
OP-Dauer (Schnitt/Naht): 09.12 – 10.21 Uhr
Saal: B 6

Personal:
Operateur: Dr. H. Siekmann
1. Assistent: C. Nettlau

Anästhesist: Dr. Y. Habib
Anästhesieschw./-pfl.: B. Bach
OP-Schwester/-pfl.: X. Montez
OP-Springer: F. Fahrig

Vorgeschichte/Indikation: Der Patient klagte nach einem privaten Motorradsturz über eine ausgeprägte Schmerzsymptomatik des linken Handgelenkes. Bereits röntgenologisch zeigte sich eine mehrfragmentäre dislozierte Fraktur in Kahnbeinmitte. Der Verdacht auf eine Trümmerzone wird durch die folgende CT-Untersuchung untermauert, sodass im vorliegenden Fall die Durchführung einer Plattenosteosynthese von volar sinnvoll ist. OP-Aufklärung erfolgt, OP-Einverständnis liegt vor.

Diagnose: Geschlossene, instabile Kahnbeinfraktur links (Typ B 4 nach Herbert).

Therapie: Offene Reposition und Osteosynthese mittels volarer Miniplatte (System Aptus, 2,0 mm 5-Loch-Platte).

Operation: Ungestörte ITN. Cefuroxim 1,5 g i.v. Rückenlagerung. Auslagerung des rechten Armes auf dem Armtisch. Vorlage einer Oberarmblutsperre. Wiederholte Hautdesinfektion und steriles Abdecken in hausüblicher Weise.

Anlage einer Blutleere von 250 mmHg. Palmarer Zugang zum Os scaphoideum im Sinne eines bogenförmigen diagonalen Hautschnittes über der radialen Handbeugefalte in Höhe des Proc. styloideus radii. Schichtweise Präparation und Darstellung der Sehne des M. flexor carpi radialis, welche mittels Lidhaken nach radial gehalten wird. Darstellung der Vorderseite des Skaphoids. Eine gute Darstellung der Frakturzone gelingt erst nach Spaltung der Gelenkkapsel im Kahnbeinverlauf. Vorsichtiges Ausspülen des Frakturhämatoms. Besetzen des distalen Hauptfragmentes mit einem als Joystick eingebrachten Kirschner-Draht und unter dezidierter BV-Kontrolle. Aufrichten des nach volar gekippten Fragmentes in orthograde Lage und schrittweises Vorbohren eines zweiten Kirschner-Drahtes zur Sicherung der Achsstellung des Kahnbeins, wobei die Trümmerzone unkompliziert überbrückt und gestellt werden kann. Anschließend erfolgt die Anlage der leicht konkav vorgebogenen 2,0-mm-Miniplatte. Alle Schrauben ziehen gut im Knochen an, auf die extraartikuläre Schraubenlage wird geachtet. Entfernung des K-Drahtes. BV-Kontrolle in 3 Ebenen sowie funktionell. Gute Einrichtung des Os scaphoideum, keine intraartikulären Schraubenlagen. Spülung des Wundgebietes. Öffnung der Blutsperre. Dezidierte Blutstillung durch Elektrokoagulation. Subkutane Adaptation. Hautverschluss durch Einzelknopfnähte. Steriler Verband.

Procedere: Analgesie nach Maßgabe der Stationsärzte. Röntgen Skaphoidquartett postoperativ sowie nach 2 + 6 Wochen. Für 3 Wochen UA-Gips mit Daumeneinschluss. Langfingermobilisation frei. Im Anschluss noch 6 bis 9 Wochen Handgelenksorthese. Entfernung des Nahtmaterials nach 10 Tagen. Weiterbehandlung in der Ambulanz unseres Hauses. ME nur bei sicher auf das Metall zurückführbaren Beschwerden.

Dr. med. H. Siekmann (Komm. Direktor)

9.3.2 Skaphoidfraktur – kanülierte Schraubenosteosynthese

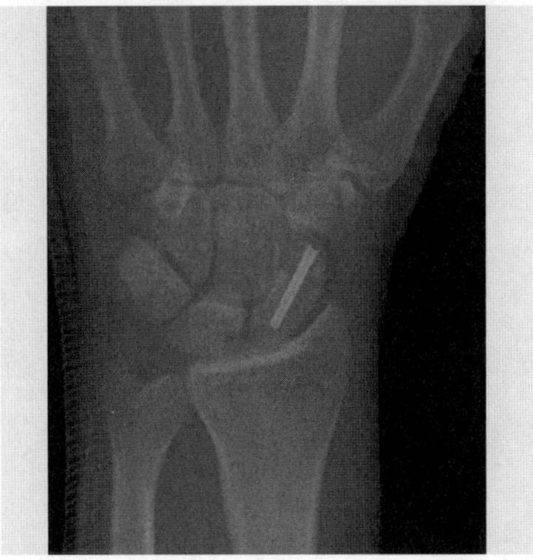

OP-Bericht, Klinik für Unfall- und Wiederherstellungschirurgie

Pat.-Nr.: 330064542
Aktuelle Klinik: Unfallchirurgie
Pat.-Name: Scala, Miguel

Fall-Nr.: A1084432/2010
Station: B3-3
Geb.-Dat.: 07.12.1978
Geschlecht/Alter: m, 31 J.

OP-Datum: 29.08.2010
OP-Dauer (Schnitt/Naht): 14.46 – 15.23 Uhr
Saal: B 6

Personal:
Operateur: Dr. H. Siekmann
1. Assistent: J. Mathusalem

Anästhesist: Biersche Regionalanästhesie
OP-Schwester/-pfl.: X. Montez
OP-Springer: B. Seifert

Vorgeschichte/Indikation: Sturz beim Inline-Skaten mit nachstehender Verletzung. Primär war die Fraktur im konventionellen Röntgen nicht auffällig. Anhaltende Beschwerden, mit CT abgeklärt, zeigten die okkulte Fraktur nach 6 Tagen. Keine wesentliche Dislokation. Aufgrund des Pseudarthroserisikos erfolgt in Absprache mit dem Pat. u.g. operatives Vorgehen. ***Keine Allergien bekannt, keine kardialen Vorerkrankungen.***

Diagnose: Geschlossene, nicht dislozierte Skaphoidfraktur rechts (Typ 2 nach Herbert).

Operation: Geschlossene Reposition, kanülierte Verschraubung mit 3 mm Herbertschraube (Fa. Zimmer) ***in Bierscher Regionalanästhesie.***

Vorgehen: Rückenlagerung. Rechter Arm auf Armtisch ausgelagert. Legen einer Verweilkanüle am rechten sowie linken Handrücken. Hier Cefuroxim 1,5 g i.v., anschl. 100 ml Ringer.

Auswickeln des Armes rechts und Anlage der Blutsperre (270 mmHg). ***Gabe von 40 ml Xylokain 0,1% sowie 10 ml NaCl 0,9% (Nachspülung).*** Entfernung der Kanüle. Wiederholte Hautdesinfektion, übliches steriles Abdecken.

BV-Zugangsmarkierung an typischer Stelle. Hautschnitt nach distal radial volar über dem Tuberculum des Skaphoids. Schichtweise Präparation, sukzessive Blutstillung. Die Sehne des M. flexor carpi radialis wird nach ulnarseitig gehalten. Darunter stellt sich der distale Skaphoidpol dar. BV-kontrolliert wird ein erster K-Führungsdraht platziert, erreicht jedoch nicht exakt die gewünschte Lage in der Skaphoidachse. Hierauf Platzierung eines zweiten Drahtes, der nun unter Orientierung am ersten Draht und bei BV-Kontrolle in exakter Achse eingebracht werden kann. Längenmessung (26 mm), Überbohrung und Schneiden des Gewindes. Anschl. wird die Schraube unkompliziert eingeschraubt, kommt in gewünschter Weise intraossär in regelhafter Achse zu liegen. Der Frakturspalt ist unter BV-Kontrolle nicht mehr sichtbar.

Spülung lokal (300 ml), Abschlusskontrolle auf Bluttrockenheit. Subkutane Naht, Hauteinzelknopfnähte. Steriler Verband. Elastokompressive Wicklung. ***Langsames Öffnen der Blutsperre ohne Kreislaufreaktionen.***

Procedere: Fingermobilisation täglich. Röntgen nach 24 h sowie nach 2 + 6 Wochen. Primär frühfunktionelle eigenständige Mobilisation ohne Belastung und nicht gegen Widerstand. Analgesie bei Bedarf Tramal/Novamin je 20 Trpf. Weiterbehandlung bei uns.

Dr. med. H. Siekmann (Komm. Direktor)

9.3.3 Skapholunäre Dissoziation – K-Drahtfixation und Bandaugmentation

OP-Bericht, Klinik für Unfall- und Wiederherstellungschirurgie

Pat.-Nr.: 043245833
Aktuelle Klinik: Unfallchirurgie
Pat.-Name: Ungemach, Uta

Fall-Nr.: A6677744/2010
Station: B3-2
Geb.-Dat.: 06.12.1974
Geschlecht/Alter: w, 36 J.

OP-Datum: 02.02.2011
OP-Dauer (Schnitt/Naht): 11.12 – 12.27 Uhr
Saal: B 6

Personal:
Operateur: OA Dr. L. Jansch
1. Assistent: C. Bauer
2. Assistent: V. van Grachten (PJ)

Anästhesist: Dr. Y. Habib
Anästhesieschw./-pfl.: B. Bach
OP-Schwester/-pfl.: X. Montez
OP-Springer: F. Fahrig

Vorgeschichte/Indikation: Die Patientin zog sich bei einem Sturz auf Glatteis konventionell radiologisch und MRT-diagnostisch bestätigt eine skapholunäre Bandläsion zu. Es besteht die Indikation zur operativen Revision mit geplanter Bandnaht/-augmentation und temporärer Fixation. Mögliche operative und konservative Therapieverfahren und ihre Risiken wurden aufgeklärt, das entspr. OP-Einverständnis der Pat. liegt vor.

Diagnosen: Geschlossene, instabile skapholunäre Dissoziation rechts (Stadium 3).

Therapie: Offene Reposition der proximalen Handwurzelreihe, temporäre skapholunäre Kirschner-Draht-Transfixierung und dorsale Augmentation des skapholunären Bandapparates durch Ankernaht (2x1,8 mm Mitek-GII-Minianker).

Operation: Ungestörte Plexusanästhesie Arm rechts. Cefuroxim 1,5 g i.v. Auslagerung des rechten Armes auf dem Armtisch. Oberarmblutleere 250 mmHg. Desinfektion und steriles Abdecken in hausüblicher Weise.

Dorsaler Zugang zum SL-Spalt im Sinne eines geraden Hautschnittes. Darstellung des Retinaculum extensorum zwischen 3. und 4. Strecksehnenfach. Eingehen und Darstellung der dorsalen Handgelenkskapsel direkt über dem SL-Spalt. Quere Kapselinzision und vorsichtiges Darstellen der Dorsalflächen von Skaphoid und Lunatum. Das U-förmige SL-Band kommt dorsal in sich rupturiert und skaphoidnah abgerissen zur Darstellung. Es wird sparsam angefrischt. Unter BV-Kontrolle Reposition des SL-Spaltes mit spitzer Repositionszange. Kontrolle des SL-Winkels im Seitbild. 1,5 cm Längsinzision leicht über und dorsal des Processus styloideus radii unter sicherer Schonung des oberflächlichen Radialisastes. Implantation zweier 1,4 mm parallel verlaufender skapholunärer Kirschner-Drähte, welche kurz oberhalb des Knochenniveaus umgebogen und durch die nun folgende Hautnaht versenkt werden. Nochmalige BV-Kontrolle. Das dorsal zerrissene Band kann nicht reinseriert werden, sodass wir uns zur Durchführung einer Augmentation mittels zweier ansatznah eingebrachter Minititananker der Stärke 1,8 mm entschließen. Beide Fadenenden werden gegeneinander verknotet und stabilisieren so den SL-Spalt. Nahtfähige Bandanteile werden zusätzlich mit 3x0 Vicryl-Fäden unter Einschluss der dorsalen Kapsel adaptiert. Abschließende BV-Kontrolle in beiden Ebenen. Gute Einstellung der proximalen Handwurzelbreite, regelhafte Implantatlage.

Vollständiger Verschluss der dorsalen Kapsel. Naht des Retinaculums, bei erhaltenem freiem Lauf der Strecksehnen. Öffnen der Blutsperre. Blutstillung. Hautverschluss durch Donati-Rückstichnähte. Steriler Verband. Anlage einer volaren Longuette in Intrinsic-plus-Stellung.

Procedere: Analgesie nach Maßgabe der Stationsärzte. Röntgenkontrolle rechtes Handgelenk in 2 Ebenen postoperativ sowie nach 2 + 6 Wochen.. Ab sofort Fingerübungen. Entfernung des Nahtmaterials nach 12 Tagen. Entfernung der K-Drähte in 6 Wochen.

Dr. med. L. Jansch (FA f. Chir., Ortho. u. spez. UChir.)

9.3.4 Lunatumluxation – offene Reposition und K-Drahtarthrodese

OP-Bericht, Klinik für Unfall- und Wiederherstellungschirurgie

Pat.-Nr.: 657334542
Aktuelle Klinik: Unfallchirurgie
Pat.-Name: Scarabäus, Samuel

Fall-Nr.: A1092432/2010
Station: B3-2
Geb.-Dat.: 12.02.1969
Geschlecht/Alter: m, 41 J.

OP-Datum: 19.08.2010
OP-Dauer (Schnitt/Naht): 14.26 – 15.18 Uhr
Saal: B 3

Personal:
Operateur: OA Dr. L. Jansch
1. Assistent: J. Mathusalem

Anästhesist: Fr. Dr. M. Bauer
Anästhesieschw./-pfl.: B. Senftenberg
OP-Schwester/-pfl.: X. Montez
OP-Springer: B. Seifert

Vorgeschichte/Indikation: Der Fahrradfahrer zog sich bei einem Sturz auf das rechte Handgelenk die u.g. Lunatumluxation zu. Die präoperative CT-Diagnostik zeigte neben der Luxation bis auf schuppige Absprengungen im dorsalen Bereich des Os triquetrum und Os capitatum keine weiteren knöchernen Verletzungen. Der Patient gibt leichte Kribbelparästhesien der Finger 1-3 an, so dass eine dringliche OP-Indikation bei neurologischen Symptomen im Medianusgebiet besteht. OP-Aufklärung erfolgt, OP-Einverständnis liegt vor.

Diagnosen: Geschlossene perilunäre Luxation Handwurzel rechts mit N. medianus-Irritation.

Therapie: Offene Reposition und temporäre K-Draht-Transfixation skapholunär und lunotriquetral. Bandaugmentation. Spaltung des Ligamentum carpi transversum und Revision des Karpalkanals.

Operation: Ungestörte ITN. Cefuroxim 1,5 g i.v. Rückenlagerung. Anlage einer Oberarmblutsperre. Wiederholte Hautdesinfektion und übliches steriles Abdecken.

Blutsperre auf 250 mmHg. Volarer Zugang zum Karpalkanal im Sinne eines nach proximal und distal etwas erweiterten Bromley-Schnittes. Einsatz der Gillishaken und unter Spreizen und schrittweisem Vorgehen mit dem Skalpell und Darstellung des Lig. carpi transversum. Das Band wird schrittweise in Bandmitte durchtrennt, bis der Nervus medianus zur Darstellung kommt. ***Darstellung des motorischen Astes in typischer Lage.*** Einbringen der Rinnensonde nach proximal und distal. Unter Schutz der Rinne vollständiges Spalten des Bandes. Der Nervus medianus zeigt diskreten Unterblutungen des Perineuriums, ist in seiner Kontinuität nicht unterbrochen. Das Os lunatum ist unmittelbar unterhalb des Nerven zu tasten. Das Lunatum kann unter Extension der Finger 2/3 und volaren Druck mühelos reponiert werden. Umdrehen der Hand. Längsförmiger Hautschnitt zwischen 2./3. Mittelhandbasisstrahl nach proximal. Darstellung des Retinaculum extensorum. Spaltung zwischen den Fächern 3 und 4 bzw. 4 und 5 und Darstellung der dorsalen Handgelenkskapsel unter BV-Kontrolle in beiden Ebenen und Einbringen dreier Kirschner-Drähte in Lunatum, Skaphoid und Triquetum, welche als »Joystick« zur folgenden Feinreposition der proximalen Handwurzelreihe dienen. Bei relativ stabilen Verhältnissen lunotriquetal erfolgt die augmentierende Naht der größeren SL-Bandanteile am Skaphoid mittels 2,5-mm-Titan-Mini-Anker. Über je 1-cm-Hautschnitte, unter sorgfältiger Schonung der oberflächlichen Nervenäste, Einbringen der beiden 1,4 mm streng parallelen skapholunären Kirschner-Drähte und eines lunotriquetralen K-Drahtes von ulnar über erweiterte Stichinzisionen. Umbiegen und Versenken der Drahtenden unter die Haut. Die abschließende BV-Kontrolle in beiden Ebenen zeigt eine regelrechte Stellung der proximalen Handwurzelreihe und insbesondere des SL-Winkels. Ausgiebige Spülung. Öffnen der Blutsperre. Blutstillung. Wundverschluss der dorsal eröffneten Handgelenkskapsel unter Mitfassen der zerfetzten Bandanteile. Partieller Verschluss des an 2 Stellen eröffneten Retinaculum extensorum und Hautnaht dorsal. Volar ebenfalls Blutstillung. Hautverschluss durch Einzelknopfnähte. Steriler Verband. Anlage einer volaren Longuette in Intrinsic-plus-Stellung.

Procedere: Fingerübungen aus der Longuette heraus für 6 Wochen. Anschließend Entfernung der Kirschner-Drähte und zunehmend freie Bewegungsübungen aktiv/passiv. Röntgen nach 24 h sowie 2 + 6 Wochen.

Dr. med. L. Jansch (FA Chir.,Ortho. u. spez. UChir.)

9.3.5 Bennett-Fraktur – Schraubenosteosynthese

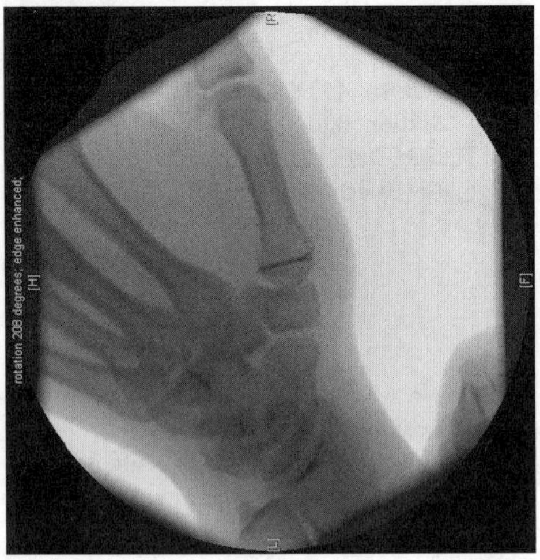

OP-Bericht, Klinik für Unfall- und Wiederherstellungschirurgie

Pat.-Nr.:950533231
Aktuelle Klinik: Unfallchirurgie
Pat.-Name: Salvatore, Robert

Fall-Nr.: A1454563/2010
Station: B3-3
Geb.-Dat.: 12.12.1968
Geschlecht/Alter: m, 42 J.

OP-Datum: 20.09.2010
OP-Dauer (Schnitt/Naht): 14.11 – 15.01 Uhr
Saal: B 3

Personal:
Operateur: OA Dr. med. L. Jansch
1. Assistent: J. Mathusalem

Anästhesist: Fr. Dr. M. Bauer
Anästhesieschw./-pfl.: B. Senftenberg
OP-Schwester/-pfl.: X. Montez
OP-Springer: B. Seifert

Vorgeschichte/Indikation: Der Patient zog sich bei einem Treppensturz, bei welchem er mit dem rechten Daumen am Treppengeländer hängen blieb, eine typische Bennett-Fraktur mit großem ulnarseitigen Fragment und typischer Dislokation durch Muskelzug zu. Es besteht die Indikation zur Schraubenosteosynthese. OP-Aufklärung erfolgt, OP-Einverständnis liegt bei bekannten Risiken vor. Der Patient ist Handwerker, es bestehen tiefe und stark verschmutzte Schwielenbildungen und ausgeprägte Schmutzansammlungen unter den Fingernägeln.

Diagnosen: Geschlossene, dislozierte Bennett-Fraktur (Basis Os metacarpale I) rechts.

Therapie: Offene Reposition und indirekte Schraubenosteosynthese durch zwei Minischrauben (System Aptus, je 2,0 mm).

Operation: Ungestörte Armplexusanästhesie. Cefuroxim 1,5 g i.v. Auslagerung des rechten Armes auf dem Armtisch. Anlage einer Blutdruckmanschette am Oberarm. Wiederholte Hautdesinfektion und übliches steriles Abdecken.

Blutleere und -sperre von 250 mmHg. Dorsaler Zugang zum Karpometakarpalgelenk I. Längsschnitt am oberen Ende der Tabatiére. Die Extensoren- bzw. Abduktorensehnen werden dargestellt und sorgfältig unter kleinen Langenbeckhaken geschont. Darstellung der dorsalen Kapsel des Karpometakarpalgelenkes I. Die Kapsel wird längsförmig inzidiert und subperiostal mit kleinem Skalpell und Raspatorium vorsichtig nach ulnar abgeschoben. Unter Daumenextension Einbringen des Einzinkerhakens transartikulär und unter entsprechendem Hakenzug am Abschlagfragment und Druck auf das Hauptfragment anatomische Reposition des Bennett-Fragmentes. Retention mittels eines 1,2er K-Drahtes. Anschließend indirekte Osteosynthese durch 2 schwalbenschwanzförmig von dorsal eingebrachte 2,0-mm-Minischrauben (je 16 mm), von denen die zweite den K-Draht ersetzt. Die BV-Kontrolle in beiden Ebenen zeigt eine regelrechte anatomische Frakturstellung und die gewünschte Materiallage mit komplett parallelem Schraubenverlauf und in der Bewegungsprüfung absolut stabile Verhältnisse.

Ausgiebige Spülung des Gelenks. Verschluss der dorsalen Kapsel durch Vicryl-Nähte 4x0. Öffnung der Blutsperre. Sukzessive Blutstillung. Auf eine Drainage kann bei fehlendem Blutungshinweis verzichtet werden. Hautverschluss durch Einzelknopfnähte. Steriler Verband. Milde elastokompressive Wickel.

Procedere: Röntgenkontrolle rechte Mittelhand in 3 Ebenen postoperativ sowie nach 2 + 6 Wochen. Übungsstabile Osteosynthese. ME nicht angezeigt. Weiterbehandlung ambulant bei uns. Fadenzug nach 12 Tagen, Analgesie mit Novaminsulfon nach Bedarf.

Dr. med. L. Jansch, (FA f. Chir., Ortho. u. spez. UChir.)

9.3.6 Rolando-Fraktur – Plattenosteosynthese

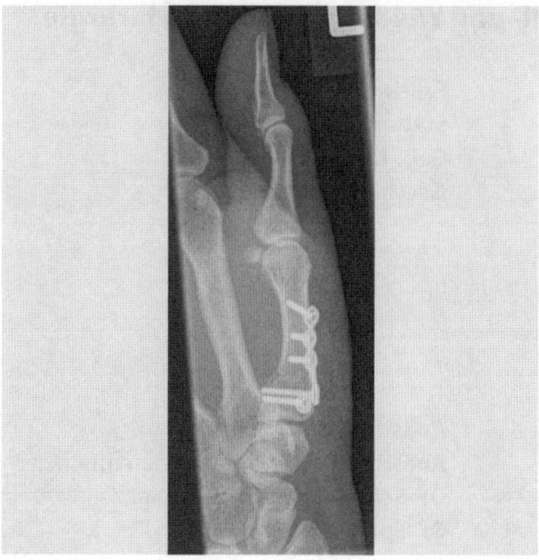

OP-Bericht, Klinik für Unfall- und Wiederherstellungschirurgie

Pat.-Nr.: 656562122
Aktuelle Klinik: Unfallchirurgie
Pat.-Name: Pröll, Kevin-Bacon

Fall-Nr.: A3960500/2010
Station: B3-4
Geb.-Dat.: 17.02.1985
Geschlecht/Alter: m, 25 J.

OP-Datum: 13.07.2010
OP-Dauer (Schnitt/Naht): 08.57 – 09.49 Uhr
Saal: B 2

Personal:
Operateur: J. Mathusalem
Assistent: P. Derst

Anästhesist: Dr. Y. Habib
Anästhesieschw./-pfl.: B. Bach
OP-Schwester/-pfl.: D. Rameloh
OP-Springer: B. Seifert

Vorgeschichte/Indikation: Der Patient zog sich bei einem Fahrradsturz eine Fraktur des 1. Mittelhandknochens im Sinne einer Rolando-Fraktur zu. Es besteht eine mäßige Dislokation und die Indikation zur operativen Stabilisierung. Aufgrund der Fraktursituation planen wir eine Plattenosteosynthese. OP-Aufklärung erfolgt, OP-Einverständnis liegt vor.

Diagnosen: Geschlossene, dislozierte Fraktur der Basis Os metacarpale I (Typ Rolando) rechts.

Therapie: Offene Reposition und Plattenosteosynthese (2,0 mm, 4-Loch-T-Platte, System Aptus).

Operation: Ungestörte ITN. Cefuroxim 1,5 g i.v. Auslagerung des rechten Armes auf dem Armtisch. Vorlage der Oberarmblutsperre. Wiederholte Hautdesinfektion und steriles Abdecken in hausüblicher Weise.

Blutsperre mit 250 mmHg. Dorsaler Zugang zum Karpometakarpalgelenk I. Längsschnitt am kaudalen Ende der Tabatiére. Schonende, überwiegend scharfe Präparation, die Sehnen von Mm. extensor pollicis brevis und longus werden nach radial- bzw. ulnarseitig gehalten. Darstellung der Fraktur durch vorsichtiges Abpräparieren der längs inzidierten Gelenkkapsel des Karpometakarpalgelenkes I, hierbei kommt auch noch die A. radialis zur Darstellung, wird ebenfalls lateralisiert. Mit Einzinkerhaken und temporär von dorsal als Joystick eingebrachtem K-Draht folgt die weitestgehende anatomische Frakturreposition. Retention mittels eines weiteren 1er K-Drahtes, Entfernung des ersten K-Drahtes. Einbringen der entsprechend den anatomischen Gegebenheiten an den Enden gebogenen 4-Loch-Aptus-T-Platte. Sichere Osteosynthese der reponierten gelenktragenden Anteile gegeneinander und gegen die Platte durch entsprechend zueinander eingebrachte Schrauben an der MC-I-Basis und bikortikal am Schaft. Entfernung des Retentionsdrahtes. Abschließende BV-Kontrolle. Gute Reposition mit stufenloser Stellung der Gelenkfläche, regelhafte Implantatlage.

Spülung des Wundgebietes. Verschluss der Kapsel durch Z-Nähte. Öffnen der Blutsperre. Übliche Blutstillung. Hautverschluss durch Einzelknopfnähte. Steriler Verband.

Procedere: Übungsstabile Osteosynthese. Mobilisation ohne Belastung erlaubt, Belastungsaufbau bei regelrechtem Röntgenbefund nicht vor 6 Wochen. Röntgen nach 24 h sowie 2 + 6 Wochen. ME nur bei sicher auf das Material zurückführbaren Beschwerden. Fadenzug nach 12 Tagen, Weiterbehandlung ambulant in unserer Klinik.

J. Mathusalem (FA f. Chir., Ortho. u. UChir.)

9.3.7 MHK-II- und MHK-III-Frakturen – Plattenosteosynthesen

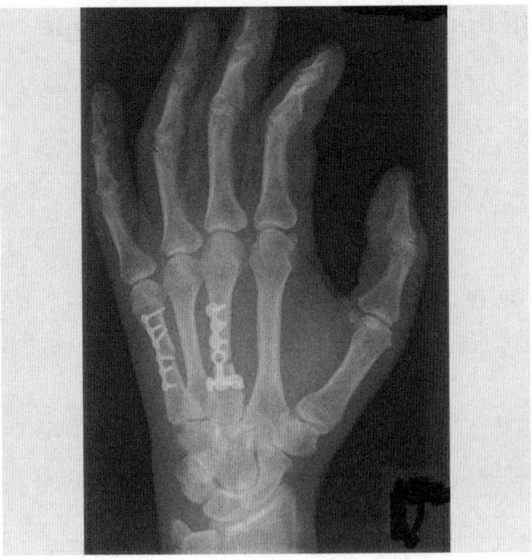

OP-Bericht, Klinik für Unfall- und Wiederherstellungschirurgie

Pat.-Nr.: 233177773
Aktuelle Klinik: Unfallchirurgie
Pat.-Name: Sanftmut, Ralf

Fall-Nr.: B2038887/2010
Station: B 3-4
Geb.-Dat.: 18.09.1967
Geschlecht/Alter: m, 43 J.

OP-Datum: 22.12.2010
OP-Dauer (Schnitt/Naht): 16.16 – 17. 28 Uhr
Saal: B 2

Personal:
Operateur(e): J. Mathusalem
1. Assistent: OA Dr. L. Jansch
2. Assistent: Ch. Nettlau

Anästhesist: Dr. Y. Habib
Anästhesieschw./-pfl.: U. Teichfischer
OP-Schwester/-pfl.: X. Montez
OP-Springer: S. Sauerteig

Vorgeschichte/Indikation: Der Patient geriet in eine tätliche Auseinandersetzung, bei welcher er sich bei einem selbst durchgeführten Faustschlag u.g. Frakturen zuzog. ***Bei deutlichem Drehfehler beider Finger besteht die Indikation zur operativen Versorgung.*** OP-Aufklärung erfolgt, OP-Einverständnis liegt vor.

Diagnosen: Geschlossene dislozierte Schaftfrakturen des 3. und 5. Mittelhandknochens links.

Therapie: Offene Repositionen und Plattenosteosynthesen von Os metacarpale III und V (modulares Handinstrumentarium Fa. Synthes).

Operation: ITN. Cefuroxim 1,5 g i. v. Rückenlagerung. Entsprechende Polsterung. Vorbereitung der Oberarmblutsperre. Auslagerung des linken Armes auf dem Armtisch. Wiederholte Hautdesinfektion und steriles Abdecken in hausüblicher Weise.

Durchführung der Oberarmblutleere mittels Esmarchbinde und Anlage eines Druckes von 250 mmHg. Längsförmiger Hautschnitt über der Mittelhand dorsal über dem 3. Strahl. Inzision der Subkutis unter Koagulation und Unterbinden von subkutanen Venen. Darstellung der unversehrten Strecksehnen des 3. Fingers. Sorgfältige Schonung derselben und des einen darstellbaren Conexus intertendineus. Unter vorsichtigem Abschieben der Muskulatur müheloses Darstellen der Fraktur des 3. Mittelhandknochens. Spülung des Wundgebietes und Reposition. Diese ist bei Querfraktur schwer zu retinieren. Somit Reposition über die Platte. Auflage einer T-Platte, die nun jeweils exzentrisch mittels Schrauben besetzt wird Die Schrauben ziehen exzellent im Knochen. Zwar gelingt keine stufenlose Reposition, jedoch besteht ausreichender Knochenkontakt und eine korrekte Achsstellung des 3. Fingers. Längsschnitt über dem 5. Mittelhandknochen. Subkutane Präparation unter Schonung der lokalen Strukturen. Bei zentralen Trümmern gelingt die orientierte Reposition in der Rotation durch Zug am Finger. Auflage einer 6-Loch-Platte 1,5 mm. Hier erfolgt die Osteosynthese unter gutem Kontakt der Fragmente, wobei alle Schraubenlöcher besetzt werden können. Auch diese Schrauben ziehen alle exzellent im Knochen. BV-Kontrolle und klinische Überprüfung. Es zeigt sich eine weitestgehend achsgerechte Stellung beider Finger ohne Anhalt für einen Drehfehler. Gewünschte Implantatlage.

Spülung des Wundgebietes. Öffnen der Blutleere. Prüfung auf Bluttrockenheit. Koagulation mit Bipolarpinzette. Keine Redondrainage notwendig. Hautverschluss durch Donati-Rückstichnähte. Steriler Verband.

Procedere: Schmerzorientierte Mobilisation erlaubt, nicht gegen Widerstand und ohne Gewichtsbelastung für 6 Wochen. Röntgen nach 24 h sowie nach 2 + 6 Wochen. ME nicht zwingend notwendig. Analgesie nach Maßgabe der Stationsärzte. Fadenzug nach 12 Tagen. Ambulante Weiterbehandlung durch niedergelassenen Unfallchirurgen.

J. Mathusalem (FA f. Chirurgie, Orthopädie u. spez. Unfallchirurgie)

9.3.8 Grundgliedbasisfraktur D V – Plattenosteosynthese

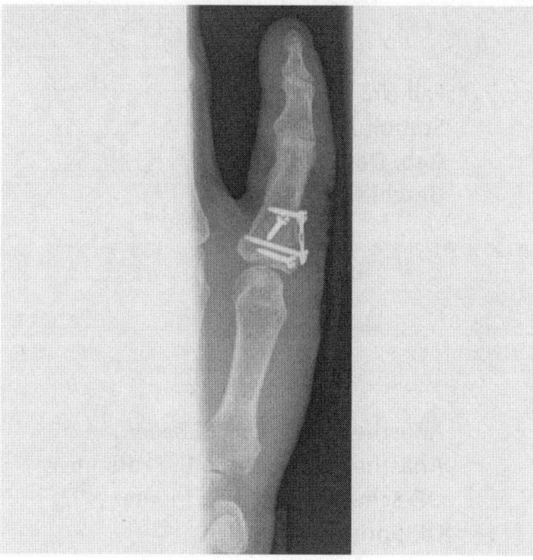

OP-Bericht, Klinik für Unfall- und Wiederherstellungschirurgie

Pat.-Nr.: 546800111
Aktuelle Klinik: Unfallchirurgie
Pat.-Name: Malzbach, Sina

Fall-Nr.: A5611001/2010
Station: B3-1
Geb.-Dat.: 20.05.1986
Geschlecht/Alter: w, 23 J.

OP-Datum: 21.04.2010
OP-Dauer (Schnitt/Naht): 12.22 – 12.53 Uhr
Saal: B 5

Personal:
Operateur: OA Dr. med. L. Jansch
1. Assistent: A. Eisenkrämer

Anästhesist: Fr. Dr. M. Bauer
Anästhesieschw./-pfl.: B. Bach
OP-Schwester/-pfl.: D. Rameloh
OP-Springer: F. Fahrig

Vorgeschichte/Indikation: Bei einem Vereinsfußballspiel prallte der Patientin der Ball axial gegen den linken Kleinfinger. Röntgenologisch kommt eine Basisfraktur des Grundgliedes mit Gelenkbeteiligung zur Darstellung. Aufgrund des Drehfehlers und der Ulnarduktion besteht die Indikation zur Osteosynthese zumal es sich bei der Patientin um eine ambitionierte Orgelspielerin handelt. OP-Aufklärung und OP-Einverständnis liegt vor.

Diagnosen: Geschlossene mehrfragmentäre Basisfraktur der Grundgliedbasis D V Hand links.

Therapie: Offene Reposition und Platten- sowie Schraubenosteosynthese mittels zwei 1,5er Schrauben interfragmentär (Länge 9 und 11 m) und 1,5-mm-3-Loch-Miniplatte (Aptus).

Operation: Armplexusanästhesie. Cefuroxim 1,5 g i.v. Rückenlagerung. Auslagerung des Armes auf dem Armtisch. Vorlage der Oberarmblutleere mit 250 mmHg. Wiederholte Hautdesinfektion und steriles Abdecken in haustypischer Weise.

Blutsperre mit 250 mmHg. Längsförmiger und dorsoulnarer Hautschnitt von proximal des PIP-Gelenkes bis kurz über das MCP-Gelenk des 5. Fingers. Darstellen des lateralen Randes der Sehne des M. extensor digiti minimi. Im Schnittverlauf dorsoulnare Kapselinzision des MCP-Gelenkes mit Verlängerung nach distal zur subperiostalen Darstellung der extraartikulären Trümmerzone. Unter Dauerzug erhält man Einblick in das Gelenk, sodass die beiden gelenktragenden Fragmente mittels des Zahnarzthäkchens weitestmöglich anatomisch reponiert werden können. Osteosynthese der Gelenkfläche durch eine subchondrale 1,5 mm Minischraube, die in üblicher Weise eingebracht wird. Nach weiterer Reposition Implantation einer weiteren Einzelschraube von dorsal zum Stellen der beiden Hauptfragmente des proximalen Schaftes. Klinische und röntgenologische Prüfung von Achse und Rotation. Sichern der Stellung durch eine lateral anliegende 3-Loch-Platte 1,5 mm. Bewegungsprüfung und BV-Kontrolle. Unter Durchleuchtung zeigt sich bei einer Schraube ein volarer Überstand mit Gefahr der Beugesehnenaffektion. Die Schraube wird durch eine 2 mm kürzere ersetzt, wonach sich ein regelrechter Röntgenbefund ergibt. Ansonsten regelhafte Implantatlage und Frakturstellung. Spülung des Wundgebietes. Öffnen der Blutleere. Prüfung auf Bluttrockenheit. Kapselverschluss des MCP-Gelenkes, Hautverschluss durch Donati-Rückstichnähte. Schienung des versorgten Fingers durch den 4. Finger mittels Tapeverband.

Procedere: Röntgen des 5. Finger links in 2 Ebenen heute sowie in 2 + 6 Wochen. Aktive Fingerübungen erlaubt, nicht gegen Widerstand. Weiterbehandlung in unserer Ambulanz (Musikerin!). Kontaktsport in ca. 12 Wochen wieder erlaubt. ME nicht zwingend notwendig. Fadenzug nach 12 Tagen.

Dr. med. L. Jansch (FA f. Chirurgie, Orthopädie und spez. Unfallchirurgie)

9.3.9 Bissverletzung Hand – Revision

OP-Bericht, Klinik für Unfall- und Wiederherstellungschirurgie

Pat.-Nr.: 059229541
Aktuelle Klinik: Unfallchirurgie
Pat.-Name: Deter, Peter-Detlef

Fall-Nr.: A1099832/2010
Station: B3-2
Geb.-Dat.: 11.03.1979
Geschlecht/Alter: m, 31 J.

OP-Datum: 20.08.2010
OP-Dauer (Schnitt/Naht): 14.26 – 14.54 Uhr
Saal: B 2

Personal:
Operateur: Dr. H. Siekmann
1. Assistent: C. Nettlau

Anästhesist: Fr. Dr. M. Bauer
Anästhesieschw./-pfl.: B. Senftenberg
OP-Schwester/-pfl.: X. Montez
OP-Springer: B. Seifert

Vorgeschichte/Indikation: Die Vorstellung in unserer Notaufnahme erfolgte knapp 48 h nach einer Bissverletzung der rechten Hand durch die eigene Katze. Es besteht bereits eine ausgeprägte Schwellung und Rötung des Handrückens. Klinisch zeigt sich eine einzige Bisswunde über dem 4. Mittelhandstrahl ohne Anhalt für Gegenbiss. Moderater Anstieg von Leukozyten und CRP. Sensibilität, Zirkulation und Motorik der Finger 3-5 sind intakt. Beginn mit Augmentan i.v. in der Ambulanz. Nach Aufnahme und üblicher OP-Aufklärung Transport in den OP.

Diagnose: Handrückenphlegmone nach Katzenbissverletzung der rechten Mittelhand dorsal des 4. Strahls.

Therapie: Wundrevision des rechten Handrückens, ausgedehntes Débridement einschl. des Sehnengleitapparates mit primärem Wundverschluss.

Operation: Intubationsnarkose. Augmentangabe bereits in der Ambulanz. Rückenlagerung. Auslagerung des rechten Arms auf dem Armtisch. Vorbereiten einer Oberarmblutsperre. Wiederholte Hautdesinfektion. Übliches steriles Abdecken in hausüblicher Weise.

Längsförmiger Hautschnitt von knapp 5 cm Länge unter spindelförmiger Exzision des Bissporus. Hierbei Entlastung von Pus, Abstrich. Spreizen des Subkutangewebes bei weiterer Pusentlastung. Darstellung der Strecksehne D 4, welche distal und proximal von sulzigem makroskopisch infiziertem Sehnengleitgewebe bedeckt ist, zudem ist eine Perforation des Peritendineums in Höhe der Bisswunde nachvollziehbar. Längsspaltung des zundrigen Peritendineums und vollständige Resektion des nekrotischen Sehnengleitgewebes. Hierzu ist eine entsprechend geführte Schnitterweiterung nach kranial und kaudal notwendig. Die Resektion erfolgt bis zum makroskopisch gesunden Gewebe. Die Sehne imponiert vital und nicht infiziert, sodass z.Zt. keine Resektion notwendig scheint. Zudem besteht kein Anhalt für einen Übertritt der Infektion auf die ulnaren oder radialen Teile der Mittelhand bzw. die Mittelhandmuskulatur. Ausgiebige Spülung mit Ringerlösung. Nochmals eingehende Sichtung, Nachresektion fraglich nekrotischen Fettgewebes, bis makroskopisch ausschließlich vitales Gewebe ohne Infektanhalt verbleibt.

Kontrolle auf Bluttrockenheit. Einlage einer subkutanen Redon und situative Hautadaptation. Steriler Verband. Wiederanlage der volaren Unterarmlonguette in Intrinsic-plus-Stellung.

Procedere: 1-mal tgl. Fingerübungen aus der Longuette heraus. Hand hochlagern. Engmaschige Kontrolle der Entzündungswerte und des Lokalbefundes. Antibiose fortsetzen, nach Erhalt des Resistogramms ggf. anpassen. Revision in 24 Stunden (Klinik?), jedoch spätestens in 48 h.

Dr. med. H. Siekmann (Komm. Direktor)

9.3.10 Strecksehnenläsion Mittelhand – Revision und Naht

OP-Bericht, Klinik für Unfall- und Wiederherstellungschirurgie

Pat.-Nr.: 057354541
Aktuelle Klinik: Unfallchirurgie
Pat.-Name: Sack, Ralf

Fall-Nr.: A1000032/2010
Station: B3-3
Geb.-Dat.: 11.12.1979
Geschlecht/Alter: m, 30 J.

OP-Datum: 19.08.2010
OP-Dauer (Schnitt/Naht): 14.26 – 15.01 Uhr
Saal: B 2

Personal:
Operateur: P. Derst
1. Assistent: OA Dr. L. Jansch

Anästhesist: Fr. Dr. M. Bauer
Anästhesieschw./-pfl.: B. Senftenberg
OP-Schwester/-pfl.: X. Montez
OP-Springer: B. Seifert

Vorgeschichte/Indikation: Der Patient stürzte bei einem Diskobesuch in die Glassplitter eines Getränkeglases, wonach er in der Notaufnahme unseres Hauses vorstellig wurde. Klinisch zeigt sich eine 1,5 cm lange, schräg verlaufende Schnittwunde über dem 4. Strahl der linken Mittelhand. Klinisch besteht der Verdacht auf eine Strecksehnenläsion, sodass die Indikation zur operativen ***Revision im Operationssaal*** gestellt wurde. Neurologisch unauffälliger Befund. Der Patient hat nach entsprechender Risikoaufklärung in die OP eingewilligt.

Diagnosen: Komplette Strecksehnendurchtrennung D 4 links (Zone Dd 5 nach Pechlaner).

Therapie: Wundrevision. Primäre Sehnennaht nach Zechner.

Operation: ITN ungestört. Cefuroxim 1,5 g i.v. Rückenlagerung. Wiederholte Hautdesinfektion und übliches steriles Abdecken.

Längsschnitt über dem 4. Mittelhandknochen unter sparsamer Exzision der genannten Schnittwunde. Lokales Débridement des Sehnengleitgewebes und Darstellung der kompletten und schräg verlaufenden Durchtrennungszone der Strecksehne. Mittels Sehnenfasszange und Skalpell sparsames Débridement beider Sehnenstümpfe und spannungsfreies Aneinanderführen. Sichern des Aneinanderführens der Sehnen unter Streckstellung des Fingers und temporärer Tenodese mit Kanülen. Anschließend Durchführung der Kernnaht mit Ethibond Excel der Stärke 3x0 durch hinterstochene Nähte nach Zechner mit Invertieren des Knotens. Anschließend Durchführung der fortlaufenden Naht mit Ethibond Excel der Stärke 5x0. ***Die Sehnenstümpfe kommen breit zur Adaptation***. Entfernung der Kanülen. Die ***passive Bewegungsprobe*** des Fingers ergibt eine feste Naht ohne Tendenz zur Dehiszenz. Ausgiebige Spülung des Wundgebietes. Nachkoagulation. Anschließend sind keine auffälligen Blutungen vorhanden, auf eine Drainage kann verzichtet werden. Hautverschluss durch Donati-Rückstichnähte. Die Anlage eines sterilen Verbandes und einer volaren Unterarmlonguette in Intrinsic-plus-Stellung beendet den Eingriff.

Procedere: Für 3 Wochen Weiterbehandlung in der o.g. Schiene. Anschließend aktive Bewegungsübungen ohne Belastung für 6 Wochen. Weiterbehandlung beim niedergelassenen Chirurgen. ***Fortsetzung der Antibiose bei dezidierter Wundversorgung u. makroskopisch unverschmutzter Wunde nicht notwendig.***

P. Derst (Assistenzarzt)

9.3.11 Beugesehnen- und Nervenläsion Finger – Wundrevision und Naht

OP-Bericht, Klinik für Unfall- und Wiederherstellungschirurgie

Pat.-Nr.: 144449532
Aktuelle Klinik: Unfallchirurgie
Pat.-Name: Wurst, Waltraud

Fall-Nr.: A3003333/2010
Station: B.3-3
Geb.-Dat.: 02.03.1969
Geschlecht/Alter: w, 41 J.

OP-Datum: 03.04.2010
OP-Dauer (Schnitt/Naht): 22.14 – 23.48
Saal: B 2

Personal:
1. Operateur: OA Dr. L. Jansch
2. Operateur: OA Dr. F. Scharf (Neurochirurgie)
Assistent: V. van Grachten (PJ)

Anästhesist: Dr. Y. Habib
Anästhesieschw./-pfl.: B. Bach
OP-Schwester/-pfl.: M. Gabelstab
OP-Springer: B. Seifert

Vorgeschichte/Indikation: Die Patientin verletzte sich bei Arbeiten in der eigenen Küche mit einem unbenutzten Filetiermesser den linken Zeigefinger. Die klinische Prüfung zeigt eine freie aktive und passive Beweglichkeit. Insbesondere besteht kein sicherer Anhalt für eine Beugesehnenläsion, jedoch besteht eine vollständige Anästhesie der Radialseite des 2. Fingers inklusive der Fingerbeere, sodass die Indikation zur operativen Revision gestellt wurde. Die Patientin hat nach entsprechender Risikoaufklärung in die OP eingewilligt.

Diagnosen: Partialläsion der tiefen Beugesehne (Zone Dp 2 nach Pechlaner), Durchtrennung des radialen Fingernerven des 2. Fingers links.

Therapie: Direkte fortlaufende Naht der tiefen Beugesehnennaht, mikrochirurgisch epineurale Naht des Nerven.

Operation: Plexusanästhesie ungestört. Cefuroxim 1,5 g i.v. Rückenlagerung. Auslagerung des Armes auf dem Armtisch. Wiederholte Hautdesinfektion und übliches steriles Abdecken.

Lokalbefund: 1 cm lange, schräg verlaufende Wunde über dem Grundglied D 2 links, volar radial in kurzer Entfernung zur Beugefalte des PIP-Gelenkes. Der Schnitt wird in Richtung radiale Ecke der Beugefalte des PIP-Gelenkes fortgesetzt. ***Entsprechend der Brunerschen Schnittfürung*** erfolgt die Erweiterung in die ulnaren Ecken der Beugefalten von DIP und MCP-Gelenk. Darstellung des Gefäßnervenbündels. Es zeigt sich bei intakter radialer Fingerarterie eine komplette Durchtrennung des radialen Fingernerven. Weiterhin Darstellung einer schräg dem Schnittlauf entsprechenden Verletzung des A2-Ringbandes. Das Ringband wird treppenartig sparsam weiter eröffnet, sodass die durch das Chiasma tretende tiefe Beugesehne vollständig zur Darstellung kommt (beide Zügel der Superficialissehne unverletzt). Die tiefe Beugesehne zeigt jedoch eine hälftige Läsion volar. Die Läsion kann mühelos durch eine kurze fortlaufende Naht mit Ethibond-Excel der Stärke 5x0 sicher verschlossen werden. Der Knoten wird durch eine vorher geschaffene Inzision im Faserverlauf in die Sehne verlagert. Anschließend Readaptation der flügelartig eröffneten Lefzen des A2-Ringbands. Probe auf freien Sehnenzug und Zuwendung zum Nerven. Unter ***Zuhilfenahme des Operationsmikroskops*** erfolgt die spannungsfreie epineurale Adaptation mit PDS der Stärke 8x0 durch 2 Nähte. Ausgiebige Spülung des Wundgebietes. Öffnung der Blutsperre und Revision auf Bluttrockenheit. Hautverschluss durch Einzelknopfnähte und Anlage einer Fingerlonguette D 2 und 3 in Intrinsic-plus-Stellung.

Procedere: Die Sehnennaht kann prinzipiell beübt werden, jedoch zum Schutz der Nervennaht Ruhigstellung für 2 Wochen in einer 2-Finger-Schiene. Nach 2 Wochen Kleinert-Gips und zunehmende Mobilisation aktiv gestreckt/passiv gebeugt bis zum Ende der 6. Woche nach OP. Neurologische Verlaufskontrollen. ***Fortsetzung der Antibiose bei makroskopisch sauberer Wunde nicht notwendig.***

Dr. med. L. Jansch (FA f. Chirurgie, Orthopädie u. spez. Unfallchirurgie)

Untere Extremität

10.1 Femur und Patella

H. Siekmann, C. Josten, J. Fakler

10.1.1 Femurkopffraktur (Pipkin) – Schraubenosteosynthese

OP-Bericht, Klinik für Unfall- und Wiederherstellungschirurgie

Pat.-Nr.: 546110009
Aktuelle Klinik: Unfallchirurgie
Pat.-Name: Damkel, Liese

Fall-Nr.: A0093865/2010
Station: B3-3
Geb.-Dat.: 13.09.1969
Geschlecht/Alter: w, 41 J.

OP-Datum: 12.10.2010
OP-Dauer (Schnitt/Naht): 14.09 – 15.48 Uhr
Saal: B 4

Personal:
Operateur: Prof. Dr. med. C. Josten
1. Assistent: Dr. med. J. Fakler
2. Assistent: Dr. med. M. Basedow (Gastarzt)

Anästhesist: Fr. Dr. B. Silbereisen
Anästhesieschw./-pfl.: B. Gruber
OP-Schwester/-pfl.: D. Gröhning
OP-Springer: F. Balken

Vorgeschichte/Indikation: Die Patientin zog sich im Rahmen eines BG-lich versicherten Motorradunfalles eine posteriore Luxation des linken Hüftgelenkes zu. Nach Intubation durch den NA wurde präklinisch ein erfolgloser Repositionsversuch unternommen. Nach Schockraummanagement und Komplettierung der Diagnostik wird bei dislozierter mehrfragmentärer Pipkin-II-Fraktur und stabilen Kreislaufverhältnissen die Indikation zur notfallmäßigen offenen Reposition und Schraubenosteosynthese gestellt.

Diagnose: Geschlossene Hüftgelenksluxation mit Fraktur des Femurkopfes (Pipkin II) links

Operation: Offene Reposition und Schraubenosteosynthese (2x45 mm KFI, Titan) der Femurkopffraktur, ***Mercati-Trochanterosteotomie***

Vorgehen: Ungestörte ITN, Cefuroxim 1,5 g i.v. Rechtsseitlage, entsprechende Sicherung und umfangreiche Polsterung. 3fach Hautdesinfektion und übliches steriles Abdecken.

Dorsaler Zugang nach Kocher-Langenbeck. Nach subkutaner Präparation Durchtrennen der Fascia lata. Erweitern der Inzision nach proximal in Richtung Spina iliaca posterior superior unter Spaltung des M. gluteus maximus im Faserverlauf. In der Tiefe zeigt sich ein ausgeprägtes Hämatom, das ausgeräumt wird. Darstellen des N. ischiadicus, der in continuitatem erhalten ist und mäßige Einblutungen aufweist. Unter weiterer Schonung des N. ischiadicus sowie der A. circumflexa media werden die kurzen Außenrotatoren (Mm. piriformes, gemellus sup. et inf., obturatorius internus) etwa einen Querfinger medial mit Haltefäden angeschlungen und abgelöst. Darstellen der dorsalen Gelenkkapsel, die partiell eingerissen ist. Ablösen der Kapsel vom dorsalen Pfannenrand. Der Femurkopf zeigt sich nach dorsokranial luxiert, die abgescherten Frakturfragmente sind in der Hüftpfanne verblieben. Spülung und Entfernen von Hämatomresten. Zur besseren Übersicht und Reposition der Frakturfragmente wird nun eine ***Trochanterosteotomie nach Mercati*** V-förmig durchgeführt. Der Trochanter major wird mit der Glutealmuskulatur nach kranial gehalten. Nun kann auch die anteromediale Frakturzone problemlos eingesehen werden. Die beiden Hauptfragmente, 2x1,5 cm und 2x2 cm groß, werden aus der Pfanne geborgen. Reposition der Fragmente, Fixieren mit 1,2-mm-K-Drähten. Anschl. Schraubenosteosynthese mit je einer 45-mm-KFI-Schraube, wobei die Schraubenköpfe subchondral versenkt werden. Weitere Schrauben sind aufgrund der Fragmentgröße nicht platzierbar. Entfernen der K-Drähte, ausgiebige Spülung (500 ml). Entfernen von 2 kleinen, nicht refixierbaren osteochondralen Fragmenten. Unkomplizierte Reposition des Hüftgelenkes. Dorsaler Pfannenrand und Labrum sind intakt. BV-Kontrolle, regelrechte Gelenkkontur in den üblichen Ebenen, die femorale Gelenkoberfläche zeigt keine erkennbare Gelenkstufe, Schraubenlage regelhaft. Einzelknopfnähte der Gelenkkapsel. Sorgfältige Blutstillung, Refixation des osteotomierten Trochanterfragmentes mit zwei 50-mm-KFI-Schrauben. BV-Kontrolle, der Trochanter major steht in anatomischer Position, regelhafte Schraubenlage. Über die vorgelegten Haltefäden werden die kurzen Außenrotatoren an die belassenen Sehnenstümpfe refixiert. Einlegen einer 10er Redondrainage. Einzelknopfnahtreihe der Faszie, Subkutan- und Hautnaht. Steriler Verband.

Procedere: 20 kg Teilbelastung an UA-Gehstützen für 6 Wochen. Keine aktive Außenrotation und keine Hüftbeugung über 60° für 6 Wochen. Ossifikationsprophylaxe mit 3x25 mg Indomethacin für 6 Wochen. Röntgen nach 2 Tagen sowie 2 + 6 Wochen. Weiterbehandlung über unsere Becken- bzw. BG-Sprechstunde.

Prof. Dr. med. C. Josten (Klinikdirektor)

10.1.2 Mediale Schenkelhalsfraktur – perkutane Schraubenosteosynthese

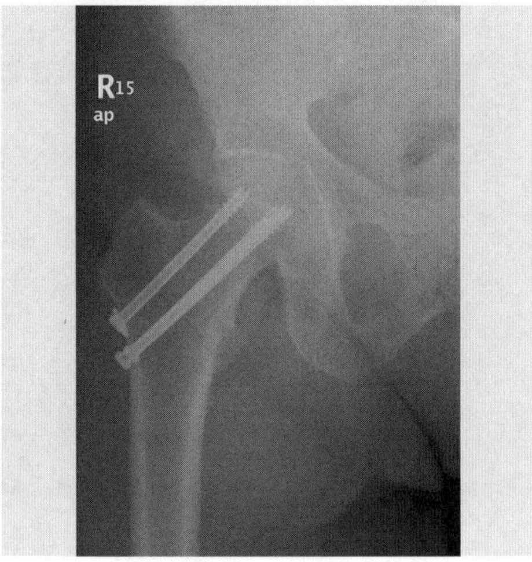

OP-Bericht, Klinik für Unfall- und Wiederherstellungschirurgie

Pat.-Nr.: 546110009
Aktuelle Klinik: Unfallchirurgie
Pat.-Name: Therat, Fred

Fall-Nr.: A0093865/2010
Station: B3-3
Geb.-Dat.: 11.08.1939
Geschlecht/Alter: m, 71 J.

OP-Datum: 22.09.2010
OP-Dauer (Schnitt/Naht): 14.09 – 14.38 Uhr
Saal: B 4

Personal:
Operateur: Dr. M. Schulz
1. Assistent: OA Dr. Jansch

Anästhesist: OÄ Dr. B. Brandt
Anästhesieschw./-pfl.: B. Senftenberg
OP-Schwester/-pfl.: D. Rameloh
OP-Springer: F. Fahrig

Vorgeschichte/Indikation: Der Pat. ist am gestrigen Tag im häuslichen Milieu gestolpert und auf die rechte Hüfte gestürzt. Mit heutiger Vorstellung erfolgte klinisch und radiologisch der Nachweis der u.g. Fraktur. In Absprache mit dem Pat. erfolgt nach Erreichen der Nüchternheitsgrenze eine prophylaktische Verschraubung nach Aufklärung operativer und konservativer Behandlungsmöglichkeiten.

Diagnose: Geschlossene, eingestauchte mediale Schenkelhalsfraktur rechts (Garden I, AO 31 B1).

Operation: Perkutane Verschraubung (3 kanülierte Zugschrauben).

Vorgehen: Ungestörte Spinalanästhesie. ***Clindamycin 600 mg i.v. (bei bekannter Cephalosporinallergie).*** Rückenlage auf dem Normaltisch, entsprechende Polsterung. BV-Kontrolle mit guter Darstellbarkeit der Hüfte rechts. Wiederholte Hautdesinfektion, übliches steriles Abdecken.

Unter BV Schnittorientierung über einen vorgelegten K-Draht. 5 cm Hautlängsinzision am prox. lateralen Oberschenkel. Subkutane Präparation bis auf die Faszie, die ebenfalls etwas proximaler längs inzidiert wird. Stumpfes Spreizen bis auf den Knochen. Mittels Führungshülse wird BV-orientiert ein erster 2,0er Gewindedraht von lateral knapp proximal am Adamschen Bogen vorbei auf den Femurkopf, hier bis subchondral, zugebohrt. Über die Doppelbohrbüchse erfolgt gleiches Vorgehen mit einem 2. Draht parallel zum ersten. Abschließend wird etwas proximal der beiden ersten ein dritter Draht auf den proximalen Femurkopf zu BV-orientiert eingebohrt. Längenmessung (2x100 mm, 1x85 mm, jeweils 16-mm-Gewinde). Beginnend proximal wird über die Führungsdrähte die laterale Femurkortikalis überbohrt. Dann werden die Schrauben, ***ebenfalls proximal beginnend,*** hier mit einer zusätzl. Unterlegscheibe ein- und bis subchondral vorgeschraubt. Durch den proximalen Beginn ***wird der Kopf valgisch auf dem Hals verankert.*** Die Schrauben ziehen gut im Knochen und verklemmen den Femurkopf in gewünschter Form auf dem Femurhals. BV-Abschluss in beiden Ebenen, gute Stellung und gute Implantatlage.

Intensive Spülung. Kontrolle auf Bluttrockenheit. Fasziennähte, Subkutannähte, Hautklammerverschluss. Steriler Verband.

Procedere: Übliche Nachbehandlung mit Vollbelastung. Entfernung Klammern nach 12 Tagen. Röntgen nach 24 h sowie 2 + 6 Wochen. ME nur bei Auffälligkeiten. Analgesie und Thromboseprophylaxe nach Maßgabe der Stationsärzte.

Dr. med. M. Schulz (Assistenzarzt)

10.1.3 Mediale Schenkelhalsfraktur – dynamische Hüftschraube

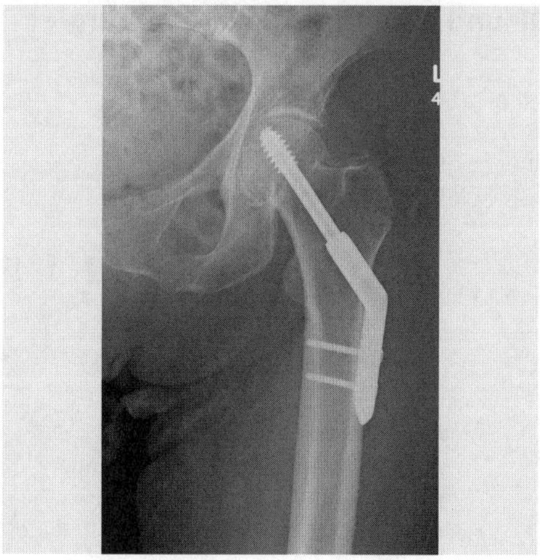

OP-Bericht, Klinik für Unfall- und Wiederherstellungschirurgie

Pat.-Nr.: 110045833
Aktuelle Klinik: Unfallchirurgie
Pat.-Name: Eagle, Eddy

Fall-Nr.: A3496544/2010
Station: B3-1
Geb.-Dat.: 12.09.75
Geschlecht/Alter: m, 34 J.

OP-Datum: 16.01.2010
OP-Dauer (Schnitt/Naht): 09.41 – 10.32 Uhr
Saal: B 6

Personal:
Operateur: Dr. K. Schendel
1. Assistent: Dr. H. Siekmann
2. Assistent: V. van Grachten (PJ)

Anästhesist: Fr. Dr. B. Brandt
Anästhesieschw./-pfl.: B. Bach
OP-Schwester/-pfl.: D. Rameloh
OP-Springer: X. Montez

Vorgeschichte/Indikation: Der Pat. ist bei einem Sprung von einem Schneehaufen auf Eis weggerutscht und auf die linke Hüfte geprallt, zog sich hierbei die nachstehende Verletzung zu. Es erfolgt die Notfallversorgung bei drohender Femurkopfnekrose. Der Pat. hat in das operative Vorgehen schriftlich eingewilligt.

Diagnose: Geschlossene, dislozierte mediale Schenkelhalsfraktur links (Garden III, AO 31 B3).

Operation: Geschlossene Reposition, Osteosynthese mittels dynamischer Hüftschraube (2-Loch-Lasche, Fa. Synthes), lokale Drainage.

Vorgehen: Ungestörte ITN, Cefuroxim 1,5 g i.v. Rückenlagerung auf dem Normaltisch, linkes Bein frei beweglich, entsprechende Polsterung. BV-Kontrolle, Hüfte gut einstellbar. Wiederholte Hautdesinfektion und übliches steriles Abdecken.

Unter BV Schnittorientierung über einen vorgelegten K-Draht. 7 cm lange laterale, etwas dorsal orientierte Hautlängsinzision am Oberschenkel rechts. Scharfe Präparation bis auf die Fascia lata, die ebenfalls längs inzidiert wird. Der M. vastus lateralis wird ventralisiert und seine Faszie dorsal femurnah längs gespalten. Mit dem Raspatorium werden hier die Muskelfasern vom Femur gelöst. Eine großkalibrige querende Vene wird über Klemmen ligiert. Nun erfolgt die definitive Reposition der Fraktur, die durch alleinige Innenrotation nicht erreicht werden kann. Über eine leichte Flexion und Innenrotation kann der Femurkopf auf den Hals aufgesetzt werden. Diese nun nahezu anatomische Reposition wird mit einem isolierten Gewindedraht fixiert. Anschließend kann das Bein wieder bei gehaltener Innenrotation längs gelagert werden. Nun Einbohren eines zweiten Gewindedrahtes über das 135°-Zielgerät eher zum Adamschen Bogen hin orientiert. Kontrolle der Lage in der 2. Ebene. Längenmessung (110 mm). ***Der 1. Draht wird als Antirotationsdraht beim folgenden Überbohren des 2. Drahtes mit dem 3-Stufenbohrer belassen.*** Schneiden des Gewindes, Einschrauben der gewählten Schraube und übliche Ausrichtung zum Schaft. Die Schraube zieht gut im Femurkopf. Entfernung der beiden Gewindedrähte. Aufsetzen der 2-Loch-Lasche, die mit einer Verbrügge-Zange an den Femur gepresst wird. Nun in üblicher Weise Besatz mit 2 bikortikalen Schaftschrauben (32 + 34 mm), die sehr gut im Knochen ziehen. BV-Abschluss, gute Implantatlage, gute Reposition mit regelhaftem Kontakt der Fragmente.

Intensive Spülung (500 ml), Kontrolle auf Bluttrockenheit. 10er Redon. Schichtweiser Wundverschluss. Einzelknopfnähte der Fascia lata. Subcutannaht, Hautklammerverschluss. Steriler Verband. Öffnen der Drainage bei regelhaftem Sog.

Procedere: Röntgen nach 48 h nach Entfernung der Redon sowie nach 2 + 6 Wochen. Hüftmobilisation schmerzorientiert frei, 20 kg Teilbelastung für 6 Wochen, dann Vollbelastung erlaubt. Analgesie und Thromboseprophylaxe nach Maßgabe der Stationsärzte. Entfernung der Hautklammern nach 12 Tagen. Ambulante Weiterbehandlung bei uns bei möglicher Hüftkopfnekrose.

Dr. med. K. Schendel (FA f. Orthopädie und Unfallchirurgie)

10.1.4 Mediale Schenkelhalsfraktur – zementierte Duokopfprothese

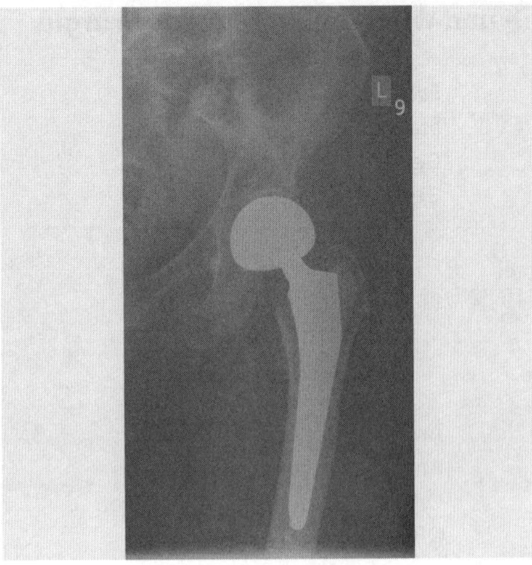

OP-Bericht, Klinik für Unfall- und Wiederherstellungschirurgie

Pat.-Nr.: 003088009
Aktuelle Klinik: Unfallchirurgie
Pat.-Name: Meyertobehrens, Arthur

Fall-Nr.: B4020865/2010
Station: B3-3
Geb.-Dat.: 30.04.1927
Geschlecht/Alter: m, 83 J.

OP-Datum: 12.08.2010
OP-Dauer (Schnitt/Naht): 15.17 – 16.18 Uhr
Saal: B 4

Personal:
Operateur: J. Mathusalem
1. Assistent: OA Dr. R. Neef
2. Assistent: P. Derst

Anästhesist: Fr. Dr. M. Bauer
Anästhesieschw./-pfl.: B. Senftenberg
OP-Schwester/-pfl.: D. Rameloh
OP-Springer: B. Seifert

Vorgeschichte/Indikation: Der Pat. ist beim Einkaufen auf einer Bananenschale ausgerutscht, auf die linke Hüfte gestürzt. Typische Klinik, radiologisch Nachweis der u.g. Fraktur. Entsprechend besteht die Indikation zu u.g. Operation. Der Pat. hat nach entsprechender Risikoaufklärung eingewilligt. Das bei bekannter ASS-Einnahme erhöhtes Blutungsrisiko ist bekannt, Prostatakarzinom vor 6 Jahren. Anhand von Schablonen wurde präoperativ schon die Prothesendimension orientiert.

Diagnose: Geschlossene, dislozierte mediale Schenkelhalsfraktur links (Garden III, AO 31 B3).

Operation: Implantation einer zementierten Hemiprothese Hüftgelenk links (Fa. Zimmer, Müller-Gradschaft 12,5, Bipolarkopf 50 mm, mittl. Hals), Femurkopf ad Histologie, lokale Drainagen.

Vorgehen: Ungestörte ITN. Rückenlagerung, li. Bein frei beweglich. Cefuroxim 1,5 g i.v. Wiederholte Hautdesinfektion, übliches steriles Abdecken. 10 cm langer axialer Hautschnitt mit typischem Zugang nach Bauer. Schichtweise Präparation, sukzessive Blutstillung. Präparation bis auf die laterale Femurkortikalis unter Resektion einer deutlich vernarbten Bursa subtrochanterica. In Außenrotation unter weiterem Einsatz der Hohmann-Hebel weitere Präparation auf dem ventralen Schenkelhals bis zur Fraktur. Hier folgt mit Kapseleröffnung die Entlastung eines flüssigen Hämatoms. Die Kapsel wird weiter T-förmig eröffnet, mit Vicrylfäden armiert. Anschließend Schenkelhalsresektion mit der oszillierenden Säge und dem Osteotom. Nun ist der spongiöse Eingang in den Femurkopf gut sichtbar. Extirpation des Kopfes, makroskopisch unauffällig, Größenmessung: 50 mm. ***Abgabe zur Histologie (Prostata-CA vor 6 Jahren).*** Austasten der Pfanne, glatt begrenzter Knorpel. Es zeigen sich noch 2 größere Fragmente des Schenkelhalses in der Pfanne liegend. Diese werden entfernt. Resektion des Lig. capitis femoris und Blutstillung. Ausgiebige Spülung. Handschuhwechsel.

Zuwenden zum Schaft, übliche 4er-Position bei leicht abgesenktem rechtem Bein. Präparation des Eintritts mit Luer und scharfem Löffel. Nun Präparation des Schaftes mit Aale und den Raspeln bis zur Größe 12,5. Auf die letzte Raspel Aufsatz von Probekopf mit mittl. Halslänge und Reposition. Klinisch fester Sitz auch bei Mobilitätsprüfung, linkes Bein vage im Seitenvergleich verlängert. Luxation der Probeprothese. Entsprechend der letzten Raspelgröße Entscheid für einen 12,5er Schaft. Ausgiebige JET-Lavage des Markraums. Einbringen eines Markraumstoppers. Einlage zweier trockener Kompressen, dann übliche Zubereitung des Zementes.

Handschuhwechsel. Entfernung der Kompressen. Mittels Applikationspistole Einbringen des Zementes ***(hierbei keine Kreislaufreaktionen).*** Nachschieben der o.g. Prothese in üblicher Weise. Vor Aushärtung des Zementes Entfernung aller sichtbaren Zementreste. Nach Aushärtung Aufsatz des mittleren Halses und des 50er Duokopfes, unkomplizierte Reposition unter Zug und Innenrotation. BV-Abschluss, Prothese sitzt sicher unter Kontrolle bei Rotation und im »Teleskoping«. Die ***klinische Beinlängenkontrolle*** zeigt eine akzeptable Überlänge links von ½ cm.

Ausgiebige Spülung. 12er Drain intraartikulär, Kapselnaht. Naht der Fascia lata. 10er Drainage s.c. Subkutane Einzelknöpfe. Hautklammern. Steriler Verband. Öffnen der Drainagen bei regelhaftem Sog.

Procedere: Mobilisation bei Vollbelastung. Analgesie und Thromboseprophylaxe nach Maßgabe der Stationsärzte. Röntgen nach Drainagenentfernung nach 48 h sowie nach 2 + 6 Wochen. Stationäre Reha veranlassen. Entfernung der Hautklammern nach 14 Tagen. Histologie erfragen.

J. Mathusalem (FA f. Chirurgie, Orthopädie und spez. Unfallchirurgie)

10.1.5 Mediale Schenkelhalsfraktur u. Koxarthrose – unzementierte Totalendoprothese

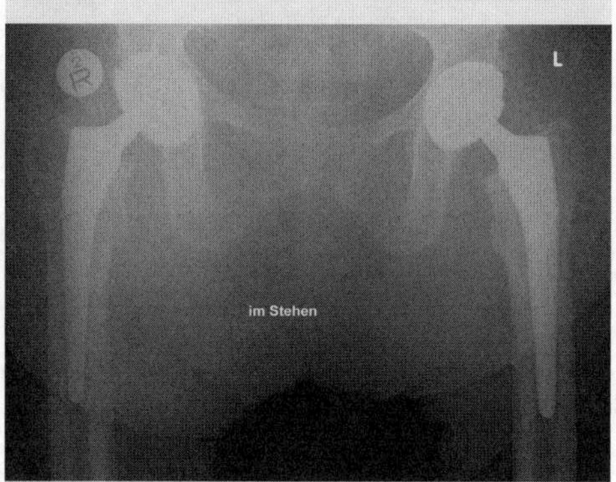

OP-Bericht, Klinik für Unfall- und Wiederherstellungschirurgie

Pat.-Nr.: 245688009
Aktuelle Klinik: Unfallchirurgie
Pat.-Name: Kiesspeter, Gudrun

Fall-Nr.: B4020222/2010
Station: B3-1
Geb.-Dat.: 31.04.1943
Geschlecht/Alter: w, 67 J.

OP-Datum: 03.06.2010
OP-Dauer (Schnitt/Naht): 15.17 – 16.28 Uhr
Saal: B 3

Personal:
Operateur: OA Dr. R. Neef
1. Assistent: J. Mathusalem
2. Assistent: P. Derst

Anästhesist: Fr. Dr. M. Bauer
Anästhesieschw./-pfl.: B. Senftenberg
OP-Schwester/-pfl.: S. Sonntag
OP-Springer: B. Seifert

Vorgeschichte/Indikation: Die Pat. ist beim Joggen über eine Baumwurzel gestolpert, auf die rechte Hüfte gestürzt. Typische klinische Fehlstellung, radiologisch Nachweis der u.g. Fraktur. Es stellt sich entsprechend des Alters die Indikation zu u.g. Operation. Die Pat. hat nach entsprechender Risikoaufklärung in die Operation eingewilligt. Präoperativ erfolgt mittels Schablonen eine Orientierung zur Prothesendimension. Linksseitig ist schon 2008 bei Coxarthrose die Implantation einer HTEP erfolgt.

Diagnose: Geschlossene, dislozierte mediale Schenkelhalsfraktur rechts bei Koxarthrose (Garden III, AO 31 B3).

Operation: Implantation einer nicht zementierten Totalendoprothese Hüftgelenk rechts (Fa. Zimmer, Gr. 5, Avenir-Schaft, 32er Kopf, 54 mm Trilogy-Pfanne – pressfit, mittl. Hals), lokale Drainagen.

Vorgehen: Ungestörte ITN. Rückenlagerung, rechtes Bein frei beweglich. Cefuroxim 1,5 g i.v. Wiederholte Hautdesinfektion, übliches steriles Abdecken.

10 cm langer axialer Hautschnitt mit typischem Zugang nach Bauer. Schichtweise Präparation, sukzessive Blutstillung. Präparation bis auf die laterale Femurkortikalis. In Außenrotation unter weiterem Einsatz der Hohmann-Hebel Präparation auf dem ventralen Schenkelhals bis zur Fraktur. Hier folgt mit Kapseleröffnung die Entlastung eines flüssigen Hämatoms. Die Kapsel wird ventral reseziert. Anschließend Schenkelhalsresektion mit der oszillierenden Säge und dem Osteotom. Nun ist schon der spongiöse Eingang in den Femurkopf gut sichtbar. Nachresektion der Kapsel auch dorsal, dann Resektion des Kopfes mit dem entsprechenden Extraktor. Größenmessung, 54 mm. Austasten der Pfanne, glatt begrenzter Knorpel, keine freien Fragmente. Ausgiebige Spülung. Handschuhwechsel. Anschließend wird die Pfanne in üblicher Weise bis zur gemessenen Größe ausgefräst. Makroskopisch und palpatorisch kein verbliebener Knorpelbesatz. Nun in typischer Weise Einschlagen der o.g. Pfanne »pressfit«, hierbei stabiler Halt. Einsatz des Inlays.

Zuwenden zum Schaft, übliche 4er Position bei leicht abgesenktem linkem Bein. Präparation des Eintritts mit Luer und scharfem Löffel. Nun Präparation des Schaftes mit Aale und den nachfolgenden Raspeln. Auf die gut sitzende 5er Raspel Aufsatz von Probekopf mit mittl. Halslänge und Reposition. Klinisch fester Sitz auch bei Mobilitätsprüfung, Beinlänge seitenidentisch. Luxation der Probeprothese. Entsprechend der letzten Raspelgröße Entscheid für einen 5er Schaft. Ausgiebige Spülung des Markraums.

Handschuhwechsel und Eintreiben der o.g. Prothese in üblicher Weise. Aufsatz des mittleren Halses mit 32er Kopf, unkomplizierte Reposition unter Zug und Innenrotation. BV-Abschluss, Prothese sitzt sicher unter Kontrolle bei Rotation und im »Teleskoping«. Die ***klinische Beinlängenkontrolle*** zeigt diese seitengleich.

Ausgiebige Spülung. 12er Drain intraartikulär, Naht der Fascia lata. 10er Drainage s.c. und weiterer schichtgerechter Wundverschluss. Hautklammern. Steriler Verband. Öffnen der Drainagen, regelhafter Sog.

Procedere: Mobilisation frei bei Vollbelastung. Analgesie und Thromboseprophylaxe nach Maßgabe der Stationsärzte. Röntgen nach Drainagenzug nach 48 h sowie nach 2 + 6 Wochen. Stationäre Rehabilitation veranlassen. Entfernung der Klammern nach 14 Tagen.

Dr. med. R. Neef (FA f. Chirurgie, Orthopädie und spez. Unfallchirurgie)

10.1.6 Pertrochantäre Femurfraktur – dynamische Hüftschraube

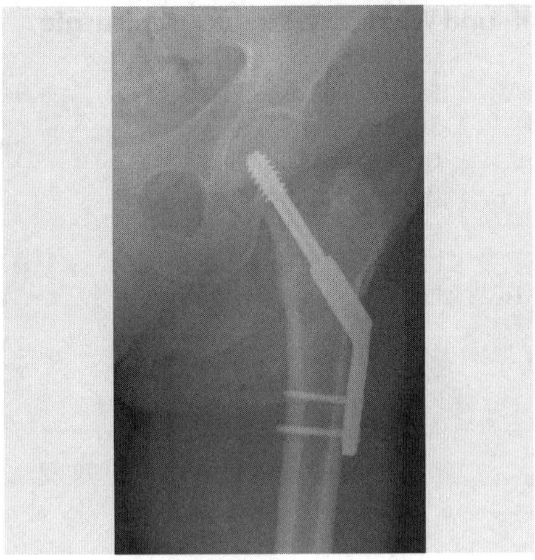

OP-Bericht, Klinik für Unfall- und Wiederherstellungschirurgie

Pat.-Nr.: 226857000
Aktuelle Klinik: Unfallchirurgie
Pat.-Name: Walldorf, Walter

Fall-Nr.: A0091111/2010
Station: B3-1
Geb.-Dat.: 10.03.1927
Geschlecht/Alter: m, 83 J.

OP-Datum: 12.08.2010
OP-Dauer (Schnitt/Naht): 15.17 – 15.56 Uhr
Saal: B 4

Personal:
Operateur: Dr. K. Schendel
1. Assistent: Dr. H. Siekmann

Anästhesist: Fr. Dr. B. Brandt
Anästhesieschw./-pfl.: B. Bach
OP-Schwester/-pfl.: X. Montez
OP-Springer: F. Fahrig

Vorgeschichte/Indikation: Der Pat. ist gestern beim Aufhängen von Gardinen von der Leiter gestürzt. Er zog sich hierbei die u.g. Verletzung zu. Bei Instabilität erfolgt nach entsprechender Risikoaufklärung und Erreichen der Nüchternheitsgrenze die u.g. Operation. Bei der Zweiteile-Fraktur ist eine Osteosynthese mittels DHS angezeigt. Bei Marcumartherapie des Patienten erfolgt die Operation am Folgetag zwecks entsprechender Besserung der Gerinnungssituation.

Diagnose: Geschlossene, dislozierte pertrochantäre Femurfraktur links (AO 31 A1)

Operation: Geschlossene Reposition, Osteosynthese mittels dynamischer Hüftschraube (Fa. Synthes, DHS-135°-2-Loch-Lasche, 105-mm-Schenkelhalsschraube)

Vorgehen: Ungestörte ITN. Cefuroxim 1,5 g i.v. Rückenlagerung auf dem Extensionstisch, rechtes Bein auf Beinschale ausgelagert, entsprechende umfangreiche Polsterung einschl. des Extensionsfußes. BV-Kontrolle mit guter Darstellbarkeit der Hüfte links, unter entspr. Manövern gelingt die Reposition anatomiegerecht. Wiederholte Hautdesinfektion, übliches steriles Abdecken.

Nach BV-Orientierung mittels eines ventral aufgelegten Gewindedrahtes folgt die Hautlängsinzision am lateralen, etwas dorsal orientierten Oberschenkel rechts. Briefschlitzförmiger Zugang mit subkutaner Trennung, Längsspaltung der Fascia lata und anschließend Ventralisierung des M. vastus lateralis. Seine Faszie wird dorsal femurnah längs gespalten. Mit dem Raspatorium werden hier die Muskelfasern vom Femur gelöst. Zwei großkalibrige querende Venen werden über Klemmen ligiert. Mittels Hohmann-Haken wird der M. vastus weiterhin nach ventral gehalten. Nun Einbohren des Gewindedrahtes über das 135°-Zielgerät eher zum Adam'schen Bogen hin orientiert. Kontrolle der Lage in der zweiten Ebene, hier trennt der Draht zwischen den dorsalen 2/5teln und den ventralen 3/5teln den Femurkopf, ideale Lage. Längenmessung (105 mm). ***Etwas proximaler Einbringen eines parallelen Antirotationsdrahtes.*** Überbohrung des ersten Gewindedrahtes mit dem 3-Stufenbohrer, Schneiden des Gewindes und Einschrauben der o.g. Schraube und übliche Ausrichtung zum Schaft. Die Schraube zieht gut im Femurkopf. Entfernung beider Drähte. Aufsetzen der 2-Loch-Lasche, die mit einer Verbrügge-Zange an den Femur gepresst wird. Nun Besatz der Lasche mit 2 bikortikalen Schrauben in üblicher Technik, die sehr gut im Knochen ziehen. BV-Abschluss in beiden Ebenen, gute Implantatlage und gute Reposition.

Intensive Spülung (500 ml). Kontrolle auf Bluttrockenheit, 10er Redon. Die lockere Faszienadaptation des M. vastus lateralis ist möglich, Naht der Fascia lata, Subkutannähte und Hautklammerverschluss. Steriler Verband. Elastokompressive Wicklung.

Procedere: Übliche Nachbehandlung mit Vollbelastung. Röntgen nach 48 h nach Entfernung der Drainage sowie nach 2 + 6 Wochen. ME nur bei Auffälligkeiten. Analgesie und Thromboseprophylaxe nach Plan. Klammern nach 14 Tagen entfernen. Stationäre Rehabilitation veranlassen.

Dr. med. K. Schendel (FA f. Orthopädie und Unfallchirurgie)

10.1.7 Pertrochantäre Femurfraktur – proximales Nagelsystem

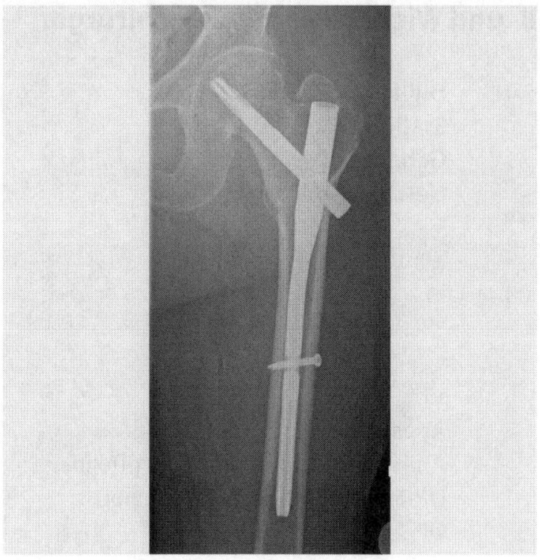

OP-Bericht, Klinik für Unfall- und Wiederherstellungschirurgie

Pat.-Nr.: 546888009
Aktuelle Klinik: Unfallchirurgie
Pat.-Name: Misstake, Margret

Fall-Nr.: A0090865/2010
Station: B3-1
Geb.-Dat.: 18.07.1939
Geschlecht/Alter: w, 71 J.

OP-Datum: 12.08.2010
OP-Dauer (Schnitt/Naht): 17.17 – 18.10 Uhr
Saal: B 4

Personal:
Operateur: J. Mathusalem
1. Assistent: C. Nettlau

Anästhesist: Fr. Dr. B. Brandt
Anästhesieschw./-pfl.: B. Senftenberg
OP-Schwester/-pfl.: D. Rameloh
OP-Springer: F. Fahrig

Vorgeschichte/Indikation: Die Pat. ist im Hotel gestürzt und auf die rechts Hüfte geprallt. Typische Klinik mit Verkürzung und Außenrotation des Beines, radiologisch Nachweis der u.g. Fraktur. Bei mehreren Fragmenten Entscheid zur Marknagelung. Die Pat. wurde über die Risiken aufgeklärt, hat in die OP eingewilligt. Bekannter Herzklappenersatz vor 5 Jahren.

Diagnose: Geschlossene, dislozierte pertrochantäre Femurmehrfragmentfraktur links (AO 31 A2).

Operation: Geschlossene Reposition, Osteosynthese durch proximalen Femurnagel (Fa. Synthes, PFN-A, 10/240 mm, 135°).

Vorgehen: Ungestörte ITN. ***Unacid 500 i.v. als Endokarditisprophylaxe.*** Rückenlagerung auf dem Extensionstisch, rechtes Bein auf Beinschale ausgelagert, entsprechende umfangreiche Polsterung einschl. des Extensionsfußes. BV-Kontrolle mit guter Darstellbarkeit der Hüfte links, unter entspr. Manövern gelingt die Reposition nahezu anatomiegerecht. Wiederholte Hautdesinfektion, übliches steriles Abdecken.

Etwas dorsal orientierte 4 cm lange Hautinzision am prox. lateralen Oberschenkel oberhalb des Troch. major. Subkutane Präparation bis auf die Faszie, die etwas distaler auf den Troch. major zu längs inzidiert wird. Stumpfes Spreizen bis auf den Trochanter. Mit dem Jakobsfutter wird BV-orientiert ein 2,0er Gewindedraht an typischer Stelle in selbigen eingeführt, ins Femurmark vorgeschoben. In üblicher Weise Aufbohren des Troch. major. Unter BV-Kontrolle zeigt sich ein leichtes Auseinandertreiben der Hauptfragmente mit beginnender Dislokation. Rückzug des Bohrers. In Orientierung am späteren Eintritt der Schenkelhalsschraube wird die 2. Hautinzision gesetzt. Subkutane Trennung, Längsspaltung der Fascia lata. Ventral und etwas kranial des späteren Eintritts der Schenkelhalsschraube wird nun ein 2,0er Gewindedraht von schaftseitig auf den Schenkelhals bis in den Femurkopf eingebohrt, um die nach Rückzug des Bohrers erneut gute Reposition beim Aufbohren zu arretieren. Nochmals Aufbohren des Trochanters nun bis in den Beginn des Markraums. Dies gelingt nun ohne wesentliches Verschieben der Fragmente. Trotz eher weiten Markraums wird in dieser Situation ein etwas dünnerer Nagel gewählt, um eine Fragmentverschiebung zu vermeiden. Einführung des Nagels bis in die gewünschte Höhe. Nun wird über das Zielgerät BV-kontrolliert in beiden Ebenen der Gewindedraht für die Schenkelhalsschraube an typischer Stelle bis subchondral in den Femurkopf vorgebohrt. Längenmessung (110 mm). Entfernung des ersten Arretierungsdrahtes. Aufbohren der lateralen Kortikalis und Vortreiben der Schenkelhalsschraube sowie Arretierung derselben. Entfernung der Zielbüchse, nochmals Dearretierung der Schraube, die noch ca. 5 mm vorgetrieben wird. Die Schraubenklinge liegt anschl. subchondral. Über dieselbe Inzision kann der Nagel abschließend auch distal in üblicher Weise und unkompliziert statisch verriegelt werden (34 mm). BV-Abschluss, gute Implantatlage und gute Reposition der Fraktur. ***Nachlassen der Extension (zur Vermeidung von Druckulzerationen am Fuß).***

Intensive Spülung (500 ml). Kontrolle auf Bluttrockenheit, 10er Redon am Nageleintritt. Fasziennähte, Subkutannähte und Hautklammerverschluss beider Inzisionen. Steriler Verband. Elastokompressive Wicklung.

Procedere: Übliche Nachbehandlung mit Vollbelastung. Röntgen nach 48 h nach Entfernung der Drainage sowie nach 2 + 6 Wochen. ME nur bei Auffälligkeiten. Analgesie und Thromboseprophylaxe nach Plan. Entfernung der Hautklammern nach 14 Tagen.

J. Mathusalem (FA f. Chirurgie, Orthopädie und spez. Unfallchirurgie)

10.1.8 Subtrochantäre Femurfraktur – proximales Nagelsystem u. Cerclage

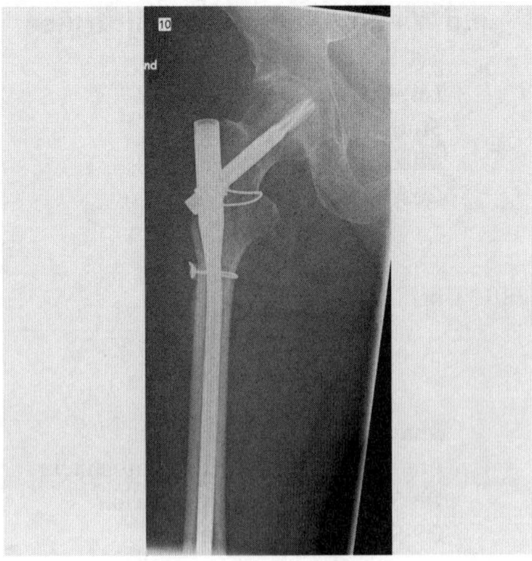

OP-Bericht, Klinik für Unfall- und Wiederherstellungschirurgie

Pat.-Nr.: 546861399
Aktuelle Klinik: Unfallchirurgie
Pat.-Name: Bratfisch, Urda

Fall-Nr.: A5678909/2010
Station: B3-3
Geb.-Dat.: 20.05.1936
Geschlecht/Alter: w, 73 J.

OP-Datum: 10.03.2010
OP-Dauer (Schnitt/Naht): 23.23 – 00.41 Uhr
Saal: B 4

Personal:
1. Operateur: Dr. K. Schendel
2. Operateur: Dr. H. Siekmann

Anästhesist: Fr. Dr. B. Brandt
Anästhesieschw./-pfl.: B. Senftenberg
OP-Schwester/-pfl.: D. Rameloh
OP-Springer: F. Fahrig

Vorgeschichte/Indikation: Privater Sturz in der eigenen Schreberlaube. Die Pat. wurde erst am Folgetag gefunden. Etwas reduzierter exsikierter AZ. Entsprechend der Rücksprache mit der Anästhesie ist die Patientin operationsfähig. Eine entsprechende Risikoaufklärung ist erfolgt, die Pat. hat in die Operation eingewilligt. Allergien werden auf Nachfrage verneint (Chrom-Nickel).

Diagnose: Geschlossene, dislozierte subtrochantäre Femurschrägfraktur rechts (AO 32 A1).

Operation: Offene Reposition, Osteosynthese mittels Cerclagen (Chrom-Nickel) und langem proximalem Femurnagel (Fa. Synthes, PFN-A, 10/340 mm, 135°).

Vorgehen: Ungestörte ITN. Cefuroxim 1,5 g i.v. Rückenlagerung auf dem Extensionstisch, linkes Bein auf Beinschale ausgelagert, entsprechende umfangreiche Polsterung einschl. des Extensionsfußes rechts. BV-Kontrolle mit guter Darstellbarkeit der Hüfte rechts, trotz entspr. Manöver gelingt die Reposition nicht ausreichend. Wiederholte Hautdesinfektion, übliches steriles Abdecken.

Aufgrund der langen Spiralkomponente sowie der nicht ausreichenden Reponierbarkeit Entscheid zur ergänzenden Cerclage. Ca. 8 cm langer Hautschnitt in Höhe der Fraktur. Subkutane Präparation und Längsspaltung der Fascia lata. Anheben des M. vastus lateralis, dorsale Längsspaltung seiner Faszie und Anheben des M. vastus lateralis. Mittels gebogenem Raspatorium Umfahrung des Femurs in Frakturhöhe und Umlegung eines Cerclagedrahtes mit entspr. Instrumentarien. Frakturreposition über eine stumpfe Repositionszange, dann schrittweise Anziehen der Cerclage mit dem Cerclagenspanngerät bei anatomisch eingerichteter Fraktur. Cerclagekürzung und anschl. identisches Vorgehen mit einer 2. etwas proximaleren Cerclage, Entfernung der Repositionszange. Etwas dorsal orientiert erfolgt nun die 4 cm lange Hautinzision am prox. lateralen Oberschenkel oberhalb des Troch. major. Subkutane Präparation bis auf die Faszie, die etwas distaler auf den Tochanter zu längs inzidiert wird. Stumpfes Spreizen bis auf den Troch. major. Mit dem Jakobsfutter wird BV-orientiert ein 2,0er Gewindedraht an typischer Stelle in diesen eingeführt und ins Femurmark vorgeschoben. Aufbohren des Trochanters bis zum Beginn des Markraums. Dies gelingt unkompliziert. Einführung des o.g. Nagels bis in die gewünschte Höhe. Die Fragmentadaptation bleibt aufgrund der liegenden Cerclagen erhalten. Nun wird über das Zielgerät BV-kontrolliert in bd. Ebenen der Gewindedraht für die Schenkelhalsschraube bis subchondral in den Femurkopf vorgebohrt. Längenmessung (110 mm). Aufbohren der lateralen Kortikalis und Vortreiben der Schenkelhalsschraube sowie Arretierung derselben. Entfernung der Zielbüchse, nochmals Dearretierung der Schraube, die noch ca. 5 mm vorgetrieben wird, nach erneuter Arretierung entsprechend der BV-Kontrolle subchondral abschließt. ***Nachlassen der Extension (zur Vermeidung von Druckulzerationen am Fuß).*** Intensive Spülung (500 ml). Kontrolle auf Bluttrockenheit, 10er Redon am caudalen Zugang. Fasziennähte, Subkutannähte und Hautklammerverschluss beider Inzisionen.

Abschließend wird der Nagel mit dem winkelgetriebenen Bohrer über Stichinzisionen in Freihandtechnik kaudal zweifach unkompliziert verriegelt. BV-Abschluss, anatomische Reposition, regelhafte Implantatlage. Kurze Spülung. Hautklammernaht. Steriler Verband. Elastokompressive Wicklung.

Procedere: Übliche Nachbehandlung mit Vollbelastung. Röntgen nach 48 h nach Entfernung der Drainage sowie nach 2 + 6 Wochen. ME ggf. nach 18 bis 24 Monaten. Analgesie und Thromboseprophylaxe nach Maßgabe der Stationsärzte. Klammerentfernung nach 12 Tagen. Stationäre Reha veranlassen.

Dr. med. K. Schendel (FA für Orthopädie und Unfallchirurgie), Dr. med. H. Siekmann (Komm. Direktor)

10.1.9 Trochanter-major-Abriss – Hakenplatte

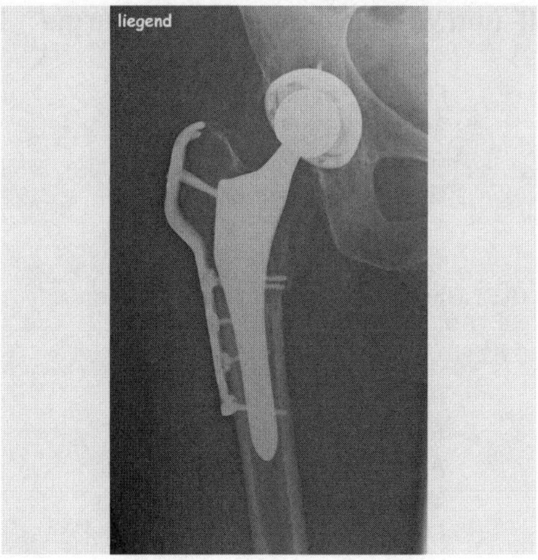

OP-Bericht, Klinik für Unfall- und Wiederherstellungschirurgie

Pat.-Nr.: 244438609
Aktuelle Klinik: Unfallchirurgie
Pat.-Name: Meineid, Bernt

Fall-Nr.: B7442419/2010
Station: B3-2
Geb.-Dat.: 23.04.1931
Geschlecht/Alter: m, 79 J.

OP-Datum: 22.09.2010
OP-Dauer (Schnitt/Naht): 14.27 – 15.20 Uhr
Saal: B 4

Personal:
Operateur: OA Dr. L. Jansch
1. Assistent: Dr. K. Schendel
2. Assistent: P. Derst

Anästhesist: Fr. Dr. M. Bauer
Anästhesieschw./-pfl.: B. Senftenberg
OP-Schwester/-pfl.: D. Rameloh
OP-Springer: B. Seifert

Vorgeschichte/Indikation: Privater Sturz auf die rechte Hüfte. Der Pat. ist in der eigenen Wohnung über eine Teppichkante gestolpert. Vor 3 Jahren ist dem Pat. an der linken Hüfte eine Prothese implantiert worden. Klinisch keine Fehlstellung, jedoch radiologisch Nachweis der u.g. Fraktur, keine Lockerungszeichen an der Prothese. Nach Abwägung möglicher OP-Verfahren und letztendlich kurzfristiger Anforderung der u.g. Platte erfolgt jetzt das genannte operative Vorgehen nach entsprechender Risikoaufklärung des Patienten.

Diagnose: Geschlossene, dislozierte Fraktur des Trochanter major rechts bei liegender Hüftendoprothese (Vancouver Typ A).

Operation: Revision, Abstrich, offene Reposition, Osteosynthese mittels Hakenplatte (Fa. Zimmer).

Vorgehen: Ungestörte ITN. Rückenlagerung, rechtes Bein frei beweglich, linkes Bein auf Beinschale ausgelagert. Cefuroxim 1,5 g i.v. 3fache dezidierte Hautdesinfektion, übliches steriles Abdecken.

Spindelförmige Exzision der alten, ca. 10 cm langen Hautnarbe. Typischer Zugang nach Bauer mit bestmöglicher schichtweiser Präparation durch überwiegend derbes Narbengewebe, sukzessive Blutstillung. Präparation bis auf die laterale Femurkortikalis, auf der das Narbengewebe fest haftet. Der Troch. major ist im Frakturverlauf knapp 1 cm nach lateral und kranial disloziert. Die Notwendigkeit zur Refixation bestätigt sich. Abstrich aus dem Frakturbereich. Ausgiebige Spülung.

Nun Präparation des Plattenlagers zur Trochanterspitze hin sowie am Femurschaft unter weiterer Lösung von derben Vernarbungen. Reposition des Trochanterfragmentes, das nicht weiter fragmentiert ist. Die Reposition gelingt unkompliziert und stufenlos. Aufgrund der Größe des Trochanterfragmentes können die beiden Haken der Platte zur Weichgewebeprotektion etwas gekürzt werden. Nun Anlage der Platte, die sich der lokalen Anatomie exzellent anpasst. Bei gehaltener Reposition mittels Kugelspieß wird die Platte zuerst mit 2 Schrauben in üblicher Weise fixiert, diese haben guten Halt im Knochen. Anschl. werden weitere Schrauben zur sicheren Fixation der Platte appliziert. Alle Schrauben ziehen gut an. BV-Kontrolle, anatomische Reposition, gute Implantatlage.

Ausgiebige Spülung. 10er Redon. Spannungsfreie Naht der Fascia lata. Subkutane Einzelknöpfe. Hautklammern. Steriler Verband. Öffnen der Drainage bei regelhaftem Sog.

Procedere: Mobilisation frei bei Vollbelastung. Analgesie und Thromboseprophylaxe nach üblichem Schema. Röntgen nach Drainagenentfernung nach 48 h sowie nach 2 + 6 Wochen. Entfernung der Hautklammern nach 14 Tagen.

Dr. med. L. Jansch (FA f. Chirurgie, Orthopädie und spez. Unfallchirurgie)

10.1.10 Femurschaftfraktur – dynamischer Verriegelungsnagel

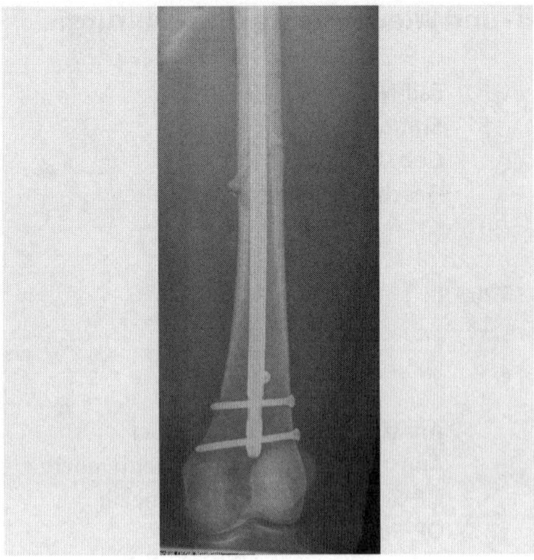

OP-Bericht, Klinik für Unfall- und Wiederherstellungschirurgie

Pat.-Nr.: 546842499
Aktuelle Klinik: Unfallchirurgie
Pat.-Name: Malzbier, Gunnar

Fall-Nr.: A5678977/2010
Station: B3-3
Geb.-Dat.: 20.05.1956
Geschlecht/Alter: m, 53 J.

OP-Datum: 20.04.2010
OP-Dauer (Schnitt/Naht): 18.22 – 19.51 Uhr
Saal: B 1

Personal:
Operateur: Dr. H. Siekmann
1. Assistent: A. Eisenkrämer

Anästhesist: Fr. Dr. M. Bauer
Anästhesieschw./-pfl.: B. Bach
OP-Schwester/-pfl.: D. Rameloh
OP-Springer: F. Fahrig

Vorgeschichte/Indikation: Der Pat. wurde auf dem Weg von der Arbeit nach Hause als Radfahrer von einem PKW angefahren. Im Polytraumaspiral-CT Milzruptur, A-Frakturen LWK II + IV, kleine SAB. Intubierter Pat. Primär Entscheid zur Fixateuranlage, jetzt definitive Nagelung bei u.g. Verletzung möglich.

Diagnose: Mit Fixateur stabilisierte ehemals 1° offene, dislozierte Femurschaftschrägfraktur rechts (AO 32 A2).

Operation: Entfernung des Fixateurs, geschlossene Frakturreposition, aufgebohrte dynamische Verriegelungsnagelung (Fa. Zimmer, Sirusnagel, 10/420 mm, distal 2fach u. proximal 1fach verriegelt).

Vorgehen: Ungestörte ITN. Cefuroxim 1,5 g i.v. Rückenlagerung auf dem Extensionstisch, linkes Bein auf Beinschale ausgelagert, entsprechende umfangreiche Polsterung einschl. des Extensionsfußes. BV-Kontrolle mit guter Darstellbarkeit des Femurs rechts. Wiederholte Hautdesinfektion, übliches steriles Abdecken. ***Über einem zusätzlichen Tuch wird der Fixateur demontiert, die Pineintritte kurretiert. Anschl. Verwerfen der genutzten Instrumente, des untergelegten Tuches und Handschuhwechsel. Pflasterverschluss der Pineintritte.***

Beginn mit der Wundversorgung nach Friedrich, Spindelförmige Exzision der Wunde bis subkutan. Hierunter vitale Muskulatur sichtbar. Spülung (200 ml). Aufgrund der Defektgröße ist der Wundschluss nicht möglich. Deckung erfolgt mit einem entsprechend zugeschnittenen Syspurdermlappen.

4 cm lange Hautinzision am prox. lateralen Oberschenkel oberhalb des Troch. major. Subkutane Präparation bis auf die Fascia lata, die etwas distaler auf den Trochanter zu längs inzidiert wird. Stumpfes Spreizen bis auf den Troch. major. Mit dem Jakobsfutter wird BV-orientiert ein leicht gekröpfter 2,0er Gewindedraht an typischer Stelle ins Trochantermassiv eingeführt, ins Mark vorgeschoben. Bei sehr fester Knochensubstanz gelingt dies nur sehr langsam. In üblicher Weise Aufbohren des bis zum Beginn des Markraums. Dies gelingt unkompliziert. Einführung eines an der Spitze leicht umgebogenen Olivendrahtes bis vor die Fraktur. Nun Extensionsaufbau bis die Fragmente untereinander stehen. In dieser Situation gelingt die Reposition nahezu unkompliziert über Zug und Druck. Nach 3 Versuchen kann mit dem Olivendraht die Fraktur passiert, das distale Fragment aufgefädelt werden. Die Fraktur rastet spürbar ein. Der Draht wird bis suprakondylär vorgeschoben. ***Nachlassen der Extension (zur Vermeidung von Druckulzerationen am Fuß).*** Kaliberbestimmung des Nagels unter BV-Kontrolle. Schrittweise Aufbohren bis 11 mm. Wechsel des Führungsdrahtes über das Spülrohr. Unkompliziertes Einführen und Vortreiben des o.g. Nagels bis in die gewünschte Höhe. Die BV-Kontrolle zeigt jetzt eine Frakturdehiszenz von knapp 3-4 mm. Daher erfolgt die primär distale, 2fach statische Nagelverriegelung mit dem winkelgetriebenen Bohrer über entsprechende Stichinzisionen. Dies gelingt jeweils unkompliziert. ***Nun Aufhebung der Dehiszenz über die Rückschlagtechnik.*** Dann 1fach dynamische Verriegelung des Nagels kranial über das Zielgerät, ebenfalls unkompliziert. Alle Bolzen ziehen bikortikal sicher im Knochen. BV-Abschluss, weitestgehend anatomische Reposition, regelhafte Implantatlage.

Intensive Spülung (500 ml) der Zugänge. Kontrolle auf Bluttrockenheit, keine Drainage notwendig. Faszien- und Subkutannähte, Hautklammerverschluss der Zugänge. Steriler Verband. Elastokompressive Wicklung.

Procedere: Vollbelastung möglich. Röntgen nach 24 h sowie nach 2 + 6 Wochen. ME ggf. nach 18-24 Monaten. Analgesie und Thromboseprophylaxe nach Plan. Versorgung der LWK-Frakturen im Wochenverlauf.

Dr. med. H. Siekmann (Komm. Direktor)

10.1.11 Femurschaftfraktur – Plattenosteosynthese

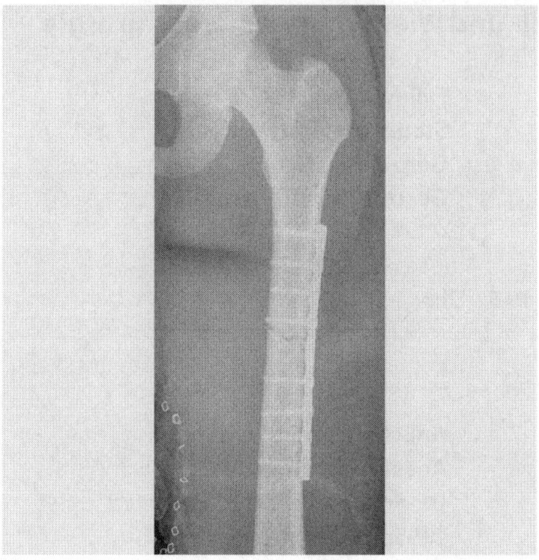

OP-Bericht, Klinik für Unfall- und Wiederherstellungschirurgie

Pat.-Nr.: 546321499
Aktuelle Klinik: Unfallchirurgie
Pat.-Name: Geyer-Deppenbrock, Sieglinde

Fall-Nr.: A3218977/2010
Station: B3-1
Geb.-Dat.: 20.05.1969
Geschlecht/Alter: w, 40 J.

OP-Datum: 21.02.2010
OP-Dauer (Schnitt/Naht): 21.22 – 22.37 Uhr
Saal: B 3

Personal:
Operateur: Dr. H. Siekmann
1. Assistent: A. Eisenkrämer
2. Assistent: Ch. Nettlau

Anästhesist: Fr. Dr. M. Bauer
Anästhesieschw./-pfl.: B. Bach
OP-Schwester/-pfl.: D. Rameloh
OP-Springer: F. Fahrig

Vorgeschichte/Indikation: Die stationäre Aufnahme der Pat. erfolgte nach Verkehrsunfall. Primär Stabilisierung der Fraktur mittels Fix. externe. Da neben der u.g. Diagnose eine Gravidität (20 SSW) besteht, erfolgt nun zur Minimierung der Strahlenbelastung im Einvernehmen mit der Patientin eine offene Reposition mit Plattenosteosynthese.

Diagnose: Mittels Fix. externe stabilisierte geschlossene Femurschaftquerfraktur rechts (AO 32 A3).

Operation: Entfernung des Fixateurs, offene Reposition und Osteosynthese mittels breiter 12-Loch-Titan-Großfragmentplatte, lokale Drainage.

Vorgehen: Ungestörte ITN. Cefuroxim 1,5 g i.v. Rückenlagerung, linkes Bein auf Beinhalter ausgelagert, entsprechende Polsterung. Beckenregion mehrfach mit Röntgenschürzen geschützt. Wiederholte Hautdesinfektion, übliches steriles Abdecken.

Entfernung des Fixateurs einschl. der Curretage der Pineintritte über einem zusätzlichen sterilen Tuch. Verwerfen des Tuches und Handschuhwechsel. Pflasterverschluss der Pineintritte. Typischer lateraler 15 cm langer Hautlängsschnitt über der tastbaren Frakturregion. Scharfe Präparation bis auf die Fascia lata, die ebenfalls längs inzidiert wird. Sukzessive Blutstillung. Knochennah wird briefschlitzförmig dorsal die Faszie des M. vastus lateralis längs durchtrennt, der Muskel mit dem Raspatorium vom Knochen gelöst und über Hohmann-Haken nach ventral gehalten. Ligatur zweier kräftiger Venen über Klemmen. Schichtweise Zugangserweiterung nach kaudal, bis die Fraktur zentral im Zugang liegt. Nun über manuellen Zug sowie 2 am Knochen fixierte stumpfe Repositionszangen Reposition der Fraktur. Dies ist durch die muskuläre Gegenspannung erschwert, gelingt letztendlich doch. Hierbei rastet die Fraktur stufenlos ein. Sicherung mittels spitzer Repositionszange. Nun Auflage der o.g. Platte mit je 6 Löchern kranial und kaudal der Fraktur. Zuvor zentral ***leicht konkaves Anbiegen der Platte*** mit der AO-Biegepresse. Nun ***frakturnah kranial und kaudal erster exzentrisch bikortikaler Schraubenbesatz*** mit je einer Schraube in üblicher Weise. Unter konsekutivem Anzug der Schrauben zeigt sich die definitive Kompression der Fraktur. Nochmals Platzierung je einer exzentrischen Schraube kaudal und kranial. Nach leichtem Lösen der beiden ersten Schrauben nochmals konsekutiver Anzug von Schraube 3 und 4. Exzellente Kompression im Frakturspalt. Anzug von Schraube 1 und 2. Sowohl kranial als auch kaudal werden nun noch je 3 weitere, jetzt neutral gesetzte bikortikale Schrauben in üblicher Weise platziert. Alle Schrauben ziehen exzellent im Knochen. BV-Abschluss in beiden Ebenen, anatomische Reposition, exakte Implantatlage.

Intensive Spülung (1.000 ml) des Zugangs. Kontrolle auf Bluttrockenheit, 10er Drainage lokal. Lockere Faszienrefixation des M. vastus lateralis, Naht der Faszia lata und Subkutannähte, Hautklammerverschluss der Haut. Steriler Verband. Elastokompressive Wicklung.

Procedere: Übliche Nachbehandlung mit Teilbelastung von 20 kg für 6 Wochen, dann zügige Vollbelastung. Röntgen nach 48 h nach Drainagenentfernung sowie nach 2 + 6 Wochen. ME ggf. nach 18-24 Monaten. Analgesie und Thromboseprophylaxe nach Maßgabe der Stationsärzte. Klammern nach 14 Tagen entfernen.

Dr. med. H. Siekmann (Komm. Direktor)

10.1.12 Femurschaftfraktur – Fixateur externe

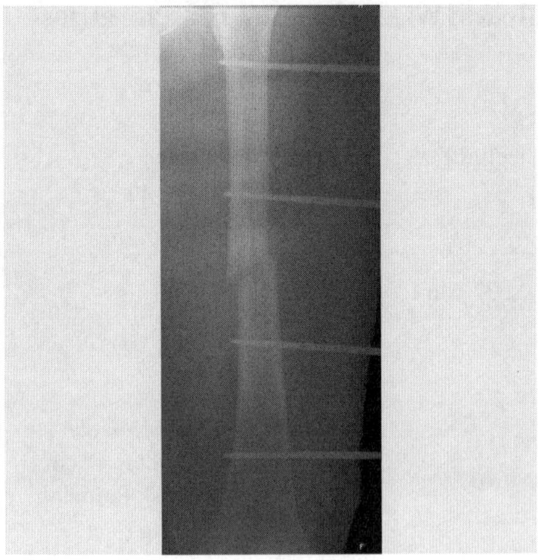

OP-Bericht, Klinik für Unfall- und Wiederherstellungschirurgie

Pat.-Nr.: 002999987
Aktuelle Klinik: Unfallchirurgie
Pat.-Name: Hucketewes, Gesine

Fall-Nr.: B4638193/2010
Station: Intensivstation 1
Geb.-Dat.: 11.10.74
Geschlecht/Alter: w, 35 J.

OP-Datum: 13.06.2010
OP-Dauer (Schnitt/Naht): 19.02 – 19.32 Uhr
Saal: B 5

Personal:
Operateur: C. Nettlau
1. Assistent: Dr. H. Siekmann

Anästhesist: Dr. Y. Habib
Anästhesieschw./-pfl.: B. Bach
OP-Schwester/-pfl.: X. Montez
OP-Springer: B. Seifert

Vorgeschichte/Indikation: Polytraumatisierte Patientin, als Sozia auf dem Motorrad Kollision mit der Leitplanke. Primär bewusstlos, intubiert, beatmet. Neurologischer Status unklar. Größere Hautdefektwunde am ventralen Oberschenkel in Schaftmitte. Im Polytraumaspiral-CT Nachweis nachstehender Verletzungen:

Diagnosen: Polytrauma mit:
1. Schädelkontusion mit **1.1.** SHT°II-III mit kleinem subduralem Hämatom und **1.2.** LeFort III-Fraktur
2. Thoraxkontusion mit Lungenkontusion bds., Rippenserienfraktur und Pneumothorax rechts
3. Geschlossene Becken-C-Verletzung mit **3.1.** transforaminaler Fraktur des Os sacrum rechts,
3.2. Luxation der Iliosakralfuge links und **3.3.** vorderer Beckenringfraktur links
4. Geschlossener, dislozierter Femurschaftbiegungsfraktur links (AO 32 B2)
5. Multiplen Kontusionen und Schürfungen

Operationen: ad 1: Anlage einer Hirndrucksonde
ad 2: Anlage Throaxdrainage nach Bülau i.d. Notfallambulanz
ad 3: Anlage Beckenzwinge in der Notfallambulanz
ad 4: Anlage Fixateur externe am Femur, Wunddébridement nach Friedrich

Vorgehen: Pat. intubiert, kreislaufstabile Übernahme aus der Notfallambulanz im OP. Zunächst zur Anlage der Hirndrucksonde (Dr. Stucker/Neurochirurgie), anschl. wiederholte Hautdesinfektion und übliches steriles Abdecken des linken Beines.

In Orientierung an der spürbaren Krepitation und der Hautwunde Setzen von je 2 Stichinzisionen über proximalem und distalem Schaftfragment lateralseitig. Stumpf spreizende Präparation jeweils bis auf den Femur und Einbringen von je 2 nahezu parallelen bikortikalen Schanzschen Schrauben. BV-Kontrolle der regelhaften Lage. Bei sehr frakturnaher Lage muss eine distale Schanzsche Schraube über eine weitere Stichinzision neu gesetzt werden. Anschließend Montage von Längsträgern mit 2 Scharnierbacken ***(Tube-to-tube-Technik)***. Unter BV unter Zug und Druck situative Reposition, dann übliche Fixation der Backen. Übliche Montage eines zweiten Längsträgerkonstruktes, anschl. sicher stabile Situation.

Nun Débridement der Wunde am Oberschenkel. Spindelförmige Exzision einschl. Fettgewebe. Resektion sichtbarer Muskelnekrosen sowie eines kleinen losen Knochenfragmentes. Das Biegungsfragment mit noch anhängender Muskulatur wird orientierend in Richtung Fraktur geschoben.

Ausgiebige Spülung (400 ml). Zuschneiden eines Epigardlappens zur temporären Defektdeckung. Digitale Abschlusskontrolle der peripheren Zirkulation: intakt. Steriler Verband.

Procedere: Röntgen nach 24 h. Bei stabiler Kreislaufsituation und nach Absprache mit den Kollegen aus Anästhesiologie, Neurochirurgie, MKG- und Thoraxchirurgie Planung der noch notwendigen Operationen.

C. Nettlau (Assistenzarzt)

10.1.13 Periprothetische Femurschaftfraktur – winkelstabile Plattenosteosynthese

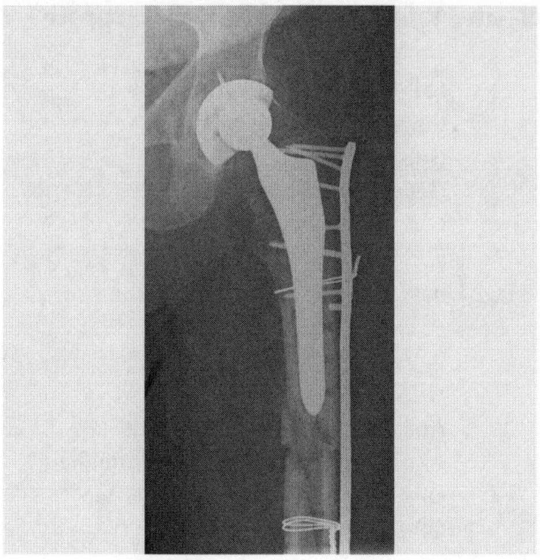

OP-Bericht, Klinik für Unfall- und Wiederherstellungschirurgie

Pat.-Nr.: 546842499
Aktuelle Klinik: Unfallchirurgie
Pat.-Name: Medicus, Werner

Fall-Nr.: A5678977/2010
Station: B3-2
Geb.-Dat.: 18.05.1936
Geschlecht/Alter: m, 73 J.

OP-Datum: 20.02.2010
OP-Dauer (Schnitt/Naht): 12.12 – 13.51 Uhr
Saal: B 1

Personal:
Operateur: Dr. H. Siekmann
1. Assistent: Dr. K. Schendel
2. Assistenz: Fr. Dr. D. Willkomm

Anästhesist: Fr. Dr. M. Bauer
Anästhesieschw./-pfl.: B. Bach
OP-Schwester/-pfl.: D. Rameloh
OP-Springer: F. Fahrig

Vorgeschichte/Indikation: Implantation einer zementierten HTEP links vor 11 Jahren, bis zum Sturz hier kaum Beschwerden. Nach privatem Sturz mit dem Rad besteht u.g. Fraktur. Zeichen des Inlay-Aufbrauchs. Bei internistischen Nebenbefunden und radiologisch festem Sitz der Prothese erfolgt der Entscheid gegen eine Revisionsprothese, um den ossären Schaden zu minimieren. Die Situation wurde so mit dem Pat. besprochen, er hat schriftlich in die u.g. Operation eingewilligt. Keine Allergie bekannt (Chrom-Nickel).

Diagnose: Geschlossene, dislozierte periprothetische Femurschaftmehrfragmentfraktur links bei fest liegender zementierter Hüfttotalendoprothese (Johannsen III) und Inlay-Abnutzung.

Operation: Offene Reposition, Osteosynthese mittels Cerclage und polyaxial winkelstabiler Platte (Fa. Zimmer, NCB – Periprothetic Femur Plate System), lokale 10er Drainagen.

Vorgehen: Ungestörte ITN. Cefuroxim 1,5 g i.v. Rückenlagerung, rechtes Bein auf Beinschale ausgelagert, entsprechende umfangreiche Polsterung. BV-Kontrolle mit guter Darstellbarkeit des Femurs links. Wiederholte Hautdesinfektion, übliches steriles Abdecken.

BV-kontrolliert Aufsuchen der Frakturhöhe. 8 cm langer Hautlängsschnitt am lateralen Oberschenkel. Subkutane Spaltung, Längsspaltung der Fascia lata. Briefschlitzförmiges Anheben des M. vastus lateralis, dorsale Längsspaltung seiner Faszie und Anheben des Muskels über zwei Hohmann-Hebel. Reinigung des Frakturspaltes. Trotz guter Relaxation des Patienten gelingt die Reposition und Retention trotz unterschiedlicher Manöver nicht ausreichend. Entscheid zum breit offenen Vorgehen nun mit Schnitterweiterung nach kranial und kaudal erneut bei schichtweiser Präparation unter Schonung des M. vastus lateralis, der weiter über Hohmann-Hebel ventralisiert wird. Sukzessive Blutstillung. Der proximale Zugang über die alte Narbe zeigt deutliche Verwachsungen der einzelnen Gewebeschichten. Mit dem Raspatorium wird das Plattenlager am lateralen Femur präpariert. Nun Umfahren des Femur in Frakturhöhe, hierbei spürbar die breitere Frakturstrecke zentral. Eine 1,25er Drahtcerclage wird um das Femur gelegt und angezogen. Unter gleichzeitigem Zug am Bein kann die Fraktur akzeptabel gestellt werden. Nun Anlage der o.g. NCB, diese legt sich dem Knochen gut an. BV-Orientierung in bd. Eb., gute Lage der NCB. Die Cerclage stört die Lage nicht. Die NCB wird nun sowohl proximal als auch distal in üblicher Weise systemgerecht, teils mit Spongiosa- und Kortikalisschrauben besetzt. Die Schrauben können aufgrund der Polyaxialität der Platte proximal teils vor, teils hinter der Prothese vorbeigeschraubt werden. Alle Schrauben ziehen akzeptabel im Knochen, teils auch im Zement. Zur Sicherung wird kranial noch eine weitere Cerclage um Knochen und Platte gelegt. BV-Abschluss, gute Reposition, gewünschte Implantatlage.

Ausgiebige Spülung (1.000 ml). Kontrolle auf Bluttrockenheit, 2-mal 10er Drainagen. Lockere Refixation des M. vastus lateralis. Faszien- und Subkutannähte, Hautklammerverschluss. Steriler Verband. Elastische Wicklung.

Procedere: Falls mögl. 20 kg Teil-, sonst Vollbelastung. Hautklammerentfernung nach 14 Tagen. Röntgen nach Entfernung der Drainagen nach 48 h sowie nach 2 + 6 Wochen. ME ggf. nach 18-24 Monaten. Analgesie und Thromboseprophylaxe nach Plan. Stationäre Reha veranlassen.

Dr. med. H. Siekmann (Komm. Direktor)

10.1.14 Distale Femurfraktur – retrograde Marknagelung

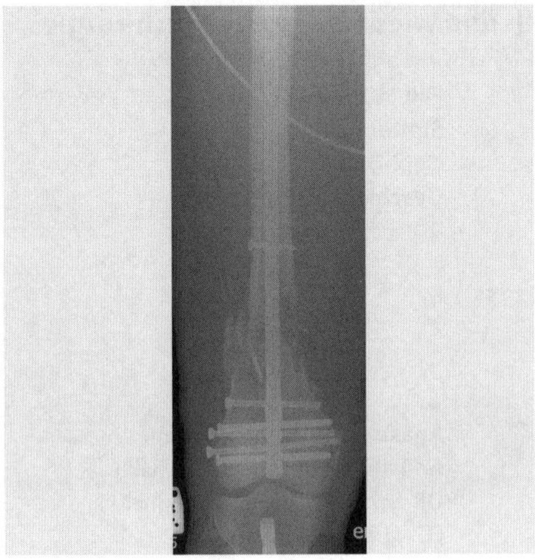

OP-Bericht, Klinik für Unfall- und Wiederherstellungschirurgie

Pat.-Nr.: 176765432
Aktuelle Klinik: Unfallchirurgie
Pat.-Name: von Bolz, Dr. Bodo

Fall-Nr.: A9674231/2010
Station: Intensivstation 1
Geb.-Dat.: 29.09.1955
Geschlecht/Alter: m, 55 J.

OP-Datum: 11.11.2010
OP-Dauer (Schnitt/Naht): 10.11 – 11.32 Uhr
Saal: B 5

Personal:
Operateur: Dr. H. Siekmann
1. Assistent: J. Mathusalem
2. Assistent: A. Eisenkrämer

Anästhesist: Fr. Dr. B. Brandt
Anästhesieschw./-pfl.: B. Senftenberg
OP-Schwester/-pfl.: M. Gabelstab
OP-Springer: B. Seifert

Vorgeschichte/Indikation: Polytrauma im Rahmen eines Wegeunfalls. Verlegung in die Universitätsklinik bei Bronchusabriss und thoraxchirurgischer Intervention. Primär temporäre Stabilisierung der Femurfraktur rechts mit Fix. externe. In Absprache mit den Kollegen erfolgt nun die definitive Stabilisierung.

Diagnose: Mit Fix. externe stabilisierte ehemals II° offene distale Femurmehrfragmentfraktur rechts (AO 33 C2)

Operation: Entfernung des Fix. externe, partiell offene Reposition, Osteosynthese mittels kanülierter Zugschrauben (3) und retrograder unaufgebohrter statischer Verriegelungsnagelung (Fa. Synthes, DFN 10/380 mm), ***Pollerschraube***

Vorgehen: Intubierter Pat., unkomplizierte Übernahme von der ITS. Cefuroxim 1,5 g i.v. Rückenlagerung, linkes Bein auf Beinschale ausgelagert. Entsprechend umfangreiche Polsterung. Wiederholte Haut- und Fixateurdesinfektion, übliches steriles Abdecken. Zusätzliche sterile Tuchunterlage. Entfernung des Fixateurs, Curretage der Pineintritte und Spülung. ***Sterile Pflaster über Pineintritten, Handschuhwechsel, Verwerfen des zusätzl. Steriltuches und der genutzten Instrumente.*** BV-Kontrolle, gute Darstellbarkeit.

Axialer Hautlängsschnitt unter der Patella. Längsspaltung der Patellasehne. Stumpf spreizende Präparation durch den Hoffaschen Fettkörper in das Kniegelenk. Hämarthrosentlastung mit Fettaugen. Digital intraartikuläre Orientierung. Reposition der C-Komponente digital kontrolliert. Stichinzisionen medial und lateral über den Kondylen, Aufsatz der Kugelrepositionszange, Retention der Reposition. Queres Einbringen dreier kanülierter Zugschrauben in üblicher Technik über Stichinzisionen und in Orientierung zur nachfolgenden Nagellage. Die Schraubenstabilisierung gelingt unkompliziert. Entfernung der Repositionszange. Nun Platzierung eines Gewindedrahtes an typischer Nageleintrittsstelle in der Notch, Überbohren des Nageleintritts. Vorschieben eines Führungsdrahtes mit regelhaftem Passieren der Trümmerzone. Nun wird der o.g. Nagel über den Führungsdraht eingeschoben. Er passiert unkompliziert Schrauben und Frakturzone, das Kondylenmassiv sinkt jedoch nach dorsal ab, kann nicht adäquat reponiert werden. Rückzug des Nagels. Unter BV wird nun ein querer Bolzen perkutan über eine Stichinzision von lateral frakturnah am proximalen Hauptfragment ***als Pollerschraube*** eingebracht. Nochmals Vorschieben des Nagels. Über die Pollerschraube wird nun, durch den Nagel geführt, das Kondylenmassiv nahezu anatomisch unter dem Schaft eingerichtet. Nach exakter Platzierung des Nagels erfolgt die distal 2fache Verriegelung über den Zielbügel. Hierzu Nutzung der vorherigen Stichinzisionen. Proximal 2fache Verriegelung über Stichinzisionen und winkelgetriebenen Bohrer. Alle Schrauben und Bolzen haben exzellent angezogen. Demontage des Zielbügels, ***digital kontrolliert liegt der Nagel sicher subchondral.*** Die BV-Kontrolle zeigt eine gute Fraktureinrichtung und die gewünschte Implantatlage.

Ausgiebige Spülung (500 ml), Kontrolle auf Bluttrockenheit. I. a.-Redon. Dezidierte Naht der Patellasehne Schichtweiser Wundschluss der Zugänge. Invertierende Subkutannähte, Hautrückstichnähte., sterile Verbände.

Procedere: Übliche Wund-/Laborkontrollen. Röntgen nach 48 h nach Entfernung der Redon sowie nach 2 + 6 Wochen. Mobilisation bei übungsstabiler Situation frei, nicht gegen Widerstand. 20 kg TB für 6 Wochen postoperativ, sonst Rollstuhltransfer. ***90-90-Lagerung für 4 Tage.*** Analgesie u. Thromboseprophylaxe nach Maßgabe der Stationsärzte der ITS. Stationäre Rehabilitation forcieren, nach Abschluss BG-lich weiter zu uns.

Dr. med. H. Siekmann (Komm. Direktor)

10.1.15 Distale Femurfraktur – winkelstabile Plattenosteosynthese

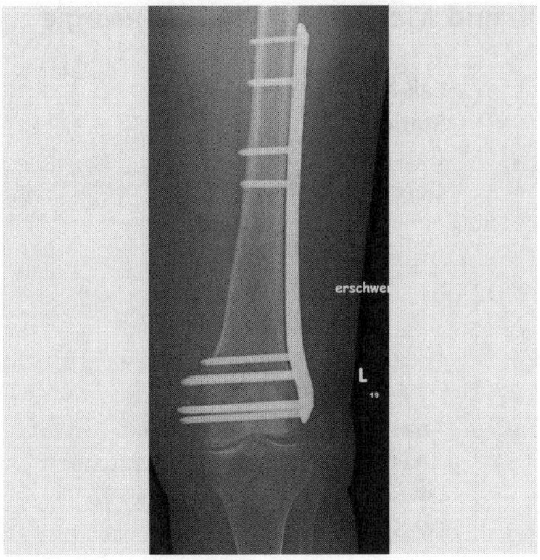

OP-Bericht, Klinik für Unfall- und Wiederherstellungschirurgie

Pat.-Nr.: 938667123
Aktuelle Klinik: Unfallchirurgie
Pat.-Name: Blume, Margitta

Fall-Nr.: B2222255/2010
Station: ITS
Geb.-Dat.: 21.07.1947
Geschlecht/Alter: w, 63 J.

OP-Datum: 18.10.2010
OP-Dauer (Schnitt/Naht): 10.37 – 12.02 Uhr
Saal: B 5

Personal:
Operateur: Dr. K. Schendel
1. Assistent: Dr. H. Siekmann
2. Assistent: A. Eisenkrämer

Anästhesist: OÄ Dr. B. Brandt
Anästhesieschw./-pfl.: B. Senftenberg
OP-Schwester/-pfl.: D. Rameloh
OP-Springer: F. Fahrig

Vorgeschichte/Indikation: Patientin ist mit Rollator gehfähig, hat am gestrigen Tag einen Sturz erlitten. Bei anhaltenden Belastungsschmerzen nach Verdrehtrauma mit nahezu kompletter Immobilisation erfolgte eine konventionelle Röntgenabklärung, anschl. eine CT-Untersuchung des distalen Femurs mit nachstehender Verletzung. Die Pat. hat in eine operative Stabilisierung eingewilligt. Aufgrund der eingeschränkten Mobilität und der fehlenden Koordination Entscheid zur sicher belastungsstabilen Osteosynthese.

Diagnose: Geschlossene inkomplette frakturgefährdete Spiralfissur des distalen Femurs links (AO 32 A1).

Therapie: Perkutane Osteosynthese mittels winkelstabiler Platte (LISS, Fa. Synthes), lokale Drainage.

Vorgehen: ITN ungestört. Cefuroxim 1,5 g i.v. Rückenlagerung, entsprechend umfangreiche Polsterung bei Auslagerung des rechten Beins. Wiederholte Hautdesinfektion, übliches steriles Abdecken. Unter BV Markierung der lokalen Anatomie.

Axialer, 6 cm langer Hautlängsschnitt über dem lateralen Femurkondylus. Schichtweise Präparation. Auf eine Arthrotomie kann verzichtet werden. Präparation bis auf das Periost, hier sind wenig lokale Einblutungen nachweisbar. Fissurausläufer sind lokal nicht sichtbar. Mit dem Raspatorium wird nun nach kranial am lateralen Femurschaft das Weichgewebe ca. 5 cm tief vom Femur gelöst. Anschl. wird die am Zielgerät arretierte LISS auf dem lateralen Femur nach kranial geschoben. BV-Kontrolle, das Implantat legt sich distal exzellent der Femurkontur an, proximal steht es etwas vom Knochen ab. Distal Fixation mittels K-Draht. Nun zuerst Hautlängsinzision über den proximalen 4 LISS-Löchern, schichtweise Präparation, hier bei kleinem Zugang stumpf spreizend durch den M. vastus lateralis. Darstellung der proximalen LISS, die nun in Freihandtechnik in üblicher Weise im proximalen Loch mit einer bikortikalen Großfragmentschraube besetzt und an den Femur gezogen wird. Vervollständigung der Ringstruktur des LISS über eine Zielbüchse und einen weiteren K-Draht im 2. proximalen Loch. Anschl. unkomplizierter weiterer Schraubenbesatz, ausschließlich bikortikal winkelstabil, distal mit 4 und proximal mit 2 Schrauben. Demontage des Zielgerätes und Setzen der letzten proximalen winkelstabilen Schraube. Alle Schrauben ziehen exzellent im Knochen BV-Abschluss, gute Implantatlage, Fissur konventionell radiologisch z.Zt. in bd. Ebenen nicht nachweisbar.

Spülung (500 ml), Kontrolle auf Bluttrockenheit, Distal Einlage einer 10er Redon. Schichtweiser Wundverschluss von Fascia lata, Subkutis und Haut. Öffnen der Drainage. Steriler Verband. Elastokompressive Wickel.

Procedere: Vollbelastung, freie Mobilisation. Entfernung der Drainage nach 48 h, Röntgen nach 2 Tagen sowie 2 + 6 Wochen. Fadenzug nach 14 Tagen. Thromboseprophylaxe und Analgesie nach Vorgabe der Stationsärzte. Materialentfernung nicht angezeigt.

Dr. med. K. Schendel (FA f. Orthopädie und Unfallchirurgie)

10.1.16 Distal langstreckige Femurfraktur – bilaterale Platteosteosynthese

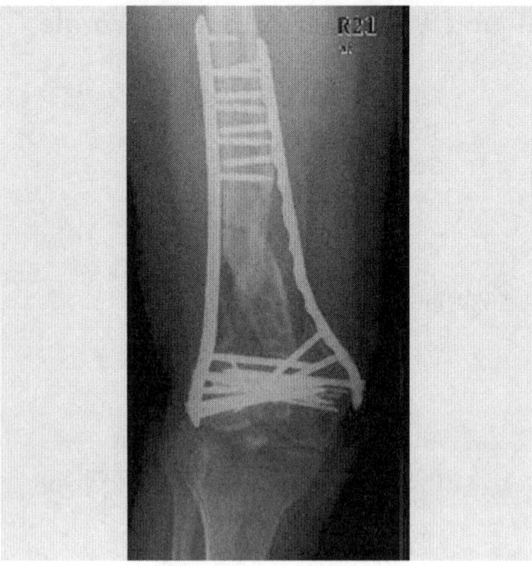

OP-Bericht, Klinik für Unfall- und Wiederherstellungschirurgie

Pat.-Nr.: 987987987
Aktuelle Klinik: Unfallchirurgie
Pat.-Name: Lagiole, Sven

Fall-Nr.: B5522229/2010
Station: B3-2
Geb.-Dat.: 12.08.1977
Geschlecht/Alter: m, 33 J.

OP-Datum: 08.09.2010
OP-Dauer (Schnitt/Naht): 21.47 – 23.32 Uhr
Saal: B 5

Personal:
Operateur: Dr. H. Siekmann
1. Assistent: Dr. K. Schendel
2. Assistent: P. Derst

Anästhesist: OÄ Dr. B. Brandt
Anästhesieschw./-pfl.: B. Senftenberg
OP-Schwester/-pfl.: D. Rameloh
OP-Springer: F. Fahrig

Vorgeschichte/Indikation: Monotrauma mit u.g. Verletzung am heutigen Abend bei einem Fahrradsturz. Bei Adipositas per magna (145 kg, 180 cm) und langstreckiger Fraktur Entscheid zur bilateralen Platte als Ausnahmeindikation.

Diagnose: Geschlossene, langstreckig metaphysäre Femurfraktur rechts (AO 33 C3).

Therapie: Partiell offene Reposition, Osteosynthese mittels polyaxial winkelstabiler Platte (NCB – non contact bridge, Fa. Zimmer) lateral sowie KFI-Titan-LCP medial, lokale Drainage.

Vorgehen: ITN ungestört. Cefuroxim 1,5 g i.v. Rückenlagerung, entsprechend umfangreiche Polsterung, linkes Bein ausgelagert. Wiederholte Hautdesinfektion, übliches steriles Abdecken.

Hautlängsschnitt über dem lateralen Kondylus und dem distalen Femur. Schichtweise Präparation bis auf den Knochen einschl. einer Arthrotomie. Hierbei wird der M. vastus lateralis ventralisiert. Sukzessive Blutstillung. Es bestätigt sich das radiologisch nachgewiesene Ausmaß der Verletzung, wobei auch größere Fragmente teils komplett ohne Weichteilanschluss vorliegen. Zuerst werden die losen Fragmente geborgen und feucht gelagert. Präparation des Plattenlagers nach kranial. Zuerst erfolgt die Reposition des Gelenkblocks, die nahezu stufenlos gelingt. Die Fixierung der Fragmente erfolgt mit KFI-Schrauben. Anschl. gelingt auch die Längen- und Rotationseinstellung angenähert. Einschieben und Auflegen der NCB, die dann unter gehaltener Länge am Femur distal und kranial mit K-Drähten fixiert wird. BV-Kontrolle, soweit klinisch und radiologisch beurteilbar, stellt sich das Gelenkmassiv regelhaft zum Schaft ein. Die metaphysäre Trümmerzone verhindert eine absolut sichere Längeneinstellung. Bei Entfernung loser Fragmente müssen gewisse Knochendefekte akzeptiert werden. Folgend wird der Gelenkblock als auch der Schaft schrittweise polyaxial mit Schrauben in üblicher Weise besetzt. Hierbei ziehen die Schrauben im Schaft bikortikal exzellent, im Kondylenbereich wird die Platzierung erschwert durch die hier teils irritierenden KFI-Schrauben. Letztendlich gelingt auch hier die sichere Platzierung der Schrauben, teils auch bikortikal. Verriegelung sämtlicher Schrauben mit den üblichen Kappen. Die metaphysäre Defektzone bleibt von Schrauben unbesetzt. BV-Kontrolle, soweit beurteilbar gute Achs- und Längeneinstellung und gute Implantatlage. Unter o.g. Situation Entscheid zur weiteren medialen Absicherung. In Orientierung am BV-Bild Zubiegen einer langen KFI-LCP. Medialer Axialschnitt über dem Kondylus. Schichtweise Präparation bis auf den Knochen unter sukzessiver Blutstillung. Vorsichtiges Einschieben der Platte, die gut die Frakturzone passiert und sich am Schaftfragment anlegen lässt. Zuerst distal, dann proximal, hier über eine Stichinzision, Besetzen mit je einer KFI-Schraube, die die Platte an den Knochen ziehen. Dann weiterer Besatz mit KFI-Schrauben in üblicher Weise und ohne Auffälligkeiten. Alle Schrauben ziehen gut im Knochen. BV-Abschluss, gute Implantatlage, gute Ausrichtung des Knochens.

Ausgiebige Spülung (1.000 ml), Kontrolle auf Bluttrockenheit, Einlage je einer 10er Redon bilateral. Beidseits schichtweiser Wundverschluss, Naht von F. lata, Subkutis und Haut. Regelhafter Sog der Drainagen. Steriler Verband. Elastische Wickel.

Procedere: 20 kg Teilbelastung für mindestens 6 Wochen postoperativ, Röntgen nach Redonentfernung nach 48 h und nach 2 + 6 Wochen. ***90-90-Lagerung für 4 Tage***. Fadenzug nach 14 Tagen. Thromboseprophylaxe und Analgesie nach Vorgabe der Stationsärzte. Stationäre Reha veranlassen.

Dr. med. H. Siekmann (Komm. Direktor)

10.1.17 Laterale Femurkondylusfraktur – Plattenosteosynthese

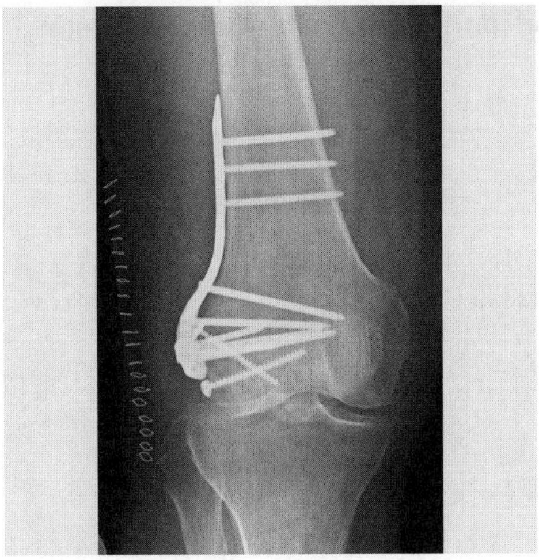

OP-Bericht, Klinik für Unfall- und Wiederherstellungschirurgie

Pat.-Nr.: 003411987
Aktuelle Klinik: Unfallchirurgie
Pat.-Name: Rasmussen, Elkjahr

Fall-Nr.: B4630093/2010
Station: B 3-1
Geb.-Dat.: 21.08.74
Geschlecht/Alter: m, 35 J.

OP-Datum: 21.04.2010
OP-Dauer (Schnitt/Naht): 11.02 – 12.04 Uhr
Saal: B 3

Personal:
1. Operateur: OA Dr. L. Jansch
2. Operateur: Dr. K. Schendel
2. Assistent: C. Bauer

Anästhesist: Fr. Dr. R. Langemann
Anästhesieschw./-pfl.: B. Bach
OP-Schwester/-pfl.: X. Montez
OP-Springer: B. Seifert

Vorgeschichte/Indikation: Der Patient stürzte bei einem Fahrradunfall auf das rechte Kniegelenk, wobei er sich eine in der Frontalebene verlaufende Fraktur des lateralen Femurkondylus im Sinne einer Hoffa-Fraktur zuzog. Die präoperative CT-Diagnostik zeigte die dreidimensionale Situation und das Vorliegen einer 2-Fragmentfraktur. Aufgrund der senkrecht verlaufenden Frakturlinie besteht eine äußerst instabile Situation mit der Indikation zur Osteosynthese. Der Patient wird über den Eingriff aufgeklärt. OP-Einverständnis liegt vor.

Diagnosen: Geschlossene, dislozierte Fraktur des lateralen Femurkondylus rechts (AO 33 B3, Hoffa-Fraktur)

Therapie: Offene Reposition und Osteosynthese mittels zweier interfragmentärer KFI-Zugschrauben und winkelstabiler L-Platte.

Operation: Ungestörte ITN. Rückenlagerung, entsprechende Polsterung. Cefuroxim 1,5 g i.v. Wiederholte Hautdesinfektion und übliches steriles Abdecken.

Lateraler Hautschnitt über dem distalen Femur und dem Kniegelenk. Inzision von Subkutis und Tractus iliotibialis. Ventralisation des M. vastus lateralis, anterolaterale Arthrotomie und Darstellung der Lateralfläche des distalen Femurs. Hierbei Entlastung des Hämarthros mit Fettaugen. Einsatz zweier Hohmann-Hebel, sodass man einen guten Einblick auf den lateralen Femurkondylus sowie auch akzeptabel nach ventral und dorsal erhält. Darstellung der Fraktur und Ausspülen des Frakturhämatoms. Trotz Vorliegen einer mehrfragmentären Fraktur gelingt unkompliziert die anatomiegerechte Reposition, Retention mittels Repositionszange. Implantation eines temporären K-Drahtes von anterior und Retention des anatomisch reponierten Hoffa-Fragmentes durch 2 Spongiosaschrauben. Diese tangieren die femorale Gelenkfläche nicht. Zur Sicherung des Repositionsergebnisses erfolgt nun nach entsprechender Anbiegung die Anlage einer winkelstabilen L-Platte am distalen Femur. Die Platte wird etwas mehr nach dorsal versetzt eingeschoben, sodass die 2 dorsalsten Plattenlöcher winkelstabil und streng auf den lateralen Femurkondylus begrenzt eingesetzt werden können. Besetzen zweier winkelstabiler Schraubenlöcher kaudal und zweier Schrauben im Schaftbereich. Bei Kniemobilisation zeigen sich absolut stabile Verhältnisse. Die BV-Kontrolle in beiden Ebenen zeigt bei anatomischer Reposition die gewünschte Implantatlage. Weiterer Schraubenbesatz in üblicher Weise. Alle Schrauben haben guten Anzug im Knochen.

Spülung des Wundgebietes (500 ml). Einlage einer subfaszialen Redondrainage. Vollständiger Verschluss von Kapsel und Tractus iliotibialis. Subkutannaht. Spannungsfreier Hautverschluss durch Hautklammern. Steriler Verband. Elastische Binden und Anlage eines Jeans-Tutors.

Procedere: Aktive Bewegungsübungen mit einem Bewegungsfeld von 0-0-60° sofort möglich, nach 3 Wochen 0-0-90° für weitere 3 Wochen. 6 Wochen Teilbelastung mit 20 kg, dann Vollbelastung. Intermittierende Hochlagerung, ggf. Kühlung. Analgesie und Thromboseprophylaxe nach Maßgabe der Stationsärzte. Röntgen nach Redonentfernung nach 48 h sowie nach 2 + 6 Wochen.

Dr. med. L. Jansch (FA f. Chirurgie, Orthopädie und spez. Unfallchirurgie), Dr. med. K. Schendel (FA f. Orthopädie und Unfallchirurgie)

10.1.18 Mediale Femurkondylusfraktur – Plattenosteosynthese

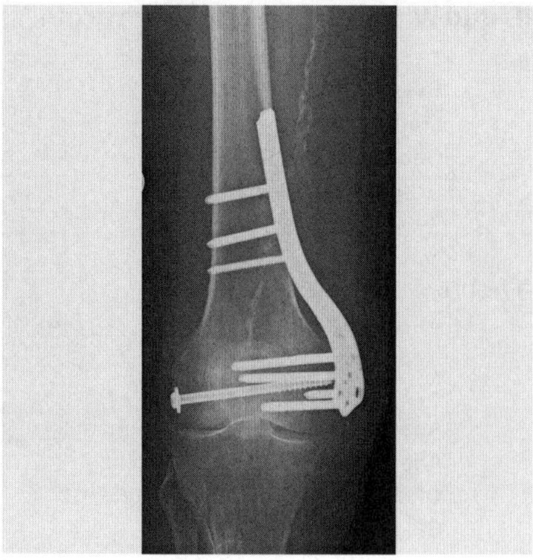

OP-Bericht, Klinik für Unfall- und Wiederherstellungschirurgie

Pat.-Nr.: 006699986
Aktuelle Klinik: Unfallchirurgie
Pat.-Name: Bunzel, Benita

Fall-Nr.: B3636193/2010
Station: B3-3
Geb.-Dat.: 23.09.74
Geschlecht/Alter: w, 35 J.

OP-Datum: 13.06.2010
OP-Dauer (Schnitt/Naht): 11.02 – 12.12 Uhr
Saal: B 4

Personal:
Operateur: OA Dr. R. Neef
1. Assistent: Dr. L. Irlenbusch
2. Assistent: C. Nettlau

Anästhesist: Dr. Y. Habib
Anästhesieschw./-pfl.: B. Bach
OP-Schwester/-pfl.: X. Montez
OP-Springer: B. Seifert

Vorgeschichte/Indikation: Die Patientin erlitt einen Skiunfall, als ein anderer Skifahrer von außen gegen ihr Knie prallte. Am Urlaubsort radiologisch Nachweis der u.g. Fraktur. Nach der Heimreise Vorstellung mit deutl. intraartikulärem Erguss und deutlicher medialer Instabilität. Punktion von 100 ml Blut mit Fettaugen. Bei intraartikulärer Stufenbildung besteht die Indikation zur operativen Versorgung. Übliche OP-Aufklärung und OP-Einverständnis durch die Patientin.

Diagnosen: Geschlossene, dislozierte Fraktur des medialen Femurkondylus rechts (AO 33 B2).

Therapie: Offene Reposition, Osteosynthese mittels winkelstabiler Platte (LISS, Fa. Synthes), lokale Drainage

Operation: Ungestörte ITN. Cefuroxim 1,5 g i.v. Rückenlagerung. Wiederholte Hautdesinfektion und übliches steriles Abdecken. Leicht gebeugte Lagerung des Kniegelenkes über einer sterilen Tuchrolle.

Hautlängsschnitt über dem Condylus medialis und schichtweise Präparation auf den medialen Kondylus zu. Sukzessive Blutstillung. Mittels Skalpell und Raspatorium Darstellung des dislozierten Kondylus und nach leichtem Abklappen auch des Frakturbettes bis zu seinem kranialen Ende. Die Fraktur läuft gerade bis zum medialen Rand des femoralen Gleitlagers. Ausspülung des Frakturhämatoms und anatomische Reposition unter Sicht mit dem Kugelspitz. K-Draht-Fixierung. Mittels des Raspatoriums wird das Plattenlager noch vorsichtig nach kranial am Schaft präpariert. Nun wird das o.g. Plattensystem (femorales LIS-System links) nach Anpassung an die lokale Anatomie vorsichtig nach kranial geschoben. BV-Kontrolle, die Fraktur steht anatomisch reponiert, das LIS-System legt sich nicht komplett dem Knochen an, die Lage ist jedoch in dieser Form gut akzeptabel. Auf ein weiteres Anbiegen kann verzichtet werden. Anschl. distale Fixation mit einer ersten Schraube. Nochmals BV-Kontrolle, gute Stellung der Fraktur, weiter gute Plattenlage. Anschließend in üblicher Weise weiterer Plattenbesatz mit Schrauben, am Schaft bikortikal über separate Stichinzisionen sowie über den Kondylen in üblicher Weise. Abschließend wird noch von medial über eine Stichinzision eine Spongiosazugschraube mit U-Scheibe unkompliziert eingebracht. Alle Schrauben ziehen gut im Knochen an. Die BV-Kontrolle zeigt eine regelrechte Frakturstellung und eine gute Materiallage. Die vorsichtige Prüfung auf Stabilität zeigt suffiziente Verhältnisse. Ausgiebige Spülung des Wundgebietes (500 ml). Einlage einer subkutanen Redondrainage. Schichtweiser Wundschluss. Subkutannaht. Hautverschluss durch Hautklammern. Steriler Verband. Milde elastokompressive Wickel.

Procedere: 4 Tage 90-90-Lagerung, dann Mobilisation für 3 Wochen 0-0-60°, 3 Wochen 0-0-90°, dann frei. Teilbelastung mit 20 kg für 6 Wochen, dann Vollbelastung. Röntgen nach Redonentfernung nach 48 h sowie nach 2 + 6 Wochen. Analgesie und Thromboseprophylaxe nach Maßgabe der Stationsärzte.

OA Dr. med. R. Neef (FA f. Chir., Ortho. u. UChir.)

10.1.19 Patellaquerfraktur – Schrauben + Äquatorialcerclage

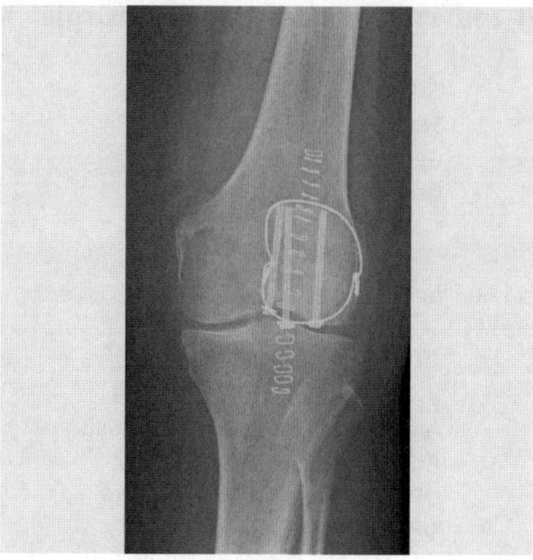

OP-Bericht, Klinik für Unfall- und Wiederherstellungschirurgie

Pat.-Nr.: 176765455
Aktuelle Klinik: Unfallchirurgie
Pat.-Name: Ballermann, Bodo

Fall-Nr.: A9688231/2011
Station: B3-3
Geb.-Dat.: 16.12.1955
Geschlecht/Alter: m, 55 J.

OP-Datum: 21.01.2011
OP-Dauer (Schnitt/Naht): 09.11 – 10.12 Uhr
Saal: B 5

Personal:
Operateur: Dr. K. Schendel
1. Assistent: OA Dr. R. Neef
2. Assistent: A. Eisenkrämer

Anästhesist: Fr. Dr. R. Langemann
Anästhesieschw./-pfl.: B. Senftenberg
OP-Schwester/-pfl.: M. Gabelstab
OP-Springer: B. Seifert

Vorgeschichte/Indikation: Der Pat. ist bei einem Waldspaziergang über seinen Hund gestolpert, auf das linke Knie gestürzt. Er zog sich hierbei die u.g. Verletzung zu, die bei Dislokation eine Indikation zur Osteosynthese darstellt. Der Patient wurde über die Risiken aufgeklärt, hat in das operative Vorgehen schriftlich eingewilligt. ***Keine Chrom-Nickel-Allergie.***

Diagnosen: Geschlossene dislozierte Patellaquerfraktur links.

Operation: Bursaresektion, offene Reposition, Osteosynthese (KFI-Zugschrauben (2) und Äquatorialcerclage).

Vorgehen: Ungestörte ITN, Rückenlagerung bei entsprechender Polsterung. Cefuroxim 1,5 g. Wiederholte Hautdesinfektion, übliches steriles Abdecken.

Hautlängsschnitt über der Patella und schichtweise Präparation bis auf die Bursa infrapatellaris und die Patella. Sukzessive Blutstillung. Die rupturierte Bursa infrapatellaris wird reseziert. Es besteht eine zentrale Querfraktur. Reinigung von Hämatom bis nach intraartikulär unter Spülung und im Bereich der Frakturflächen mittels scharfen Löffels. Ein ca. erbsengroßes laterales Fragment muss bei fehlendem Weichgewebekontakt entfernt werden. Partielle Lösung des medialen Retinaculums von den patellaren Ansätzen, sodass anschließend eine digitale Kontrolle der Gelenkfläche möglich ist. Die beiden Hauptfragmente werden reponiert, die Reposition wird digital kontrolliert und mittels scharfer Repositionszange retiniert. BV-Kontrolle, exakte Reposition. Anschließend werden von proximal nach distal bei festem Anzug der jeweiligen Schrauben 2 KFI-Zugschrauben mit Unterlegscheiben in üblichen Schritten eingebracht. Nochmals BV-Kontrolle, regelhafte Implantatlage, stufenlose Adaptation der Frakturflächen. Abschließend Anlage einer Äquatorialcerclage mittels Kanüle symmetrisch um die Patella (1,25er Cerclage-Draht). Diese wird anschließend sicher angezogen, übt noch eine weitere Kompression auf die ventrale Kortikalis aus. Kranial verläuft sie über den lateralen Patellapol, wird in dieser Form jedoch aufgrund ihrer Kompressionswirkung belassen, anschließend gekürzt und umgebogen. BV-Abschluss. Gute Lage des Osteosynthesematerials und anatomisch reponierte Fraktur.

Ausgiebige Spülung auch intraarktikulär (500 ml) und Einlage einer intraartikulären Redon-Drainage. Teils transossäre Refixation des medialen Retinaculums an der Patella. Kontrolle auf Bluttrockenheit. Schichtweiser Wundschluss. Hautrückstichnähte. Steriler Verband. Elastokompressive Wicklung. Öffnen der Drainage bei regelhaftem Sog.

Procedere: Mobilisation bei schmerzorientierter Vollbelastung. Kniemobilisation ebenfalls schmerzorientiert erlaubt, nicht gegen Widerstand. Röntgenkontrolle nach Entfernung der Drainagen nach 48 h sowie nach 2 + 6 Wochen. Materialentfernung frühestens nach 12 Monaten (ggf. bei Materialkonflikten). Analgesie und Thromboseprophylaxe nach Maßgabe der Stationsärzte. Fadenzug cutan nach 14 Tagen.

Dr. med. K. Schendel (FA f. Orthopädie und Unfallchirurgie)

10.1.20 Patellapolfraktur – Fadenanker und McLaughlin-Cerclage

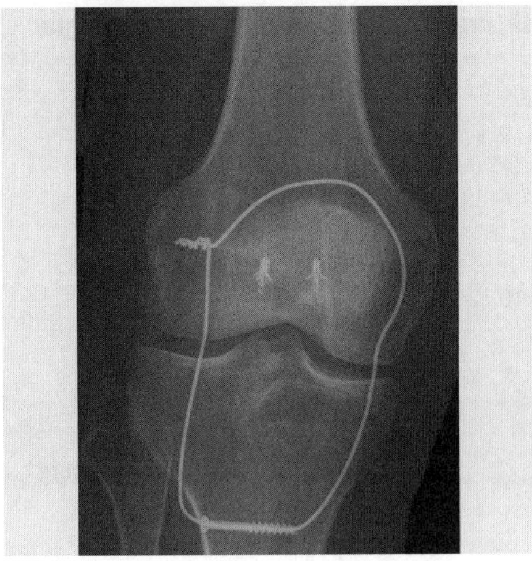

OP-Bericht, Klinik für Unfall- und Wiederherstellungschirurgie

Pat.-Nr.: 229985038
Aktuelle Klinik: Unfallchirurgie
Pat.-Name: Schulte-Vordiek, Gesine

Fall-Nr.: B2730915/2010
Station: B3-1
Geb.-Dat.: 01.10.64
Geschlecht/Alter: w, 46 J.

OP-Datum: 11.11.2010
OP-Dauer (Schnitt/Naht): 11.02 – 11.50 Uhr
Saal: B 3

Personal:
Operateur: J. Mathusalem
1. Assistent: C. Bauer
2. Assistent: C. Nettlau

Anästhesist: Fr. Dr. R. Langemann
Anästhesieschw./-pfl.: B. Bach
OP-Schwester/-pfl.: D. Rameloh
OP-Springer: B. Seifert

Vorgeschichte/Indikation: Die Patientin zog sich die u.g. Verletzung im Rahmen eines Direktanpralls bei einem Fahrradsturz zu. Bei lokaler Schürfung mit hierdurch drohender Superinfektion erfolgt die zeitnahe operative Versorgung mit stationärer Aufnahme. Die Patientin hat in das operative Vorgehen schriftlich eingewilligt. ***Allergien (z.B. auf Chrom-Nickel)*** bestehen laut ihren Angaben nicht.

Diagnose: Geschlossener mehrfragmentärer Patellapolabriss links bei präpatellarer Schürfung

Operation: Bursa- und Patellapolresektion, Patellasehnenrefixation mittels 2er MITEK-Anker und Anlage einer protektiven McLaughlin-Cerclage, lokale Drainage

Vorgehen: Ungestörte Spinalanästhesie, Rückenlagerung der Patientin bei entsprechender Polsterung. Cefuroxim 1,5 g. Wiederholte Desinfektion, übliches steriles Abdecken.
Hautlängsschnitt vom kranialen Patellapol ausgehend bis über die Patellasehne. Scharfe subkutane Präparation und Darstellung der Bursa infrapatellaris, die rupturiert und eingeblutet ist. Diese wird reseziert. Sukzessive Blutstillung. Nach Resektion der Bursa bestätigt sich der präoperative Röntgenbefund mit multipler Fragmentierung (ca. 8 kleine Fragmente) des unteren Patellapols bei Abriss der hier inserierenden Patellarsehne. Eine Rekonstruktion ist nicht möglich, die verbliebenen Fragmente werden wegen der günstigeren Einteilung der Sehne belassen.

Nun Anlage einer McLaughlin-Cerclage in typischer Weise. Hierzu werden seitlich der Tuberositas tibiae zwei ca. 1 cm lange Stichinzisionen gesetzt. Über einen Führungsdraht dorsal der Tuberositas (ca. 1 cm) wird anschließend die Überbohrung mittels 2,7er Bohrer gesetzt, dann über den Führungsdraht eine kanülierte 36 mm lange Schraube in üblicher Weise eingedreht. Einfädeln eines 1,25er Cerclage-Drahtes durch das Bohrloch. Über den Hauptzugang werden beidseits die Drahtenden mit Kocherklemmen parallel der Patellarsehne nach kranial durchgefädelt. Über eine leicht gebogene Kanüle wird der Draht ventralseitig proximal der Patella geführt, umfährt hierbei letztendlich nahezu die gesamte obere Zirkumferenz der Patella. Dann bilaterales Anziehen des Drahtes unter BV-Kontrolle. Dies erfolgt, bis die Patella sich angenäht in ihrer regulären Lage im femuropatellaren Gleitlager befindet. Nun Setzen von 2 Mitek-Ankern, deren Fäden im Anschluss in Technik nach Bunnell parallel zueinander ca. 4 cm durch die Patellarsehne gefädelt werden. Bei leichtem Anziehen kommt die Patellarsehne regelhaft am unteren Patellarand zur Adaptation. Verknoten der Fäden. BV-Kontrolle, orientierend regelhafte Lage der Patella bei regelhaft liegenden Ankern subkortikal. Anschließend werden noch mittels Vicryl 4,0 Adaptionsnähte einzelner Patellarsehnenanteile im Sinne einer Feinadaptation gelegt. Ausgiebige Spülung (500 ml). Kontrolle auf Bluttrockenheit. Einlage einer 10er Drainage und schichtweiser Wundverschluss. Hautrückstichnähte. Steriler Verband. Öffnen der Drainage bei regelhaftem Sog.

Procedere: Regelmäßige Wund- und Laborkontrollen. Nachbehandlung für 2 Wochen bei 30°, für 2 Wochen bei 60°, dann für 2 Wochen bei 90° Beugelimitierung. Anschließend beschwerdeorientierte Mobilisation. Vollbelastung in Knieorthese erlaubt. Entfernung der McLaughlin-Cerclage nach ca. 9 Wochen. Angepasste Schmerzmedikation und Thromboseprophylaxe nach Maßgabe der Stationsärzte.

J. Mathusalem (FA f. Chirurgie, Orthopädie und spez. Unfallchirurgie)

10.1.21 Patellatrümmerfraktur – Schraubenosteosynthese und McLaughlin-Cerclage

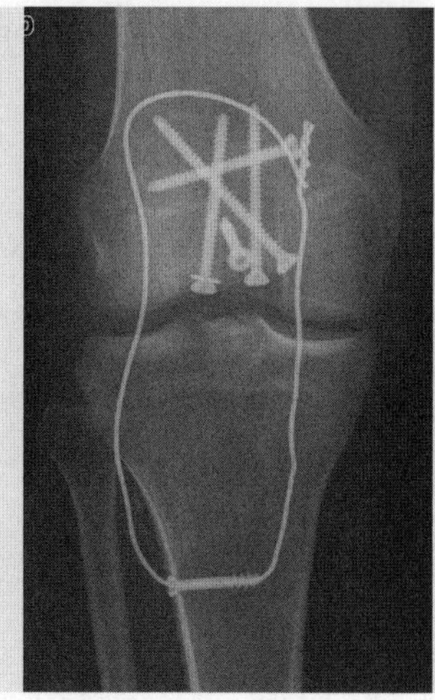

OP-Bericht, Klinik für Unfall- und Wiederherstellungschirurgie

Pat.-Nr.: 100567901
Aktuelle Klinik: Unfallchirurgie
Pat.-Name: Bello, Benita

Fall-Nr.: A9373334/2010
Station: B.3-2
Geb.-Dat.: 09.02.1981
Geschlecht/Alter: w, 29 J.

OP-Datum: 03.09.2010
OP-Dauer (Schnitt/Naht): 21.24 – 22.39
Saal: B 3

Personal:
Operateur(e): Dr. H. Siekmann
1. Assistent: Dr. M. Schulz
2. Assistent: V. van Grachten (PJ)

Anästhesist: Fr. Dr. B. Schenk
Anästhesieschw./-pfl.: B. Bach
OP-Schwester/-pfl.: D. Kunde
OP-Springer: D. Rameloh

Vorgeschichte/Indikation: Die Patientin ist bei einem privaten Fußballspiel mit dem Knie gegen den Torpfosten geschlagen, zog sich hierbei die nachstehende Verletzung zu. Bei Trümmerung besteht die Indikation zur Operation. Die Patientin hat in die Operation eingewilligt. ***Keine bekannte Chrom-Nickel-Allergie.***

Diagnosen: Zerreißung der Bursa infrapatellaris und geschlossene, grob dislozierte Patellatrümmerfraktur rechts

Operation: Bursektomie, offene Frakturreposition und Osteosynthese mittels Neutralisationsschrauben (5-mal KFI), McLaughlin-Cerclage

Vorgehen: Ungestörte Spinalanästhesie, Cefuroxim 1,5 g, Rückenlagerung bei entsprechender Polsterung, rechtes Bein frei beweglich. Wiederholte Hautdesinfektion, übliches steriles Abdecken.

Hautlängsschnitt über der Patella. Subkutanpräparation, sukzessive Blutstillung. Die Bursa infrapatellaris zeigt sich zerrissen, wird entsprechend reseziert. Weitere Präparation, Darstellung der Fraktur. Es bestätigt sich die Patellatrümmerfraktur. Zwei lose Kortikalisfragmente müssen entfernt werden, mit den weiteren verbliebenen 5 Hauptfragmenten folgt die Patellarekonstruktion. Hämarthrosentlastung und Spülung. Reinigung der Frakturflächen mittels scharfen Löffels. Eine Zugschraubentechnik ist bei der Trümmerung nicht möglich, es erfolgt der Einsatz von Neutralisationsschrauben, die diagonal zu den Frakturspalten bzw. längs in der Patella eingebracht werden. Schrittweise folgen nun die Reposition der Fragmente und das Einbringen der KFI-Schrauben in üblicher Weise. In dieser Form gelingt dann die stufenlose Adaptation der Gelenkfläche, wobei zudem ein tragfähiges Osteosynthesegerüst bei sicherem Halt der Schrauben erreicht wird. Digitale Kontrolle der Gelenkfläche, die sich stufenlos einstellt, keine Schraubenenden tastbar. Nun Anlage der McLaughlin-Cerclage in typischer Weise. Hierzu werden seitlich der Tuberositas tibiae zwei ca. 1 cm lange Stichinzisionen gesetzt. Queres Einbringen und Überbohren eines Führungsdrahtes dorsal der Tuberositas (ca. 1 cm). Über den Führungsdraht wird eine kanülierte 34 mm lange Schraube eingedreht. Einfädeln eines 1,25er Cerclage-Drahtes durch das Schraubenloch. Über den Hauptzugang werden beidseits die Drahtenden mit Kocherklemmen parallel der Patellarsehne nach kranial durchgefädelt. Über eine leicht gebogene Kanüle wird der Draht ventralseitig proximal der Patella geführt, umfährt hierbei letztendlich die gesamte obere Zirkumferenz der Patella. Anziehen des Drahtes.

BV-Abschluss, stufenlose Einstellung der Gelenkfläche, regelhafte Implantatlage. Intraartikuläre Spülung (500 ml), 10er Redon-Drainage intraartikulär und Refixation partiell rupturierter Retinakulumanteile, teils transossär, teils am Periost der Patella. Kontrolle auf Bluttrockenheit. Nochmals Spülung. Subkutane Readaptation und Rückstichnähte. Steriler Verband. Elastokompressive Wickel. Öffnen der Drainage bei regelhaftem Sog.

Procedere: Je 2 Wochen Beugung von 30°, 60° und 90° erlaubt. Anschließend ME Cerclage und freie Mobilisation. Axiale Vollbelastung bei liegender Knieorthese erlaubt. Analgesie und Thromboseprophylaxe nach Maßgabe der Stationsärzte. Fadenzug nach 14 Tagen. Röntgen nach 2 Tagen sowie 2 + 6 Wochen.

Dr. med. H. Siekmann (Komm. Direktor)

10.1.22 Quadrizepssehnenruptur – Refixation mit Fadenankern

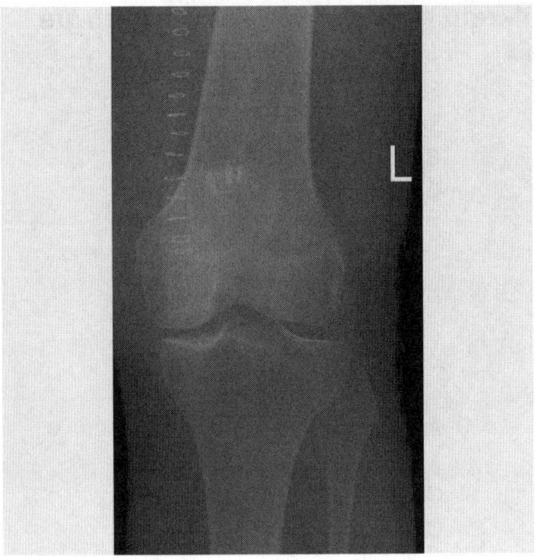

OP-Bericht, Klinik für Unfall- und Wiederherstellungschirurgie

Pat.-Nr.: 330064542
Aktuelle Klinik: Unfallchirurgie
Pat.-Name: Scampi, Gustavo

Fall-Nr.: A1084432/2010
Station: B3-3
Geb.-Dat.: 12.11.1977
Geschlecht/Alter: m, 32 J.

OP-Datum: 19.09.2009
OP-Dauer (Schnitt/Naht): 14.45 – 15.37 Uhr
Saal: B 6

Personal:
Operateure: Dr. L. Irlenbusch/ J. Mathusalem
1. Assistent: Dr. H. Siekmann/ A. Eisenkrämer

Anästhesist: Fr. Dr. M. Bauer
Anästhesieschw./-pfl.: B. Senftenberg
OP-Schwester/-pfl.: X. Montez
OP-Springer: D. Rameloh

Vorgeschichte/Indikation: Der Patient hat während seiner Mittagspause auf einem Holzbalken gesessen, hierbei seine Füße hinter einen darunter liegenden Balken gehalten. Von einem Arbeitskollegen wurde ihm ein Stoß gegen den Brustkorb gegeben, worauf er nach hinten umgeschlagen ist. Im Rahmen der massiven Muskelanspannung bestand ein reißender Schmerz in beiden Kniegelenken, worauf er das Gewicht nicht mehr halten konnte und auf eine hinter ihm stehende halbhohe Stahlplatte schlug. Bei Gehunfähigkeit Transport mit Rettungsdienst in unsere Klinik. Typische Klinik (Dellenbildung) mit zusätzlich sonografischem Nachweis einer bilateralen Quadrizepssehnenruptur. Nach entsprechender präoperativer Vorbereitung mit Einwilligung zur OP folgt nun zeitnah die nachstehende Operation.

Diagnose: Traumatische bilaterale Quadrizepssehnenruptur.

Operation: Simultanes Vorgehen (2 OP-Teams), offene Sehnenrefixation mittels Mitek-Ankern (beidseits 3-mal Größe Super) in Bunnell-Technik, Histologie, lokale Drainagen

Vorgehen: Bilateral simultanes und seitenidentisches Vorgehen. Ungestörte ITN. Rückenlagerung und entsprechende Polsterung. Cefuroxim 1,5 g i.v. Wiederholte Hautdesinfektion, übliches steriles Abdecken bei frei beweglichen Beinen. Axialer Hautschnitt von der proximalen Patella über die Quadrizepssehne reichend. Schichtweise Präparation, sukzessive Blutstillung. Überwiegend scharfes Vorgehen bis auf die Quadrizepssehne. Direkt am Ansatzbereich zur Patella bestätigt sich die Ruptur bei erheblicher Dehiszenz (4-5 cm). Entnahme der Histologie (mit entsprechenden Seitenmarkierungen). Die Sehne wird nach proximal etwas mobilisiert, kann anschließend unkompliziert bis auf den proximalen Patellapol gezogen werden. Mit Luer wird der obere Patellapol etwas angefrischt. Nun nahezu symmetrisches Armieren des oberen Patellapols mit 3 Mitek-Ankern, die bis knapp subkortikal im Knochen platziert und rückgezogen werden. Die Anker haben hier einen sicheren Sitz im Knochen. Parallel zueinander werden nun die Fäden in Bunell-Technik durch die Sehne bis knapp 4 cm oberhalb der Rupturzone geflochten. Nun schrittweises Anziehen der Fäden, bis die Sehne breit auf der Patella zur Adaptation kommt, dann folgt das Knoten der Fäden. Ausgiebige Spülung. Nochmals Sichtung des OP-Ergebnisses, ***breite Sehnenadaptation, keine Dehiszenzzonen***. Einlage einer 10er Drainage intraartikulär nach nochmaliger Gelenkspülung. BV-Abschluss. Regelhafte Lage der Anker beidseits.

Nun schichtweise Wundverschluss und Spannungsfreie Hautnaht. Steriler Verband. Elastokompressive Wicklung. Anlage einer KIS-Schiene. Öffnen der Drainage bei regelhaftem Sog.

Procedere: Zwei Wochen 30°-, 2 Wochen 60°-, 2 Wochen 90°-Beugung erlaubt, anschließend freie Mobilisation. Vollbelastung nur bei liegender KIS-Schiene beidseits. Angepasste Analgesie und Thromboseprophylaxe nach Maßgabe der Stationsärzte. Postoperativ Röntgen der Kniegelenke beidseits in je 2 Ebenen. Die weitere ambulante Behandlung erfolgt in unserer Klinik. Fadenzug cutan nach 14 Tagen.

Dr. med. L. Irlenbusch (FA f. Orthopädie u. Unfallchirurgie), J. Mathusalem (FA f Orthopädie u. spez. Unfallchirurgie)

10.2 Tibia und Fibula

H. Siekmann, L. Jansch

10.2.1 Laterale Tibiakopffraktur – Plattenosteosynthese

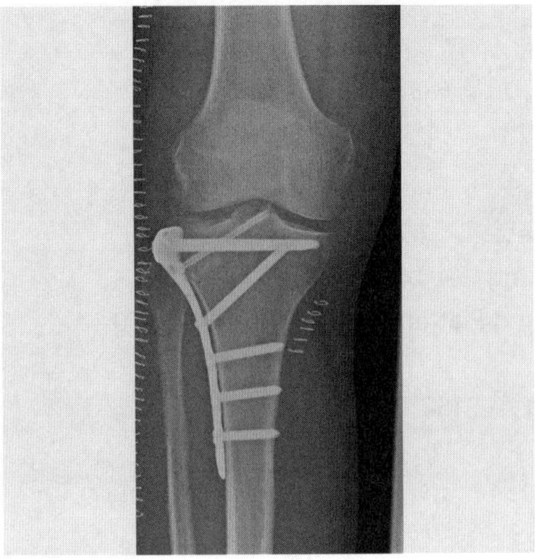

OP-Bericht, Klinik für Unfall- und Wiederherstellungschirurgie

Pat.-Nr.: 150578055
Aktuelle Klinik: Unfallchirurgie
Pat.-Name: Greilig-Langer, Bernd

Fall-Nr.: A3334567/2010
Station: B2-1
Geb.-Dat.: 20.10.61
Geschlecht/Alter: m, 49 J.

OP-Datum: 19.01.2010
OP-Dauer (Schnitt/Naht): 08.01 – 09.42 Uhr
Saal: B 1

Personal:
Operateur: OA Dr. L. Jansch
1. Assistent: Dr. L. Irlenbusch
2. Assistent: Ch. Nettlau

Anästhesist: Fr. C. Rippenstiel-Beyerlein
Anästhesieschw./-pfl.: B. Bach
OP-Schwester/-pfl.: D. Rameloh
OP-Springer: F. Fahrig

Vorgeschichte/Indikation: Die OP-Indikation besteht bei lateraler Tibiakopffraktur mit ausgeprägter Impressions- und Depressionszone nach einem Skiunfall. Die CT-Diagnostik zeigte weiterhin eine nicht dislozierte Fraktur der Eminentia von medial ausgehend. Eine umfangreiche OP-Aufklärung ist erfolgt, OP-Einverständnis liegt vor.

Diagnose: Geschlossene laterale Impressionstrümmerfraktur des Tibiakopfes rechts mit luxiertem Außenmeniskuskorbhenkelriss (AO 41 B3).

Therapie: Offene Reposition und interne Fixierung mittels 6-Loch-Titan-L-Platte 4,5/5,0, kanülierte Stützschraube der Eminentia interkondylaris (4,5 mm) und Refixation des Außenmeniskus über U-Nähte, Knochendefektauffüllung mit Knochenersatz (Nanostim 3 ml).

Bericht: Ungestörte ITN. Cefuroxim 1,5 g i.v. Rückenlagerung, entspr. Polsterung. Markierung der lokalen Anatomie unter BV a.p. Wiederholte Hautdesinfektion, Abdecken in hausüblicher Weise.

Typischer anterolat. Zugang, schichtweise Präparation, sukzessive Blutstillung. Längsinzision der Fascia lata und Lösung der Faszie vom Tuberculum gerdii subperiostal. Inzision der Tibialis-anterior-Loge. Darstellung der lateralen Tibiafläche unter Lateralisierung der Muskulatur. Inzision der Kapsel und der Synovia streng unterhalb des Außenmeniskus mit freiem Einblick in das Gelenk. Der Außenmeniskus zeigt einen weit basisnahen frischen Korbhenkelriss, welcher nach medial in den Frakturbereich luxiert ist. Reposition und zusätzlich Armierung des Meniskus mittels zweier Vicrylnähte. Nach Anhebung des Meniskus Bestätigung der ausgeprägten Trümmerzone im Sinne des CT-Befundes. Zum Anheben der Trümmer muss das anterolaterale Kortikalisfragment abgehoben werden. Nach Ausklappen des lateralen Hauptfragmentes folgt das vorsichtige Hochstößeln der eingesunkenen Gelenkfragmente, welche intermittierend mit mehreren K-Drähten retiniert werden.

Insbesondere die Einstellung des zentral dorsalen um nahezu 90 ° verkippten Fragmentes in Richtung Eminentia gestaltet sich aufgrund der nur noch schaligen Reststruktur als äußerst schwierig. Kurze Gegeninzision anteromedial. Anpressen des lateralen Hauptfragmentes über die von medial aufgesetzte Repositionszange. Hierdurch Kompressionsaufbau und Halten der angenähert anatomischen Reposition. Die Lage der Gelenkfläche wird durch vorsichtiges Hochstößeln, unter Sicherung der bereits retinierten Fragmente noch etwas optimiert. Nach weitgehender Reposition der gelenktragenden Hauptfragmente zeigt sich ein zentraler chondraler Restdefekt anterior eminentianah von 5 x 7 mm. Dieser wird angefrischt und mittels Fibrinkleber aufgefüllt. Um die Stabilität der Osteosynthese zu erhöhen wird die gewählte Platte proximal mittels Biegeinstrumentarium leicht angebogen. Anschl. Plattenfixation, zunächst Befestigung über eine Zugschraube am Schaft. Hierdurch optimale Anpresswirkung auf das laterale Hauptfragment und somit die Trümmerzone. Winkelstabiler Besatz der Platte in üblicher Weise, abschl. noch Wechsel der Zugschraube in eine winkelstabile Schraube. Zur Sicherung der Eminentia interkondylaris erfolgt die Platzierung einer kanülierten Schraube von anterolateral nach dorsokranial. Der nach Plattenkompression deutlich verkleinerte Spongiosarestdefekt wird mit etwa 3 ml Knochenersatzstoff, welcher über eine Spritzenkanüle eingebracht wird, aufgefüllt.

BV-Kontrolle in beiden Eb., der Situation entsprechend sehr gutes Repositionsergebnis, gute Implantatlage. Einlage einer intraartikulären 10er Redon. Entfernung der primären Vicrylnähte am AM und Refixierung des Kapsel- und Außenmeniskusbasiskomplexes mittels Fibrewire-U-Nähten, wobei sich die im proximalen Plattenende vorgeformten Löcher als außerordentlich hilfreich erweisen. Beide Fibrewire-Nähte können hierdurch sicher fixiert werden. Ventral und dorsal hiervon vollständiger Verschluss der Kapsel und des Meniskusansatzes mit weiteren Vicryl-Z-Nähten. Subfasziale 10er Redon. Vollständiger Faszienverschluss von proximal nach distal. Subkutannaht. Hautverschluss durch Hautklammern.

Procedere: Freie schmerzorientierte Gelenkmobilisation, 6 Wochen TB mit 20 kg, dann sukzessiver Belastungsaufbau. Röntgen nach Entfernung der Drainagen nach 48 h sowie 2 + 6 Wochen postoperativ. Analgesie und Thromboseprophylaxe nach Maßgabe der Stationsärzte. Ambulante Rehabilitation einleiten.

Dr. med. L. Jansch (FA f. Chirurgie, Orthopädie u. spez. Unfallchirurgie)

10.2.2 Mediale Tibiakopffraktur – Plattenosteosynthese

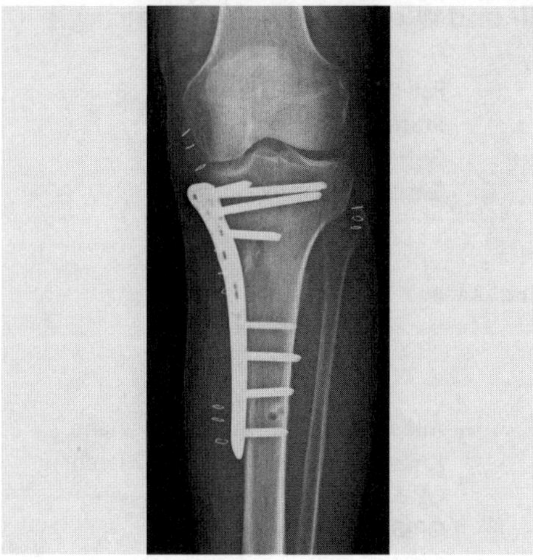

OP-Bericht, Klinik für Unfall- und Wiederherstellungschirurgie

Pat.-Nr.: 546321009
Aktuelle Klinik: Unfallchirurgie
Pat.-Name: Reiher, Siegmar

Fall-Nr.: A3998900/2010
Station: B3-3
Geb.-Dat.: 19.05.1951
Geschlecht/Alter: m, 48 J.

OP-Datum: 21.04.2010
OP-Dauer (Schnitt/Naht): 13.21 – 14.41 Uhr
Saal: B 3

Personal:
Operateur: Dr. H. Siekmann
1. Assistent: J. Mathusalem
2. Assistent: P. Derst

Anästhesist: Fr. Dr. R. Langemann
Anästhesieschw./-pfl.: B. Bach
OP-Schwester/-pfl.: D. Rameloh
OP-Springer: X. Montez

Vorgeschichte/Indikation: Der Patient ist mit seinem Rad auf Schotter weggerutscht, hat sich im Sturz das linke Kniegelenk verdreht. Bei primärer Schürfung mit zentraler 3 cm langer Platzwunde am ventralen Knie erfolgte zunächst eine Transfixation des Gelenkes mittels Fixateur externe. Bei reizlosen Weichteilen ist nun die definitive Osteosynthese der u.g. Verletzung möglich. Der Patient hat schriftlich in die Operation bei bekannten Risiken eingewilligt.

Diagnose: Mittels Fix. ext. stabilisierte, ehemals II°offene mediale Tibiakopfdepressionsfraktur links (Moore Typ II, AO 41 B1).

Operation: Entfernung des Fix. externe, mediale winkelstabile Plattenosteosynthese (kurze LISS, Fa. Synthes).

Vorgehen: Ungestörte ITN. Rückenlagerung, rechtes Bein im Beinhalter ausgelagert. Desinfektion von Fixateur und Haut und Entfernung des Fix. externe über einem sterilen Tuch. Curettage der Pineintritte. Vorlage einer Blutsperre. Wiederholte Hautdesinfektion, übliches Abdecken spez. auch der Pineintritte und der ventralen Platzwunde mit Pflastern. Steriles Auswickeln des Beines, Blutsperre von 300 mmHg.

Medioventraler Zugang zum Tibiakopf links bei leicht geschwungenem Hautschnitt. Ausreichender Abstand zur Platzwunde. Subkutan Trennung bis auf die Faszie, die ebenfalls längs knochennah gespalten bzw. gelöst wird. Sukzessive Blutstillung. Darstellung des Pes anserinus und Anheben desselben. Vorwiegend scharfe Präparation des gewünschten Plattenlagers. Hierbei Darstellung der Fraktur, die aufgehebelt wird. Reinigung des Frakturspaltes, hierbei Gewinnung kleiner Spongiosafragmente, ein Gelenkflächenimprimat besteht nicht. Spülung. Im Anschluss mittels Kugelspieß Reposition der Fraktur und Fixation mittels eines 2er K-Drahtes. Wahl einer kurzen LISS, die am Tibiaschaft entlang und über den Retentionsdraht an den Tibiakopf geführt wird. Hierbei sind distal sicher 4 Löcher unterhalb der Frakturzone. Aufgrund der medialen Tibiakopffraktur war ein leichtes Zubiegen der LISS unterhalb der Kopfschrauben notwendig. BV-Lagekontrolle. Nochmals Nachbiegen und Neuplatzierung der Platte. BV-Kontrolle, nun in gewünschter Plattenlage bei stufenloser Reposition. Nun wird die Platte mit einer ersten konventionellen Kortikalisschraube bikortikal an den Knochen herangezogen. Erneute BV-Kontrolle, gute Reposition, gute Plattenlage. Weiteres Besetzen der Plattenlöcher in üblicher Weise, nun jeweils winkelstabil und am Schaft bikortikal. Alle Schrauben werden mittels Drehmoment definitiv nachgezogen. Sie ziehen jeweils gut im Knochen. BV-Abschluss, gute Reposition, regelhafte Implantatlage. Entfernung des Retentionsdrahtes. Spülung (500 ml). Kontrolle auf Bluttrockenheit. Lösung der Blutsperre. Nachkoagulation. 10er Redon. Schichtweiser Wundschluss, Naht der Faszie, die im kranialen Anteil über der Platte nicht komplett gelingt. Invertierende Subkutannaht, Hautklammerverschluss, steriler Verband. Öffnen der Drainage bei regelhaftem Sog. Elastische Wicklung.

Procedere: 3 Wochen Teilbelastung mit 20 kg, anschließend Vollbelastung. Mobilisation frei in Streckung/Beugung. ***Bei ehemals zweitgradig offener Fraktur sowie aufgrund der temporären Fixateur-externe-Lage Antibiose mit Cefuroxim für 5 Tage fortsetzen.*** Analgesie und Thromboseprophylaxe nach Maßgabe der Stationsärzte. Röntgen nach 48 h sowie 2 + 6 Wochen.

Dr. med. H. Siekmann (Komm. Direktor)

10.2.3 Komplexe bilaterale Tibiakopffraktur – bilaterale Plattenosteosynthese

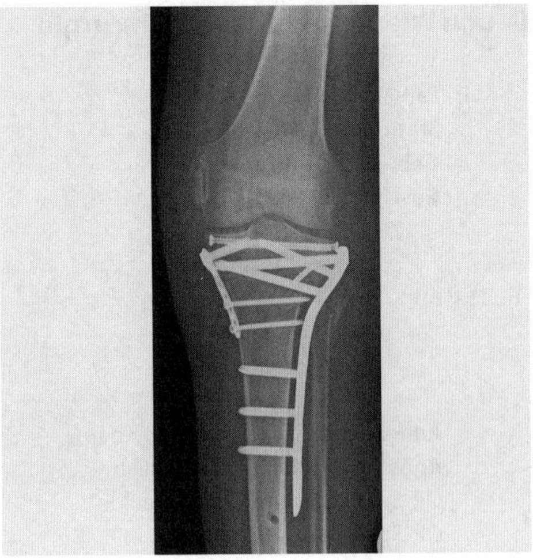

OP-Bericht, Klinik für Unfall- und Wiederherstellungschirurgie

Pat.-Nr.: 987983513
Aktuelle Klinik: Unfallchirurgie
Pat.-Name: Grams, Hans-Jürgen

Fall-Nr.: B7564231/2010
Station: B3-1
Geb.-Dat.: 24.04.1967
Geschlecht/Alter: m, 43 J.

OP-Datum: 10.06.2010
OP-Dauer (Schnitt/Naht): 10.23 – 12.32 Uhr
Saal: B 5

Personal:
Operateur: Dr. L. Irlenbusch
1. Assistent: OA Dr. R. Neef
2. Assistent: C. Nettlau

Anästhesist: Fr. Dr. R. Langemann
Anästhesieschw./-pfl.: B. Senftenberg
OP-Schwester/-pfl.: D. Rameloh
OP-Springer: F. Fahrig

Vorgeschichte/Indikation: Der Pat. zog sich im Rahmen eines Sturzes eine dislozierte proximale Tibiafraktur zu. Initial erfolgte aufgrund der Weichgewebesituation eine temporäre Retention mittels eines Fix. externe. Nach Konditionierung der Weichteile ist nun die Möglichkeit zur definitiven Versorgung gegeben. Der Pat. hat in dieses Vorgehen bei bekannten Risiken schriftlich eingewilligt.

Diagnose: Geschlossene, mittels Fix. externe transfixiert Tibiakopftrümmerfraktur links (AO 41 C3).

Therapie: Entfernung des Fix. externe, offene Reposition und Osteosynthese mittels kanülierter Zugschrauben u. winkelstabiler proximaler Tibiaplatte (Großfragment) lateral sowie Antigleitplatte medial (Kleinfragment), lokale Drainage.

Bericht: Ungestörte ITN. Cefuroxim 1,5 g i.v. Rückenlage, entspr. Polsterung. Desinfektion von Haut und Fixateur. ***Über einem sterilen Tuch vollständige Entfernung des Fix. externe. Débridement der Pinstellen. Verwerfen von Tuch und genutzten Instrumenten.*** Vorlage einer Blutsperre. Nochmals 3fache Hautdesinfektion, übliches steriles Abdecken, ***die Pineintritte werden separat mit sterilen Pflastern abgedeckt.*** Blutsperre 300 mmHg.

Typ. anterolateraler Zugang zum Tibiakopf. Längsspalten des Tractus. Sukzessive Blutstillung. Querinzision an der Meniskusbasis. Gelenkeröffnung. Entlastung von Hämarthros. Spülung. Nun Einsicht in den lateralen Tibiakopfbereich. Das laterale Tibiaplateau besteht aus 4 Fragmenten. Hierbei ist ein Fragment deprimiert.

Wegklappen der laterale Kortikalisschuppe und Aufstößeln des eingesunkenen Gelenkfragments. Temporäre Retention über einen K-Draht. Danach sorgsames Débridement bzw. Reinigen des Frakturspaltes von altem Hämatom und Interponat. Weitere Reposition der Fragmente. Ein ventrales schmales Fragment wird zunächst nicht mit reponiert. Temporäre Fixation dieser Situation über einen weiteren K-Draht bis in die Eminentia, streng subchondral gelegen. Im Anschluss wird von der Gegenseite im Bereich des medialen Femurkondylus die Haut auf einer Länge von ca. 7 cm inzidiert. Teils scharfe, teils stumpfe Präparation bis auf den Knochen. Darstellen des ventromedialen Tibiakopfes. Die hier bestehende Frakturkomponente wird stufenlos reponiert, mit einer Kugelrepositionszange und mit einem K-Draht streng subchondral von medial nach lateral retiniert. Dieser Draht wird überbohrt und mit einer 3,5/68-mm-Vollgewindeschraube überbrückt. Von der Gegenseite wird über den 2. Draht eine eben solche Schraube eingebracht. Entfernung der Repo-Zange sowie der K-Drähte. BV-Kontrolle, nahezu stufenlose und achsgerechte Tibiastellung, regelhafte Lage der Teilimplantate. Nun laterale Auflage einer proximalen LCP-Tibiaplatte. Diese wird zunächst temporär mit 2 K-Drähten fixiert. Besetzen der Platte im Kopfbereich mit einer winkelstabilen Schraube der Länge 68 mm, Setzen einer weiteren Schraube im Schaftbereich in üblicher Weise. Röntgen in beiden Ebenen: regelrechte Ausrichtung bzw. Plattenlage. Nun Komplettierung der Platte mit insgesamt 4 winkelstabilen Schrauben proximal und 2 weiteren Schrauben im Schaftbereich. ***Auf den Besatz des distalen Plattenlochs wird verzichtet, um ausreichend Abstand vom dortigen Pineintritt des Fixateurs zu halten.*** Im Anschluss folgt noch die Reposition des verbliebenen ventrolateralen Fragmentes. Dieses wird temporär mittels eines K-Drahtes angehalten. Überbohren des Drahtes und Einbringen einer kanülierten 3,5/44-mm-Vollgewindeschraube mit einer Krallen-U-Scheibe. Hierbei kommt es zu einer schönen Kompression des Frakturspaltes unter Andruck des Fragmentes. Über den bereits vorgelegten medialen Zugang folgt das Einbringen einer winkelstabilen 3,5-mm-KFI-T-Platte. Vorbiegen derselben an die Anatomie. Retention über 2 K-Drähte. Die Platte wird nun im Bereich des T-Schenkels proximal mit 2 winkelstabilen Schrauben besetzt. Im Schaftbereich erfolgt die Fixierung über 2 Vollgewindekortikalisschrauben von jeweils 50 mm Länge. Abschlussbilder unter BV. Hierbei zeigt sich eine regelrechte Lage des Osteosynthesematerials bei einer für die Fraktursituation sehr guten Stellung. Kontrolle auf Bluttrockenheit. Spülung (1.000 ml). Einlage einer 10er Redon lateral. Verschluss bzw. Einzelknopfnähte im Bereich der lateralen Meniskusbasis bei guter Fixation. Einzelknopfnaht des Tractus. Schichtweiser weiterer Wundverschluss aller Lokalisationen. Steriler Verband. Elastokompressive Wickel. Listra-Schiene.

Procedere: Mobilisation mit 20 kg TB für 6 Wochen postoperativ. Beweglichkeit: 0/0/90° für 6 Wochen, ab der 7. Woche Freigabe. Röntgen nach Redonentfernung nach 48 h sowie nach 2 + 6 Wochen. Analgesie und Thromboseprophylaxe nach Maßgabe der Stationsärzte.

Dr. med. L. Irlenbusch (FA f. Orthopädie und Unfallchirurgie)

10.2.4 Proximale metaphysäre Tibiafraktur – statische Verriegelungsnagelung

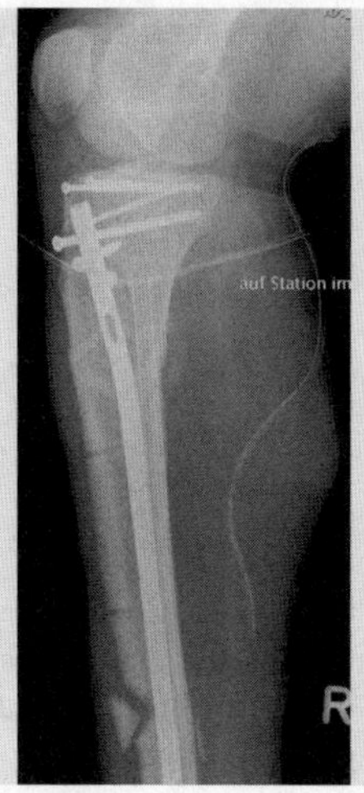

OP-Bericht, Klinik für Unfall- und Wiederherstellungschirurgie

Pat.-Nr.: 150862319
Aktuelle Klinik: Unfallchirurgie
Pat.-Name: Samstag, Hagrid

Fall-Nr.: A0609167/2010
Station: B3-2
Geb.-Dat.: 14.03.59
Geschlecht/Alter: m, 51 J.

OP-Datum: 12.08.2010
OP-Dauer (Schnitt/Naht): 12.21 – 14.14 Uhr
Saal: B 2

Personal:
Operateur: Dr. H. Siekmann
1. Assistent: Dr. M. Schulz
2. Assistent: Ch. Nettlau

Anästhesist: Fr. C. Rippenstiel-Beyerlein
Anästhesieschw./-pfl.: B. Bach
OP-Schwester/-pfl.: D. Rameloh
OP-Springer: F. Fahrig

Vorgeschichte/Indikation: Primär direkter Stoßstangenanprall. Notfallversorgung mittels Fix. externe und Kompartmentspaltung. Nach Abschwellung erfolgt nun die definitive Osteosynthese nach eingehender Aufklärung des Pat. über die aktuelle Situation. Eine Aufklärung über konservative und operative Therapiemöglichkeiten und das OP-Risiko, ***speziell auch über das erhöhte Infektionsrisiko,*** ist erfolgt. OP-Einverständnis liegt vor.

Diagnose: Mittels Fix. externe temporär stabilisierte proximal metaphysäre sowie Tibiaschaftfraktur (AO 41 B2, AO 42 C2) rechts, stattgehabte Kompartmentspaltung bilateral.

Therapie: Entfernung des Fix. externe, geschlossene Reposition und Osteosynthese mittels unaufgebohrter statischer Verriegelungsnagelung (Sirusnagel, Fa. Zimmer, 10/360 mm, prox. u. dist je 3fach verriegelt).

Bericht: Ungestörte ITN. Cefuroxim 1,5 g i.v. Rückenlagerung, entspr. Polsterung. Fixateur- und ***Hautdesinfektion über einem sterilen Tuch. Unkomplizierte Entfernung des Fixateurs. Curretage der Pineintritte. Verwerfen von Tuch und genutzten Instrumenten.*** Lagerung des Beins im beweglichen Beinhalter unter entspr. Polsterung. Wiederholte Hautdesinfektion, übliches steriles Abdecken, ***hier speziell der Pineintritte und der bilateralen Kompartmentwunden mit Pflastern.*** Längen- und Kalibermessung für den Nagel (10/360 mm).

Unter Beachtung der gewünschten Nagellage erfolgen eine mediale sowie laterale Hautinzisionen über dem Tibiakopf, über die die laterale Frakturkomponente mittels einer Kugelrepositionszange komprimiert und mittels KFI-Schrauben stabilisiert wird. Unter BV keine auffällige Stufenbildung der Gelenkfläche. Nun Hautlängsschnitt über der Patellasehne, Längsspaltung der Patellasehne zur Tuberositas hin, der Hoffa bleibt unverletzt. Wahl des typischen Eintritts für den Führungsdraht unter BV in bd. Ebenen. Markraumöffnung mit dem kanülierten Pfriem. Einführung des Olivendrahtes, mit dem im Anschluss unkompliziert die Frakturanteile aufgefädelt werden können. Vorschieben des Drahtes bis ins Pilon. Bei breitem Markraum kann auf das Aufbohren verzichtet werden. Einführung des Nagels unter entspr. BV-Kontrolle. Hierbei sind Repositionsmanöver aufgrund der Weichgewebesituation nur über Druck/Zug und kurze Stichinzisionen möglich. Proximal gelingt die anatomische Reposition ad axim, nicht exakt ad latus. Diese Situation wird akzeptiert, da eine gewisse Weichgewebeentspannung resultiert. Die distalere Frakturkomponente steht nahezu anatomisch. Weiteres Vorschieben des Nagels, bis die gewünschte Lage erreicht ist. Anschl. wird der Nagel proximal in üblicher Weise 3fach statisch verriegelt. Auf den 4. Bolzen wird verzichtet, da er in einem ehemaligen Pineintritt eingebracht werden müsste. Ausgiebige Spülung der Zugänge. Subpatellare 10er Redon. Naht der Patellasehne mittels Vicryl. Hautrückstichnähte vor Öffnung der Kompartmentwunden. Sterile Pflaster.

Verbandsentfernung über den Kompartmentspaltungen, nochmals Desinfektion. Im Anschluss wird der Nagel distal ebenfalls über Stichinzisionen 3fach statisch in Freihandtechnik BV-kontrolliert verriegelt. Hautrückstichnähte und Pflasterverband.

Zuwenden zu den Kompartmentwunden und schonende Curretage des jeweiligen Wundgrundes, kaum Beläge, gut durchblutetes Gewebe. Jeweils prox. und dist. Hautrückstichnähte zwecks Verkleinerung der Hautwunden. Zentral werden die Restdefekte erneut mit zugeschnittenem Syspurderm gedeckt. Steriler Verband. Milde elastokompressive Wickel.

Procedere: Freie schmerzorientierte Gelenkmobilisation, 6 Wochen TB mit 20 kg, dann sukzessiver Belastungsaufbau. Röntgen nach Entfernung der Drains nach 24 h sowie 2 + 6 Wochen. Thromboseprophylaxe und Analgesie nach Maßgabe der Stationsärzte. Revision der Weichgewebewunden in 48 h, dann ggf. Sekundärverschluss möglich.

Dr. med. H. Siekmann (Komm. Direktor)

10.2.5 Unterschenkelschaftfraktur – dynamische Verriegelungsnagelung und Plattenosteosynthese

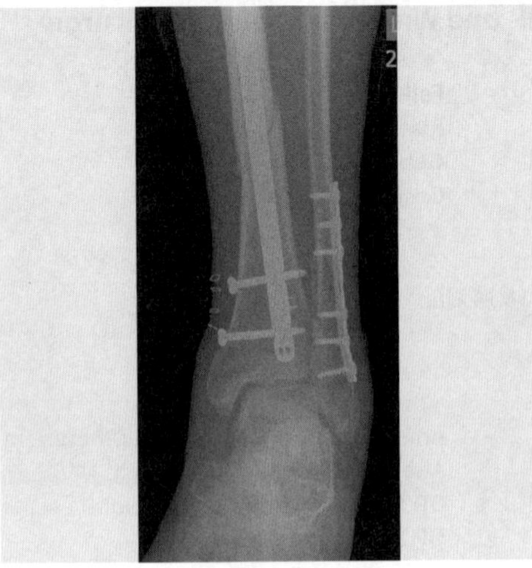

OP-Bericht, Klinik für Unfall- und Wiederherstellungschirurgie

Pat.-Nr.: 233199073
Aktuelle Klinik: Unfallchirurgie
Pat.-Name: Bellenberg, Ralf

Fall-Nr.: B2030397/2010
Station: B 3-3
Geb.-Dat.: 22.11.1969
Geschlecht/Alter: m, 41 J.

OP-Datum: 24.12.2010
OP-Dauer (Schnitt/Naht): 16.15 – 17. 27 Uhr
Saal: B 4

Personal:
Operateur: Dr. K. Schendel
1. Assistent: OA Dr. R. Neef
2. Assistent: Ch. Nettlau

Anästhesist: Dr. Y. Habib
Anästhesieschw./-pfl.: U. Teichfischer
OP-Schwester/-pfl.: X. Montez
OP-Springer: S. Sauerteig

Vorgeschichte/Indikation: Der Patient ist in der Garage von seiner Frau angefahren worden, als diese mit dem PKW die Garage verlassen wollte. Er befand sich auf dem Weg zur Arbeit. Bei nachstehender Verletzung besteht die Indikation zur zeitnahen Versorgung, in die der Pat. nach entsprechender Risikoaufklärung eingewilligt hat. Bei deutl. Schwellung und erhöhtem Kompartmentrisiko wird Nüchternheit nicht abgewartet.

Diagnose: Geschlossene, dislozierte distale Unterschenkelspiralfraktur links (AO 42 B2) mit drohendem Kompartmentsyndrom, lokale Schürfung.

Operation: Offene Reposition der Fibula, Osteosynthese mit 7-Loch-Titan-Drittelrohrplatte; geschlossene Reposition der Tibia, aufgebohrte statische Verriegelungsnagelung (Fa. Synthes, Expert-Nagel, 10/380 mm, prox. 2fach, dist. 3fach verriegelt), lokale Drainagen.

Vorgehen: Ungestörte ITN. Cefuroxim 1,5 g i.v. Rückenlage, linkes Bein im Beinhalter. Knie frei beweglich. Wiederholte Hautdesinfektion, übliches steriles Abdecken. ***Zusätzlich Abklebung der ventralen Schürfung.***

Beginn fibularseitig. Unter BV Lokalisierung der Fraktur. Axialer Hautschnitt über der dorsalen Fibula, scharfe subkutane Trennung bis auf die Faszie und Faszienlängsspaltung. Sukzessive Blutstillung. Der M. peroneus wird nun ventralisiert, es entleert sich Frakturhämatom. Präparation des Plattenlagers durch Lösung der einstrebenden Muskelfasern nach proximal und distal mit dem Rasp. Reposition über Zug und stumpfe Repo-Zangen. Nach stufenlosem Einrasten der bd. Fragmente ist keine Repo-Zange notwendig. Auflage der o.g. Platte, primär wird frakturnah an jedem Fragment eine eher exzentrische bikortikale Schraube gesetzt. Nach BV-Dokumentation der regelhaften Stellung und Materiallage Setzen von 4 weiteren Schrauben neutral und kranial bi- sowie kaudal monokortikal in üblicher Weise. BV-Kontrolle, axiale Fraktureinrichtung, regelhafte Implantatlage. 200 ml Spülung, Kontrolle auf Bluttrockenheit. 10er Redon. Schichtweiser Wundschluss. Hautklammernaht.

Hautschnitt längs über der Patellasehne. Subkutanschnitt bis auf die Sehne, anschl. Längstrennung derselben unter dezidierter Schonung des Hoffa-Fettkörpers. Mit leicht gekröpften K-Draht wird der ideale Nageleintritt sondiert, unter BV in beiden Ebenen bestätigt. Axiales Vorschieben bis ins Mark. Unter Nutzung des Pfriems wird der Nageleintritt präpariert, anschl. der Olivendraht (bei engem Markraum) ein- und vorgeschoben. Unter üblichen Manövern wird die Fraktur reponiert, kann im 2. Versuch mit dem Draht gequert werden. Sichere Platzierung der Olive distal. Längenbestimmung über die Messlatte und BV (s.o.). Nun schrittweise Aufbohren des Markraums in üblicher Weise, beginnend mit 9 mm. Unkompliziertes Aufbohren bis 11 mm. Wechsel des Führungsdrahtes über das Spülrohr. Unkompliziertes Ein- und Vortreiben des o.g. Nagels. Dieser passiert regelhaft die Frakturzone, treibt diese jedoch in letzter Konsequenz auseinander. Nach regelhafter distaler Platzierung folgt der Versuch, die Fraktur über Druck sowie Faustschläge auf die Fußsohle in Kontakt zu bringen. Dies gelingt nicht adäquat. ***Entscheid zur Rückschlagtechnik.*** Primär 2fach distale Verriegelung über Stichinzisionen medial. Stumpf spreizende Präparation bis auf den Knochen, jeweils Setzen der Bohrlöcher in Freihandtechnik BV-gestützt. Die Bolzen ziehen exzellent im Knochen. Über Rückschlag kann nun die Tibiafraktur in sicheren Kontakt gebracht werden. Bei Spiralfraktur Entscheid zur statischen Verriegelung proximal: sie erfolgt ebenfalls von medial über das Zielgerät und 2 Stichinzisionen. BV-Abschluss, achsgerechte Ausrichtung der Tibia, guter Kontakt, regelhafte Implantatlage. ***Abschließende Kontrolle der Kompartimente,*** die im Verlauf unter Reposition u. Osteosynthese weicher geworden sind, klinisch z.Zt. keine Notwendigkeit zur Spaltung.

Ausgiebige Spülung (500 ml). Kontrolle auf Bluttrockenheit. 10er Redon proximal. Sehnenverschluss mit 1er Vicryl, weiterer Wundschluss in üblicher Weise. Hautklammernaht. Steriler Verband.

Procedere: Analgesie und Thromboseprophylaxe nach Maßgabe der Stationsärzte. Redonentfernung und Röntgen nach 48 h sowie nach 2 + 6 Wochen. Mobilisation frei unter Vollbelastung, 2 Tage Ruhe, Hochlagerung. Engmaschige klinische ***Kompartmentkontrollen: heute 2- bis 3-stündlich, auch über Nacht. Cave: direktes Anpralltrauma.*** Klammern nach 14 Tagen entfernen. ME nicht vor Ablauf von 18 Monaten. BG-lich weiter zu uns.

Dr. med. K. Schendel (FA f. Orthopädie und Unfallchirurgie)

10.2.6 Tibiaschaftfraktur – Plattenosteosynthese

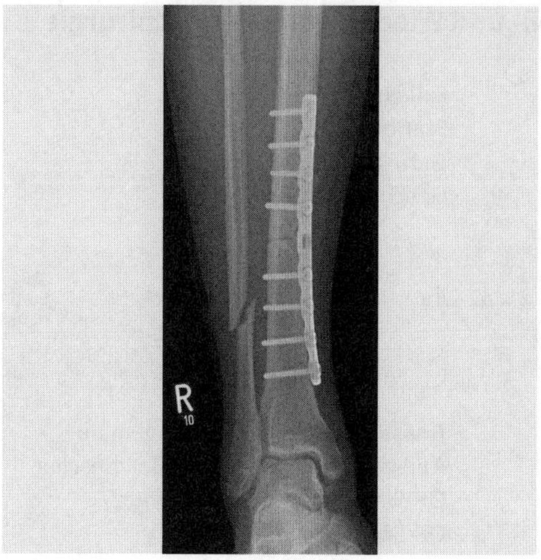

OP-Bericht, Klinik für Unfall- und Wiederherstellungschirurgie

Pat.-Nr.: 150575555
Aktuelle Klinik: Unfallchirurgie
Pat.-Name: Döllner, Gerhard

Fall-Nr.: A8234351/2010
Station: B3-3
Geb.-Dat.: 09.09.1960
Geschlecht/Alter: m, 50 J.

OP-Datum: 29.09.2010
OP-Dauer (Schnitt/Naht): 09.01 – 10.39 Uhr
Saal: B 1

Personal:
Operateur: Dr. H. Siekmann
1. Assistent: Dr. M. Schulz
2. Assistent: Fr. Dr. D. Willkomm

Anästhesist: Fr. C. Rippenstiel-Beyerlein
Anästhesieschw./-pfl.: B. Bach
OP-Schwester/-pfl.: D. Rameloh
OP-Springer: G. Guderian

Vorgeschichte/Indikation: Bei Stoßstangenanprall auf einem Fußweg zog sich der Pat. die u.g. Verletzung zu. Eine Marknagelung ist bei nässenden und superinfizierten Effloreszenzen am Knie bei Psoriasis vulgaris nicht möglich. Bei weitestgehend unauffälligem Hautbefund am distalen Unterschenkelschaft Entscheid zum genannten operativen Vorgehen im Einvernehmen mit dem Patienten. Bekannte Penicillinallergie.

Diagnose: Geschlossene, deutl. dislozierte Unterschenkelschaftfraktur rechts (AO 42 B2).

Operation: Offene Reposition, Osteosynthese mittels schmaler 9-Loch-Titan-Großfragmentplatte, lokale Drainage.

Vorgehen: Ungestörte ITM. Clindamycin 600 i.v. (Penicillinallergie) Patient in Rückenlage, entsprechende Polsterung, rechtes Bein frei beweglich.

Wiederholte Hautdesinfektion, steriles Abdecken in üblicher Weise. Axialer Hautschnitt von der Mitte der Tibia nach distal und lateral der Tibiavorderkante. Zentral die palpable Fraktur. Schichtweise Präparation, sukzessive Blutstillung. Spaltung der Unterschenkelfaszie und subperiostale Darstellung der Tibia. Entlastung frischen, teils koagulierten Hämatoms. Nach Einsatz von Hohmann-Hebeln ausgiebige Spülung und Reinigung des Frakturspaltes. Nach distal und kranial Präparation des Plattenlagers. Die Reposition der beiden Hauptfragmente gelingt anschl. unkompliziert, kann mittels scharfer Repositionszange gehalten werden. Ein winziger loser Biegungskeil muss entfernt werden, es besteht jedoch noch weit ausreichend Kontakt der Fragmente. Wahl der o.g. Platte, die der lokalen Anatomie entsprechend zugebogen und leicht angewrungen, zudem zentral etwas gegengebogen wird. Plattenanlage und bilateral Setzen einer 1. exzentrischen Schraube, die dann sukzessive angezogen werden. Hierbei kommen die Fragmente exzellent unter Kompression. Weiterer Besatz der Platte mit je 3 bikortikalen Schrauben am kranialen und kaudalen Schaftfragment. Hierbei kann nach leichtem Lösen einer kaudalen Schraube mit einer weiteren exzentrischen Schraube die Kompression der Fragmente maximiert werden. Stufenlose Fragmentstellung. Alle Schrauben ziehen exzellent im Knochen. BV-Kontrolle, anatomische Reposition, gute Implantatlage, je 4 Schrauben bikortikal sicher in bd. Fragmenten. Auf die Osteosynthese der Fibula kann verzichtet werden.

Ausgiebige Spülung. Kontrolle auf Bluttrockenheit. 10er Redon lokal. Schichtweiser Wundschluss. Spannungsfreie Hautklammernaht. Steriler Verband. Elastokompressive Wickel.

Procedere: Mobilisation mittels 20 kg Teilbelastung für 6 Wochen postoperativ, Knie-/OSG-Mobilisation frei. Röntgen nach Entfernung der Redon nach 48 h sowie nach 2 + 6 Wochen. Analgesie und Thromboseprophylaxe nach Maßgabe der Stationsärzte. Entfernung der Hautklammern nach 12 bis 14 Tagen.

Dr. med. H. Siekmann (Komm. Direktor)

10.2.7 Distale metaphysäre Tibiafraktur – statische Verriegelungsnagelung

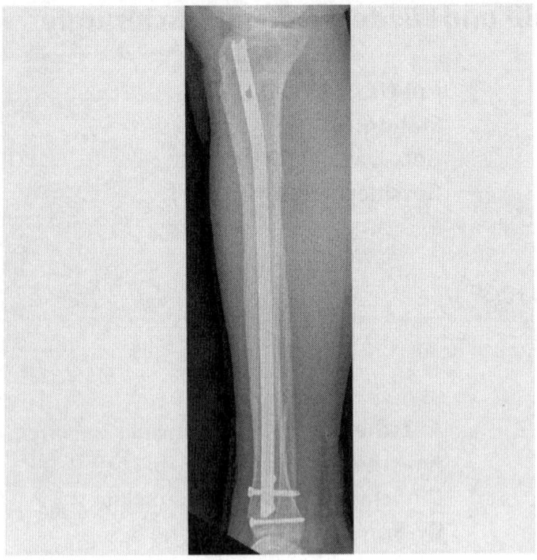

OP-Bericht, Klinik für Unfall- und Wiederherstellungschirurgie

Pat.-Nr.: 399874073
Aktuelle Klinik: Unfallchirurgie
Pat.-Name: Berner, Gernot

Fall-Nr.: B7331397/2010
Station: B 3-2
Geb.-Dat.: 03.01.1968
Geschlecht/Alter: m, 43 J.

OP-Datum: 20.01.2011
OP-Dauer (Schnitt/Naht): 20.25 – 21. 47 Uhr
Saal: B 4

Personal:
Operateur: Dr. H. Siekmann
1. Assistent: C. Bauer

Anästhesist: Fr. Dr. R. Langemann
Anästhesieschw./-pfl.: U. Teichfischer
OP-Schwester/-pfl.: X. Montez
OP-Springer: S. Sauerteig

Vorgeschichte/Indikation: Die stationäre Aufnahme des Patienten erfolgte vor knapp 2 h. Bei u.g. Verletzung, in deren operative Stabilisierung der Patient nach entsprechender Risikoaufklärung eingewilligt hat, Entscheid für den Nagel/gegen die Platte zur Weichteilprotektion. Haut ungepflegt, dissoziale Lebensverhältnisse bei i.v.- Drogenabusus. ***Klinisch kein Kompartmentanhalt präoperativ.***

Diagnose: Geschlossene, dislozierte metaphysäre Tibiaspiralfraktur links (mit Gelenkbeteiligung im Sinne eines Volkmannschen Dreiecks, AO 43 C2).

Operation: Geschlossene Reposition, perkutane Schraubenfixation des Pilons mittels KFI-Zugschrauben, aufgebohrte statische Verriegelungsnagelung (Fa. Zimmer, natural nail, 10/340 mm, proximal 2fach und distal 3fach verriegelt).

Vorgehen: Ungestörte ITN. Rückenlage, linkes Bein im beweglichen Beinhalter. Entspr. Polsterung. Cefuroxim 1,5 g i.v. Wiederholte Hautdesinfektion, übliches steriles Abdecken. Längenmessung unter BV.

BV-kontrolliert werden 2 Stichinzisionen ventral über der distalen Tibia gesetzt. Es folgt die perkutane Platzierung entsprechender KFI-Zugschrauben leicht medial sowie lateral in üblicher Weise, Hierbei zeigt sich kein Auseinanderweichen der zuvor sichtbaren Fissur (Volkmann). Das Gelenkmassiv steht stufenlos, das Volkmann-Fragment ist nun gesichert.

Hautlängsinzision über der Patellasehne, transpatellares Vorgehen. Wahl des üblichen Nageleintrittes mittels K-Draht und BV-kontrolliert in beiden Ebenen. Präparation des Nageleintritts mit dem kanülierten Pfriem. Anschl. wird über den Port der Olivendraht vorgeschoben, der die Hauptfrakturzone unkompliziert passiert und sich distal knapp subchondral zentral platzieren lässt. Nun schrittweise unproblematisches Überbohren bis in den distalen Fragmentblock (11 mm), wobei BV-kontrolliert darauf geachtet wird, dass der Bohrer die KFI-Schrauben nicht tangiert. Über den Oliven-Führungsdraht kann der Nagel unkompliziert eingetrieben werden. Die BV-Kontrolle zeigt, dass der Hauptfrakturspalt nicht auseinander getrieben wird. Nach regelhaftem Eintreiben in das distale Fragment ist hier eine Platzierung dreier Verriegelungsbolzen sicher möglich. Die BV-Kontrolle zeigt eine gute Nagellage und eine anatomische Reposition. Über das Zielgerät werden nun über Stichinzisionen von medial 2 proximale Bolzen unkompliziert eingebracht, die bikortikal gut im Knochen ziehen. Anschließend erfolgt in Freihandtechnik, erneut über entsprechende Stichinzisionen, die Fixierung des distalen Fragmentes am Nagel mittels dreier bikortikaler Bolzen. Auch diese ziehen exzellent im Knochen. BV-Kontrolle, gute Reposition der Fraktur, ebenso gute Lage des Implantates.

Ausgiebige Spülung der Ports (500 ml). Kontrolle auf Bluttrockenheit Verzicht auf eine Redondrainage. Naht der Patellarsehne. Subkutannähte, Hautrückstichnähte. Steriler Verband. Elastische Wickel

Procedere: Bei ***stabil gefasster distaler Gelenkfissur Mobilisation mit Vollbelastung möglich.*** Röntgen nach 24 h sowie nach 2 + 6 Wochen. Analgesie und Thromboseprophylaxe nach Maßgabe der Stationsärzte. Materialentfernung frühestens nach 18 Monaten nach vorheriger Verifizierung der Frakturdurchbauung. Polamidoneinstellung (s.o.) forcieren. ***Fadenzug kutan nach 12-14 Tagen.***

Dr. med. H. Siekmann (Komm. Direktor)

10.2.8 Pilon-tibiale-Fraktur – ventrale Plattenosteosynthese

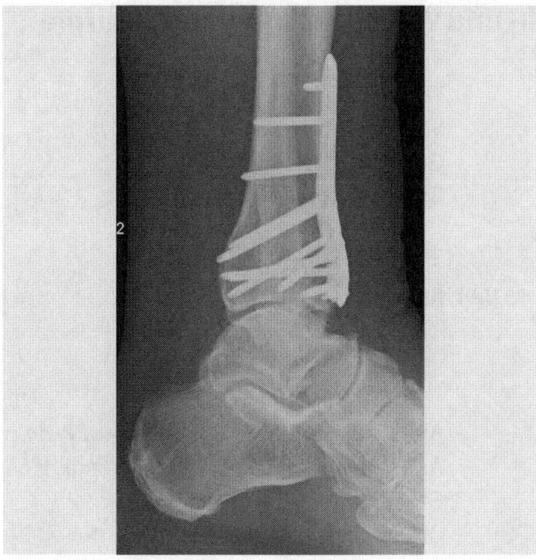

OP-Bericht, Klinik für Unfall- und Wiederherstellungschirurgie

Pat.-Nr.: 769003511
Aktuelle Klinik: Unfallchirurgie
Pat.-Name: Nück, Hein

Fall-Nr.: A2412212/2011
Station: B3-2
Geb.-Dat.: 11.06.1978
Geschlecht/Alter: m, 33 J.

OP-Datum: 23.08.2011
OP-Dauer (Schnitt/Naht): 09.17 – 10.48 Uhr
Saal: B 2

Personal:
Operateur: OA Dr. L. Jansch
1. Assistent: C. Bauer
2. Assistent: A. Eisenkrämer

Anästhesist: Fr. C. Rippenstiel-Beyerlein
Anästhesieschw./-pfl.: B. Senftenberg
OP-Schwester/-pfl.: F. Fahrig
OP-Springer: X. Montez

Vorgeschichte/Indikation: Der Patient zog sich bei einem Sprung von einer Mauer (ca. 1,5 m) ein Hyperextensionstrauma des linken oberen Sprunggelenkes zu. Bei anhaltenden Beschwerden und zunehmender Schwellung erfolgte die Vorstellung bei uns 2 Tage später mit klinischem und radiologischem Nachweis der u.g. Verletzung. Jetzt, eine Woche nach dem Unfall, ist nach Abschwellung das u.g. operative Vorgehen angezeigt. Der Pat. hat nach Aufklärung der Therapieoptionen und ihrer speziellen Risiken in die Operation schriftlich eingewilligt.

Diagnosen: Geschlossene, dislozierte Pilon-tibiale-Fraktur links (AO 43 B3).

Therapie: Offene Reposition und Rekonstruktion der Gelenkfläche, Osteosynthese mittels einer Philos-Platte (Fa. Synthes), lokale Drainage.

Operation: Ungestörte ITN. Rückenlagerung, entspr. Polsterung. Cefuroxim 1,5 g i.v. Anlage einer Oberschenkelblutsperre. Wiederholte Hautdesinfektion, übliches steriles Abdecken.

Typischer anteriorer Zugang zur distalen Tibia durch axialen Hautschnitt lateral der Vorderkante der Tibia. Distal leicht gebogene Schnittverlängerung auf die Innenknöchelspitze zu bis in Höhe des Gelenkspaltes. Schichtweise Präparation, Lateralisation der lokalen Anatomie über Langenbeck-Haken. Inzision der Unterschenkelfaszie zwischen Tibia und Fibula mit Spaltung des Retinaculum extensorum und subperiostale Präparation der Vorder- und Anteromedialfläche der Tibia durch Unterfahren des Periostes gelenknah. Sukzessive Blutstillung. Präparation bis zur Darstellung der gesamten Vorderfläche des Pilon bzw. der Eingangsebene in das obere Sprunggelenk. Entsprechend der CT-Diagnostik zeigen sich 2 ventrale Hauptfragmente sowie die metaphysäre Trümmerzone. Quere Inzision der OSG-Kapsel. Unter dorsaler Extension des Fußes erhält man freie Einsicht in das Gelenk. Schrittweiser Aufbau der Gelenkfläche, Reposition mittels Kugelspitz und Einbringen temporärer K-Drähte (2) unter BV-Kontrolle in beiden Ebenen. Es zeigt sich unter Sicht und Röntgenkontrolle eine gute Stellung der Gelenkfläche. Wahl der o.g. Platte, die sich auch am Pilon der lokalen Anatomie exzellent anpasst. Da einer der beiden K-Drähte die Plattenanlage stört, wird er wieder entfernt, anschließend die Platte über den zweiten K-Draht an den Knochen geführt und platziert und sodann der zweite K-Draht über ein weiteres Loch wieder in den Knochen eingebracht. Unter BV keine Stellungsänderung. Im Anschluss wird die Platte in üblicher Weise mit winkelstabilen Schrauben, teils auch bikortical, besetzt. Speziell gelenknah wird auf die exakt extraartikuläre Lage der Schrauben geachtet. Besatz der Platte mit insgesamt 11 Schrauben bei weit nach kranial reichenden ventralen Hauptfragmenten. Alle Schrauben ziehen gut im Knochen an und verriegeln regelhaft in der Platte.

Ausgiebige Spülung des Wundgebietes (500 ml). BV-Kontrolle in beiden Ebenen, gute Reposition der Fraktur, gute Lage des Implantates. Ventraler Kapselverschluss, Naht des Retinaculums, subkutane Redondrainage. Subkutannaht. Spannungsfreier Hautschluss durch Donati-Nähte. Milde elastokompressive Wickelung.

Procedere: 6 Wochen Teilbelastung mit 20 kg bei freier OSG-Mobilisation, dann Vollbelastung. Röntgen nach Entfernung der Drainage nach 48 h sowie nach 2 u. Wochen. Hochlagerung, ggf. Kühlung. Analgesie und Thromboseprophylaxe nach Maßgabe der Stationsärzte.

Dr. med. L. Jansch (FA f. Chirurgie, Orthopädie u. spezielle Unfallchirurgie)

10.2.9 Pilon-tibiale-Fraktur – untergeschobene Plattenosteosynthese

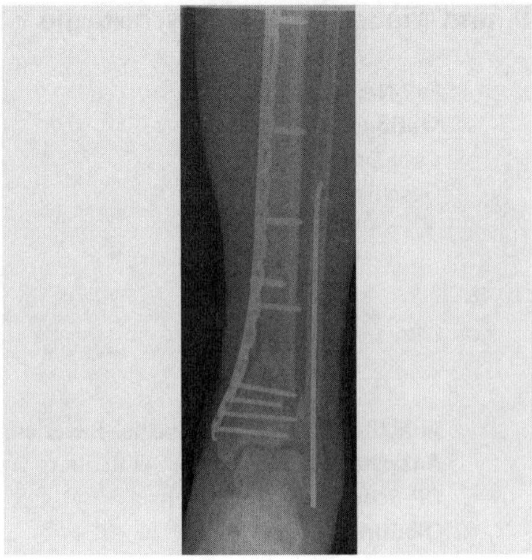

OP-Bericht, Klinik für Unfall- und Wiederherstellungschirurgie

Pat.-Nr.: 765656511
Aktuelle Klinik: Unfallchirurgie
Pat.-Name: Mauser, Bob

Fall-Nr.: B5452212/2010
Station: B3-3
Geb.-Dat.: 11.11.1977
Geschlecht/Alter: m, 33 J.

OP-Datum: 23.11.2010
OP-Dauer (Schnitt/Naht): 08.17 – 10.08 Uhr
Saal: B 2

Personal:
Operateur: OA Dr. R. Neef
1. Assistent: C. Bauer
2. Assistent: A. Eisenkrämer

Anästhesist: Fr. C. Rippenstiel-Beyerlein
Anästhesieschw./-pfl.: B. Senftenberg
OP-Schwester/-pfl.: F. Fahrig
OP-Springer: X. Montez

Vorgeschichte/Indikation: Der Patient zog sich im Rahmen eines Polytraumas BG-lich eine Pilon-tibiale-Fraktur zu, die neben weiteren Extremitätenfrakturen am Unfalltag mittels Fix. externe gestellt wurde. Nach primärer Versorgung eines Bronchusabrisses, zwischenzeitlicher definitiver Versorgung der anderen Frakturen besteht bei nun bei weiter stabilem AZ und konsolidierten Weichteilverhältnissen nach 8 Tagen die Indikation zur definitiven Osteosynthese des Pilon. Der temporäre Betreuer des intubierten Patienten wurde über die Risiken der Operation aufgeklärt.

Diagnosen: Mittels Fix. externe transfixierte, ehemals 2° offene Pilon-tibiale-Fraktur rechts (AO 43 C2).

Therapie: Entfernung des Fixateur externe, offene Reposition und Rekonstruktion der Gelenkfläche, Osteosynthese mittels winkelstabiler Metaphysenplatte, geschlossene Reposition der distalen Fibula und Prevot-Nagelung

Operation: Ungestörte ITN. Rückenlagerung, entspr. Polsterung. Cefuroxim 1,5 g i.v. Anlage einer Oberschenkelblutsperre. Wiederholte Hautdesinfektion, übliches steriles Abdecken. ***Entfernung des Fixateur externe über einem zusätzl. sterilen Tuch und Débridement der PIN-Stellen. Entfernung des Zusatztuches, der genutzten Instrumente und Wechsel der Handschuhe. Abkleben der PIN-Stellen nach nochmaliger Desinfektion.***

Typischer anteriorer Zugang zur distalen Tibia durch Hautschnitt lateral der Vorderkante der Tibia. Distal Schnittverlängerung bis zur Innenknöchelspitze. Inzision der Unterschenkelfaszie zwischen Tibia und Fibula und subperiostale Präparation der Vorder- und Anteromedialfläche der Tibia durch Unterfahren des Periost. Sukzessive Blutstillung. Präparation bis zur Darstellung der gesamten Vorderfläche des Pilon bzw. der Eingangsebene in das obere Sprunggelenk. Entsprechend der CT-Diagnostik zeigen sich 2 Hauptfragmente sowie die metaphysäre Trümmerzone. Quere Inzision der OSG-Kapsel. Unter dorsaler Extension des Fußes erhält man freie Einsicht in das Gelenk. Aufbau der Gelenkfläche, Reposition mittels Kugelspitz. Einbringen temporärer K-Drähte (2) unter BV-Kontrolle in beiden Ebenen. Es zeigt sich unter Sicht und unter Röntgenkontrolle eine gute Stellung der Gelenkfläche. Anschließend Durchführung der definitiven Osteosynthese mit vorgeformter anteromedial auf dem Periost eingeschobener Metaphysenplatte Es werden distal winkelstabil 4 und am Schaft 6 Löcher, hier bikortikal, besetzt. Ausgiebige Spülung des Wundgebietes (500 ml). BV-Kontrolle in beiden Ebenen, gute Reposition der Fraktur, gute Lage des Implantates. Ventraler Kapselverschluss, subkutane Redondrainage. Subkutannaht. Spannungsfreier Hautschluss durch Donati-Nähte. Zuwenden zum Außenknöchel mit Stichinzision an der Spitze bis auf den Knochen. Mittels Pfriem Präparation des Eintritts für den Prevot-Nagel. Dieser kann unkompliziert ein- und vorgeschoben werden, verklemmt gut im Mark und retiniert akzeptabel die Fraktur. Bei vorerst bettlägrigem Patienten und schwieriger Weichteilsituation muss auf eine weiterreichende Osteosynthese verzichtet werden. Steriler Verband, elastische Wicklung.

Procedere: Ggf. 6 Wochen nur Teilbelastung mit 20 kg, dann Vollbelastung. Röntgen nach Entfernung der Drainage nach 48 h sowie nach 2 + 6 Wochen. Hochlagerung, ggf. Kühlung. Analgesie und Thromboseprophylaxe nach Maßgabe der Stationsärzte.

Dr. med. R. Neef (FA f. Chir., Ortho. u. spez. UChir.)

10.2.10 Trimalleoläre OSG-Luxationsfraktur – Plattenosteosynthesen

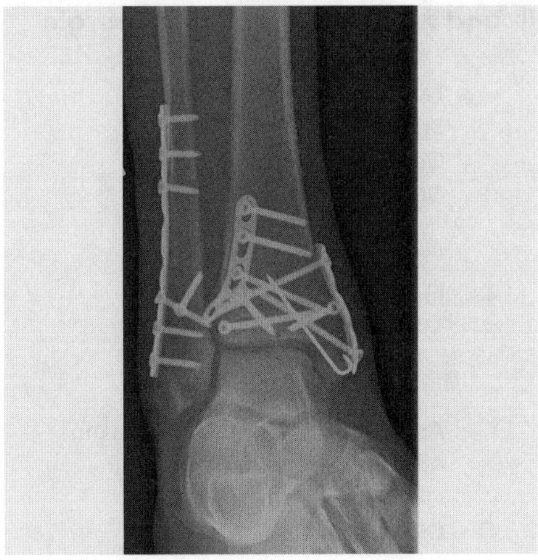

OP-Bericht, Klinik für Unfall- und Wiederherstellungschirurgie

Pat.-Nr.: 098000723
Aktuelle Klinik: Unfallchirurgie
Pat.-Name: Griepen, Paul

Fall-Nr.: B3776015/2010
Station: B3-3
Geb.-Dat.: 12.10.44
Geschlecht/Alter: m, 65 J.

OP-Datum: 28.02.2010
OP-Dauer (Schnitt/Naht): 12.03 – 13.59 Uhr
Saal: B 5

Personal:
Operateur: Dr. H. Siekmann
1. Assistent: J. Mathusalem
2. Assistent: G. Betrell (PJ)

Anästhesist: Dr. Y. Habib
Anästhesieschw./-pfl.: B. Bach
OP-Schwester/-pfl.: X. Montez
OP-Springer: S. Sonntag

Vorgeschichte/Indikation: Der Pat. ist vor 4 Tagen beim Austragen von Zeitungen BG-lich auf einer Eisplatte weggerutscht, hat nachfolgende Verletzung erlitten. Verlegung in die Universitätsklinik bei bekanntem Herzvitium. Nach Abschwellung erfolgt nun u.g. Operation. Der Pat. hat nach entsprechender Risikoaufklärung in die Operation eingewilligt.

Diagnose: Geschlossene trimalleoläre OSG-Luxationsfraktur rechts (AO 44 B3).

Operation: Offene Repositionen, Osteosynthesen mittels Zugschrauben, Titan-Drittelrohr- sowie KFI-T-Platten.

Vorgehen: Ungestörte ITN, Angepasste i.v.-Antibiose als Endokarditisprophylaxe. Bauchlagerung, entsprechende Polsterung. Wiederholte Hautdesinfektion, übliches steriles Abdecken.

Dorsaler Zugang. 8 cm Hautlängsschnitt ca. 1,5 cm lateral der Achillessehne. Subkutane Trennung. Faszienlängsspaltung. Scharfe Präparation auf die Fibulahinterkante zu. Leichtes Umfahren der Fibula nach lateral und Darstellung der Fraktur sowie Präparation des Plattenlagers nach kaudal und kranial. Die Fraktur liegt knapp oberhalb der Syndesmose mit typischem Diagonalverlauf. Reinigung des Frakturspaltes, Reposition, Retention mittels Repositionszange und in typische Weise Fixation mit einer KFI-Zugschraube. Entfernung der Repositionszange und von lateral Auflage einer distal leicht angebogenen 8-Loch-Drittelrohrplatte, die sowohl kaudal als auch kranial mit je 3 KFI-Schrauben in typischer Weise fixiert wird. BV-Kontrolle, anatomische Reposition, gute Implantatlage. Nun stumpf spreizende Präparation auf die Tibiarückfläche zu unter weitestmöglicher Schonung der lokalen Anatomie. Abschl. Darstellung des großen Volkmann-Dreiecks, das noch weiter fragmentiert ist. Weitere Präparation auf dem dorsalen Tibiaschaft nach kranial für das Plattenlager. Anschl. folgt die schrittweise Reposition sowie Retention der Fragmente über 2 K-Drähte. Das Fragmentkonvolut wird im Anschluss mittels KFI-Zugschrauben- sowie T-Plattenosteosynthese fixiert. Alle Schrauben ziehen gut im Knochen, die Platte deckt die Fragmente gut ab. Entfernung der K-Drähte. BV-Kontrolle, nach Wechsel einer zu lang geratenen Schraube gute Stellung und Implantatlage. ***Unter Zug/Druck mit dem Einzinker/Kugelspieß auf Fibula/Tibia zeigt sich eine stabile Syndesmose.*** Ausgiebige Spülung (500 ml). 10er Redon. Kontrolle auf Bluttrockenheit. Fasziennaht und weiterer schichtweiser Wundschluss. Hautrückstichnähte spannungsfrei.

Bei weiter akzeptabler Schwellung Zuwenden zum Innenknöchel und axialer Hautschnitt etwas dorsal gelegen Ligatur einer querenden Vene. Darstellung der Frakturzone. Mehrfache Fragmentierung und im Hauptspalt der Fraktur axialer Verlauf. Hier ist eine Plattenabdeckung notwendig. Präparation des Plattenlagers nach kranial. Schrittweise Fragmentreposition, teils Fixation mit K-Drähten. Auflage einer 4-Loch-Drittelrohrplatte nach leichtem Anbiegen und Fixation mit 2 KFI-Schrauben. Anschl. Tausch eines K-Drahtes gegen eine weitere KFI-Schraube sowie Kürzen und Umbiegen eines K-Drahtes. BV-Kontrolle, gute Reposition bei vager Doppelkontur medial, gute Implantatlage.

Ausgiebige Spülung (300 ml), Kontrolle auf Bluttrockenheit. 10er Redon. Schichtweiser Wundschluss. Hautrückstichnähte. Sterile Pflaster. Elastokompressive Wicklung.

Procedere: Röntgen nach 48 h nach Drainagenentfernung, sowie nach 2 + 6 Wochen. Analgesie und Thromboseprophylaxe nach Maßgabe der Stationsärzte. 20 kg Teilbelastung für 6 Wochen (siehe Weichteilsituation und axialer Frakturverlauf am Innenknöchel), dann Vollbelastung. Ambulant BG-liche Weiterbehandlung bei uns.

Dr. med. H. Siekmann (Komm. Direktor)

10.2.11 Malleolus-lateralis-Fraktur – Drittelrohrplatte

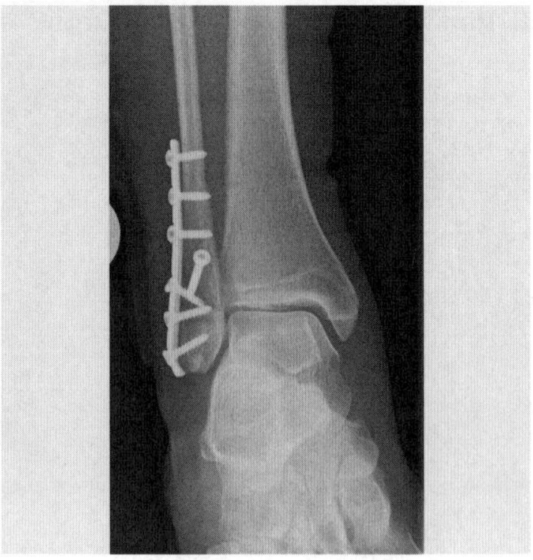

OP-Bericht, Klinik für Unfall- und Wiederherstellungschirurgie

Pat.-Nr.: 098990723
Aktuelle Klinik: Unfallchirurgie
Pat.-Name: Bruder, Jakob

Fall-Nr.: B4476015/2010
Station: B3-2
Geb.-Dat.: 12.10.54
Geschlecht/Alter: m, 55 J.

OP-Datum: 17.04.2010
OP-Dauer (Schnitt/Naht): 12.03 – 12.48 Uhr
Saal: B 5

Personal:
Operateur: Ch. Nettlau
1. Assistent: J. Mathusalem
2. Assistent: G. Betrell (PJ)

Anästhesist: Fr. Dr. R. Langemann
Anästhesieschw./-pfl.: B. Bach
OP-Schwester/-pfl.: X. Montez
OP-Springer: S. Sonntag

Vorgeschichte/Indikation: Der Pat. ist beim priv. Fußballspiel weggerutscht, hat nachfolgende Verletzung erlitten. Bei derzeit nur geringer Schwellung, primäre Osteosynthese möglich. Der Pat. hat nach entsprechender Risikoaufklärung in die Operation eingewilligt.

Diagnose: Geschlossene, dislozierte Fraktur des Mall. lateralis (Weber B) rechts mit Deltabandruptur (AO 44 B2).

Operation: Offene Reposition, Osteosynthese mittels Zugschraube und 6-Loch-Titan-Drittelrohrplatte

Vorgehen: Spinalanästhesie, Cefuroxim 1,5 g i.v. Rückenlagerung, entsprechende Polsterung. Wiederholte Hautdesinfektion, übliches doppeltes steriles Abdecken.

Lateraler Hautlängsschnitt über der distalen Fibula auf 8 cm Länge über der zentral tastbaren Fraktur. Subkutan scharfe Längstrennung, hier wie üblich Ligatur zweier subkutaner Venen. Präparation bis auf den Knochen. Präparation des geplanten Plattenlagers. Marginale Lösung des Periostes am Frakturspalt, Darstellung und Reinigung des Frakturspaltes von koaguliertem Hämatom und Entfernung eines linsengroßen losen Fragmentes. Es stellt sich eine diagonal laufende Fraktur dar. Unkomplizierte und anatomische Reposition über eine stumpfe Repositionszange. In üblicher Weise wird über 2 Bohrungen (2,5 mm, 3,5 mm, Steckbohrbüchse) eine interfragmentäre Zugschraube eingebracht, diese zieht exzellent, bringt die Fraktur stufenlos und sichtbar unter Kompression. Auflage einer 8-Loch-Drittelrohrplatte, die am kaudalen Ende noch die leicht konkav angebogen wird. Fixation mit einer bikortikalen Schraube am Schaft. BV-Kontrolle, etwas zu kaudale Plattenlage. Lösung der Schraube, Korrektur der Plattenlage und erneute Fixation mit einer bikortikalen Schraube. Nun gute Lage unter BV-Kontrolle in bd. Ebenen. Die Platte biegt sich entsprechend der Fibula gut an. Weiterer Schraubenbesatz der Platte überwiegend mit Kortikalisschrauben, am Schaft jeweils bikortikal, am Gelenk mit bis subchondral reichenden Schrauben. Diese ziehen alle gut im Knochen an. In typischer Höhe bleibt vorerst ein Plattenloch für eine mögliche Stellschraube unbesetzt. ***Unter Zug/Druck mit dem Einzinker/Kugelspieß auf Fibula/Tibia zeigt sich eine stabile Syndesmose.*** Besatz des letzten Plattenlochs. BV-Abschluss in beiden Ebenen, anatomische Reposition, gute Implantatlage.

Ausgiebige Spülung (500 ml), Kontrolle auf Bluttrockenheit, keine Drainage notwendig Schichtweiser Wundschluss. Hautrückstichnähte. Steriles Pflaster. Elastokompressive Wicklung.

Procedere: Röntgen nach 24 h sowie nach 2 + 6 Wochen. Analgesie und Thromboseprophylaxe nach Maßgabe der Stationsärzte. ***Vollbelastung und freie Gelenkmobilisation erlaubt.*** Materialentfernung ggf. bei lokalen Druckproblemen im Schuhwerk, frühestens nach 12 Monaten.

Ch. Nettlau (Assistenzarzt)

10.2.12 Fraktur der Tibiahinterkante (Volkmann) – dorsale Schraubenosteosynthese

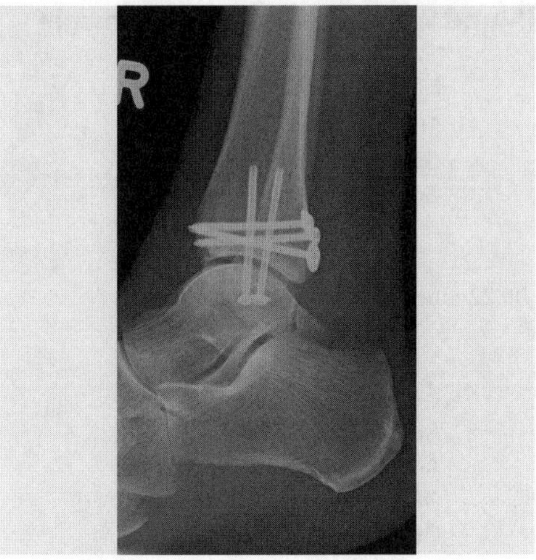

OP-Bericht, Klinik für Unfall- und Wiederherstellungschirurgie

Pat.-Nr.: 650091429
Aktuelle Klinik: Unfallchirurgie
Pat.-Name: Gans, Gundi

Fall-Nr.: A4765430/2009
Station: B.3-1
Geb.-Dat.: 03.02.1958
Geschlecht/Alter: w, 52 J.

OP-Datum: 05.04.2010
OP-Dauer (Schnitt/Naht): 11.15 – 12.12 Uhr
Saal: B 4

Personal:
1. Operateur: C. Bauer
2. Operateur: Dr. H. Siekmann
Assistent: A. Eisenkrämer

Anästhesist: Fr. Dr. M. Bauer
Anästhesieschw./-pfl.: U. Teichfischer
OP-Schwester/-pfl.: S. Sauerteig
OP-Springer: X. Montez

Vorgeschichte/Indikation: Bei der Pat. besteht nach einem Verdrehtrauma vor 4 Tagen u.g. instabile Gelenksituation mit der Notwendigkeit zur operativen Versorgung. Nach entspr. präoperativer Aufklärung sowie ***Konditionierung u. Stabilisierung der Weichteile im Repositionsgips***, erfolgt nun die Operation

Diagnose: Geschlossene OSG-Luxationsfraktur mit Syndesmoseninsuffizienz bei Fraktur der Tibiahinterkante (Volkmannsches Dreieck, 1/3), Innenknöchelfraktur, Partialruptur der Membrana interossea.

Operation: Offene Reposition der Tibiahinterkante und Zug- sowie Neutralisationsschraubenosteosynthese (KFI), offene Reposition des Malleolus medialis u. kanülierte Zugschraubenosteosynthese, lokale Drainage.

Vorgehen: Ungestörte ITN. Bauchlagerung, mit entsprechend umfangreicher Polsterung. Cefuroxim 1,5 g i.v. 3fache Hautdesinfektion, übliches steriles Abdecken. Zugangsmarkierung unter BV. Steriles Auswickeln des Beins, Blutsperre 250 mmHg. 8 cm Hautlängsschnitt ca 1,5 cm lateral der Achillessehne. Subkutane Trennung. Faszienlängsspaltung. Stumpf spreizende Präparation auf die Tibiarückfläche zu, unter weitestmöglicher Schonung der lokalen Anatomie. Hier Präparation von gelenknah zum Schaft hin mittels Raspatorium. Es stellt sich die schon entspr. CT bekannte Fraktur des Volkmannschen Dreiecks dar, die mit breiter werdendem Frakturspalt auf das distale Tibiofibulargelenk und in dieses hinein verläuft. Die Fraktur klafft breit auf. Leichtes Anheben des Volkmannschen Dreiecks, halten mit Einzinker und Reinigung des Frakturspaltes durch Spülung und mittels scharfen Löffels. Anschließend Reposition, die stufenlos gelingt, mittels Kugelspieß retiniert wird. Wechsel auf K-Draht und nun Setzen einer 1. interfragmentären Zugschraube in übl. Weise. Diese zieht fest im Knochen an. BV-Kontrolle. Die Fraktur ist unter der K-Draht-Fixation wieder leicht disloziert, es besteht eine ca. 1,5 mm messende Stufe in der Gelenkfläche. Nochmals Aufgabe der Stellung durch Schraubenentfernung u. erneute Reposition. Alleiniges festes Halten der Reposition mittels des Kugelspießes und Neuplatzierung einer KFI-Zugschraube (mit U-Scheibe) in übl. Weise. Erneut fester Einzug der Schraube im Knochen. BV-Kontrolle, nun anatomische Stellung des Volkmannschen Dreiecks bei subchondral regelhafter Schraubenlage. In gleicher Weise wird etwas kranialer eine 2. Zugschraube (mit U-Scheibe) eingebracht, die ebenso fest im Knochen zieht. Abschl. noch Setzen einer 3. KFI-Schraube als Neutralisationsschraube. Auch diese zieht exzellent im Knochen. BV-Kontrolle, gute Implantatlage, anatomische Einrichtung des Volkmannschen Dreiecks. ***Die Stresskontrolle der Syndesmose (Einzinker u. Kugelspieß) zeigt diese sicher stabil*** (bei Fixation des Volkmannschen Dreiecks). Spülung des Zuganges (500 ml). Feuchtkompresse. Zuwenden zum Innenknöchel. Leicht dorsaler Hautlängsschnitt, über dem Innenknöchel. Schichtweise Präparation, sukzessive Blutstillung querender Venenäste. Darstellung der Frakturzone. Setzen eines Bohrlochs, knapp 1,5 cm kranial der Fraktur, über welches eine scharfe Repositionszange eingehangen wird, mit deren Hilfe die Fraktur reponiert und retiniert wird. Von der Innnenknöchelspitze aus erfolgt bei stufenloser Frakturreposition das Einbringen 2er, leicht divergierender, ansonsten paralleler Führungsdrähte. Entfernung der Repostionszange, da diese die Schraubenplatzierung behindert. Nacheinander werden 2 kanülierte 50-mm-Schrauben, die 1. als Viertelgewindezugschraube, in üblicher Weise eingebracht. Die 2. wird als Vollgewindeneutralisationsschraube gesetzt. Jeweils guter Zug der Schrauben im Knochen, wobei das Innenknöchelfragment erweicht erscheint. BV-Abschluss, anatomische Gelenkstellung, vages Auseinanderweichen der außenseitigen Innenknöchelkortikalis. Regelhafte Implantatlage. Auch ein Nachziehen der 2 kanülierten Schrauben führt nicht zu einer definitiven Kompression der Fraktur (weicher Knochen). Die Situation wird belassen, da die Gelenkfläche anatomisch steht.

Öffnen der Blutsperre. Entfernung der Feuchtkompresse dorsal. Nachkoagulation. Intensivspülung beider Zugänge. 10er Redon dorsal. Simultaner schichtweiser spannungsfreier Wundschluss. Hautschluss über Rückstichnähte. Steriler Verband. Öffnen der Drainage. Elastokompressive Wickel.

Procedere: Gelenkmobilisation frei, 20 kg TB für 6 Wochen, dann Vollbelastung. Röntgen nach Redon ex. nach 48 h und nach 2 + 6 Wochen. Analgesie und Thromboseprophylaxe nach Maßgabe der Stationsärzte. ME nur bei Metallkonflikt frühestens nach 15 Monaten nach Unfall.

C. Bauer (Assistenzarzt), Dr. med. H. Siekmann (Komm. Direktor)

10.2.13 OSG-Luxationsfraktur – Schrauben- und Plattenosteosynthesen

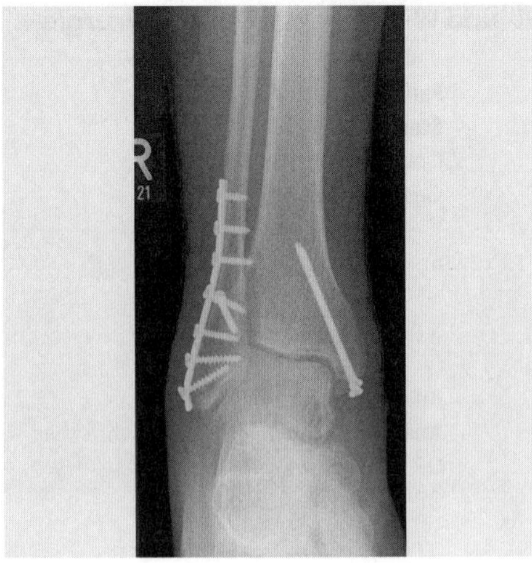

OP-Bericht, Klinik für Unfall- und Wiederherstellungschirurgie

Pat.-Nr.: 000045833
Aktuelle Klinik: Unfallchirurgie
Pat.-Name: Ungeschick, Arno

Fall-Nr.: A1796544/2010
Station: B3-1
Geb.-Dat.: 12.10.75
Geschlecht/Alter: m, 34 J.

OP-Datum: 23.07.2010
OP-Dauer (Schnitt/Naht): 08.02 – 09.22 Uhr
Saal: B 5

Personal:
Operateur: P. Derst
1. Assistent: Dr. H. Siekmann
2. Assistent: G. Betrell (PJ)

Anästhesist: Dr. Y. Habib
Anästhesieschw./-pfl.: B. Bach
OP-Schwester/-pfl.: X. Montez
OP-Springer: F. Fahrig

Vorgeschichte/Indikation: Primäre Ruhigstellung der Verletzung mit Unterschenkelspaltgips, da der Pat. erst 2 Tage nach Unfallereignis zur stationären Aufnahme kam. Bei reizlosem Lokalbefund folgt nun die definitive Stabilisierung im Einvernehmen mit dem Pat.

Diagnose: Geschlossene Trimalleolarfraktur rechts (Außenknöchelfraktur Weber B, AO 44 B3, Fraktur kleines Volkmannsches Dreieck).

Operation: Jeweils offene Reposition, Zugschraube und 7-Loch-Titan-Drittelrohrplatte lateral, Neutralisationsschrauben medial.

Vorgehen: Spinalanästhesie, Cefuroxim 1,5 g i.v. Rückenlagerung, entsprechende Polsterung. Wiederholte Hautdesinfektion, übliches doppeltes steriles Abdecken.

Beginn lateral. Hautlängsschnitt über dem distalen Fibulaschaft auf 8 cm Länge, zentral tastbar die Krepitation der Fraktur. Subkutan scharfe Längstrennung, hier wie üblich Ligatur zweier subkutaner Venen. Präparation bis auf den Knochen und gleich Präparation des geplanten Plattenlagers. Darstellung und Reinigung des Frakturspaltes von überwiegend koaguliertem Hämatom. Es stellt sich eine diagonal laufende Zweiteile-Fraktur dar. Marginale Lösung von Periost frakturrandnah, dann unkomplizierte und anatomische Reposition über eine stumpfe Repositionszange. In üblicher Weise wird über 2 Bohrungen (2,5 mm, 3,5 mm, Steckbohrbüchse) eine interfragmentäre Zugschraube eingebracht; diese zieht exzellent, bringt die Fraktur stufenlos und sichtbar unter Kompression. Auflage der o.g. Platte, ***die nur an ihrem distalen Ende leicht konkav zugebogen*** wird. Anlage, Fixation mit einer bikortikalen Schraube am Schaft. BV-Kontrolle, anatomische Reposition, gute Plattenlage, ***wobei sich die Platte dem konkaven Lauf der Fibula am distalen Schaft anlegt, hier entsprechenden Druck ausübt.*** Weiterer Schraubenbesatz der Platte überwiegend mit Kortikalisschrauben, am Schaft jeweils bikortikal, am Gelenk mit bis subchondral reichenden Schrauben. Diese ziehen alle gut im Knochen an. Ein Plattenloch bleibt in typischer Höhe vorerst für eine Stellschraube frei. BV-Kontrolle gute Stellung, gute Lage des Materials. ***Unter Zug/Druck mit dem Einzinker/Kugelspieß auf Fibula/Tibia zeigt sich keine Instabilität der Syndesmose***, daher keine Stellschraube notwendig und Besatz des letzten Plattenlochs mit einer weiteren bikortikalen KFI-Schraube. Hautinzision über dem Malleolus medialis, stumpfes Spreizen bis auf den Knochen Darstellung der Innenknöchelfraktur und Reinigung von Hämatom. Reposition, Retention mittels scharfer Repositionszange, die über ein separates proximales Bohrloch eingehakt wird. In üblicher Weise Einbringen zweier nahezu paralleler Neutralisationsschrauben, die auch exzellent im Knochen ziehen. BV-Abschluss, anatomische Gelenkstellung, gute Implantatlage.

Spülung (500 ml), Kontrolle auf Bluttrockenheit. 10er Redon lateral. Jeweils schichtweiser Wundschluss. Sterile Pflaster.

Procedere: Röntgen nach 48 h nach Entfernung der Drainage sowie nach 2 + 6 Wochen. Thromboseprophylaxe und Analgesie nach Maßgabe der Stationsärzte. ***Vollbelastung und freie Mobilisation erlaubt.*** ME bei lokalen Beschwerden (z.B. Druck in Schuhwerk) frühestens nach 12 Monaten.

P. Derst (Assistenzarzt)

10.2.14 OSG-Luxationsfraktur – Fix. externe

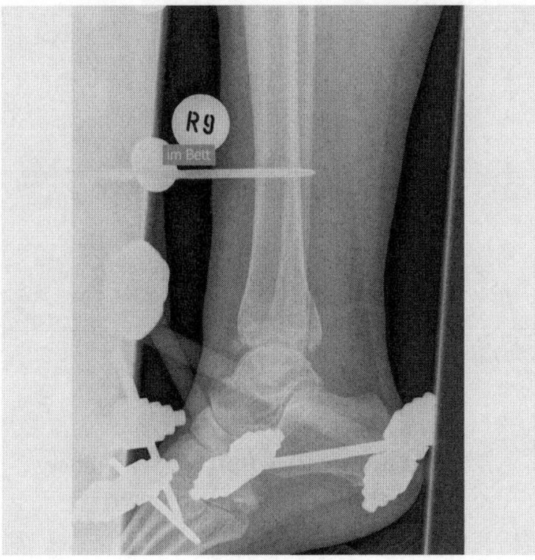

OP-Bericht, Klinik für Unfall- und Wiederherstellungschirurgie

Pat.-Nr.: 000045833
Aktuelle Klinik: Unfallchirurgie
Pat.-Name: Ungeschick, Arno

Fall-Nr.: A1796544/2010
Station: B3-1
Geb.-Dat.: 12.10.75
Geschlecht/Alter: m, 34 J.

OP-Datum: 15.07.2010
OP-Dauer (Schnitt/Naht): 09.42 – 10.12 Uhr
Saal: B 5

Personal:
Operateur: A. Eisenkrämer
1. Assistent: Dr. H. Siekmann

Anästhesist: Fr. Dr. R. Langemann
Anästhesieschw./-pfl.: B. Bach
OP-Schwester/-pfl.: D. Rameloh
OP-Springer: X. Montez

Vorgeschichte/Indikation: Der Pat. hat sich bei einem Lacrosse-Turnier im Zweikampf das OSG rechts verdreht. Laut Angabe des Notarztes erfolgte unter Ketanest die Reposition des Gelenkes mit anschl. Verbands- und Schienenanlage bei medial breit offener Fraktur mit deutlichen Kontusionen des Weichgewebes. Geplant ist jetzt primär die Transfixation des oberen Sprunggelenkes. Zudem laut Pat. zwischen den Spielen wiederholter Biergenuss, 1,0 Promille. Der Pat. willigt schriftlich in die Operation ein. ***Die Abnahme des Primärverbandes (durch Notarzt angelegt) erfolgt im OP.***

Diagnose: Medial II° offene OSG-Luxationsfraktur rechts (Außenknöchelfraktur Weber C, Fraktur Volkmannsches Dreieck, Innenknöchelfraktur)

Operation: Débridement der Wunde nach Friedrich, OSG-Transfixation mittels Fixateur externe

Vorgehen: Spinalanästhesie, Cefuroxim 1,5 g i.v. Rückenlagerung, entsprechende Polsterung. Verbandsabnahme, Bestätigung der offenen Fraktur mit Grasresten, operatives Vorgehen mittels Fix. externe bestätigt. Wiederholte Hautdesinfektion, übliches steriles Abdecken. Dezidierte Reinigung der Perforationswunde (6 cm über Innenknöchelfraktur querlaufend, Verschmutzungen mit Gras und Schmutzpartikeln) mit makroskopischer Reinigung, Ausschneidung nach Friedrich und Resektion sämtlicher kontusionierter Gewebereste und anschließender Intensivspülung mit 1.000 ml Ringerlösung. Anschließend locker adaptierende Subkutan-, dann Hautrückstichnaht. In Höhe des mittl. Tibiaschaftes ***(fern der späteren definitiven Osteosynthese)*** werden nun über zwei Stichinzisionen in üblicher Weise bikortikal zwei Schanzsche Schrauben (6,0er) nahezu parallel fixiert. Über eine weitere Stichinzision im Rückfußbereich (je 2 Querfinger plantar und dorsal von Fußsohle und Rückfußende) medial wird nun das Fersenbein querend ein Steinmann-Gewindenagel mit dem Bohrer eingetrieben. Nach Gegeninzision weiteres Vortreiben des Nagels. Das Gewinde kommt zentral zu liegen. Setzen zweier weiterer Stichinzisionen, je eine über dem kranialen Drittelübergang am ***Os metacarpale I + V und in üblicher Weise Fixierung je eines weiteren Pins bikortikal (Handsieb).*** Anschließend unter BV-kontrollierter und manuell gehaltener Reposition Fixation des Gelenkes über entsprechende Karbon-Längsträger und Metallbacken, wobei störende Metallteile über dem Gelenk vermieden werden. BV-Abschluss, gute Gelenkstellung, je bikortikale Fixierung der Schrauben, stabiles Konstrukt. Steriler Verband.

Procedere: Röntgen nach 24 h. Hochlagerung, 2 Tage eingeschränkte Bettruhe. Nach Weichteilbesserung und bei reizloser Lokalsituation definitive Versorgung ggf. in ca. 7 Tagen angezeigt. Engmaschige Laborkontrollen, Cefuroxim oral weiter 2-mal 500 mg tgl. Analgesie und Thromboseprophylaxe nach Maßgabe der Stationsärzte.

A. Eisenkrämer (Assistenzärztin)

10.2.15 Kompartmentsyndrom Unterschenkel – bilaterale Spaltung

OP-Bericht, Klinik für Unfall- und Wiederherstellungschirurgie

Pat.-Nr.: 255839073
Aktuelle Klinik: Unfallchirurgie
Pat.-Name: Gracilis, Sandy

Fall-Nr.: B6320397/2010
Station: B 3-2
Geb.-Dat.: 16.11.1981
Geschlecht/Alter: w, 29 J.

OP-Datum: 29.12.2010
OP-Dauer (Schnitt/Naht): 16.14 – 16. 56 Uhr
Saal: B 2

Personal:
Operateur: Dr. K. Schendel
1. Assistent: OA Dr. L. Jansch
2. Assistent: Ch. Nettlau

Anästhesist: Dr. Y. Habib
Anästhesieschw./-pfl.: B. Senftenberg
OP-Schwester/-pfl.: X. Montez
OP-Springer: S. Sauerteig

Vorgeschichte: In der Nacht erfolgt die Marknagelosteosynthese des linken Unterschenkels bei mehrfragmentärer Schaftfraktur nach Motorradsturz. Bei Frakturen an mehreren Lokalisationen verblieb der Pat. postoperativ intubiert auf der Intensivstation. Der Patient bietet im postoperativen Verlauf zunehmende klinische Zeichen eines beginnenden Kompartmentsyndroms des betroffenen Unterschenkels.

Diagnosen: Drohendes Kompartmentsyndrom linker Unterschenkel nach Marknagelosteosynthese einer Schaftmehrfragmentfraktur (AO 42 B3)

Therapie: Bilaterale Fasziensspaltung (nach Mubarak)

Operation: Rückenlagerung. Übliche Desinfektion und steriles Abdecken in hausüblicher Weise. Perioperative Antibiose mit Cefuroxim 1,5 g i.v. Lateraler parafibularer Hautschnitt über die gesamte Länge der Fibula. Abschieben der Subkutis nach dorsal und ventral. Identifizierung der Tibialis-anterior-Faszie und der Peroneusfaszie. Beginn der Inzision der Peroneusfaszie von proximal nach distal, wobei der Nervus peroneus superficialis sicher dargestellt und im Weiteren geschont wird. Vollständiges Spalten der Faszie. Anschließend vollständige Spaltung der Tibialis-anterior-Loge, ebenfalls unter Schonung des Nervus peroneus superficialis in seinem distalen Verlauf. Sukzessive Blutstillung. Die Muskulatur aus beiden Logen quillt deutlich hervor, ist jedoch in allen Abschnitten vital und ohne Nekrosezeichen. Ausräumung von koagulierten Hämatomresten, Spülung.

Anschließend medialseitiger Hautschnitt und komplette Inzision der tiefen und oberflächlichen Beugerloge unter Schonung der V. saphena und des Nervus saphenus von proximal nach distal. Hierbei Ligatur von querenden Venenästen zur V. saphena. Auch hier deutlich hervorquellende Muskulatur und Frakturhämatom. Entfernung der Hämatomreste. Keine Nekrosezeichen. Ausgiebiges Spülen. Kontrolle auf Bluttrockenheit. Auflage von 2 großflächigen und längsovalär ausgeschnittenen Syspudermverbänden, welche mit Hautklammern an den Wundrändern befestigt werden. Steriler Verband. Wattebinden und vorsichtig gewickelte elastische Binden.

Procedere: Röntgen linker Unterschenkel in 2 Ebenen. Nächste Revision in 2 Tagen mit Anstreben des partiellen Wundverschlusses ev. über die Anlage einer dynamischen Naht.

Dr. med. K. Schendel (FA f. Orthopädie und Unfallchirurgie)

10.3 Fuß

C. Josten, H. Siekmann, J. Fakler

10.3.1 Talusfraktur – Schraubenosteosynthese von dorsal

OP-Bericht, Klinik für Unfall- und Wiederherstellungschirurgie

Pat.-Nr.: 054558483
Aktuelle Klinik: Unfallchirurgie
Pat.-Name: Haken, Ellen

Fall-Nr.: A3511907/2010
Station: B3-1
Geb.-Dat.: 17.08.1959
Geschlecht/Alter: w, 51 J.

OP-Datum: 10.11.2010
OP-Dauer (Schnitt/Naht): 17.19 – 18.01 Uhr
Saal: B 6

Personal:
1. Operateur: C. Bauer
2. Operateur: Dr. H. Siekmann

Anästhesist: Fr. Dr. B.Brandt
Anästhesieschw./-pfl.: B. Bach
OP-Schwester/-pfl.: D. Rameloh
OP-Springer: B. Seifert

Vorgeschichte/Indikation: Sprunggelenksverdrehtrauma links bei Sturz vom Pferd im Rahmen eines Privatunfalls. Lokale Schwellung und Belastungseinschränkung. Radiologisch erfolgt der Nachweis der u.g. Fraktur. Nach Aufklärung konservativer und operativer Möglichkeiten einschl. deren Risiken Entscheid zu u.g. Operation. OP-Einwilligung liegt vor.

Diagnose: Geschlossene, nicht dislozierte Talushalsfraktur links (Hawkins I).

Operation: Perkutane dorsale Verschraubung (48 + 50 mm).

Vorgehen: Ungestörte ITN. Cefuroxim 1,5 g i.v. Bauchlagerung, entspr. umfangreiche Polsterung. BV-Einstellung uneingeschränkt. Wiederholte Hautdesinfektion und übliches steriles Abdecken.

Hautlängsinzision auf 4 cm Länge posterolateral der Achillessehne. Partiell offenes Vorgehen zur Schonung der A. peronealis/des N. suralis sowie der weiteren lokalen Anatomie. Überwiegend stumpf spreizende Präparation mit Nachsetzen von Langenbeck-Haken bis zur Erreichung der dorsalen Gelenkkapsel. Stichinzision. Einführung des Bohrers, der knapp oberhalb der Talushinterkante aufgesetzt und nahezu parallel zur Talusachse, die Fraktur senkrecht querend, eingebohrt wird. Längenmessung. Im Anschluss wird eine 48 mm lange KFI-Kortikalisschraube vorsichtig vorgeschraubt. Da die Fragmente miteinander verhakt sind, werden diese durch die querende Schraube nicht auseinandergetrieben. Stichinzision medial der Achillessehne. Stumpf spreizende Präparation bis zur Gelenkkapsel. Mittels Führungshülse weitestgehend parallele Platzierung eines zweiten Bohrkanals. Erneute Längenmessung und Einschrauben der o.g. zweiten Schraube. Beide Schrauben werden nun noch in der Endstrecke wechseln fest angezogen, haben sehr gut im Knochen gegriffen. Stabil imponierende Osteosynthese. BV-Kontrolle, gute Talusstellung und regelhafte Implantatlage.

Lokale Spülung. Kontrolle auf Bluttrockenheit. Schichtweiser Wundschluss. Hautrückstiche. Steriler Verband.

Procedere: Röntgen nach 24 h sowie nach 2 + 6 Wochen. Mobilisation bei 20 kg Teilbelastung bei anliegender Funktionsorthese, ab Beginn 7. Woche postoperativ Belastungssteigerung. Analgesie und Thromboseprophylaxe nach Maßgabe der Stationsärzte.

C. Bauer (Assistenzarzt), Dr. med. H. Siekmann (Komm. Direktor)

10.3.2 Talusfraktur – ventrale Zugschrauben

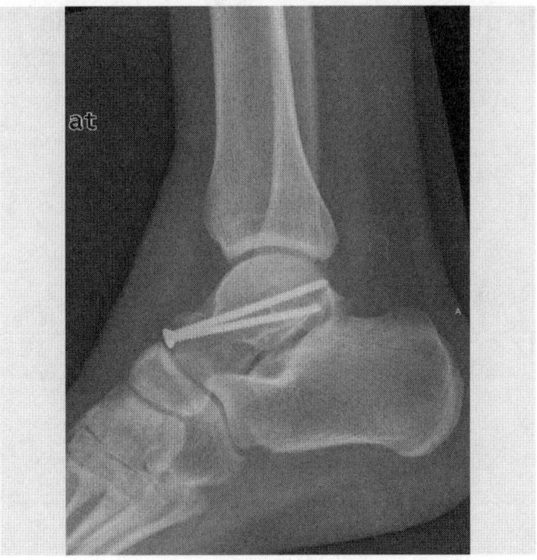

OP-Bericht, Klinik für Unfall- und Wiederherstellungschirurgie

Pat.-Nr.: 054556683
Aktuelle Klinik: Unfallchirurgie
Pat.-Name: Speckstein, Susi

Fall-Nr.: A3599907/2010
Station: B3-1
Geb.-Dat.: 22.08.1969
Geschlecht/Alter: w, 41 J.

OP-Datum: 19.09.2010
OP-Dauer (Schnitt/Naht): 12.39 – 13.39 Uhr
Saal: B 6

Personal:
Operateur: J. Mathusalem
1. Assistent: Dr. H. Siekmann
2. Assistent: A. Eisenkrämer

Anästhesist: Fr. Dr. M. Bauer
Anästhesieschw./-pfl.: B. Bach
OP-Schwester/-pfl.: X. Montez
OP-Springer: B. Seifert

Vorgeschichte/Indikation: Die Pat. hat sich ihren linken Fuß als PKW-Fahrerin bei einer Kollision mit einem Baum in den Pedalen verdreht. Des Weiteren besteht eine Lungenkontusion mit Rippenserienfraktur links. Eine adäquate OP-Aufklärung einschließlich möglicher OP-Risiken ist erfolgt.

Diagnose: Geschlossene dislozierte Talushalsfraktur links (Hawkins II) mit deutlicher Weichgewebekontusion.

Operation: Offene Reposition, Osteosynthese mittels KFI-Zugschrauben, lokale Drainage.

Vorgehen: Ungestörte ITN. Cefuroxim 1,5 g i.v. Rückenlagerung, entspr. Polsterung. BV-Einstellung uneingeschränkt, Zugangsmarkierung. 3fache Hautdesinfektion, übliches steriles Abdecken.

Typischer vorderer Zugang auf den Talus zu, schichtweise Präparation, sukzessive Blutstillung. Das Gewebe zeigt sich »decollementartig« mitverletzt. Längsspaltung der Faszie bzw. des Retinaculum, Medialisierung der Sehne des M. hallucis, Lateralisation des Gefäß-Nervenbündels. Die teilweise schon rupturierte Gelenkkapsel wird weiter gespalten, Hämarthrosentlastung, Fettaugen. Ausgiebige Spülung, Darstellung der Talushalsfraktur. Es bestehen kleine Fragmente am ventralen Hals, die entfernt werden müssen. Präparation bis zum Talonavikulargelenk. Die beiden verbleibenden Hauptfragmente können anschl. stufenlos reponiert werden. Retention mittels K-Draht eher lateral eingebracht. BV-Kontrolle, stufenlose Reposition. Entsprechend der Talusachse wird nun vom vorderen Talusrand an der Knorpel-Knochen-Grenze eine erste Bohrung längs der Talusachse BV-orientiert gesetzt (2,5er). Überbohren (3,2er) des vorderen Fragmentes nach Längenmessung leichter Kopfraumfräsung und anschl. Einschrauben einer entsprechenden KFI-Zugschraube, die die dorsale Taluskortikalis gerade überschreitet. K-Draht-Entfernung. Überbohrung mittels 2,5er Bohrer und Kopfraumfräsung. Bei anatomischer Stellung ist eine zweite Zugschraube nicht notwendig. Längenmessung und Platzierung der zweiten KFI-Schraube nahezu parallel zur ersten Schraube. Beide Schrauben haben gut im Knochen gegriffen, stabil imponierende Osteosynthese. BV-Abschluss, gute Talusstellung, gute Implantatlage.

Spülung (500 ml). Kontrolle auf Bluttrockenheit. 10er Redon. Schichtweiser Wundschluss. Hautrückstiche. Steriler Verband.

Procedere: Röntgen nach 48 h nach Redon ex., sowie nach 2 + 6 Wochen. Vorerst nur Isometrie (Weichteilprobleme – Decollement). 3 Wochen Ruhigstellung im gespaltenen Hardcast, dann Mobilisation bei 20 kg Teilbelastung. Ab Beginn 7. Woche postoperativ Belastungssteigerung. Engmaschige Weichgewebekontrollen. Analgesie und Thromboseprophylaxe nach Maßgabe der Stationsärzte.

J. Mathusalem (FA f. Chir., Ortho. u. spez. UChir.)

10.3.3 Kalkaneusfraktur – laterale Plattenosteosynthese

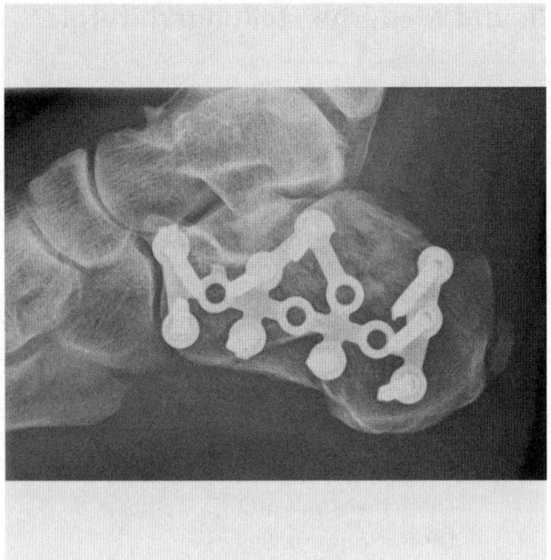

OP-Bericht, Klinik für Unfall- und Wiederherstellungschirurgie

Pat.-Nr.: 100567901
Aktuelle Klinik: Unfallchirurgie
Pat.-Name: Kuhnert, Rene

Fall-Nr.: A9373334/2010
Station: B.3-2
Geb.-Dat.: 09.02.1981
Geschlecht/Alter: w, 29 J.

OP-Datum: 20.10.2010
OP-Dauer (Schnitt/Naht): 08.25 – 10.08
Saal: B 3

Personal:
Operateur: Prof. Dr. C. Josten
1. Assistent: OA Dr. J. Fakler
2. Assistent: K. Herfried (PJ)

Anästhesist: Dr. A. Bittler
Anästhesieschw./-pfl.: S. Lange
OP-Schwester/-pfl.: S. Meyer
OP-Springer: G. Schnar

Vorgeschichte/Indikation: Der Patient ist bei Arbeiten auf dem Garagendach ausgerutscht und hinabgestürzt: ein BG-lich versicherter Unfall. Initial Hämatom, Schwellung, Schmerzen rechter Rückfuß, kein Kompartmentsyndrom. Nach Weichteilkonditionierung wird die Indikation zur offenen Reposition und Plattenosteosynthese gestellt, eine ausführliche Aufklärung erfolgte präoperativ.

Diagnose: Geschlossene, dislozierte intraartikuläre Kalkaneusfraktur (AO 82-B2, »joint depression-type«) rechts

Operation: Offene Reposition und Plattenosteosynthese (Fa. Synthes, Titan), lokale Drainage.

Vorgehen: Ungestörte ITN. Cefuroxim 1,5 g i.v. Linksseitlage, wiederholte Hautdesinfektion, übliches steriles Abdecken. Zugangsorientierung unter BV.

L-förmiger erweiterter lateraler Zugang. Schichtweise Präparation, sukzessive Blutstillung. Subperiostale Präparation des Hautlappens unter Schonung von N. suralis und Peronealsehnen. Von lateral Einbringen dreier 2,0-mm-K-Drähte in den Talus, die umgebogen werden, um die Weichteile beiseite zu halten. Nunmehr gute Übersicht über den lateralen Kalkaneus. Die laterale Kalkaneuswand ist mit der posterioren Facette herausgeborsten, steht unmittelbar unter der Fibulaspitze. Nachdem das laterale Fragment nach kaudal geklappt wird, zeigt sich die imprimierte restliche posteriore Facette. Es entleert sich Hämatom aus dem Subtalargelenk. Spülen des Gelenkes und Entfernen kleinster osteochondraler Fragmente. Unter leichtem Varusstress lässt sich der mediale Anteil des Subtalargelenkes mit der Fraktur des geringfügig dislozierten Sustentaculums einsehen. Mit dem Elevatorium wird die posteriore Facette angehoben. Das Sustentaculum-Fragment mit kleinem medialen Gelenkanteil wird nun an das zentrale posteriore Facetten-Hauptfragment reponiert und mit zwei 1,2-mm-K-Drähten fixiert. Diese werden bis nach medial perkutan vorgebohrt, etwas gekürzt und von medial weiter zurückgezogen, sodass der laterale Gelenkanteil mit lateraler Wand an die posteriore Facette reponiert und mit einem weiteren 1,2-mm-K-Draht fixiert werden kann. Subchondral Plazieren einer KFI-Zugschraube, die medial das Sustentaculums fasst. Von dorsal wird nach Stichinzision eine Schanzsche Schraube eingebracht. Diese wird als »Joystick« zur Korrektur des Varus verwendet. Nach entsprechender Reposition (Westhues-Manöver) temporäre Fixation der Fraktur und Transfixation der angrenzenden Gelenke mittels zweier 2,0-mm-K-Drähte, die von dorsal in Richtung Kalkkkaneokubiodgelenk und Subtalargelenk eingebracht werden. Die BV-Kontrolle seitlich, tangential und in der Brodenprojektion zeigt eine nahezu stufenfreie Reposition der posterioren Facette, einen regelrechten Böhler- und Gissane-Winkel sowie die vollständige Korrektur des Varus. Anlegen der Platte und Besetzen der Plattenlöcher mit KFI-Schrauben (insgesamt 9), wobei je mindestens zwei das Tuber-, das subthalamische und das Processus-anterior-Fragment fassen. Entfernen der K-Drähte. Die erneute BV-Kontrolle zeigt eine unverändert gute Frakturstellung mit regelrecht einliegenden Implantaten. Ausgiebige Spülung (500 ml), sorgfältige Blutstillung. Einlegen einer 10er Redondrainage. Subkutan- und Hautnaht nach Allgöwer, wobei die Knoten jenseits des präparierten Hautlappens gelegt werden. Steriler Verband.

Procedere: Frühfunktionelle Nachbehandlung, Motorschiene. Mobilisation mit 20 kg Teilbelastung an UA-Gehstützen für 6 Wochen, dann zügige Vollbelastung. Röntgen-Kontrolle postoperativ sowie in 2, 6 und 12 Wochen. Engmaschige Verlaufskontrollen in unserer D-Arzt-Sprechstunde.

Prof. Dr. med. C. Josten (Klinikdirektor)

10.3.4 Os-naviculare-Fraktur – Plattenosteosynthese

OP-Bericht, Klinik für Unfall- und Wiederherstellungschirurgie

Pat.-Nr.: 054558483
Aktuelle Klinik: Unfallchirurgie
Pat.-Name: Sperling, Ragnar

Fall-Nr.: A3511907/2010
Station: B3-1
Geb.-Dat.: 16.09.1958
Geschlecht/Alter: m, 52 J.

OP-Datum: 10.11.2010
OP-Dauer (Schnitt/Naht): 14.19 – 15.10 Uhr
Saal: B 6

Personal:
Operateur: OA Dr. L. Jansch
1. Assistent: A. Eisenkrämer
2. Assistent: C. Nettlau

Anästhesist: Fr. Dr. B. Brandt
Anästhesieschw./-pfl.: B. Bach
OP-Schwester/-pfl.: D. Rameloh
OP-Springer: B. Seifert

Vorgeschichte/Indikation: Der Patient erlitt einen Unfall beim Paragliding mit Stauchungs- und Verdrehtrauma des rechten Fußes. ***Klinisch kein Kompartmentanhalt.*** Röntgenologisch zeigte sich zunächst nur eine Unruhezone bzw. Bandabsprengung des Os naviculare pedis. Die weiterführende CT-Diagnostik erbrachte jedoch eine mediale Trümmerfraktur des Os naviculare und eine Inkongruenz des Talonavikular- und des Kalkaneokuboidalgelenkes, sodass von einer zusätzlichen Chopart-Luxationskomponente auszugehen ist. Nach weitestgehendem Abschwellen der Weichteile besteht nun nach 5 Tagen die Indikation zur definitiven Versorgung. Der Patient hat nach entsprechender Risikoaufklärung in die OP eingewilligt.

Diagnosen: Geschlossene, instabile transnavikulare Chopart-Luxationsfraktur rechts.

Therapie: Offene Reposition des Os naviculare und Osteosynthese mittels 6-Loch-Leiterplatte 2,0 mm winkelstabil. Temporäre Arthrodese des Chopart-Gelenks durch zwei 2,0-mm-K-Drähte talonavikular und kalkaneokuboidal.

Operation: Spinalanästhesie. Cefuroxim 1,5 g i.v. Rückenlagerung. Entsprechende Polsterung. Wiederholte Hautdesinfektion, übliches steriles Abdecken. Sterile Anlage einer Oberschenkelblutsperre mit 300 mmHg. Hautschnitt über der rechten Fußwurzel anteromedial, eingehend zwischen M.-extensor-hallucis-longus- und M.-tibialis-anterior-Sehne direkt auf die Oberfläche des Os naviculare unter Darstellung des Talonavikulargelenkes. Eingeklemmte Bandanteile werden reponiert. Subperiostales Darstellen des Os naviculare unter Längsinzision der Restkapsel nach proximal. Unter Sicht in das Talonavikulargelenk erfolgt mittels K-Draht das vorsichtige Anheben der navikularen Gelenkfläche und die Unterfütterung durch lockere Spongiosa, sodass der entstandene Hohlraum anschließend ausreichend aufgefüllt ist. Bei regelrechter Aufrichtung der Gelenkfläche Durchführung der Osteosynthese mittels entsprechend der Anatomie vorgebogener 2,0-mm-6-Loch Leiterplatte, welche mit winkelstabilen Schrauben besetzt wird. Unter Sicht besteht eine nahezu anatomische Reposition der talonavikularen Gelenkfläche. Prüfung unter BV. Es zeigt sich in allen Ebenen und auch in der Schrägaufnahme eine ***regelrechte Cyma-Linie***, sodass von einer weitestgehend anatomischen Reposition des Chopart-Gelenkes auszugehen ist. Die dynamische BV-Untersuchung offenbart jedoch eine deutliche Aufklappbarkeit kalkaneokuboidal. Von distal werden nun über Stichinzisionen und unter sorgfältigem Schutz der Sehnen- und der Gefäßnervenstrukturen zwei Kirschner-Drähte (2,0 mm) unter BV-Kontrolle in beiden Ebenen zur Arthrodese des Talonavikular- als auch des Kalkaneokuboidalgelenkes eingebracht. Biegen der Drahtenden und subkutane Versenkung. Abschließende BV-Kontrolle, weiterhin gute Stellung der Fußwurzelknochen, regelhafte Implantatlage. Spülung des Wundgebietes. Weitgehender Verschluss der Talo- und Navikulargelenkskapsel durch mehrere Vicryl-Z-Nähte. Einlage einer subkutanen Redondrainage, Hautverschluss durch Rückstichnähte, steriler Verband und Anlage einer dorsalen US-L-Longuette.

Procedere: Röntgen re. Fuß in 3 Ebenen nach Redonentfernung sowie nach 2 + 6 Wochen postoperativ, 8 Wochen Entlastung, dann Entfernung der Kirschnerdrähte und schrittweises Aufbelastung in angepasster Sohleneinlage mit fester Form. Analgesie und Thromboseprophylaxe nach Maßgabe der Stationsärzte.

Dr. med. L. Jansch (FA f. Chir./Ortho./spez. UChir.)

10.3.5 Os-metacarpale-Fraktur – Plattenosteosynthese

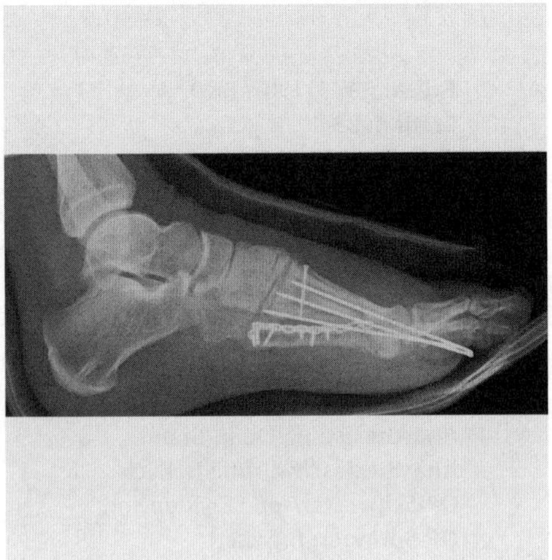

OP-Bericht, Klinik für Unfall- und Wiederherstellungschirurgie

Pat.-Nr.: 290000083
Aktuelle Klinik: Unfallchirurgie
Pat.-Name: Dobmann, Gunnar

Fall-Nr.: B6650525/2009
Station: B3-2
Geb.-Dat.: 22.08.1979
Geschlecht/Alter: m, 30 J.

OP-Datum: 19.09.2009
OP-Dauer (Schnitt/Naht): 12.39 – 14.20 Uhr
Saal: B 6

Personal:
Operateur: Dr. H. Siekmann
1. Assistent: C. Bauer

Anästhesist: Fr. C. Rippenstiel-Beyerlein
Anästhesieschw./-pfl.: B. Senftenberg
OP-Schwester/-pfl.: F. Fahrig
OP-Springer: B. Seifert

Vorgeschichte/Indikation: Der Pat. ist unter Alkoholeinfluss, seine Ehefrau tragend, mit dem linken Fuß von einer Treppenstufe abgerutscht. Am Folgetag Vorstellung mit starken Schmerzen bei u.g. Diagnose. Weichteile nur wenig geschwollen. Der Pat. willigt in das zeitnahe operative Vorgehen unter Aufklärung der entspr. Risiken ein.

Diagnose: Geschlossene dislozierte Schaftfrakturen MFK II–V- und MFK I-Basisfraktur links mit Gelenkbeteiligung.

Operation: Offene Reposition MFK I und V bei Schrauben- sowie Plattenosteosynthesen (Leibingersystem), intramedulläre Minimalosteosynthesen (Titan-K-Drähte) MFK II-IV.

Vorgehen: Spinalanästhesie. Cefuroxim 1,5 g i.v. Rückenlagerung, entspr. Polsterung. Wiederholte Hautdesinfektion, übliches steriles Abdecken.

Ca. 7 cm langer Hautschnitt lateral über dem MFK V, beginnend an der Basis dann nach kaudal. Scharfe Längstrennung subkutan, unkomplizierte Darstellung der Basis des MFK V bis zur Schaftmitte. Die Fraktur wird mittels Raspatorium dargestellt, gereinigt und reponiert. Die Fragmente verhaken sich anatomisch ineinander. Zubiegen einer 10-Loch-Titan-L-Platte. Mit dem Rasp wird subkutan nach distal präpariert, dann die Platte eingeschoben. Besatz der Platte an beiden Hauptfragmenten mit je einer gut ziehenden bikortikalen Schraube, BV-Kontrolle, gute Stellung, gute Implantatlage. Weiterer Schraubenbesatz an beiden Hauptfragmenten mit letztendlich je 3 Schrauben, die alle gut im Knochen anziehen. Daher wird auf einen weiteren Plattenbesatz mit Schrauben verzichtet, ein Wechsel auf eine kürzere Platte ist der Situation nicht angemessen.

Nun BV-Orientierung über der Basis des MFK I, medioventrale Längsinzision von knapp 3 cm Länge und stumpf spreizende Präparation. Die Gelenkkapsel Os cuneiforme med./MFK I ist eingerissen, es entleert sich Hämatom. Spülung und Inspektion des Gelenkes, keine wesentliche Fehlstellung. Entscheid zur Schraubenunterfütterung. Eine Leibingerschraube wird bikortikal in üblicher Weise eingebracht. Diese fasst das Abschlagfragment, die Fraktur steht anschl. gesichert bei nur diskreter Stufenbildung der Gelenkfläche. Weitere Schrauben sind aufgrund der Größe des gequetschten Abschlagfragmentes nicht möglich.

Nochmals Hautdesinfektion. Zuwenden zum MFK II–IV. Diese werden von sohlenseitig distal in Höhe des jeweiligen Zehengrundgelenks mit 1,5er K-Drähten perkutan unter BV-Kontrolle aufgefädelt. Am MFK II u. III kann das kraniale Fragment jeweils unter entspr. Repositionsmanövern nach 2 bis 3 Versuchen aufgefädelt werden. Die K-Drähte werden BV-kontrolliert subchondral platziert. Am MFK IV hingegen gelingt das Auffädeln nicht adäquat. Entscheid zur Inzision über der Fraktur, Stumpf spreizende Präparation an den Strecksehnen vorbei. Reposition der Fragmente mit dem Elevatorium. Die K-Draht-Passage der Fraktur gelingt nun in gewünschter Weise. Kürzen und Umbiegen der Drähte. BV-Abschluss, gute Stellung der Frakturen, gute Implantatlage. Spülung (500 ml). Kontrolle auf Bluttrockenheit. Schichtweiser Wundschluss. Hautrückstiche. Steriler Verband.

Procedere: Röntgen nach 24 h und nach 2 + 6 Wochen. Nur Isometrie. 5 Wochen Ruhigstellung im gespaltenen Hardcast. Dann Drahtentfernung und Mobilisation bei Vollbelastung. Engmaschige Weichgewebekontrollen. Analgesie und Thromboseprophylaxe nach Maßgabe der Stationsärzte.

Dr. med. H. Siekmann (Komm. Direktor)

10.3.6 Großzehengrundgliedfraktur – Schraubenosteosynthese

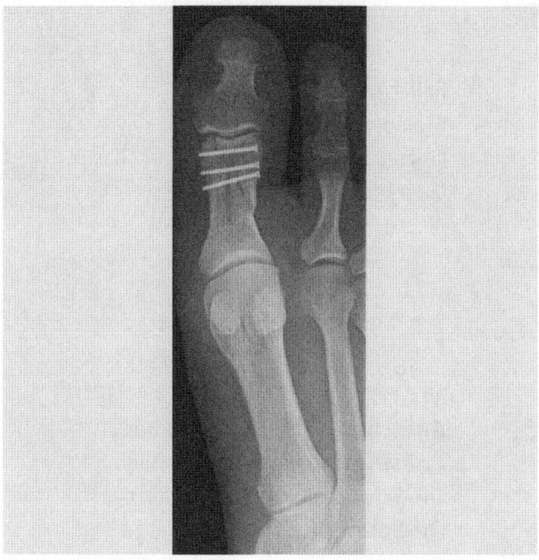

OP-Bericht, Klinik für Unfall- und Wiederherstellungschirurgie

Pat.-Nr.: 290092765
Aktuelle Klinik: Unfallchirurgie
Pat.-Name: Wurst, Hans

Fall-Nr.: B8463001/2009
Station: B3-3
Geb.-Dat.: 22.01.1958
Geschlecht/Alter: m, 52 J.

OP-Datum: 05.09.2010
OP-Dauer (Schnitt/Naht): 11.39 – 12.14 Uhr
Saal: B 6

Personal:
Operateur: C. Bauer
1. Assistent: OA Dr. Jansch

Anästhesist: Fr. C. Rippenstiel-Beyerlein
Anästhesieschw./-pfl.: B. Bach
OP-Schwester/-pfl.: F. Fahrig
OP-Springer: D. Rameloh

Vorgeschichte/Indikation: Dem Pat. ist bei Arbeiten im eigenen Garten eine Steinplatte auf den Vorfuß gefallen. Hierbei hat er sich die nachstehende Verletzung zugezogen. Bei Dislokation und akzeptablen Weichteilen nach Abschwellung erfolgt nun nachstehendes operatives Vorgehen im Einvernehmen mit dem Patienten.

Diagnose: Geschlossene, dislozierte Großzehengrundgliedfraktur links mit Gelenkbeteiligung (Typ C).

Operation: Offene Reposition, Schraubenosteosynthese (Leibinger-System).

Vorgehen: Ungestörter Beinblock. Cefuroxim 1,5 g i.v. Rückenlagerung, entspr. Polsterung. 3fache Hautdesinfektion und übliches steriles Abdecken.

Axialer Hautschnitt auf dem Rist der Großzehe über dem Grundglied. Subkutane Trennung, Die Strecksehne wird mittels Langenbeck-Haken zur Seite gehalten, anschl. der Knochen mit Fraktur mittels Raspatorium dargestellt. Kurze quere Arthrotomie zwecks Kontrolle der stufenlosen Reposition. Es zeigt sich o.g. Fraktur, die mittels scharfen Löffels gereinigt wird. Spülung. Reposition. Retention mittels 1er K-Drähten. Die Fraktur stellt sich nahezu stufenlos in der Gelenkfläche ein. In üblicher Weise werden nun 3 bikortikale Schrauben (Leibinger-System) eingebracht, die jeweils exzellent im Knochen anziehen, die Fragmente stabil aufeinanderstellen. BV-Kontrolle, gute Frakturstellung, gute Implantatlage.

Spülung (200 ml). Kontrolle auf Bluttrockenheit. Schichtweiser Wundschluss. Hautrückstiche. Steriler Verband.

Procedere: Rö-Ko. nach 24 h und 2 + 6 Wochen. Vorfußentlastungsschuh für 3 Wochen. Anschl. in den drei Folgewochen Steigerung bis zur Vollbelastung. Mobilisation schmerzorientiert erlaubt. Engmaschige Weichgewebekontrollen. Analgesie und Thromboseprophylaxe nach Maßgabe der Stationsärzte.

C. Bauer (Assistenzarzt)

10.3.7 Achillessehnenruptur – Naht

OP-Bericht, Klinik für Unfall- und Wiederherstellungschirurgie

Pat.-Nr.: 088995723
Aktuelle Klinik: Unfallchirurgie
Pat.-Name: Luck, Ingolf

Fall-Nr.: B3471115/2010
Station: B3-2
Geb.-Dat.: 04.10.74
Geschlecht/Alter: m, 35 J.

OP-Datum: 17.09.2010
OP-Dauer (Schnitt/Naht): 12.04 – 12.48 Uhr
Saal: B 6

Personal:
Operateur: C. Nettlau
1. Assistent: OA Dr. R. Neef
2. Assistent: K. Schill (PJ)

Anästhesist: Fr. Dr. B. Brandt
Anästhesieschw./-pfl.: B. Bach
OP-Schwester/-pfl.: B. Seifert
OP-Springer: S. Sonntag

Vorgeschichte/Indikation: Der Pat. hat beim priv. Fußballspiel im Anlaufen plötzlich ein Reißen in der Wade verspürt. Keine Fremdeinwirkung. Thompsontest positiv, sonographisch ebenfalls Nachweis der u.g. Verletzung. Eingehende Beratung, anschl. Entscheid zum operativen Vorgehen, in das der Pat. schriftlich eingewilligt hat.

Diagnose: Achillessehnenruptur rechts.

Operation: Doppelte Kernnaht nach Kirchmayr, Vicrylfeinadaptation, lokale Drainage.

Vorgehen: Spinalanästhesie, Bauchlagerung, entsprechende Polsterung. Cefuroxim 1,5 g i.v. Auswickeln des Beines, Blutsperre 300 mm Hg. Wiederholte Hautdesinfektion, übliches steriles Abdecken.

Typischer Hautschnitt medial längs der Achillessehne. Subkutan scharfe Trennung, darunter sichtbar das rupturierte Peritendineum sowie Rupturfasern der Sehne. Weitere Präparation, sukzessive Blutstillung. Darstellung der ausgefaserten Sehnenstümfe nach Längsinzision des Peritendineums. Gewinnung zweier Portionen für die histologische Untersuchung. Nun Ausstreichen der Sehnenstümfe zur Orientierung der Lage. Anschl. wird in Kirchmayr-Nahttechnik jeweils dorsal und ventral eine 1er PDS-Naht vorgelegt. Unter Plantarflexion werden darauf die Nähte gezogen und geknotet, beginnend mit der ventralen Naht. Hierbei kommen die Sehnenstümpfe auf ganzer Fläche zur sicheren Adaptation. Feinadaptation einzelner Fasern mit 4-0er Vicryl sowie Fibrin-Kleber. Ausgiebige Spülung. Soweit möglich erfolgt erneut mit 4-0er Vicryl die Naht des Peritendineums, die jedoch nicht komplett gelingt. Öffnen der Blutsperre, Koagulation noch kleiner Blutungen. Anschl. keine auffälligen Blutungen mehr, auf eine Redondrainage kann verzichtet werden. Invertierende Subkutannaht, Spannungsfreie Hautrückstichnähte. Steriler Verband. Anlage des Vacuped-Schuhs.

Procedere: Analgesie und Thromboseprophylaxe nach Maßgabe der Stationsärzte. Engmaschige Wundkontrollen, Entfernung des Nahtmaterials nach 14 Tagen. Vollbelastung im »Walker« in Spitzfußstellung. Keilentfernung nach 14 Tagen. Neutralposition nach 6 Wochen. »Walker« insgesamt für 8 Wochen. Weiterbehandlung bei einem niedergelassenen Unfallchirurgen.

Ch. Nettlau (Assistenzarzt)

Arthroskopie

11.1 Knie

L. Irlenbusch

11.1.1 Traumatische Außenmeniskusläsion – Naht

OP-Bericht, Klinik für Unfall- und Wiederherstellungschirurgie

Pat.-Nr.: 150574321
Aktuelle Klinik: Unfallchirurgie
Pat.-Name: Güldner, Sveja

Fall-Nr.: A3334321/2010
Station: B3-1
Geb.-Dat.: 10.10.89
Geschlecht/Alter: w, 21 J.

OP-Datum: 19.10.2010
OP-Dauer (Schnitt/Naht): 09.00 – 09.37 Uhr
Saal: B 1

Personal:
Operateur: Dr. L. Irlenbusch
1. Assistent: Dr. H. Siekmann

Anästhesist: Fr. C. Rippenstiel-Beyerlein
Anästhesieschw./-pfl.: B. Bach
OP-Schwester/-pfl.: D. Rameloh
OP-Springer: G. Guderian

Vorgeschichte/Indikation: Kniedistorsion bei einem Treppensturz vor gut 1 Woche. Klinisch finden sich eindeutige Hinweise für eine isolierte Außenmeniskusläsion. MR-tomographisch konnte dies bestätigt werden. Die Indikation zur Arthroskopie wurde gestellt. Der Patient wurde über das operative Vorgehen aufgeklärt.

Diagnose: Frischer Radiärriss Außenmeniskushinterhorn Kniegelenk rechts.

Operation: Arthroskopisch gestützte Naht des Außenmeniskushinterhorns in All-inside-Technik Knie rechts.

Vorgehen: Ungestörte Spinalanästhesie. Cefuroxim 1,5 g i.v. Patientin in Rückenlage, Lagerung im Beinhalter. In der ***Narkoseuntersuchung*** finden sich stabile Bandverhältnisse sowohl für die Seiten- als auch für die Kreuzbänder.

Wiederholte Hautdesinfektion, steriles Abdecken in üblicher Weise. Setzen des anterolateralen Standardzuganges zur Kniegelenksarthroskopie. Nach Einführen des Trokars entleert sich wenig blutiger Erguss. Anschließend wird nach Schaffung regelrechter Sichtverhältnisse der anteromediale Port unter Zuhilfenahme einer Nadel angelegt. Einführen des Tasthakens.

Diagnostischer Rundgang: Im Suprapatellarraum unauffällige Schleimhautverhältnisse. Unauffälliger Knorpel, bei regelrechtem zentriertem Patellalauf. Beim Übergang in den medialen Recessus ebenfalls unauffällige Verhältnisse ohne Unterblutungen. Im medialen Kompartiment unauffällige Knorpelverhältnisse, unauffälliger Meniskus bei erhaltener Ringspannung. In der Interkondylärregion intaktes vorderes und hinteres Kreuzband bei erhaltenem Synovialschlauch. Unauffällige Tasthakenprüfung und Translationsbewegung.

Einnahme der Viererposition. Unauffällige Knorpelverhältnisse. Im Bereich des Außenmeniskushinterhorns finden wir eine türflügelartige Läsion, welche bis in die rot-rote Zone hineinreicht. Der umgebende Knorpel bzw. der korrespondierende Knorpel auf der Tibiakonsole stellt sich unauffällig dar. Aufgrund des Alters der Patientin und der Konstellation der Meniskusläsion Entscheid zur Nahtfixation. Diese wird in All-inside-Technik durchgeführt. Hierfür zunächst Anfrischen der Ränder der Läsion. Dies erfolgt zum einen mittels eines Shavers, zum anderen mittels einer Kugelraspel. Danach Einbringen eines All-inside-Nahtgerätes (Fa. Arthrex, Meniscal Cinch). Vorgängig wird der Tiefenstopp auf 14 mm eingestellt. Nun erfolgt zunächst das Einbringen des 1. Nahtankers auf der lateralen Seite der Meniskusläsion. Anschließend wird der 2. Nahtanker auf der medialen Seite ebenfalls problemlos platziert.

Entfernen des Nahtgerätes. Über den vorgelegten Faden lässt sich die Läsion nun problemlos schließen. Unter Tasthakenprüfung finden wir eine stabil genähte Läsion bei guter Adaptation der Läsionsränder. Der intraartikulär verbliebene Faden wird mittels einer intraartikulären Fadenschere durchtrennt und entfernt. Abschlussbilder zur Dokumentation.

Spülen des Gelenkes. Einlage einer 10er Redon. Wundverschluss. Steriler Verband. Elastische Wickelung.

Procedere: Mobilisation mittels 20 kg Teilbelastung für 4 Wochen postoperativ, Bewegungseinschränkung mittels Orthese 0-0-30° für die 1. und 2. Woche postoperativ, danach Steigerung um jeweils 30° alle 2 Wochen, Freigabe ab der 7. postoperativen Woche

Dr. med. L. Irlenbusch (FA f. Orthopädie u. Unfallchirurgie)

11.1.2 Traumatische Innenmeniskusläsion – Resektion

OP-Bericht, Klinik für Unfall- und Wiederherstellungschirurgie

Pat.-Nr.: 150578055
Aktuelle Klinik: Unfallchirurgie
Pat.-Name: Dunkel, Steffen

Fall-Nr.: A3334567/2010
Station: B2-1
Geb.-Dat.: 20.10.81
Geschlecht/Alter: m, 29 J.

OP-Datum: 19.10.2010
OP-Dauer (Schnitt/Naht): 09.44 – 10.02 Uhr
Saal: B 1

Personal:
Operateur: Dr. M. Schulz
1. Assistent: Dr. L. Irlenbusch

Anästhesist: Fr. C. Rippenstiel-Beyerlein
Anästhesieschw./-pfl.: B. Bach
OP-Schwester/-pfl.: D. Rameloh
OP-Springer: F. Fahrig

Vorgeschichte/Indikation: Herr Dunkel klagt seit ca. 2 Wochen nach einem fragl. Verdrehtrauma des Kniegelenkes, aus der Hocke hochkommend, über anhaltende Beschwerden im rechten Kniegelenk. Klinisch und MR-tomographisch Nachweis einer Innenmeniskusläsion. Die Indikation zur Arthroskopie wurde gestellt, der Pat. hat in die Operation nach entsprechender Aufklärung eingewilligt.

Diagnose: Innenmeniskushinterhornläsion Kniegelenk rechts (Zone weiß-weiß), Knorpeldegeneration femoral und tibial medial (Grad I–II nach ICRS).

Operation: Arthroskopie mit partieller Innenmeniskushinterhornresektion Kniegelenk rechts, Histologie.

Vorgehen: Patient in Rückenlage, entsprechende Polsterung. Bein rechts in entspr. Beinschiene. Cefuroxim 1,5 g i.v. ***Narkoseuntersuchung:*** Allseits stabile Bandverhältnisse. Ventrale und dorsale Translation mit festem Anschlag, kein Erguss. Beweglichkeit für Streckung/Beugung frei.

Wiederholte Hautdesinfektion, übliches steriles Abdecken. Zunächst typisches Setzen des anterolateralen Standardzuganges. Nach Einbringen des Arthroskops Auffüllen des Gelenkes mit Ringerlösung. Über das Arthroskop bzw. über den Trokar entleert sich eine wenig bernsteinfarbene Flüssigkeit. Platzieren des anteromedialen Portals mittels einer Nadel und anschließender Stichinzision. Einführen des Tasthakens.

Diagnostischer Rundgang: Im Suprapatellarraum finden wir eine mäßig ausgeprägte Reizsynovitis. Altersentsprechender Knorpelbefund mit regelrechtem zentriertem Patellalauf. Nun Umschwenken über den medialen Seitenrecessus, welcher sich unauffällig darstellt, in das mediale Kompartiment. Hier finden wir einen altersentsprechenden Knorpelbefund mit zentralen Grad-I–II-Läsionen (nach ICRS) im Bereich der Hauptbelastungszone der Femurrolle und des Tibiaplateaus. Im Bereich des Innenmeniskushinterhornes finden wir degenerativ imponierende Auffaserungen mit einer teilweisen Lappenbildung. Nun Einschwenken interkondylar. In der Interkondylarregion sehen wir ein unauffälliges vorderes und hinteres Kreuzband bei erhaltenem Synovialschlauch. Bei der Tasthakenprüfung finden wir stabile Verhältnisse. Nun Umschwenken in das laterale Kompartiment nach Einnahme der Viererposition. Hier ebenfalls bzw. altersentsprechende unauffällige Knorpelverhältnisse. Intakter Meniskus bei erhaltener Ringspannung, auch bei Taststabkontrolle. Unauffällige Popliteussehne. Über dem lateralen Recessus, welcher sich ebenfalls unauffällig darstellt, gelangen wir wieder in den Suprapatellaraum. Hier erfolgt ein sparsames Débridement der Synovialzotten.

Nun neuerlich Einschwenken ins mediale Kompartiment. Bei degenerativ imponierendem Befund in der weiß-weißen Zone muss von einer Refixation des Innenmeniskus Abstand genommen werden. Mittels einer Hinterhornstanze und anschließend mit dem Shaver Entfernung der Läsionen und Glättung der Ränder. Der restliche Meniskus stellt sich intakt bei gut erhaltender Ringspannung dar.

Anschließend Spülen des Gelenkes. Einlage einer Redondrainage. Wundverschluss. Steriler Verband. Elastische Wickelung.

Procedere: Mobilisation unter Vollbelastung nach Maßgabe der Beschwerden, intensive krankengymnastische Beübung und Propriozeptionsschule. Analgesie und Thromboseprophylaxe nach Maßgabe der Stationsärzte.

Dr. med. M. Schulz (Assistenzarzt)

11.1.3 Traumatische Innenmeniskusläsion – Naht

OP-Bericht, Klinik für Unfall- und Wiederherstellungschirurgie

Pat.-Nr.: 150689255
Aktuelle Klinik: Unfallchirurgie
Pat.-Name: Bierchen, Uwe

Fall-Nr.: A8234567/2010
Station: B3-1
Geb.-Dat.: 20.10.75
Geschlecht/Alter: m, 34 J.

OP-Datum: 19.04.2010
OP-Dauer (Schnitt/Naht): 09.30 – 10.12 Uhr
Saal: B 3

Personal:
Operateur: OA Dr. R. Neef
1. Assistent: A. Eisenkrämer

Anästhesist: Fr. C. Rippenstiel-Beyerlein
Anästhesieschw./-pfl.: B. Bach
OP-Schwester/-pfl.: X. Montez
OP-Springer: F. Fahrig

Vorgeschichte/Indikation: Herr Bierchen zog sich am gestrigen Tag beim Fußballspiel eine Distorsion des rechten Kniegelenkes zu. Bei klinisch eindeutigen Hinweisen auf eine Meniskusläsion mit Streckhemmung wurde die Indikation zur Arthroskopie gestellt. Der Pat. hat nach entspr. Risikoaufklärung in die Operation eingewilligt.

Diagnose: Frische Läsion des Innenmeniskus in der Intermediärzone Kniegelenk rechts.

Operation: Arthroskopisch gestützte Innenmeniskusnaht in Outside-in-Technik Kniegelenk rechts.

Vorgehen: Ungestörte ITN. Cefuroxim 1,5 g i.v. Patient in Rückenlage und Beinschale rechts, entspr. Polsterung. In der ***Narkoseuntersuchung*** finden sich allseits stabile Bandverhältnisse sowie ein intraartikulärer Erguss. Wiederholte Hautdesinfektion, übliches steriles Abdecken. Blutsperre mit 300 mmHg. Typisches Setzen des anterolateralen Standardzuganges. Einführung des Trokars. Entleerung von ca. 30 ml Hämarthros ***ohne Fettaugen***. Spülung des Gelenkes und Auffüllung mit Ringerlösung. Unter arthroskopischer Sicht Setzen des anteromedialen Ports mittels Nadel und anschließender Stichinzision. Einführen des Tasthakens.

Diagnostischer Rundgang: Nach Schaffung regelrechter Sichtverhältnisse finden wir im Suprapatellarraum einen unauffälligen oberen Recessus bei einem altersentsprechend unauffälligem Knorpelbefund und regelhaft zentriertem Patellalauf. Über den medialen Seitenrecessus, welcher sich unauffällige darstellt, gelangen wir in das mediale Kompartiment. Hierbei unauffällige Knorpelverhältnisse. Im Bereich der Intermediärzone des Innenmeniskus finden wir eine ca. 3 cm lange Horizontalläsion in der rot-roten Zone. Unter Tasthakenprüfung lässt sich diese teilweise in das Gelenk luxieren. Ansonsten unauffälliger Meniskus. Fortführung des diagnostischen Rundgangs. In der Interkondylärregion sehen wir ein unauffälliges vorderes sowie hinteres Kreuzband ohne Unterblutungszeichen bei intaktem Synovialschlauch. Die Tasthakenprüfung und die Translationsprüfung sind ebenfalls unauffällig. Einnehmen der Viererposition. Unauffällige Knorpelverhältnisse bei intaktem Meniskus mit erhaltener Ringspannung. Unauffällige Popliteussehne.

Zurücklegen des Beines in Normalposition. Aufgrund der Risskonfiguration ohne auffällige degenerative Veränderungen Entschluss zur Meniskusnaht in Outside-in-Technik. Hierzu wird eine rosa Kanüle mit einem Prolene 2/0-Faden bestückt. Diese Nadel wird von außen im Bereich des Gelenkspaltes nach intraartikulär geführt. Hierbei wird sowohl die Meniskusbasis als auch der teilweise luxierbare Meniskuslappen durchstochen. Eine Fadenschlaufe kann in das Gelenk vorgelegt werden. Eine 2. rosa Kanüle, welche ebenfalls mittels eines Prolene 2/0-Fadens beladen wurde, wird in gleicher Weise in ca. 1-1,5 cm Abstand in das Gelenk, unter Durchspießung der Meniskusbasis und des Lappens, eingebracht. Einführen des Fadens in das Gelenk. Mittels einer Fasszange, welche über das anteromediale Portal in das Gelenk eingebracht wird, wird nun der vorgelegte Faden in die 2. Fadenschlaufe eingelegt. Danach Ausleiten der Fadenschlaufe nach extraartikulär. Hierbei lässt sich nun die Horizontalläsion sehr schön adaptieren. Es findet sich keine Wellenbildung. Die beiden nach medial ausgeleiteten Fäden werden über einen Hautschnitt zusammengeführt. Nun subkutane Tunnelung, sodass beim Knoten kein Gewebe eingebunden bzw. eingeknotet wird. Knoten der vorgelegten Fäden und Versenkung unter Hautniveau. Intraartikulär finden wir unter Tasthakenprüfung stabile Verhältnisse. Eine weitere Naht ist somit nicht notwendig.

Über den lateralen Seitenrecessus, welcher sich im Übrigen unauffällig darstellt, wird in den Suprapatellarraum zurückgegangen. Hier nochmals Spülen des Gelenkes. Einlage einer 10er Redon. Wundverschluss. Steriler Verband. Elastische Wickelung des Beines. Listra-Schiene.

Procedere: Weiterbehandlung entspr. des üblichen Nachbehandlungsschemas.

Dr. med. R. Neef (FA f. Chirurgie, Orthopädie u. spez. Unfallchirurgie)

11.1.4 Traumatische Innenmeniskusläsion – kollagener Meniskusersatz (CMI)

OP-Bericht, Klinik für Unfall- und Wiederherstellungschirurgie

Pat.-Nr.: 462078055
Aktuelle Klinik: Unfallchirurgie
Pat.-Name: Lobinski, Silvio Ronaldo

Fall-Nr.: A9534467/2010
Station: B2-1
Geb.-Dat.: 08.10.88
Geschlecht/Alter: m, 22 J.

OP-Datum: 29.10.2010
OP-Dauer (Schnitt/Naht): 11.44 – 13.02 Uhr
Saal: B 1

Personal:
Operateur: Dr. L. Irlenbusch
1. Assistent: OA Dr. L. Jansch
2. Assistent: Ch. Nettlau

Anästhesist: Fr. C. Rippenstiel-Beyerlein
Anästhesieschw./-pfl.: B. Bach
OP-Schwester/-pfl.: B. Seifert
OP-Springer: F. Fahrig

Vorgeschichte/Indikation: Der Pat. zog sich beim Eishockey ein Kniedistorsionstrauma rechts zu. Klinisch und MR-tomographisch finden sich Hinweise für eine Meniskusläsion. Nach Aufklärung der operativen Möglichkeiten erfolgte mit Einverständnis des Pat. u.g. operatives Vorgehen.

Diagnose: Subtotaler, traumatisch bedingter Verlust des Innenmeniskus nach Distorsionstrauma Knie rechts.

Operation: Arthroskopie, subtotale Innenmeniskusresektion und Implantation eines kollagenen Meniskusimplantates (CMI) Innenmeniskus und Fixation mittels All-inside-Nähten (Meniscal Cinch, Fa. Arthrex), Histologie

Vorgehen: Patient in Rückenlage. Anlage Blutsperre. Cefuroxim 1,5 g i.v. Wiederholte Hautdesinfektion, übliches steriles Abdecken. Aufblasen der Blutsperre, 300 mm Hg. Setzen des anterolateralen Standardzugangs über eine Stichinzision. Einführen des Trokars. Entleerung von ca. 50 ml ***Hämarthros ohne Fettaugen***. Spülung, bis adäquate Sichtverhältnisse herrschen. Anschl. in üblicher Weise Setzen des anteromedialen Ports mittels einer feinen Nadel und Stichinzision. Einführen eines Tasthakens.

Diagnostischen Rundgang: Suprapatellar unauffällige Verhältnisse. Keine Synovitis. Altersentsprechender Knorpelbefund. Regelrechter zentrierter Patellalauf ohne Hyperkompression. Umschwenken über den medialen Seitenrecessus, unauffällige Darstellung. Im medialen Kompartiment findet sich eine große Korbhenkelläsion, welche mehrfach eingerissen ist. Ansonsten unauffällige Knorpelverhältnisse. Die Läsion des Meniskus stellt sich so dar, dass eine Refixation nicht mehr Erfolg versprechend erscheint. Fortführung des Rundganges. Unauffällige Notch mit intakten Kreuzbändern, regelrecht bei Tasthakenprüfung. Viererposition. Im lateralen Kompartiment finden sich regelrechte Knorpelverhältnisse und ein unauffälliger Außenmeniskus. Ebenfalls blande Politeussehne, unauffälliger lateraler Recessus.

Erneut Zuwenden zum medialen Kompartiment. Mittels einer Hinterhornstanze und einer arthroskopischen Fasszange wird ein Débridement des Meniskus und die Entfernung großer Meniskusteile durchgeführt (ad Histo). Anschl. erfolgt mittels Shavers das Glätten der verbliebenen Randleiste. Im Bereich des Hinterhorns bzw. des Vorderhorns bleiben Anteile bis in die rot-weiße Zone stehen. Ansonsten erfolgt die Resektion bis in die rote Zone. Beim Débridement Auftreten kleiner Mikroblutungen im Bereich der rot-roten Zone. ***Entscheid zur Implantation eines CMI.*** Einbringen einer skalierten Messlehre über den anteromediale Port und Abmessung der Defektgröße. Wir messen eine Defektgröße von ca. 55 mm aus. Zuschneiden der erforderlichen Implantatgröße aus dem befeuchteten CMI. Während dies geschieht, erfolgt zunächst das Einbringen einer temporären Halteschlaufe in Inside-out-Technik in der Intermediärzone. Einführen des CMI mittels Einführhilfe. Platzierung des CMI unter der Halteschlaufe und Straffen derselben. Mit dem Tasthaken wird nun eine Nachjustierung des Implantates vorgenommen. Wir erhalten eine korrekte Position an der Meniskusrandleiste. Nun erfolgt eine definitive Fixation des CMI mit einem All-inside-Nahtgerät (Meniscal Cinch, Fa. Arthrex). Zunächst wird im Hinterhornbereich eine Naht gesetzt. Dabei wird der 1. Nahtanker in den verbliebenen Meniskusrest, der 2. im Bereich des CMI eingebracht. Setzen zweier weiterer Anker im Abstand von ca. 1,5 cm in der Intermediärzone. Bisher erhalten wir ein weitgehend faltenfreies Implantat. Im Bereich des Vorderhorns findet sich nun ein leichter Überstand. Dieser wird mittels Stanze reseziert. Einpassen des Implantates mittels Tasthaken. Nun Wechsel der Portale. Die Kamera wird über das anteromediale Portal eingeführt. Der Arbeitszugang ist nun anterolateral. Über den anterolateralen Zugang erfolgt nochmal die Fixation im Vorderhornbereich mittels des Meniscal Cinch. Zum Abschluss stabiles Implantat. Fotodokumentation. Spülen des Gelenkes. Einlage einer 10er Redon. Wundverschluss. Steriler Verband. Listra-Schiene im OP.

Procedere: Nachbehandlung nach üblichem Schema.

Dr. med. L. Irlenbusch (FA f. Orthopädie u. Unfallchirurgie)

11.1.5 ASK – MACI offen

OP-Bericht, Klinik für Unfall- und Wiederherstellungschirurgie

Pat.-Nr.: 150578055
Aktuelle Klinik: Unfallchirurgie
Pat.-Name: Zimmer, Katrin

Fall-Nr.: A3334567/2010
Station: B3-3
Geb.-Dat.: 31.01.80
Geschlecht/Alter: w, 30 J.

OP-Datum: 21.09.2010
OP-Dauer (Schnitt/Naht): 08.05 – 09.29 Uhr
Saal: B 3

Personal:
Operateur: Dr. L. Irlenbusch
1. Assistent: Ch. Nettlau

Anästhesist: Dr. Y. Habib
Anästhesieschw./-pfl.: B. Bach
OP-Schwester/-pfl.: D. Rameloh
OP-Springer: F. Fahrig

Vorgeschichte/Indikation: Bei der Pat. wurde vor 7 Wochen arthroskopisch eine Knorpelentnahme zur MACI-Anzüchtung durchgeführt, nachdem sie im Rahmen Distorsion/Scherung eine Ablösung des Knorpels am medialen Condylus erlitten hatte. Nunmehr ist nach Aufklärung der Patientin die Implantation der MACI gegeben.

Diagnose: Traumatische Knorpelläsion Grad 3b (nach ICRS) medialer Femurkondylus 2 x 2 cm Kniegelenk re.

Operation: Arthroskopie und offene matrix-gekoppelte, autologe Chondrozytentransplantation (MACI) Kniegelenk rechts.

Vorgehen: Ungestörte Spinalanästhesie. Cefuroxim 1,5 g i.v. Patientin in Rückenlage. Blutsperre angelegt. Wiederholte Hautdesinfektion, übliches steriles Abdecken. Zunächst nochmals Arthroskopie des Gelenkes. Stichinzision und Eingehen über die Narbe des alten Arthroskopieports anterolateral. Intraartikulär finden wir ein reizfreies Gelenk. Die Knorpelläsion wird bestätigt. Ansonsten erneut unauffälliger Befund im ***diagnostischen Rundgang.*** Beenden der Arthroskopie.

Geschwungener Hautschnitt im Bereich der medialen Patellafacette, etwas weiterführend medial des Ligamentum patellae. Teils stumpfe, teils scharfe Präparation. Darstellung der Kapsel. Spaltung mittels Schere. Darstellen des medialen Femurkondylus und Einstellen der Läsion. Dies lässt sich ohne größere Probleme bei ca. 70° Kniebeugung erreichen. Es folgt zunächst ein Débridement der Läsion bis auf die verbliebene subchondrale Lamelle, ohne diese zu eröffnen. Instabile Anteile in den Randbereichen der Läsion werden ebenfalls mittels eines scharfen Löffels bzw. einer Kürette débridiert. Nach Beenden des Débridements haben wir schließlich einen Defekt von ca. 3 x 2 cm Größe. Nun zunächst Anfertigen einer Schablone der Defektgröße. Anschl. wird mittels der Schablone aus dem Knorpeltransplantat die entsprechende Größe ausgeschnitten. Einpassen des Knorpeltransplantates mittels zweier Pinzetten. Nachbearbeitung des Transplantates, bis eine sichere Einpassung möglich ist. Erneutes Entfernen des Transplantates. Austrocknen der Läsionsstelle unter Beachtung der Bluttrockenheit. Einbringen von Fibrinkleber und Einkleben des Transplantates mit der knorpelbesiedelten Seite zur Knochenlamelle hin. Es findet sich kein Überstand zu den gesunden Knorpelschultern. Anschl. wird der Übergangsbereich vom Transplantat zur Knorpelschulter noch mittels Fibrinkleber bedeckt. Insgesamt gute Einpassung des Transplantates. Eine Fixation der Ränder mittels Faden ist nicht notwendig.

Nun mehrfaches Durchbewegen des Kniegelenkes mit anschließender Kontrolle. Das Transplantat ist weiterhin stationär und stabil. Fotodokumentation.

Kapselnaht ohne vorherige Einlage einer Redondrainage bzw. einer Spülung des Gelenkes. Die Kapsel kann sicher verschlossen werden. Nun Spülen des Situs und Einlage einer Redon subkutan. Schichtweiser Wundverschluss. Steriler Verband. Elastische Wickelung. Listra-Schiene im OP.

Procedere: 20 kg Teilbelastung für 6 Wochen postoperativ, Beweglichkeit 0-0-30° für 2 Wochen postoperativ, danach Freigabe der Beweglichkeit. Analgesie und Thromboseprophylaxe nach Maßgabe der Stationsärzte.

Dr. med. L. Irlenbusch (FA f. Orthopädie u. Unfallchirurgie)

11.1.6 Rezidivierende Patellaluxationen – MPFL-Plastik

OP-Bericht, Klinik für Unfall- und Wiederherstellungschirurgie

Pat.-Nr.: 194622955
Aktuelle Klinik: Unfallchirurgie
Pat.-Name: Feisthammel, Samuel

Fall-Nr.: A3874567/2010
Station: B3-1
Geb.-Dat.: 20.10.78
Geschlecht/Alter: m, 33 J.

OP-Datum: 22.11.2010
OP-Dauer (Schnitt/Naht): 09.20 – 10.32 Uhr
Saal: B 1

Personal:
Operateur: Dr. L. Irlenbusch
1. Assistent: Dr. M. Schulz
2. Assistent: Ch. Nettlau

Anästhesist: Fr. C. Rippenstiel-Beyerlein
Anästhesieschw./-pfl.: B. Bach
OP-Schwester/-pfl.: D. Rameloh
OP-Springer: F. Fahrig

Vorgeschichte/Indikation: Der Pat. klagt seit geraumer Zeit über rezidivierende Patellaluxationen rechtsseitig. Vor gut 2 Jahren erfolgten auswärtig eine mediale Fesselung und ein laterales Release. Im weiteren Verlauf kam es in den letzten 3 Wochen erneut zu Luxationsereignissen. Radiologisch findet sich eine abgeflachte laterale Femurkondyle bei Patellaform Wiberg II. Die Indikation zur MPFL-Plastik ist gegeben.

Diagnose: Rezidivierende Patellaluxationen Kniegelenk rechts.

Operation: Arthroskopie und arthroskopisch gestützte Rekonstruktion des medialen patellofemoralen Ligamentes (MPFL) mittels Gracilissehnentransplantat Knie rechts.

Vorgehen: Patient in Rückenlage, entsprechend gepolstert. Ungestörte ITN. Cefuroxim 1,5 g i.v. Anlage Blutsperre. Wiederholte Hautdesinfektion, übliches steriles Abdecken.

Zunächst Arthroskopie des Gelenkes. Setzen eines anterolateralen Ports zum Kniegelenk. Einführen des Trokars und des Arthroskops. Auffüllung des Gelenkes mit Ringer. Retropatellare Einstellung, deutliche Lateralisation der Patella bei forcierter Beugung, im Kniegelenk. Leichte Aufrauhung des Knorpels ubiquitär (Grad I). Nun zunächst Beenden der Arthroskopie und Vorbereitung zur Sehnenentnahme. Schräg laufender Hautschnitt über dem Pes anserinus. Teils stumpfes, teils scharfes Präparieren bis auf die Faszie. Diese wird längs gespalten. Darstellung der Gracilissehne. Dies gelingt ohne Probleme. Anschlingen und scharfes Ablösen der Gracilissehne unter Schonung der Semitendinosussehne. Gewinnung der Sehne mittels eines Sehnenstrippers in üblicher Weise. Nun wird die Sehne durch den Assistenten von jeglichem Muskel befreit. Zuschneiden auf 20 cm. Armierung an beiden Enden mit Baseball-Stitch-Naht mittels Mersilenefaden. Zwztl. Setzen eines ca. 3 cm langen Hautschnittes an der medialen Patellafacette, beginnend am Oberrand der Patella 3 cm nach distal ziehend. Darstellen des medialen Patellafirstes. Mittels eines Luer wird eine Rinne von ca. 2 cm Länge in den medialen Patellafirst, beginnend an der anteromedialen Ecke nach distal ziehend, präpariert. Diese Rinne dient zur Aufnahme der Sehne. Zwei 3,5-mm-Fadenanker werden in diese Rinne eingebracht, der 1. sitzt direkt auf der anteromedialen Ecke, der 2. in 2 cm Abstand davon. Nun wird von dem Hautschnitt aus ein Tunnel nach medial präpariert. Aufsuchen des Tub. adductorium. Hierüber Hautschnitt von 3 cm Länge. Mittels streng seitlich positioniertem BV wird die femorale Insertion der Bandplastik aufgesucht. Hierfür bilden wir einen Schnittpunkt aus einer Verlängerung der Linien der dorsalen Femurkortikalis sowie der Blumensaatschen Linie. Von diesem Schnittpunkt wird ein Punkt, welcher sich ca. 0,5 cm ventral/proximal davon befindet, mittels eines K-Drahtes markiert. Einbringen dieses K-Drahtes parallel zur Gelenklinie und Ausleitung über eine Stichinzision auf der Gegenseite. Überbohren des Drahtes mittels eines 4,5-mm-Bohrers bis auf eine Tiefe von 30 mm. Ersetzen des K-Drahtes durch einen Ösendraht und Einzug eines Shuttle-Fadens transfemoral. Nun Vorbereitung zum Einziehen der Sehne. Die Gracilissehne wird zunächst mittels eines Luer bzw. eines Elevatorium in die Rinne an der Patella eingedrückt. Hierbei wird auf eine gleichmäßige Schenkellänge geachtet. Anschließend Knoten der beiden vorgelegten Fäden der Fadenanker an beiden Seiten des Patellafirstes. Danach Einziehen der Sehne in den subkutanen Tunnel. Ausleiten im Bereich des Tub. adductorium. Anschließend werden die Fäden in den Shuttle-Faden eingelegt und femoral nach lateral ausgeführt. Danach Einzug der Gracilissehne in den femoralen Tunnel. Dies gelingt ohne Probleme. Nun Einführen des Arthroskops in das Gelenk. Straffen der Sehnenenden unter Sicht. Bei Beugung von ca. 90° erreichen wir einen regelrechten zentrierten Patellalauf, ohne vermehrte Kompression im Bereich der Patellagleitbahn. Anschließend Fixierung der Sehnen im Bereich des femoralen Tunnels mittels einer 6x30-mm-Biointerferenzschraube. Abschneiden der Fäden auf der lateralen Seite. Danach arthroskopische Abschlussbilder. Spülung des OP-Situs. Kontrolle auf Bluttrockenheit. Schichtweiser Wundverschluss. Steriler Verband. Elastische Wickelung. Listra-Schiene.

Procedere: Mobilisation unter axialer Vollbelastung ab sofort. Bewegungslimitierung mittels Orthese wie folgt: 0-0-30° für 2 Wochen postoperativ, danach Steigerung um jeweils 30° alle 2 Wochen, Freigabe ab der 7. Woche.

Dr. med. L. Irlenbusch (FA f. Orthopädie u. Unfallchirurgie)

11.1.7 Akute Patellaluxation – Arthroskopie u. mediale Retinaculumnaht

OP-Bericht, Klinik für Unfall- und Wiederherstellungschirurgie

Pat.-Nr.: 150578055
Aktuelle Klinik: Unfallchirurgie
Pat.-Name: Slomka, Siegfried

Fall-Nr.: A3334567/2010
Station: B2-1
Geb.-Dat.: 20.10.81
Geschlecht/Alter: m, 29 J.

OP-Datum: 19.10.2009
OP-Dauer (Schnitt/Naht): 09.00 – 09.55 Uhr
Saal: B 1

Personal:
Operateur: C. Bauer
1. Assistent: Dr. L. Irlenbusch

Anästhesist: Fr. C. Rippenstiel-Beyerlein
Anästhesieschw./-pfl.: B. Bach
OP-Schwester/-pfl.: D. Rameloh
OP-Springer: F. Fahrig

Vorgeschichte/Indikation: Erstereignis einer Patellaluxation bei einem Verdrehen des Kniegelenkes beim Handballspiel. Klinisch erfolgte nach Reposition der Patellaluxation in der zentralen Notaufnahme eine Punktion von ca. 50 ml Hämarthros. Radiologisch finden wir einen dezenten Patella-Tilt nach lateral. Der Pat. hat in das operative Vorgehen eingewilligt.

Diagnose: Akute Patellaluxation rechts

Operation: Arthroskopie, arthroskopisch gestützte Raffung des medialen Kapselbandapparates Knie rechts.

Vorgehen: Ungestörte ITN. Cefuroxim 1,5 g i.v. Rückenlagerung. ***Narkoseuntersuchung:*** Hierbei finden wir eine deutliche mediolaterale Verschieblichkeit der Patella. Ansonsten unauffällige und stabile Bandverhältnisse. Anlage einer Blutsperre. Wiederholte Hautdesinfektion, übliches steriles Abdecken.

Setzen des anterolateralen Standardzugangs. Einführen des Trokars. Hierbei entleeren sich 20 ml ***Hämarthros ohne Fettaugen.*** Einführen des Arthroskops und Spülung bis zu adäquate Sichtverhältnissen. Anlegen des anteromedialen Ports nach vorheriger Sondierung mittels einer Kanüle. Einführen eines Tasthakens.

Diagnostischer Rundgang: Suprapatellar besteht eine dezente Reizsynovitis. Der mediale Kapselbandapparat ist zerrissen. Knorpel unauffällig. Bei Beugung des Kniegelenkes besteht eine deutliche Lateralisation der Patella. Umschwenken nach medial. Ansonsten mediales Kompartiment unauffällig. Intakter Meniskus bei erhaltener Ringspannung. In der Interkondylarregion unauffälliges vorderes und hinteres Kreuzband, auch bei Tasthakenprüfung. Im lateralen Kompartiment finden wir ebenfalls unauffällige Knorpelverhältnisse. Intakter Meniskus und unauffällige Popliteussehne.

Erneutes Umschwenken in den Suprapatellarraum. Setzen einer etwas längeren Stichinzision an der anteromedialen Patellafacette. Hierüber wird eine rosa Kanüle, welche mittels eines Prolene-1/0-Fadens beladen wurde, in das Gelenk eingeführt. Auf eine knochennahe Lage der Kanüle unter Mitnahme von Periost wird geachtet. Über die Kanüle wird der vorgelegte Faden in das Gelenk eingeführt. Es folgt die subkutane Tunnelung von der Kanüle ausgehend nach medial mittels eines gebogenen Klemmchens. Anschließend wird über diesen Tunnel ein »bird beak« eingeführt und weiter dorsal in das Gelenk mit Durchstechung der Kapsel eingeführt. Mittels des intraartikulären »bird beak« wird nun der Faden gefasst und nach außen geleitet. Somit Erhalt einer Schlinge. Diese Schlinge wird zunächst vorgelegt. Anschl. erfolgt in analoger Weise das Vorlegen eines 2. und 3. Fadens medial und im distalen Bereich der medialen Patellafacette. Nach Vorlegen der Fäden folgt nun eine Knotung derselben, beginnend wieder proximal. Hierzu wird vorgängig das Arthroskop eingeführt und die Knotung erfolgt unter Sicht. Das Knoten gelingt sicher bei vollständigem Schluss der vormals bestehenden Läsion im medialen Kapselbandapparat. Unter Kniebeugung bis ca. 90° verläuft die Patella nun wieder zentriert im femoropatellaren Gleitlager. Die Prolenefäden werden unter Hautniveau versenkt. Spülen des gesamten OP-Situs. Öffnen der Blutsperre. Intraartikulärer Redon. Wundverschluss. Steriler Verband. Listra-Schiene im OP.

Procedere: Axiale Vollbelastung sofort möglich. Bewegungslimit 0-0-30° für 2 Wochen postoperativ, danach Steigerung um jeweils 30° alle 2 Wochen; Verordnung einer Orthese; Freigabe ab der 7. postoperativen Woche, Quadrizepskraftübungen. Analgesie und Thromboseprophylaxe nach Maßgabe der Stationsärzte.

C. Bauer (Assistenzarzt)

11.1.8 Ruptur des vorderen Kreuzbandes – Ersatz mit Semitendinosus-/Gracilistransplantat

OP-Bericht, Klinik für Unfall- und Wiederherstellungschirurgie

Pat.-Nr.: 150578055
Aktuelle Klinik: Unfallchirurgie
Pat.-Name: Holzapfel, Silvio

Fall-Nr.: A3334567/2010
Station: B2-1
Geb.-Dat.: 20.10.81
Geschlecht/Alter: m, 29 J.

OP-Datum: 19.05.2010
OP-Dauer (Schnitt/Naht): 14.14 – 15.15 Uhr
Saal: B 1

Personal:
Operateur: OA Dr. L. Jansch
1. Assistent: Dr. M. Schulz
2. Assistent: Ch. Nettlau

Anästhesist: Fr. C. Rippenstiel-Beyerlein
Anästhesieschw./-pfl.: B. Bach
OP-Schwester/-pfl.: D. Rameloh
OP-Springer: F. Fahrig

Vorgeschichte/Indikation: Der Pat. zog sich bei einem Verdrehtrauma in privatem Rahmen vor gut 8 Wochen eine Ruptur des vorderen Kreuzbandes rechts zu. Nach initialem arthroskopischen Débridement ist nach Konditionierung bei verbliebener Restinstabilität die Indikation zur vorderen Kreuzbandplastik gegeben. Der Pat. hat nach eingehender Aufklärung in die Operation eingewilligt.

Diagnose: Ruptur des vorderen Kreuzbandes Kniegelenk rechts.

Operation: Arthroskopie und arthroskopisch gestützte Ersatzplastik des vorderen Kreuzbandes mittels Semitendinosus-/Gracilissehnentransplantat in Transfixtechnik Kniegelenk rechts.

Vorgehen: Ungestörte Spinalanästhesie. Lagerung des Patienten in Rückenlage. Cefuroxim 1,5 g i.v. Elektrischer Beinhalter. ***Zunächst Narkoseuntersuchung:*** Deutliche ventrale Translation ohne festen Anschlag. Seitenbänder und dorsale Translation unauffällig.

Nun Anlage einer Blutsperre mit 300 mgHg. Wiederholte Hautdesinfektion, übliches steriles Abdecken. Setzen eines anterolateralen Standardportals zur Kniegelenksarthroskopie. Nach Einführen des Trokars entleert sich ca. 10 ml bernsteinfarbene Flüssigkeit. Einführen des Arthroskops. Auffüllen des Gelenkes. Unter Sicht wird über eine Nadel und anschl. Stichinzision das anteromediale Portal angelegt. Einführen des Tasthakens. Es erfolgt ein ***diagnostischer Rundgang:*** Unauffälliger Suprapatellarraum mit regelrechtem zentrierten Patellalauf und unauffälligen Knorpelverhältnissen. Keine Synovialitis. Umschwenken über den medialen Seitenrecessus in das mediale Kompartiment. Hier überall unauffällige Verhältnisse. In der Interkondylärregion finden wir die bereits débridierten vorderen Kreuzbandstümpfe. Die Notch ist teilweise mit narbigem Gewebe ausgewachsen. Unauffälliges hinteres Kreuzband. Unauffälliges laterales Kompartiment und lateraler Seitenrecessus sowie Popliteussehne. Nun zunächst Beenden der Arthroskopie.

Etwas diagonaler Hautschnitt über dem Pes anserinus. Darstellen der Sehnenansätze der Mm. gracilis und semitendinosus. Diese werden zunächst separiert und einzeln angeschlungen. Scharfes Lösen der Sehnen vom Knochen. Mittels eines Sehnenstrippers wird zunächst die Gracilissehne, anschließend die Semitendinosussehne extrahiert. Im Anschluss erfolgt durch den Assistenten ein Präparieren der Sehne (Dr. Nettlau). Zunächst Zuschneiden auf eine Länge von ca. 20 cm. Entfernen jeglicher Muskelanteile. Armierung aller 4 Sehnenenden mittels einer Baseball-Stitch-Naht mit Mersilenefaden. Danach Doppeln der Sehne und Messen der Durchmesser für den femoralen und tibialen Kanal, femoral 9 mm sowie tibial 10 mm. Vorspannen des Transplantates auf der Präparationsbank.

Zwischenzeitlich erfolgt mittels eines Shavers sowie eines elektrochirurgischen OPES-Gerätes (Fa. Arthrex) ein Débridement der Notch und Darstellen der femoralen Hinterkante. Dies gelingt ohne größere Probleme. Nun Einbringen des tibialen Zielgerätes über das anteromediale Portal und Platzierung des Zielhakens 7 mm vor dem tibialen Ansatz des hinteren Kreuzbandes zentral in der Notch. Nun wird ein K-Draht von medial in ca. 10:30-Uhr-Position in den Tibiakopf eingebracht. Anschließend Überbohren des K-Drahtes, zuerst mittels eines 6-mm-Bohrers und anschließend schrittweise auf die definitive Größe von 10 mm. Débridement des Kanals mittels des Shavers und Befreien von weichteiligem Interponat. Anschließend erfolgt eine Platzierung des femoralen Kanals. Hierzu wird das Kniegelenk in eine Flexion von ca. 115 ° gebracht. Anschließend wird über das anteromediale Portal ein femoraler Offsethaken an der dorsalen Kante der Notch eingehakt. Fixieren des Zielhakens in 10:30-Uhr-Position und Verankerung in der Gegenkortikalis. Danach Aufbohren mittels eines 9-mm-Kopfraumbohrers bis auf eine Tiefe von 30 mm. Anschließend Entfernen des Drahtes. Danach Einführen des tibialen Einzuggerätes über das anteromediale Portal. Einbringen eines Ösendrahtes von lateral nach vorheriger Stichinzision. Überbohren mit Kopfraumbohrer von lateral über diesen Draht. Anschließend problemloser Einzug eines Nitinoldrahtes. Der Nitinoldraht wird anschließend über den tibialen Kanal mittels einer arthroskopischen Fasszange ausgeführt. Danach problemloses Einziehen des Transplantates über den Nitinoldraht und Fixierung desselben femoral mittels eines 50-mm-Transfixpins. Hiermit erhalten wir eine stabile femorale Fixation.

Fotodokumentation intraartikulär. Anschließend mehrmaliges Durchbewegen des Kniegelenkes und Positionierung des Kniegelenkes in ca. 30°-Flexion. Danach Einbringen einer 11/35-mm-Biointerferenzschraube in den tibialen Kanal. Diese greift sehr gut.

Anschließend Abschneiden der restlichen Bandanteile. Spülen des Situs. Kontrolle auf Bluttrockenheit. Einlage einer Redondrainage intraartikulär und im Bereich des Pes anserinus. Schichtweiser Wundverschluss. Steriler Verband. Elastische Wickelung. Listra-Schiene.

Procedere: Physiotherapeutische Weiterbehandlung sowie Belastungsaufbau nach Plan (s. Kap. 13). Ambulante Weiterbehandlung bei uns. Röntgen nach Redonentfernung nach 24 h.

Dr. med. L. Jansch (FA f. Chirurgie, Orthopädie und spez. Unfallchirurgie)

11.1.9 Ruptur des hinteren Kreuzbandes – Ersatz mit Semitendinosus-/Gracilistransplantat

OP-Bericht, Klinik für Unfall- und Wiederherstellungschirurgie

Pat.-Nr.: 150323055
Aktuelle Klinik: Unfallchirurgie
Pat.-Name: Gerber, Bertil

Fall-Nr.: A4314567/2010
Station: B3-3
Geb.-Dat.: 02.04.90
Geschlecht/Alter: m, 20 J.

OP-Datum: 19.10.2010
OP-Dauer (Schnitt/Naht): 09.34 – 11.03 Uhr
Saal: B 3

Personal:
Operateur: Dr. L. Irlenbusch
1. Assistent: C. Bauer
2. Assistent: Dr. M. Schulz

Anästhesist: Fr. C. Rippenstiel-Beyerlein
Anästhesieschw./-pfl.: B. Bach
OP-Schwester/-pfl.: B. Seifert
OP-Springer: X. Montez

Vorgeschichte/Indikation: Der Patient zog sich im Rahmen eines Verkehrsunfalls bei Knieanprall am Armaturenbrett eine hintere Kreuzbandläsion zu. Nach initial erfolgter konservativer Therapie, wurde nun bei verbliebener ausgeprägter hinterer Schublade (14 mm bei Stressaufnahmen, keine Rotationsinstabilität) die Indikation zur operativen Revision gestellt. Der Pat. hat nach Aufklärung der konservativen und operativen Möglichkeiten schriftl. in die Operation eingewilligt.

Diagnose: 4 Monate alte Ruptur des hinteren Kreuzbandes Kniegelenk links.

Operation: Arthroskopie und arthroskopisch gestützte Ersatzplastik des hinteren Kreuzbandes links mittels Semitendinosus-/Gracilissehnentransplantates in Hybridtechnik.

Vorgehen: Ungestörte ITN. Patient in Rückenlage. Cefuroxim 1,5 g i.v. Elektrischer Beinhalter. In der ***Narkoseuntersuchung*** findet sich eine ausgeprägte hintere Schublade ohne festen Anschlag. Ansonsten keine weiteren Bandinstabilitäten. Anlage einer Blutsperre mit 300 mgHg.

Wiederholte Hautdesinfektion, steriles Abdecken in üblicher Weise. Zunächst Setzen eines hohen anterolateralen und anteromedialen Standardzuganges zur Kniegelenksarthroskopie. Einführen des Arthroskops von lateral und eines Tasthakens von medial. Diagnostischer Rundgang: Die vollständige Ruptur des hinteren Kreuzbandes kann bestätigt werden. Das vordere Kreuzband ist intakt. Ausgeprägte hintere Schublade. Unauffällige knorpelige artikulierende Gelenkflächen medial und lateral sowie femoropatellar. Intakter Meniskus medial und lateral, bei erhaltener Ringspannung. Unauffällige Popliteussehne bzw. posterolateraler Komplex. Unauffälliger Suprapatellarraum. Entscheid zur Durchführung der hinteren Kreuzbandersatzplastik.

Zunächst Sehnenentnahme. Leicht diagonaler Hautschnitt über dem Pes anserinus. Darstellen der Ansätze der Sehnen des M. gracilis und des M. semitendinosus. Anschlingen derselben mittels eines Fadens. Scharfes Ablösen vom Knochen. Unkomplizierte Entfernung der Sehnen mittels Sehnenstripper. Nach Entfernung der Sehnen werden diese durch den Assistenten (Dr. Schulz) von Muskulatur befreit und an allen 4 Enden mittels einer Baseballnaht armiert. Zum Abschluss werden die Durchmesser der beiden gedoppelten Sehnen zusammen gemessen. Wir erhalten einen femoralen sowie einen tibialen Transplantatdurchmesser von jeweils 9 mm.

Nun Weiterführen der Arthroskopie. Mittels Diathermie erfolgen zunächst ein Débridement und das Lösen von alten Verwachsungen bzw. Narbensträngen im Bereich des ehemaligen hinteren Kreuzbandes. Hierbei wird das posteromediale Bündel, welches noch als weitgehend intakt zu werten ist, belassen und nur die Verwachsungen von Narbensträngen des anterolateralen Bündels entfernt. Bei Durchtritt durch die Notch wird anschließend mittels des elektrochirurgischen OPES-Gerätes die Tibiahinterkante dargestellt. Anschließend Anlage eines zusätzl. dorsomedialen Portals nach vorgängiger Kanülierung mittels Nadel und Stichinzision. Über dieses wird das OPES eingebracht und die Tibiahinterkante weiter präpariert. Nach Durchtrennung der dorsalen Kapselstrukturen wird die Tibiahinterkante gut 1,5 cm nach distal freipräpariert. Hierbei können wir den tibialen Ansatz des hinteren Kreuzbandes verifizieren. Der gesamte Vorgang erfolgt unter Sicht mittels des Arthroskops über das dorsomediale Portal.

Nun Vorbereitung zur Tunnelplatzierung. Hierfür wird zunächst ein tiefes anterolaterales Portal angelegt. Anschließend wird hierüber der femorale Tunnel platziert. Hier Setzen eines Zieldrahtes ca. 5 mm von der Knochenknorpelgrenze entfernt, im Bereich des Femuransatzes des anterolateralen Bündels des hinteren Kreuzbandes. Überbohren des Drahtes mittels eines 4,5-mm-Bohrers bis durch die Gegenkortikalis. Dann sukzessives Aufbohren bis auf 9 mm unter Schonung der medialen Kortikalis. Die Kanallänge beträgt insg. 42 mm. Nach Beendigung der Präparation des femoralen Tunnels wird nun der tibiale Tunnel angelegt. Hierfür Einbringen des tibialen Zielgerätes für das hintere Kreuzband und Positionierung des Hakens an der Tibiahinterkante, ca. 15 mm distal davon. Einbringen eines Zieldrahtes über das Zielgerät von ventral. Hierbei wird streng darauf geachtet, dass die dorsalen Strukturen geschont werden. Danach Überbohren des Zieldrahtes sukzessive mittels Kopfbohrers bis auf einen Durchmesser von 9 mm. Danach Einlegen eines Zugfadens, zunächst durch den tibialen und anschließend Ausleitung über den femoralen Kanal. Zwischenzeitlich wird nochmals eine Präparation des Transplantates im Sinne der Armierung mittels eines Flips vorgenommen. Wir entscheiden uns hierbei für eine femorale Einzugstiefe von

30 mm. Danach wird der Flip mittels eines Zug- und eines Umkippfadens armiert. Nun wird der Zugfaden des Flips über den vorgelegten intraartikulären Faden eingezogen. Danach Einzug des Transplantates. Über das dorsomediale Portal wird hierbei das Transplantat um den relativ spitzen Winkel der Tibiahinterkante mittels eines Pushers hinweggeführt. Dies gelingt ohne größere Probleme. Nach femoralem Einzug erfolgt eine feste Verankerung des Transplantates zunächst femoral. Anschließend wird femoral eine unterdimensionierte kurze Interferenzschraube mit 8 mm Durchmesser, im Sinne einer Hybridfixation, eingebracht. Danach mehrmaliges Durchbewegen des Gelenkes und Straffen des Transplantates. Hiernach Einbringen einer weiteren Interferenzschraube mit 10 mm Durchmesser tibial mit zusätzlicher Fixierung tibial über einen Endobutton in 30°-Beugung. Dies gelingt ohne größere Probleme. Anschließend Abschlussbilder mittels Arthroskop. Wir finden intraartikulär eine regelrechte Lage des Transplantates.

Danach Spülung aller Wunden. Kontrolle auf Bluttrockenheit. Einlage einer Redondrainage intraartikulär und Bereich des Pes anserinus. Schichtweiser Wundverschluss. Steriler Verband. Anlage einer PTS-Orthese.

Procedere: Physiotherapeutische Weiterbehandlung sowie Belastungsaufbau nach Plan (siehe Anhang). Ambulante Weiterbehandlung bei uns. Röntgen nach Redonentfernung nach 24 h.

Dr. med. L. Irlenbusch (FA f. Orthopädie u. Unfallchirurgie)

11.1.10 Ausriss der Eminentia intercondylaris – Refixation

OP-Bericht, Klinik für Unfall- und Wiederherstellungschirurgie

Pat.-Nr.: 006685686
Aktuelle Klinik: Unfallchirurgie
Pat.-Name: Stähli, Lutz

Fall-Nr.: B3622123/2010
Station: B3-2
Geb.-Dat.: 22.07.74
Geschlecht/Alter: w, 35 J.

OP-Datum: 11.01.2010
OP-Dauer (Schnitt/Naht): 12.04 – 13.18 Uhr
Saal: B 2

Personal:
Operateur: Dr. L. Irlenbusch
1. Assistent: Dr. M. Schulz

Anästhesist: Dr. Y. Habib
Anästhesieschw./-pfl.: B. Bach
OP-Schwester/-pfl.: X. Montez
OP-Springer: B. Seifert

Vorgeschichte/Indikation: Herr Stähli zog sich im Rahmen eines Distorsionstraumas beim Skifahren einen knöchernen Ausriss des vorderen Kreuzbandes im Sinne einer Fraktur der Eminentia intercondylaris zu. Die Indikation zur operativen Intervention wurde gestellt.

Diagnose: Geschlossener, dislozierter Ausriss der Eminentia intercondylaris Kniegelenk rechts (AO 41 A1).

Operation: Arthroskopisch gestützte Eminentia-Refixation mittels eines Fiberwire-Bandes Kniegelenk rechts.

Vorgehen: Ungestörte ITN. Rückenlagerung. Cefuroxim 1,5 g i.v. ***Narkoseuntersuchung:*** hinteres Kreuzband sowie Kollateralbänder klinisch intakt. Anlage einer Blutsperre. Wiederholte Hautdesinfektion und übliches steriles Abdecken.

Blutsperre 300 mmHg. Setzen des anterolateralen und des anteromedialen Standartzuganges zur Kniearthroskopie in üblicher Weise. Einführen eines Arthroskops von lateral und eines Tasthakens von medial. Nach Einführen des Trokars entleert sich zunächst reichlich Hämarthros mit Fettaugen. Ausgiebiges Spülen des Gelenks, adäquate Sichtverhältnisse. Anschließend erfolgt ein diagnostischer Rundgang.

Suprapatellar unauffällige Verhältnisse. Regelrechtes Patella-Tracking. Keine Hyperkompression. Unauffälliger Knorpelstatus. Umschwenken ins mediale Kompartiment. Hier ebenfalls unauffällige Knorpelverhältnisse. Intakter Meniskus bei erhaltener Ringspannung, auch bei Taststabuntersuchung. Im medialen Seitenrecessus keine Unterblutungen. In der Interkondylarregion finden wir den beschriebenen knöchernen Ausriss des vorderen Kreuzbandes tibialseitig. Das Kreuzband selbst ist intakt. Mittels des Tasthakens lässt sich das knöcherne Fragment problemlos reponieren. Das hintere Kreuzband ist unter Tasthakenprüfung intakt. Aufgrund dessen erfolgt der Entscheid zur Refixation des knöchernen Fragmentes. Zunächst jedoch Einnahme der 4er-Position. Im lateralen Kompartiment unauffällige Knorpelverhältnisse. Intakter Meniskus bei erhaltener Ringspannung, auch bei Taststabuntersuchung. Unauffällige Popliteussehne. Unaufälliger lateraler Seitenrecessus.

Rückschwenken in die Interkondylarregion. Sparsames Shaving im Bereich der Ausrissstelle. Setzen des tibialen Zielinstrumentariums, welches sonst zur Einbringung einer VKB-Ersatzplastik dient. Dieses wird intraartikulär eingeführt, leicht medial ansteigend platziert. Hautschnitt knapp proximal des Pes anserinus. Teils scharfes, teils stumpfes Präparieren bis auf den Knochen. Einbringen eines Zieldrahtes lateral der Läsion in den Tibiakopf. Dies gelingt ohne größere Probleme. Anschließend wird der gebohrte Kanal mittels eines umgekehrten Ösendrahtes problemlos tunneliert, dieser nach intraartikulär geführt. In gleicher Weise Anlage eines 2. Kanals, der nun medial direkt neben der Läsion endet. Nun wird über den umgekehrten Ösendraht ein »fibrewire« eingeflochten und über den lateralen Kanal nach intraartikulär eingeführt. Mittels eines »bird beaks« wird das vordere Kreuzband ansatznah im Bereich der Ausrissstelle durchbohrt, dann mit dem »fibrewire« durchflochten. Über den 2. Kanal wird wiederum ein umgekehrter Ösendraht in das Gelenk eingeführt. Einfädeln des »fibrewire« und Ausleiten des Ösendrahtes. Hierdurch gewinnen wir schlussendlich eine u-förmige Schlinge, welche das vordere Kreuzband sicher fasst. Nun Anspannen des »fiberwires«. Es kommt mit Taststabunterstützung zu einer adaptierten und stabilen Reposition des Knochenfragmentes. Nun Spannen in 30°-Flexion und sicheres Verknoten des Bandes distal. Zum Abschluss Tasthakenprüfung. Dabei sehen wir ein stabil refixiertes vorderes Kreuzband. Bewegungsprüfung unter Sicht, zwischen 0 und 90° ist die Beweglichkeit für 6 Wochen postoperativ zu limitieren. Spülen des Gelenkes. Öffnen der Blutsperre. Einlage einer 10er Redondrainage intraartikulär. Schichtweiser Wundverschluss im Bereich des medialen Tibiakopfes. Steriler Verband. Elastische Wicklung. Listraschiene.

Procedere: Mobilisation unter Vollbelastung nach Maßgabe der Beschwerden. Orthese 0-0-90° für 6 Wochen postoperativ, danach frei. Übung ausschließlich in geschlossener Kette für 6 Monate postoperativ. Röntgen nach Entfernung der Redondrainage nach 24 h.

Dr. med. L. Irlenbusch (FA f. Orthopädie u. Unfallchirurgie)

11.1.11 Laterale Tibiakopffraktur – ASK und perkutane Schraubenosteosynthese

OP-Bericht, Klinik für Unfall- und Wiederherstellungschirurgie

Pat.-Nr.: 321456987
Aktuelle Klinik: Unfallchirurgie
Pat.-Name: Keller, Patricia

Fall-Nr.: A7654563/2010
Station: B3-1
Geb.-Dat.: 21.07.80
Geschlecht/Alter: w, 30 J.

OP-Datum: 28.07.2010
OP-Dauer (Schnitt/Naht): 09.00 – 10.10 Uhr
Saal: B 1

Personal:
Operateur: C. Bauer
1. Assistent: OA Dr. L. Jansch
2. Assistent: C. Nettlau

Anästhesist: OÄ Dr. B. Blank
Anästhesieschw./-pfl.: B. Bach
OP-Schwester/-pfl.: D. Rameloh
OP-Springer: F. Fahrig

Vorgeschichte/Indikation: Frau Keller zog sich bei einem Treppensturz ein Distorsionstrauma des rechten Kniegelenkes zu. Klinischen und radiologisch ist eine kaum dislozierte laterale Tibiakopffraktur auffällig geworden. Die Pat. wünscht nach Aufklärung konservativer und operativer Risiken einschl. deren Komplikationen das operative Vorgehen.

Diagnose: Kaum dislozierte laterale Tibiakopffraktur Kniegelenk rechts (AO 41 B 1).

Operation: Arthroskopisch gestützte perkutane Schraubenosteosynthese Tibiakopf rechts.

Vorgehen: Spinalanästhesie ungestört. Cefuroxim 1,5 g i.v. Patientin in Rückenlage, entspr. Polsterung. Narkoseuntersuchung, stabiler Kreuz- und Kollateralbandapparat. Vorlage einer Blutsperre.

Wiederholte Hautdesinfektion und übliches steriles Abdecken. Anlegen der Standartportale zur Kniegelenksarthroskopie anterolateral und anteromedial. Einführen zunächst des Troikar über das laterale Portal. Hierbei entleert sich wenig Hämarthros mit Fettaugen. Danach Einführen eines Tasthakens von medial. Schaffung adäquate Sichtverhältnisse. Diagnostischer Rundgang. Wir finden dem Alter entsprechend ein weitgehend unauffälliges Kniegelenk. Suprapatellar unauffällige Verhältnisse. Im medialen Kompartiment unauffällige Knorpelverhältnisse. Intakter Meniskus. Unauffälliges und stabiles vorderes und hinteres Kreuzband in der Interkondylärregion. Im lateralen Kompartiment finden wir bei Inspektion des Tibiakopfes eine fissurale Rissbildung des Knorpels nahe des Übergangs zur Interkondylärregion mit Unterblutungen, keine auffällige Depression. Der Meniskus zeigt sich intakt. Unauffällige Popliteussehne. Aufgrund dessen Beendigung der Arthroskopie.

Nun Hinzuwenden zur perkutanen Verschraubung. Hierzu wird zunächst unter BV-Kontrolle nach vorheriger Stichinzision im ventralen Bereich des Tibiakopfes streng subchondral und parallel zur Gelenkfläche ein K-Draht eingebracht. Vorantreiben desselbigen bis zur Gegenseite. Ausmessen der Länge, 60 mm. Überbohren desselben und Einbringen einer 4,5x60-mm-Schraube mit kurzem Gewinde. Analog wird mit einer 2. Schraube weiter dorsal vorgegangen. Unter BV-Kontrolle finden wir eine regelrechte Lage des Osteosynthesematerials streng subchondral. Der Frakturspalt ist nunmehr unter BV praktisch nicht mehr auszumachen. Im Weiteren Abschlussbilder unter BV in beiden Ebenen. Kontrolle auf Bluttrockenheit. Spülen aller Wunden. Wundverschluss. Steriler Verband. Elastische Wicklung.

Procedere: Freie Mobilisation des Knies mit 20 kg Teilbelastung für 3 Wochen postoperativ, danach zügig Übergang zur Vollbelastung. Analgesie und Thromboseprophylaxe nach Maßgabe der Stationsärzte. Materialentfernung in 6-9 Monaten möglich. Rö. nach 2 Tagen und 2 + 6 Wochen.

C. Bauer (Assistenzarzt)

11.2 Schulter

G. Jensen, C. Katthagen, H. Lill

11.2.1 Läsion der langen Bizepssehne – ASK und Mini-Open-Tenodese

OP-Bericht, Klinik für Unfall- und Wiederherstellungschirurgie

Pat.-Nr.: 000532456
Aktuelle Klinik: Unfallchirurgie
Pat.-Name: Gallert, Gregor

Fall-Nr.: B1273005/2010
Station: B 3-1
Geb.-Dat.: 07.03.1963
Geschlecht/Alter: m, 47 J.

OP-Datum: 28.04.2010
OP-Dauer (Schnitt/Naht): 13.30 – 14.21 Uhr
Saal: B 2

Personal:
Operateur: N. N.
1. Assistent: N. N.
2. Assistent: N. N.

Anästhesist: Dr. Salz
Anästhesieschw./-pfl.: B. Brand
OP-Schwester/-pfl.: R. Renft
OP-Springer: B. Bauding

Vorgeschichte/Indikation: Bei dem Patienten (Überkopfsportler) besteht seit 1 Jahr eine schmerzhafte, endgradige Bewegungseinschränkung der rechten Schulter nach einem Sturz. Konservative Maßnahmen waren frustran. Klinisch besteht Druckschmerz über dem Sulcus intertubercularis, Speed- und O'Brien-Test sind positiv. Das konventionelle Röntgen zeigt keinen path. Befund, das MRT eine Subluxation der LBS nach medial sowie Signalalterationen der Sehne i.S.e. Tendinose. Nach Aufklärung über alle Therapieoptionen sowie entspr. Risiken wünscht der Patient eine operative Versorgung.

Diagnose: Pulley-Läsion Typ I rechts mit Tendinitis und Instabilität der LBS.

Operation: Schulterarthroskopie sowie Mini-Open-Tenodese der LBS mittels Titan-Fadenanker, partielle Synovektomie, Denervation des anterolateralen Akromions und subakromiale Bursektomie.

Vorgehen: Ungestörte ITN, Beach-chair-Lagerung, entspr. Sicherung und Polsterung, i.v.-Antibiose. 3fache Hautdesinfektion, übliches steriles Abdecken. Einzeichnen der knöchernen Landmarken.

Über Stichinzision Anlage eines dorsalen Standardportals über dem sog. Softspot, Eingehen in das Gelenk mit stumpfem Trokar, Insufflation des Gelenkes mit Spüllösung. Etablieren eines anteroinferioren Portals über dem SSC unter Sicht in Outside-in-Technik, Eingehen mit dem Tasthaken.

Diagnostischer Rundgang: In den anterosuperioren Gelenkanteilen zeigt sich eine deutliche Synovitis. Zur besseren Übersicht erfolgt zunächst eine partielle Synovektomie mittels Diathermiesonde. Weitere Diagnostik: Bizepssehnenanker intakt, die LBS zeigt eine ausgeprägte Tendinitis mit Gefäßinjektionen und ist degenerativ verbreitert. Bei der Tasthakenuntersuchung ist sie nach medial luxierbar. Die SSC ist im oberen Anteile in der Insertionszone aufgefasert und angehoben, aber intakt. Es besteht eine deutliche Aufweitung der medialen Anteile der Pulley-Schlinge im Sinne einer SGHL-Läsion. SSP und ISP sind intakt, unauffälliger glenohumeraler Knorpelüberzug, intaktes Labrum, keine freien Gelenkkörper im inferioren Recessus. Fotodokumentation.

Die o.g. Pathologie stellt die Indikation zur Tenodese der LBS dar. Tenotomie der Sehne intraartikulär ankernah, Débridement des Ankers und des verbliebenen Sehnenstumpfes zur Vermeidung eines Impingements. 3 cm Hautschnitt über dem unteren Sulcus intertubercularis, Durchtrennen des Subkutangewebes unter subtiler Blutstillung, Weghalten des M. deltoideus, Aufsuchen der Bizepssehne, Durchtrennen des Lig. transversum. Herausluxieren des intraartikulär verbliebenen Anteils, Platzieren eines Titan-Faden-Ankers suprapektoral im Sulcus intertubercularis, doppeltes U-förmiges Durchstechen der Bizepssehne und Verknoten zur Tenodese unter korrekter Vorspannung, Resektion des überstehenden proximalen Stumpfes. Spülung, Kontrolle auf Bluttrockenheit. Adaptierende Subkutannaht. Hautnaht. Jetzt Fortführen der Arthroskopie und Zuwenden nach subakromial zur Bursoskopie. Anlegen eines anterolateralen Zugangs.

Mit der Diathermiesonde erfolgen die subtotale Bursektomie sowie die Denervierung des anterolateralen Akromionecks. Ein knöchernes Outlet-Impingement liegt nicht vor, sodass keine Indikation zur Akromioplastik besteht. Hautdesinfektion, Hautnaht, steriler Wundverband, Anlegen einer Schulterorthese.

Der Patient wird nach komplikationsloser ITN kardiopulmonal stabil in den Aufwachraum verlegt.

Procedere: Verbandswechsel am 2. postop. Tag, frühfunktionell freie Nachbehandlung, keine Ellenbogenflexion sowie Supination gegen Widerstand für 6 Wochen, dann Belastungsaufbau. Analgetische Medikation nach Maßgabe der Stationsärzte.

N. N. (Assistenzarzt)

11.2.2 Subakromiales Impingement – subakromiale Dekompression und Akromioplastik

OP-Bericht, Klinik für Unfall- und Wiederherstellungschirurgie

Pat.-Nr.: 453981002
Aktuelle Klinik: Unfallchirurgie
Pat.-Name: Balkenträger, Sabine

Fall-Nr.: A1813551/2010
Station: B3-1
Geb.-Dat.: 23.02.56
Geschlecht/Alter: w, 55 J.

OP-Datum: 23.01.2011
OP-Dauer (Schnitt/Naht): 08.09 – 08.42 Uhr
Saal: B 5

Personal:
Operateur: N. N.
1. Assistent: N.N.

Anästhesist: Dr. S. Salz
Anästhesieschw./-pfl.: B. Brand
OP-Schwester/-pfl.: B. Bauding
OP-Springer: R. Renft

Vorgeschichte/Indikation: Bei der Patientin bestehen seit 1 Jahr leichte Schmerzen der rechten Schulter im Sinne eines beginnenden Impingement-Syndroms. In dieser Situation Exazerbation der Beschwerden im Rahmen eines direkten Anpralls bei Sturz auf Glatteis vor einer Woche. Kurzfristige konservative Maßnahmen brachten keinen Erfolg, die Pat. wünscht ausdrücklich eine operative Intervention. Klinisch besteht kein Hinweis auf eine schmerzhafte Mitaffektion des AC-Gelenkes. Radiologisch bestehen eine Akromionform Typ II nach Bigliani sowie inferiore osteophytäre Anbauten am ACG. Das MRT bestätigt neben o.g. radiologischen Veränderungen eine Bursitis subakromialis. Bildmorphologisch besteht zudem der Verdacht auf eine SSP-Partialläsion.

Diagnose: Outlet-Impingement Typ II nach Neer und Jobe sowie inferiore osteophytäre Anbauten am AC-Gelenk und Bursitis subakromialis.

Operation: Arthroskopie der rechten Schulter mit subakromialer Dekompression, Bursektomie und Akromioplastik sowie Coplaning des AC-Gelenkes, Débridement der Supraspinatussehne.

Vorgehen: Ungestörte ITN, Beach-chair-Lagerung mit entspr. Sicherung und Polsterung. Perioperative i.v.-Antibiose, 3fache Hautdesinfektion, übliches steriles Abdecken. Einzeichnen der knöchernen Landmarken.

Stichinzision und Anlage des dorsalen Standardportals über dem sog. Softspot, Eingehen in das Gelenk mit stumpfem Trokar, Insufflation des Gelenkes mit Spüllösung. Etablieren eines anteroinferioren Portals über dem SSC unter Sicht in Outside-in-Technik, Eingehen mit dem Tasthaken.

Diagnostischer Rundgang: Bizepssehne ohne Zeichen einer Tendinose oder Luxationstendenz, Bizepssehnenanker ohne pathologische Veränderungen, SSC intakt, Pulley unauffällig, SSP von intraartikulär ohne Zeichen einer Ruptur, ISP intakt, Labrum sowie glenohumerale Ligamente unauffällig, altersentsprechender glenohumeraler Knorpelüberzug. Fotodokumentation.

Subakromiale Bursoskopie. Es zeigt sich eine erhebliche Bursitis bei zusätzlich frischen Einblutungen, Anlegen eines anterolateralen Portals. Jetzt erfolgen die Bursektomie mit der Diathermiesonde sowie die Freilegung der Unterfläche des Akromions und der Unterfläche des AC-Gelenkes. Anterior besteht ein Sporn. An der Unterseite des AC-Gelenkes bestehen größere osteophytäre Ausziehungen, die zusätzlich beengen. Deperiostierung und Denervierung des anterolateralen Akromions mit Shaver und Diathermiesonde.

Jetzt erfolgt die Akromioplastik. Eingehen mit dem Akromionizer über das anterolaterale Portal, schrittweises Abfräsen der Akromionunterseite von anterolateral nach medial und dorsal, wobei anterolateral mehr Substanz abgetragen wird. Fortführen der Resektion bis eine plane Akromionunterfläche geschaffen ist.

Es folgt das Abfräsen der inferioren Osteophyten am AC-Gelenk im Sinne eines Coplanings bis eine ausreichende Dekompression erreicht ist. Die Stabilität des AC-Gelenkes bleibt erhalten. Blutstillung mit der Diathermiesonde. Jetzt ist eine ausreichende Weite des subakromialen Raumes vorhanden. Darstellen der SSP. Die Sehne ist ansatznah oberflächlich aufgefasert, eine eigentliche Ruptur ist jedoch nicht ersichtlich. Bilddokumentation. Oberflächliches Débridement der aufgerauhten Sehnenanteile. Abschlussdokumentation. Hautnaht. Pflasterverband.

Die Patientin wird mit stabilen Vitalparametern nach komplikationsloser Narkoseführung und Extubation und in den Aufwachraum verlegt.

Procedere: Am 2. Tag Erstverband sowie Röntgen-Kontrolle: Outlet-View sowie Rockwood-Aufnahme, freie Beübung nach Maßgabe der Beschwerden.

N. N. (Assistenzarzt)

11.2.3 Traumatische SLAP-Läsion – arthroskopischer SLAP-Repair

OP-Bericht, Klinik für Unfall- und Wiederherstellungschirurgie

Pat.-Nr.: 659984992
Aktuelle Klinik: Unfallchirurgie
Pat.-Name: Beyer, Benno

Fall-Nr.: A0900211/2010
Station: B3-2
Geb.-Dat.: 14.04.72
Geschlecht/Alter: m, 38 J.

OP-Datum: 23.01.2010
OP-Dauer (Schnitt/Naht): 12.08 – 12.57 Uhr
Saal: B 5

Personal:
Operateur: N. N.
1. Assistent: N. N.

Anästhesist: Dr. S. Salz
Anästhesieschw./-pfl.: B. Brand
OP-Schwester/-pfl.: B. Bauding
OP-Springer: R. Renft

Vorgeschichte/Indikation: Bei dem Pat. (Überkopfsportler) bestehen seit Monaten belastungsabhängige Beschwerden der rechten Schulter. Die klinische Untersuchung ergab bei positiven O´Brien- sowie Supine Flexion Resistance Test Hinweise auf eine SLAP-Läsion. Die MRT erhärtet den V.a. auf eine Pathologie des superioren Labrums und der langen Bizepssehne. Nach ausführlicher Aufklärung des Patienten über alle Therapieoptionen und Risiken eines operativen Vorgehens wünscht der Patient eine operative Versorgung.

Diagnose: SLAP-Läsion TYP II nach Snyder rechts.

Operation: Refixation des SLAP-Komplexes mit 2 knotenlosen bioresorbierbaren Fadenankern .

Vorgehen: Ungestörte ITN, Beach-chair-Lagerung, entspr. Sicherung und Polsterung, perioperative Antibiose, 3fache Hautdesinfektion, übliches steriles Abdecken. Einzeichnen der knöchernen Landmarken.

Über Stichinzision Anlage eines dorsalen Standardportals über dem sog. Softspot, Eingehen in das Gelenk mit stumpfem Trokar, Insufflation mit Spüllösung. Etablieren eines anteroinferioren Portals über dem SSC unter Sicht in Outside-in-Technik, Eingehen mit dem Tasthaken.

Diagnostischer Rundgang: Bizepssehne ohne Zeichen einer Tendinose, am Bizepssehnenanker sowie dem kranialen Labrum leichte degenerative Auffaserungen, die Tasthakenuntersuchen ergibt eine Ablösung und Instabilität des superioren Labrums und des Bizepssehnenankers vom oberen Pfannenrand bei 10.00- bis 2.00-Uhr im Sinne einer SLAP-II-Läsion. Das Labrum ist in den anteroinferioren und posterioren Anteilen intakt, SSC intakt, keine Pulley-Läsion, SSP und ISP intakt, altersentsprechender glenohumeraler Knorpelüberzug, sonst unauffällige glenohumerale Ligamente. Es besteht die Indikation zur Refixation des superioren Labrums.

Eindrehen einer Arbeitskanüle im anteroinferioren Portal und Anlage eines Nevasier-Portals (1 cm medial des Akromions und 1 cm posterior der Klavikula) sowie eines lateralen transtendinösen Portals. Débridieren der aufgefaserten Labrumanteile. Über das Nevasier-Portal wird ein Faden eingebracht, der instabile Bizepsanker umschlungen und reponiert. Anfrischen des Glenoidoberrandes mit einer Raspel. Nun Beginn der Refixation durch Perforation des posterosuperioren Labrums mit einem Suture-Lasso vom Nevasier-Portal ausgehend. Vorschieben eines 2er Fadens, Fassen des Fadens mit einer Fasszange und Ausleiten aus dem anterioren Portal. Erneute Perforation weiter posterior und Durchführen des Nitinoldrahtes. Ausleiten des Drahtes nach anterior und Durchziehen des Fadenendes durch das Labrum als horizontale Matratzennaht. Shutteln der Fadenenden vom anterioren zum lateralen Portal. Einfädeln der Fadenenden durch das Öhr des Ankers. Über das laterale transtendinöse Portal Platzieren des Anker-Setzinstrumentes am Glenoidrand in der 11-Uhr-Position, Versenken des Ankers. Das Labrum legt sich bereits gut an. Das Setzen des zweiten Ankers sowie das Durchstechen mit dem Suture-Lasso erfolgt ebenfalls vom lateralen Portal aus mit dem Anker in 1-Uhr-Position. Es besteht eine stabile Fixation des SLAP-Komplexes. Bilddokumentation. Desinfektion. Hautnaht, Pflasterverbandes. Anlage einer Schulterorthese.

Der Patient wird kreislaufstabil nach komplikationsloser Narkose extubiert in den Aufwachraum verlegt.

Procedere: Am 2. Tag Erstverband, Abduktionskissen für 3 Wochen, so lange passive Beübung bis 60° Abduktion und Flexion. Ab der 4. Woche ROM passiv frei. Ab der 6. Woche Belastungsaufbau, bis dahin keine Supination sowie Ellenbogenflexion gegen Widerstand. Rückkehr zum Überkopfsport nach 4 Monaten.

N. N. (Direktor der Klinik)

11.2.4 SSP-Läsion – arthroskopische Rekonstruktion der Supraspinatussehne in Double-Row-Suture-Bridging-Technik

OP-Bericht, Klinik für Unfall- und Wiederherstellungschirurgie

Pat.-Nr.: 756654542
Aktuelle Klinik: Unfallchirurgie
Pat.-Name: zur Breden, Bernadette

Fall-Nr.: B8911111/2010
Station: B 3-3
Geb.-Dat.: 28.03.1955
Geschlecht/Alter: m, 55 J.

OP-Datum: 27.09.2010
OP-Dauer (Schnitt/Naht): 14.31 – 15.34 Uhr
Saal: B 4

Personal:
Operateur: N. N.
1. Assistent: N. N.
2. Assistent: N. N.

Anästhesist: Dr. Salz
Anästhesieschw./-pfl.: B. Brand
OP-Schwester/-pfl.: R. Renft
OP-Springer: B. Bauding

Vorgeschichte/Indikation: Die Patientin zog sich vor 3 Wochen ein Abduktions- und Außenrotationstrauma der rechten Schulter zu. Es besteht eine schmerzhafte Bewegungseinschränkung der Schulter. Die aktive Abduktion gelingt bis 80°, passiv freies Bewegungsausmaß. Positives Drop-Arm-Sign, pathologischer O°-Abduktions- und Jobe-Test. Radiologisch kein Kopfhochstand. Die MRT bestätigte die Diagnose einer frischen SSP-Ruptur bei mäßiger degenerativer Vorschädigung der Sehne. Nach ausführlicher Aufklärung über alle gegebenen Behandlungsoptionen sowie Risiken wünscht die Patientin eine operative Rekonstruktion der RM-Manschette.

Diagnose: U-förmige Supraspinatussehnenrruptur rechtes Schultergelenk (Retraktionsgrad II nach Patte, 1° fettige Degeneration nach Goutallier, 1° Atrophie nach Thomazeau).

Operation: Arthroskopische Rekonstuktion der Supraspinatussehne in Double-Row-Suture-Bridging-Technik (mediale Reihe: 2 Titananker, laterale Reihe 2 knotenlose Anker).

Vorgehen: Ungestörte ITN, Beach-chair-Lagerung, entspr. Sicherung und Polsterung, Lagerung des rechten Armes mit einem pneumatischen Armhalter. Perioperative i.v.-Antibiose, 3fache Hautdesinfektion, übliches steriles Abdecken. Einzeichnen der knöchernen Landmarken.

Über eine Stichinzision Anlage eines dorsalen Standardportals über den sog. Softspot, Eingehen in das Gelenk mit stumpfem Trokar, Insufflation des Gelenkes mit Spüllösung. Anlegen eines anteroinferioren Portals über dem SSC unter Sicht in Outside-in-Technik, Eingehen mit dem Tasthaken.

Diagnostischer Rundgang: Bizepssehne intakt, nicht luxierbar, SSC intakt, keine Pulley-Läsion. Intraartikulär sichtbare größere U-förmige SSP-Ruptur (Retraktionsgrad II nach Patte). Kapsel-Labrum-Komplex intakt. 1° Chondomalazie an Glenoid und Humeruskopf. Bilddokumentation. Zurückziehen der Trokars und Eingehen in den subakromialen Raum.

Anlegen eines antero-lateralen Arbeitsportals. Eingehen mit der Diathermiesonde und Durchführen der subakromialen Bursektomie. Darstellen des Akromiondaches und der SSP-Ruptur. Denervierung des anterolateralen Akromions. Der subakromiale Raum ist ausreichend weit. Anlage eines dorsolateralen Optikportals und Umsetzen der Optik. Mobilisation des SSP, bis dieser gut mobil ist und mit einer Fasszange spannungsfrei an den Footprint der SSP herangeführt werden kann. Anfrischen des Footprints. Einbringen eines Titanankers im 45°-Winkel an der Knorpel-Knochen-Grenze über eine zuvor angelegte superiore Extrainzision für die mediale Reihe. Die Fäden werden vorgelegt und dann mit speziellen Perforationszangen durch die SSP geführt. Gleiches Vorgehen mit einem dorsalen Anker bei identischem Fadenmanagement. Wechselweise »Parken« der Fäden dorsal und ventral. Knoten der Matratzennähte, ventral beginnend. Suffizienter Verschluss der medialen Reihe. Kreuzen der Fadenpaare. Die Fadenenden der medialen Reihe werden durch das jeweilige Öhr des knotenlosen Ankers eingefädelt. Die Anker der lateralen Reihe werden über die superiore Inzision eingebracht und versenkt. Es besteht eine stabile, spannungsfreie Refixation der Sehne in Suture-Bridging-Technik. Bilddokumentation, Hautdesinfektion, Hautnaht, steriler Wundverband, Anlage eines 15°-Schulter-Abduktionskissens.

Die Patientin wird mit stabilen Vitalparametern nach komplikationsloser ITN in den Aufwachraum verbracht.

Procedere: Erstverband sowie Röntgenkontrolle am 2. Tag. Nachbehandlung nach Empfehlung für RM-Rekonstruktion: Ruhigstellung für 6 Wochen in 15°-Schulter-Abduktionskissen. Passiv geführte Bewegung der Schulter, tgl. CPM in Schulter-Arm-Stuhl, Belastungsaufbau ab der 6. Woche.

N. N. (Direktor der Klinik)

11.2.5 AC-Gelenksluxation – arthroskopisch gestützte Stabilisierung

OP-Bericht, Klinik für Unfall- und Wiederherstellungschirurgie

Pat.-Nr.: 000329016
Aktuelle Klinik: Unfallchirurgie
Pat.-Name: zur Nahe, Kai-Ulrich

Fall-Nr.: B1220005/2010
Station: B 3-2
Geb.-Dat.: 20.03.1976
Geschlecht/Alter: m, 34 J.

OP-Datum: 28.05.2010
OP-Dauer (Schnitt/Naht): 13.30 – 14.21 Uhr
Saal: B 2

Personal:
Operateur(e): N. N.
1. Assistent: N. N.
2. Assistent: N. N.

Anästhesist: Dr. Salz
Anästhesieschw./-pfl.: B. Brand
OP-Schwester/-pfl.: R. Renft
OP-Springer: B. Bauding

Vorgeschichte/Indikation: Der Patient zog sich vor 5 Tagen beim Mountainbiken bei einem Sturz mit direktem Schulteranprall u.g. Diagnose zu. Neben der vertikalen besteht klinisch auch eine relevante horizontale Instabilität des AC-Gelenkes. Die bilaterale Belastungsaufnahme des AC-Gelenkes zeigt eine Dislokation Typ V nach Rockwood. Die Alexander-Aufnahme bestätigt die horizontale Instabilität. Der Patient wurde ausführlich über die konservativen u. operative Therapiemöglichkeiten sowie damit verbundene Risiken aufgeklärt. Er wünscht eine operative Versorgung.

Diagnose: Geschlossene AC-Gelenksluxation links (Typ V nach Rockwood).

Operation: Arthroskopisch gestützte Stabilisierung in Doppel-TightRope-Technik (Firma Arthrex).

Vorgehen: Ungestörte ITN, Beach-chair-Lagerung, entspr. Sicherung u. Polsterung, perioperative i.v.-Antibiose, Anlage pneumatischer Armhalter. Wiederholte Hautdesinfektion und steriles Abdecken. Anzeichnen der anatomischen Landmarken.

Eingehen über den dorsalen Standardzugang über dem Softspot. Evaluierung des glenohumeralen Gelenkes. Der Knorpel glenoidal und humeral ist intakt. Die Bizepssehne verläuft regelrecht. Keine Verletzung der Rotatorenmanschette, keine Pulley-Läsion. Unter Sicht wird der anteriore Arbeitszugang angelegt und mit dem Tasthaken die anatomischen Strukturen geprüft. Über den anterioren Zugang wird mit einem Diathermie-Gerät der Unterrand des Coracoids von intraartikularseitig dargestellt. Ein weiterer anterosuperiorer Zugang wird unter Sicht angelegt mit entsprechender »Einflugschneise« zur Präparation subkorakoidal.

Reposition des AC-Gelenkes durch Anheben des Arms und Halten mit dem pneumatischen Armhalter. Ca. 4 cm medial des AC-Gelenkes erfolgt ein kurzer Hautlängsschnitt über der Klavikula. Die a.p.-Ausdehnung der Klavikula wird dargestellt. Zusätzlich wird zur Reposition des AC-Gelenkes die Klavikula nach kaudal gedrückt und die Reposition durch eine perkutanen Kirschner-Draht-Fixation gehalten. Radiologische Kontrolle auf korrekte Reposition im a.p.-Strahlengang. Das Arthroskop wird nun durch den anterosuperioren Zugang eingeführt, über den ventralen Zugang das Zielinstrument korrekt in Klavikulamitte ca. 3,5 cm medial des AC-Gelenkes platziert. Bohren eines K-Drahtes durch die Klavikula und das Korakoid mit gut tastbarem Widerstand aller 4 Kortices. Radiologische Dokumentation auf korrekte Platzierung. Überbohren mit einem 4-mm-Bohrer, Einziehen des Nitinol-Drahtes und Ausleitung durch das anteriore Portal, Einziehen des ersten TightRopes. Flippen des subkorakoidal gelegenen Buttons, Aktivieren des Flaschenzugmechanismus und Verknoten des TightRopes auf dem klavikulären, runden Fixationsbutton. Etwas lateral und ebenso an der Korakoidbasis wird der 2. K-Draht ca. 2,5 cm lateral des AC-Gelenkes gebohrt. Dann weiteres Vorgehen in gleicher Reihenfolge wie beim ersten TightRope. Entfernung des K-Drahtes am AC-Gelenk. Röntgendokumentation. Es zeigt sich eine anatomische Reposition des AC-Gelenkes. Verschluss der Faszie. Subkutannaht. Hautnaht. Verband. Anlegen eines Gilchrist-Verbandes.

Der Patient wird mit stabilen Vitalparametern nach komplikationsloser Narkoseführung und Extubation und in den Aufwachraum verbracht.

Procedere: Erstverband und Röntgenkontrolle (Schulter rechts in 2 Eb.) am 2. Tag. Analgesie nach Maßgabe der Stationsärzte. Gilchristverband für 6 Wochen, Nachbehandlung und Mobilisierung nach hausinterner Empfehlung für AC-Gelenksstabilisierungen.

N. N. (Direktor der Klinik)

11.2.6 Traumatische Schultererstluxation – arthroskopische Stabilisierung

OP-Bericht, Klinik für Unfall- und Wiederherstellungschirurgie

Pat.-Nr.: 000045826
Aktuelle Klinik: Unfallchirurgie
Pat.-Name: Beyer, Benno

Fall-Nr.: A1754344/2010
Station: B3-2
Geb.-Dat.: 11.10.86
Geschlecht/Alter: m, 23 J.

OP-Datum: 23.07.2010
OP-Dauer (Schnitt/Naht): 10.15 – 11.15 Uhr
Saal: B 5

Personal:
Operateur: N. N.
1. Assistent: N. N.
2. Assistent: N. N.

Anästhesist: Dr. S. Salz
Anästhesieschw./-pfl.: B. Brand
OP-Schwester/-pfl.: R. Renft
OP-Springer: B. Bauding

Vorgeschichte/Indikation: Der Patient zog sich bei einem Handballspiel durch einen Griff in den Wurfarm eine anteroinferiore Schulterluxation zu. Nach Reposition zeigte die MRT eine typ. Bankart-Läsion. Klinisch besteht nebenbefundlich bei adäquatem Trauma eine generelle Hyperlaxizität. Nach entsprechender Darlegung aller möglichen Therapieoptionen und ausführlicher Risikoaufklärung wünscht der Patient eine operative Stabilisierung. Die präop. Untersuchung in Narkose zeigt sich eine vermehrte Translation des Humeruskopfes in a p.-Richtung, bei ventral betonter Instabilität.

Diagnose: Traumatische Schultererstluxation rechts mit anteroinferiorer Kapsel-Labrum-Läsion bei Hyperlaxizität (Typ III nach Gerber).

Operation: Arthroskopische anteroinferiore Refixation des Kapsel-Labrum-Komplexes (mit 2 bioresorbierbaren knotenlosen Fadenankern) und zusätzliche inferiore und dorsoinferiore Kapselplikatur.

Vorgehen: Ungestörte ITN, Seitlagerung mit spez. Armhalter und entspr. Sicherung und Polsterung, perioperative i.v.-Antibiose, 3fache Hautdesinfektion, übliches steriles Abdecken des OP-Gebietes, Einzeichnen der knöchernen Landmarken.

Über eine Stichinzision Anlage des dorsalen Standardportals über den sog. Softspot, Eingehen in das Gelenk mit stumpfem Trokar, Insufflation des Gelenkes mit Spüllösung. Etablieren eines anteroinferioren Portals über dem SSC unter Sicht in Outside-in-Technik, Eingehen mit dem Tasthaken.

Diagnostischer Rundgang: Bizepssehne und -anker o.p. B., SSC unauffällig, keine Pulley-Läsion, SSP und ISP intakt, glenohumeraler Knorpel bis auf kleine dorsale Hill-Sachs-Läsion unauffällig, Ablösung des Kapsel-Labrum-Komplexes vom Glenoidhals von ca. 3- bis 6-Uhr-Position, inferior teils unter Glenoidniveau fehlverheilt. Weite Kapseltasche, unauffälliger inferiorer Recessus, in dorsalen Anteilen unauffälliges Labrum. Fotodokumentation. Es besteht die Indikation zur zusätzlichen dorsalen Kapselplikatur.

Über Wechselstäbe Einbringen von Arbeitsportalen, zuvor Anlage eines suprabizipitalen Optikzugangs und Wechsel der Kameraposition dorthin.

Mit dem linksgedrehten Suture-Lasso Eingehen über das hintere Portal, Perforation der Kapsel weit kaudal und lateral, Hochziehen des Kapselgewebes und Unterstechung des Labrums in 6:30-Uhr-Position, Einziehen eines Fadens in Loop-Technik, Verknoten mittels Rutschknoten, Wiederholen des Procederes in 8:30-Uhr Position. Es wird eine gute Volumenreduktion durch Kapseldopplung im dorsoinferioren Anteil erreicht.

Nun Mobilisierung des ventralen Labrums. Anfrischen des Knochens, dann mit Suture-Lasso Durchstechen des Kapsel-Labrum-Komplexes weit inferior, Loop-Technik mit dem Faden, Durchziehen, dann Shiften, sodass sich IGHL und die untere Kapseltasche straffen. Befestigen des Loops mit einem knotenlosen Anker. Dieser wird zentral in der Knorpel-Knochen-Grenze in 5-Uhr-Position platziert und unter Knorpelniveau versenkt. Gleiches Vorgehen bei der 3-Uhr-Position. Durch die stabile Fixation kann ein gutes Neolabrum gebildet werden. Zusätzlich besteht eine adäquate vordere Kapselreduktion. Abschlussdokumentation. Entfernen der Arbeitskanülen, erneute Hautdesinfektion, Hautnaht, steriler Verband, Anlage einer Schulterorthese.

Der Patient verlässt extubiert mit stabilen Vitalparametern nach komplikationsloser ITN den OP-Saal.

Procedere: Erstverband am 2. Tag, Analgesie nach Maßgabe des Stationsarztes. Weiterbehandlung nach Empfehlung für Schulterstabilisierung, jedoch wegen der hinteren Kapselplikatur Ruhigstellung in Orthese in »Shake-hand«-Position, keine Rotationsbewegungen gegen Widerstand.

N. N. (FA f. Ortho. u. spez. UChir.)

11.2.7 Chronische Schulterinstabilität – ASK u. Stabilisierung nach Latarjet

OP-Bericht, Klinik für Unfall- und Wiederherstellungschirurgie

Pat.-Nr.: 000329016
Aktuelle Klinik: Unfallchirurgie
Pat.-Name: Gerberit, Rolf

Fall-Nr.: B1220005/2010
Station: B 3-2
Geb.-Dat.: 18.02.1975
Geschlecht/Alter: m, 35 J.

OP-Datum: 28.01.2010
OP-Dauer (Schnitt/Naht): 13.30 – 14.21 Uhr
Saal: B 2

Personal:
Operateur(e): N. N.
1. Assistent: N. N.
2. Assistent: N. N.

Anästhesist: Dr. Salz
Anästhesieschw./-pfl.: B. Brand
OP-Schwester/-pfl.: R. Renft
OP-Springer: B. Bauding

Vorgeschichte/Indikation: Der Patient zog sich vor 3 Jahren im Rahmen eines Sturzes erstmalig eine Schulterluxation zu. Auswärtig wurde eine arthroskopische Stabilisierung durchgeführt, danach war der Patient 8 Monate rezidivfrei, anschl. jedoch ca. 15 erneute Luxationen. In der CT zeigt sich ein knöcherner Substanzdefekt am anteroinferiorem Glenoid >25%, sodass die Indikation zur knöchernen Augmentation besteht. Der Patient ist über die möglichen Therapieoptionen und Risiken aufgeklärt und wünscht ein Vorgehen in u.g. Technik.

Bei der präop. Untersuchung in Narkose besteht eine ausgeprägte vordere Schulterinstabilität mit Luxation bereits bei 60° Abduktion und leichter Außenrotation.

Diagnose: Posttraumatisch rezidivierende Schulterluxationen rechts mit anteroinferiorem knöchernen Pfannenranddefekt.

Operation: Diagnostische Schultergelenksarthroskopie und Mini-Open-Korakoidtranfer nach Latarjet

Vorgehen: ungestörte ITN, Beach-chair-Lagerung, entspr. Sicherung und Polsterung, präoperativ i.v.-Antibiose, 3fache Hautdesinfektion, steriles Abdecken des OP-Gebietes, Einzeichnen der knöchernen Landmarken.

Über Stichinzision Anlage eines dorsalen Standardportals über den sog. Softspot, Eingehen in das Gelenk mit stumpfem Trokar, Insufflation des Gelenkes mit Spüllösung. Etablieren eines anteroinferioren Portals über dem SSC unter Sicht in Outside-in-Technik, Eingehen mit dem Tasthaken.

Diagnostischer Rundgang: Bizepssehne und Ansatz o. p. B., SSC vernarbt, jedoch intakt, keine Pulley-Läsion, SSP und ISP intakt, Hill-Sachs-Läsion an typischer Stelle, 2° Chondromalazie am Humeruskopf, unauffälliger inferiorer Recessus. Deutliche Ausweitung der vorderen Kapsel sowie ausgeprägter Substanzdefekt am vorderen Pfannenrand. Ab 3-Uhr aufgebrauchtes Labrum und nach medial fehlverheilte Kapsel. Dorsal unauffälliger Kapsel-Labrum-Komplex. Fotodokumentation. Die Indikation zum Korakoidtransfer ist bestätigt, therapiebedürftige Begleitpathologien bestehen nicht. Beenden der Arthroskopie.

Erneute Hautdesinfektion, ca. 7 cm langer deltoideopektoraler Zugang, subkutane Präparation, Blutstillung, Darstellen des Korakoids und der Conjoint-Tendons. Dann Osteotomie am Korakoidbogen, mit Spezialzange Vorbereiten der Bohrlöcher, Platzieren des Setzinstrumentariums. Subskapularissplit in Außenrotationstellung des Schultergelenkes, Darstellen des vorderen Pfannenrandes, Anfrischen von Glenoid und Korakoidunterfläche, Positionierung der Korakoidspitze am Pfannenrand mit dem Setzinstrumentarium in Ebene der Gelenkfläche. Bohren der Führungsdrähte durch die parallele Bohrführung im Setzinstrument, Entfernen der Zielführung, Längenbestimmung mit Messhilfe, Überbohren mittels kanüliertem 2,75-mm-Bohrer, anschließend Eindrehen der bd. kanülierten 4,5-mm-Schrauben (34 und 36 mm Länge). Diese ziehen exzellent, es besteht eine stabile Fixation.

Durchbewegen des Armes: durch die knöcherne Augmentation ist keine Luxationstendenz mehr vorhanden. Abschlussröntgen mit BV in 2 Ebenen: gute Spanposition, korrekte Schraubenlage und -länge. Ausgiebige Spülung, Adaptieren des Subskapularissplit, Einlage einer 10er-Redondrainage, schichtweiser Wundverschluss, spannungsfreie Hautnaht. Steriler Wundverband. Anlage einer Schulterorthese.

Der Patient wird nach problemloser Narkoseführung extubiert mit stabilen Vitalparametern in den Aufwachraum verlegt.

Procedere: Erstverband und Drainagenzug am 2. Tag, Röntgenkontrolle Schulter rechts in 2 Ebenen, Nachbehandlung nach Empfehlung für die Schulterstabilisierung.

N. N. (Direktor der Klinik)

11.2.8 Knöcherne Bankart-Läsion – arthroskopische Verschraubung

OP-Bericht, Klinik für Unfall- und Wiederherstellungschirurgie

Pat.-Nr.: 011885826
Aktuelle Klinik: Unfallchirurgie
Pat.-Name: Bernburger, Georgia

Fall-Nr.: A1889344/2010
Station: B3-3
Geb.-Dat.: 10.09.86
Geschlecht/Alter: w, 23 J.

OP-Datum: 23.07.2010
OP-Dauer (Schnitt/Naht): 08.05 – 09.42 Uhr
Saal: B 5

Personal:
Operateur: N. N.
1. Assistent: N. N.
2. Assistent: N. N

Anästhesist: Dr. S. Salz
Anästhesieschw./-pfl.: B. Brand
OP-Schwester/-pfl.: R. Renft
OP-Springer: B. Bauding

Vorgeschichte/Indikation: Die Patientin hat sich bei einem Sturz beim Skifahren u.g. Verletzung zugezogen. Bei klinischer Instabilität und Ausbruch eines anteroinferioren Fragmentes, welches >25% der Gelenkfläche des Glenoids ausmacht, besteht bei der jungen, sportlich aktiven Patientin die Indikation zur operativen Versorgung. Nach ausführlicher Aufklärung über operative Risiken willigt die Patientin ein.

Diagnose: Bankart-Fraktur rechts (>25% der Gelenkfläche) nach traumatischer Schultererstluxation (Typ D1-Glenoidfraktur nach Euler und Rüedi).

Operation: Arthroskopische Refixation des Kapsel-Labrum-Komplexes mit bioresorbierbarem Fadenanker und Osteosynthese mit 2 Bio-Kompressionsschrauben.

Vorgehen: Ungestörte ITN, Seitlage mit spez. Armhalter und entspr. Sicherung und Polsterung, perioperative i.v.-Antibiose, 3fache Hautdesinfektion, übliches Abdecken des OP-Gebietes, Einzeichnen der knöchernen Landmarken.

Über Stichinzision Anlage des dorsalen Standardportals über dem sog. Softspot, Eingehen in das Gelenk mit stumpfem Trokar. Es entleert sich Hämarthros. Einführen der Optik, Insufflation des Gelenkes und ausgiebiges Lavagieren des Hämarthros, Etablieren eines anteroinferioren Portals über dem SSC unter Sicht in Outside-In-Technik, Anlegen eines anterosuperioren Optikzugangs und eines zusätzlichen 5.30-Uhr-Portals jeweils mit Arbeitskanülen.

Diagnostischer Rundgang: Die Bizepssehne zeigt im Ansatzbereich degenerative Auffaserungen bei festem Bizepssehnenanker, SSC intakt, keine Pulley-Läsion, SSP und ISP intakt, diskrete Hill-Sachs-Läsion an typischer Stelle, ansonsten kein humeraler Knorpelschaden, unauffälliger inferiorer Recessus, keine freien Gelenkkörper. Das ausgebrochene Pfannenrandfragment ist nach medial disloziert, der Kapsel-Labrum-Komplex hängt intakt am Fragment, ist jedoch am anterosuperioren Glenoid abgelöst. Fotodokumentation.

Entfernen mehrerer kleinerer Knochenfragmente. Der Kapsel-Labrum-Komplex wird mit einem Suture-Lasso über das anteroinferiore Portal perforiert. Einziehen des Fadens in Lasso-Technik. Der Labrum-Ligament-Komplex wird so über eine U-Schlaufe gefasst. In 2-Uhr Position wird ein knotenloser Anker auf der Knorpel-Knochen-Grenze unmittelbar oberhalb des kranialen Frakturausläufers positioniert. Nach Straffen der Fäden und Einschlagen des Ankers besteht eine gute Reposition des Labrum-Ligament-Komplexes. Das vorher dislozierte Frakturfragment ist durch die Refixation des Labrums approximiert. Es folgen die exakte anatomische Reposition durch Manipulation mit einem Tasthaken und das Einbringen eines perkutanen K-Drahts als Führungsdraht zur temporären Stabilisierung. Vom 5.30-Uhr-Portal aus Einbringen eines weiteren K-Drahtes in das Fragment. Überbohren mit kanüliertem Bohrer, Tiefenmessung und Gewindeschneiden. Einbringen der ersten Biokompressionsschraube. Wiederholen des Vorgehens für die kaudale Schraube. Beide Schrauben haben guten Halt. Entfernen der retinierenden K-Drähte. Es besteht eine stabile Fixation bei Kongruenz der Gelenkfläche. Foto- und BV-Dokumentation. Entfernen der Arbeitskanülen. Hautdesinfektion. Hautnaht. Steriler Hautverband. Anlage einer Schulterorthese.

Der Patient wird extubiert mit stabilen Vitalparametern nach komplikationsloser ITN in den Aufwachraum gebracht.

Procedere: Erstverband und Röntgenkontrolle (Schulter in 2 Ebenen) am 2. Tag, Analgesie nach Maßgabe des Stationsarztes. Nachbehandlung nach Empfehlung für Schulterstabilisierung.

N. N. (FA f. Ortho. u. spez. UChir.)

11.2.9 Verheilte proximale Humerusfraktur – arthroskopisch-gestützte ME

OP-Bericht, Klinik für Unfall- und Wiederherstellungschirurgie

Pat.-Nr.: 659981002
Aktuelle Klinik: Unfallchirurgie
Pat.-Name: Beyer, Benno

Fall-Nr.: A0943551/2010
Station: B3-2
Geb.-Dat.: 01.11.56
Geschlecht/Alter: m, 54 J.

OP-Datum: 23.01.2011
OP-Dauer (Schnitt/Naht): 09.09 – 10.28 Uhr
Saal: B 5

Personal:
Operateur: N. N.
1. Assistent: N. N.

Anästhesist: Dr. S. Salz
Anästhesieschw./-pfl.: B. Brand
OP-Schwester/-pfl.: B. Bauding
OP-Springer: R. Renft

Vorgeschichte/Indikation: 8 Monate nach Plattenosteosynthese einer proximale Humerusfraktur. Aktuell besteht eine schmerzhafte Bewegungseinschränkung. Die präop. Diagnostik zeigt eine durchbaute, teils nachgesinterte Fraktur mit intraartikulärer Schraubenlage. Nach Aufklärung über alle Therapieoptionen wünscht der Patient eine arthroskopische ME.
Die präop. Untersuchung in Narkose zeigt eine eingeschränkte Beweglichkeit, Abduktion bis 110° mit einem festen Anschlag, Anteversion bis 120°, Außenrotation bis 30°.

Diagnose: Posttraumatische Schultersteife rechts bei intraartikulärer Schraubenlage nach plattenosteosynthetisch versorgter 3-Part-Humerusfraktur, Synovitis sowie Partialruptur der LBS.

Operation: Arthroskopische Materialentfernung, Tenotomie der LBS, Synovektomie, Bursektomie, Denervation des anterolateralen Akromions und 360°-Kapsulotomie.

Vorgehen: Anlage eines interskalenären Katheters, ungestörte ITN, Beach-chair-Lagerung unter entspr. Sicherung und Polsterung, perioperative i.v.-Antibiose, Hautdesinfektion, steriles Abdecken des OP-Gebietes, Einzeichnen der knöchernen Landmarken.

Über Stichinzision Anlage des dorsalen Standardportals über dem Softspot, Eingehen in das Gelenk mit stumpfem Trokar. Einführen der Optik, Insufflation des Gelenkes mit Spüllösung, Etablieren eines anteroinferioren Portals über dem SSC unter Sicht in Outside-In-Technik, Eingehen mit dem Tasthaken.

Diagnostischer Rundgang: Es besteht eine deutliche Kapsulitis mit Kapselverdickung sowie anterosuperior eine hypertrophe Synovitis. Partielle Synovektomie mit der Diathermiesonde, dann weitere Diagnostik: Korrekte Insertion des SSC, die Bizepssehne ist stark ausgedünnt, teils vernarbt und verwachsen. Tenotomie der Sehne und Lösung der Verwachsung mit der Diathermiesonde nach Fotodokumentation. SSP und ISP sind intakt, am Humeruskopf zeigen sich 2 Schraubenperforationen über das Knorpelniveau hinaus. Am Glenoid findet man den Perforationen entspr. 2 kleine Knorpelarrosionen, sonst intakter Knorpelüberzug. Intaktes Labrum, Synovitis im inferioren Recessus, keine freien Gelenkkörper, jeweils Fotodokumentation. Intervalleröffnung und Durchtrennung des korakohumeralen Bandes.

Anlagen eines anterosuperioren Optikportals und Durchführen der 360°-Kapsulotomie periglenoidal unter Schonung des Labrums beginnend ventral des Bizepssehnenankers bis zur 6-Uhr-Position. Portalwechsel mit der Sonde nach posterior und Fortführen der Arthrolyse. In den kaudalen Abschnitten glenoidnahe Präparation unter Beachtung des Verlaufs des N. axillaris. Jetzt subakromiale Bursoskopie. Anlage eines anterolateralen Portals. Lösen der Verwachsungen und part. Bursektomie. Denervierung des anterolateralen Akromions. Anlage eines lateralen Portals. Subakromiales Aufsuchen des Plattenoberrandes. Präparation mit der Diathermiesonde und Freilegen der Platte nach distal, wobei streng am Plattenlager entlang gearbeitet wird. Jetzt Herausdrehen der Schrauben über das anterolaterale Portal, über zwei Extrainzisionen werden die distalen Schrauben entfernt. Geringe Erweiterung des anterolateralen Portals. Nach Entfernung aller Schrauben unterfahren der Platte mit einem Raspatorium. Abheben und Entfernen nach proximal mit einem Einzinker. Hautverschluss. Steriler Wundverband. Die anschließend durchgeführte Röntgenkontrolle dokumentiert eine vollständige ME. Postop. zeigt sich ein freies Bewegungsausmaß.

Der Patient wird nach komplikationsloser ITN extubiert und kardiopulmonal stabil in den Aufwachraum verlegt.

Procedere: Bestücken des Katheters durch den Akutschmerzdienst, forcierte physiotherapeutische Beübung sowie 2-mal täglich CPM. Analgesie nach Maßgabe der Stationsärzte. Erstverband am 2. Tag.

N. N. (Oberarzt)

11.3 Oberes Sprunggelenk

L. Irlenbusch

11.3.1 Posttraumatische OSG-Arthrose – arthroskopische Synovektomie

OP-Bericht, Klinik für Unfall- und Wiederherstellungschirurgie

Pat.-Nr.: 243387811
Aktuelle Klinik: Unfallchirurgie
Pat.-Name: Lepetit, Berthold

Fall-Nr.: B3333555/2010
Station: B3-1
Geb.-Dat.: 17.05.52
Geschlecht/Alter: m, 58 J.

OP-Datum: 05.04.2010
OP-Dauer (Schnitt/Naht): 12.54 – 13.25 Uhr
Saal: B 1

Personal:
Operateur: Dr. L. Irlenbusch
1. Assistent: U. Gotha (PJ)

Anästhesist: Fr. C. Rippenstiel-Beyerlein
Anästhesieschw./-pfl.: B. Bach
OP-Schwester/-pfl.: B. Seifert
OP-Springer: F. Fahrig

Vorgeschichte/Indikation: Herr Pech zog sich vor 5 Jahren im Rahmen eines privaten Traumas eine trimalleoläre OSG-Luxationsfraktur rechts zu. Nach neuerlichem, nun BG-lich versichertem Verdrehtrauma bestehen zunehmende Beschwerden sowie Bewegungseinschränkung. Aus dieser Situation heraus wird die Indikation zur Arthroskopie gestellt. Eine entsprechende Risikoaufklärung ist erfolgt, der Patient hat schriftl. eingewilligt.

Diagnose: Posttraumatische Arthrose (Trauma 2005) nach OSG-Luxationsfraktur rechts.

Operation: Arthroskopie, partielle Synovektomie und Chondroplastik oberes Sprunggelenk rechts.

Vorgehen: Ungestörte ITN. Rückenlage, entspr. Polsterung. die Fußenden hängen frei über den Rand des OP-Tischs. Anlage Blutsperre. Wiederholte Hautdesinfektion und übliches steriles Abdecken. Markierung der lokalen Anatomie.

Blutsperre 300 mmHg. Zunächst Setzen des anteromedialen Standardzuganges zur OSG-Arthroskopie. Stichinzision. Stumpfes Präparieren in das Gelenk mittels Klemmchens. Dies gelingt ohne größere Probleme. Einführen des Trokars und des Arthroskops. Unblutiger Erguss. Spülen, bis freie Sichtverhältnisse herrschen. Darstellung der Tibiavorderkante. Hier finden wir bereits ausgeprägte narbige Verwachsungen. Führen des Arthroskops nach lateral. Hier wird über das anterolaterale Portal eine Nadel eingebracht. Stichinzision und Einführen eines Tasthakens. Inspektion des Gelenkes. Deutliche narbige Verwachsungen im Bereich des ventralen Gelenkes sowie tibiofibular. Generalisierte Knorpelveränderungen Grad 3a bis 3b (nach ICRS) im Bereich der vorderen tibialen Gelenkfläche sowie an der Talusrolle. Mittels eines Shavers erfolgen zunächst ein Débridement und eine Synovektomie der ventralen Gelenkanteile. Anschließend Freishaven des Raumes zwischen Fibula und lateraler Talusschulter. Hier finden wir einige kleinere freie Gelenkkörper, welche entfernt werden können. Im Bereich der vorderen Syndesmose finden wir stabile und deutlich narbig veränderte Gewebezüge. Nun Einbringen eines Elevatoriums über das anterolaterale Portal. Hiermit wird kurzzeitig das Gelenk, welches sich unter deutlicher Plantarflexion befindet, aufgedrückt. Wir schauen in den Dombereich des Sprunggelenkes. Hier finden wir degenerative Veränderungen Grad 2 bis 3a (nach ICRS). Nun Entfernung der Instrumente und Einführen des Trokars und des Arthroskops über das anterolaterale Portal. Dann erfolgt noch über das anteromediale Portal mittels eines Shavers das notwendige Débridement im medialen Gelenkspalt. Hier bestehen aber weitgehend unauffällige Verhältnisse.

Anschließend ausgiebiges Spülen des Gelenkes. Öffnen der Blutsperre, keine wesentlichen Blutungen. Einlage einer 10er Redon. Spannungsfreier Wundverschluss. Steriler Verband. Elastische Wickelung.

Procedere: Mobilisation unter schmerzadaptierter Vollbelastung nach Maßgabe der Beschwerden. Redonentfernung nach 24 h. Mit Entlassung Abschluss der BG-lichen Behandlung und kassenärztliche Weiterbehandlung..

Dr. med. L. Irlenbusch (FA f. Orthopädie u. Unfallchirurgie)

11.3.2 Osteochondrosis dissecans– arthroskopiegestützte OATS

OP-Bericht, Klinik für Unfall- und Wiederherstellungschirurgie

Pat.-Nr.: 150554545
Aktuelle Klinik: Unfallchirurgie
Pat.-Name: Starkbier, Hans

Fall-Nr.: A33354545/2010
Station: B3-2
Geb.-Dat.: 29.09.83
Geschlecht/Alter: m, 27 J.

OP-Datum: 01.10.2010
OP-Dauer (Schnitt/Naht): 08.34 – 10.02 Uhr
Saal: B 3

Personal:
Operateur: Dr. L. Irlenbusch
1. Assistent: A. Eisenkrämer
2. Assistent: Ch. Nettlau

Anästhesist: Fr. C. Rippenstiel-Beyerlein
Anästhesieschw./-pfl.: B. Bach
OP-Schwester/-pfl.: D. Rameloh
OP-Springer: B. Seifert

Vorgeschichte/Indikation: Herr Starkbier klagt seit einem Distorsionstrauma beim Sport vor 4 Monaten über zunehmende Beschwerden im rechten OSG. Röntgenologisch und MR-tomographisch wurde eine Osteochondrosis dissecans Grad 4 mit einem freien Dissekat nachgewiesen. Die Indikation zur operativen Intervention ist gegeben, der Pat. hat schriftlich in die Operation einschl. operativer Erweiterungen eingewilligt.

Diagnose: Osteochondrosis dissecans Grad 4 mediale Talusschulter OSG rechts.

Operation: Arthroskopie, offene OATS mediale Talusschulter rechts über eine Innenknöchelosteotomie, Histologie, Zugschraubenosteosynthese des Mall. medialis. Entnahme anterolateraler Femurkondylus rechts.

Vorgehen: Ungestörte ITN. Rückenlagerung. Cefuroxim 1,5 g i.v. Anlage einer Blutsperre. Wiederholte Hautdesinfektion und steriles Abdecken in üblicher Weise.

Blutsperre 300 mmHg. Zunächst Setzen des anteromedialen Standardzugangs. Typische Stichinzision, stumpf spreizende Präparation ins Gelenk, Einführen von Trokar und Arthroskop. Entleerung eines bernsteinfarbenen Ergusses. Schaffung adäquater Sichtverhältnisse. Über ein anterolaterales Portal wird ein Tasthaken eingeführt.

Nun zunächst Rundgang durch das Gelenk. An der medialen Talusschulter bestätigt sich die Osteochondrosis dissecans. Bei Tasthakenprüfung kann das Dissekat mobilisiert werden. Es findet sich danach eine Knorpelläsion von ca. 1 x 1 cm. Das übrige Gelenk stellt sich altersentsprechend völlig unauffällig dar. Unauffällige Knorpelverhältnisse, keine weiteren Knorpelläsionen, keine Verwachsungen. Entscheid zur offenen OATS aufgrund der Defektlokalisation. Beenden der Arthroskopie.

Hautschnitt von ca. 5 cm Länge zentral über dem Innenknöchel. Schrittweise Darstellung des Innenknöchels. Ligatur querender Venen. Von der Innenknöchelspitze her werden unter BV-Kontrolle 2 K-Drähte in typischer Weise nach proximal/dorsal eingebracht. Diese werden in der hinteren Gegenkortikalis verankert. Überbohren derselben für 3,5-mm-Schrauben und Entfernen der Drähte. Querosteotomie des Innenknöchels unter Schonung der dorsal verlaufenden Sehnen. Unproblematisches Umklappen des Innenknöchels. Darstellung der medialen Talusschulter und der Läsion. Diese wird nun zunächst mit einem scharfen Löffel und einer Kürette débridiert (ad Histo). Nun Bestimmung der Defektgröße mittels der vorkonfektionierten Meißel. Wir entscheiden uns für einen 8 mm im Durchmesser messenden Meißel. Zugangsabdeckung mit Feuchtkompresse.

Entnahme eines Knochen-/Knorpelzylinders aus dem rechten Kniegelenk. Diese erfolgt arthroskopisch gestützt. Nochmals Hautdesinfektion. Setzen des anterolateralen und anteromedialen Standardzugangs zum Kniegelenk. Aufsuchen der Entnahmestelle an der anterolateralen Femurrolle weit außerhalb der Belastungszonen. Nun orthograde Positionierung des 8-mm-Donormeißels auf der Knorpeloberfläche. Hierbei wird auf eine exakte Positionierung geachtet. Vortreiben des Donormeißels mit leichten Hammerschlägen bis auf eine Tiefe von ca. 15 mm. Unkomplizierte Gewinnung des osteochondralen Zylinders unter Entfernung des Meißels. Danach Spülung des Kniegelenkes. Einlage einer 10er Redondrainage. Wundverschluss.

Erneute Zuwendung zum OSG. Bestimmung der Tiefe des Empfängertunnels anhand der Zylinderlänge. Anschließend wird der Empfängermeißel über dem Defekt positioniert. Der Defekt wird vom Meißel vollständig umschlossen. Vortreiben des Empfängermeißels bis in die gewünschte Tiefe von 15 mm. Entfernung des Meißels. Nochmalige Tiefenmessung der Empfängerstelle. Aufsetzen der durchsichtigen Transplantierhülse auf das Ende des Donormeißels. Einbringen des »Donor« durch leichte Hammerschläge. Abschließende Feinjustierung des Transplantatsitzes mit dem Stößel. Wir finden nunmehr einen planen bzw. flächigen Knorpelknochenzylinder ohne wesentliche Stufen zum umgebenden Knorpel. Spülung des OP-Situs (500 ml).

Refixation des Innenknöchels nach stufenloser Reposition und temporäre Retention des Innenknöchels mittels eines Einzinkerhakens. Über die vorgebohrten Löcher werden wiederum 2 K-Drähte eingebracht. Anschließend Einbringen von zwei 3,5 mm x 50 mm langen kanülierten Halbgewindezugschrauben.

Abschlussbilder unter BV in beiden Ebenen. Regelrechte Stellung der Sprunggelenksgabel und regelhafte Lage der Implantate. Nochmals Spülung (300 ml). Kontrolle auf Bluttrockenheit. Einlage einer 10er Redon lokal. Spannungsfreier Wundschluss. Steriler Verband. Elastokompressive Wicklung.

Procedere: 20 kg TB für 6 Wochen postoperativ, OSG-Mobilisation frei. Bewegungsfreigabe ab sofort. Röntgen nach Entfernung der Redon nach 24 h sowie nach 2 + 6 Wochen. Je nach Verlauf ggf. später Kontrollarthroskopie. Analgesie und Thromboseprophylaxe nach Maßgabe der Stationsärzte.

Dr. med. L. Irlenbusch (FA f. Orthopädie u. Unfallchirurgie)

11.4 Ellenbogen

L. Irlenbusch

11.4.1 Posttraumatische EB-Arthrose – arthroskopisches Débridement

OP-Bericht, Klinik für Unfall- und Wiederherstellungschirurgie

Pat.-Nr.: 166633355
Aktuelle Klinik: Unfallchirurgie
Pat.-Name: Zolenka, Sascha

Fall-Nr.: A3366667/2010
Station: B3-3
Geb.-Dat.: 19.01.61
Geschlecht/Alter: m, 49 J.

OP-Datum: 18.04.2010
OP-Dauer (Schnitt/Naht): 09.40 – 10.18 Uhr
Saal: B 1

Personal:
Operateur: Dr. L. Irlenbusch
1. Assistent: Dr. H. Schulz

Anästhesist: OÄ Dr. B. Blank
Anästhesieschw./-pfl.: B. Bach
OP-Schwester/-pfl.: D. Rameloh
OP-Springer: S. Seifert

Vorgeschichte/Indikation: Herr Zolenka zog sich vor mehr als 10 Jahren eine distale Humerusfraktur, wohl mit Gelenkbeteiligung, zu. Seit mehreren Monaten beklagt der Pat. Beschwerden sowie ein gelegentliches Blockierungsphänomen im Ellenbogengelenk rechts. Bildmorphologisch finden wir eine posttraumatische Arthrose sowie freie Gelenkkörper. Die Indikation zur Arthroskopie wurde gestellt. Der Patient wurde über das operative Vorgehen informiert und aufgeklärt.

Diagnose: Posttraumatische Arthrose, freie Gelenkkörper und ausgeprägte Synovialitis Ellenbogengelenk rechts.

Operation: Arthroskopie, partielle Synovektomie und Entfernung freier Gelenkköper Ellenbogengelenk rechts.

Vorgehen: Ungestörte ITN, Bauchlagerung, entspr. Polsterung und Sicherung. Anlage einer Blutsperre. Wiederholte Hautdesinfektion, steriles Abdecken in üblicher Weise. Markierung der »landmarks« mittels eines Stiftes. Blutsperre mit 250 mmHg. Kanülierung und Auffüllen des Gelenkes mit 25 ml NaCl über den lateralen Softspot. Stichinzision und stumpf spreizende Präparation des anterolateralen Zuganges zum Gelenk. Problemloses Einbringen des Trokars. Einführen des Arthroskops. Bernsteinfarbener Erguss.

Wir erhalten zunächst Einblick auf das Radiusköpfchen bzw. das Capitulum humeri. Diese Strukturen stellen sich weitgehend unauffällig dar. Glatt begrenzter Knorpelbefund. Weitgehend freie Beweglichkeit der Pro- und Supination in der Funktionskontrolle. Nun weiteres Vorschieben des Arthroskops nach ulnar. Nun wird von ulnarseits über ein anteromediales Portal zunächst eine Kanüle in das Gelenk eingeführt. Diese lässt sich mit dem Arthroskop verifizieren. Darauf Lagekorrektur, anschl. Stichinzision und Einführen des Tasthakens.

Im Bereich des Proc. coronoideus, respektive der Trochlea, finden wir ausgeprägte degenerative Veränderungen Grad 3b nach ICRS. Deutlich ausgeprägte Reizsynovitis. Zusätzlich finden wir im Spalt zwischen dem Radiusköpfchen und dem Processus coronoideus mehrere freie Gelenkkörper. Diese werden mittels Fasszange entfernt.

Einführen des Shavers über den anteromedialen Port. Soweit möglich folgt nach Bergung der freien Gelenkkörper die Synovektomie. Anschl. Wechsel von Trokar und Optik in Seldingertechnik.. Einführen eines Shavers über das anterolaterale Portal. Nochmaliges gleiches Procedere mit Synovektomie nun auch lateral. Ausgiebige Spülung. Entfernen aller Arbeitsgeräte.

Nun Hautinzision im Bereich der Fossa olecrani in Höhe der Olekranonspitze, ca. 1 cm lateral davon (hohes dorsolaterales Portal). Stumpfes Präparieren bis auf den Knochen. Einführen Trokar und Arthroskop. Wir finden in der Fossa mehrere kleine freie Gelenkkörper. Hautschnitt, ca. 1 cm proximal der Spitze des Olecranon mittig über der Trizepssehne (posterozentrales Portal). Längsspaltung der Sehne. Einführen des Shavers, Entfernung der sichtbaren freien Gelenkkörper. Ausgiebige Spülung und Beenden der Arthroskopie. Öffnen der Blutsperre.

Über das anterolaterale Portal wird zum Abschluss eine Redondrainage eingelegt. Tief durchgreifender Wundverschluss. Steriler Verband. Elastische Wickelung.

Procedere: Mobilisation unter Vollbelastung nach Maßgabe der Beschwerden, hierbei ist insbesondere auf eine vollständige Extension zu achten. Rö-Ko. postoperativ nach Entfernung der Redon nach 24 h.

Dr. med. L. Irlenbusch (FA f. Orthopädie u. Unfallchirurgie)

11.5 Handgelenk

L. Irlenbusch

11.5.1 TFCC-Läsion – arthroskopisches Débridement

OP-Bericht, Klinik für Unfall- und Wiederherstellungschirurgie

Pat.-Nr.: 443611980
Aktuelle Klinik: Unfallchirurgie
Pat.-Name: Bednarzik, Bodil

Fall-Nr.: A8577511/2010
Station: B2-1
Geb.-Dat.: 15.11.81
Geschlecht/Alter: w, 29 J.

OP-Datum: 01.05..2010
OP-Dauer (Schnitt/Naht): 08.05 – 08.37 Uhr
Saal: B 1

Personal:
Operateur: Dr. L. Irlenbusch
1. Assistent: Ch. Nettlau

Anästhesist: OÄ Dr. B. Blank
Anästhesieschw./-pfl.: B. Bach
OP-Schwester/-pfl.: D. Rameloh
OP-Springer: F. Fahrig

Vorgeschichte/Indikation: Nach einem Fahrradsturz vor 3 Wochen bestehen bei der Patientin anhaltend Bewegungsschmerzen am Handgelenk links. Im MRT Nachweis der u.g. Verletzung mit Indikation zur Arthroskopie. In diese hat die Pat. nach entsprechender Risikoaufklärung eingewilligt.

Diagnose: Läsion des TFCC (triangulären fibrokartilaginären Komplexes) Handgelenk links (Stadium 1A)

Operation: Arthroskopie des Handgelenkes links, Débridement des TFCC, intraartikuläre Drainage.

Vorgehen: Unproblematischer Armplexus links. Patientin in Rückenlage. Cefuroxim 1,5 g i.v. Armtisch. Anlage Blutsperre. Wiederholte Hautdesinfektion und steriles Abdecken des OP-Gebietes in üblicher Weise.

Blutsperre 250 mmHg. Markierung der anatomischen Landmarken. Besetzen der Finger mittels Mädchenfängern und Aufbauen der Traktion im Handgelenk mit 3 kg. Auffüllen des Gelenkes mit 20 ml NaCl über den 3/4-Zugang. Hautschnitt in diesem Bereich. Stumpfes spreizendes Präparieren in das Gelenk. Einführen des Trokars und der Optik (2,4 mm, 30°). Setzen eines Instrumentenzuganges unter Nutzung des 6/R-Zugangs radial der Sehne des Musculus extensor carpi ulnaris auf Höhe des Gelenkspaltes. Einbringen eines Tasthakens. Es wird zunächst ein diagnostischer Rundgang durchgeführt: In Blickrichtung radial/proximal zum Processus styloideus radii als auch zentral unauffällige Gelenkfläche. Umschwenken. Es werden Anteile des Os scaphoideum sowie der SL-Spalt nach distal sichtbar. Unauffälliger Befund, auch bei funktioneller Kontrolle kein Auseinanderweichen. Umschwenken nach palmar. Hier weiterführende unauffällige ligamentäre Verhältnisse im Sinne eines intakten Ligamentum radioscapholunatum und radiolunotriquetrum. Nun Ausrichten des Arthroskops mit Blickrichtung nach ulnar und Vorschieben in diese Richtung. Der radiale Anteil des TFCC stellt sich mit einem frischen Einriss (Stadium-1A-Läsion) dar. Bei der Tasthakenprüfung finden wir noch randständige Auffaserungen bei ansonsten stabilem TFCC-Komplex. Keine begleitende Synovitis. Sparsames Débridement des Risses mittels Punch und Shaver. Anlegen eines 6/U-Zuganges, welcher unproblematisch angelegt werden kann. Nach Wechsel der Optik über diesen Zugang unauffällige Verhältnisse. Öffnen der Blutsperre. Kontrolle auf Bluttrockenheit. Einlage einer 8er Drainage nach Spülung (300 ml). Entfernung der Instrumente. Spannungsfreie Hautrückstichnähte. Steriler Verband und elast. Wicklung.

Procedere: Funktionelle Nachbehandlung, freie Mobilisation. 6 Wochen nicht schwer heben. Analgesie nach Maßgabe der Stationsärzte.

Dr. med. L. Irlenbusch (FA f. Orthopädie u. Unfallchirurgie)

11.5.2 Skapholunäre Dissoziation – Arthroskopie und perkutane Stabilisierung

OP-Bericht, Klinik für Unfall- und Wiederherstellungschirurgie

Pat.-Nr.: 13194455
Aktuelle Klinik: Unfallchirurgie
Pat.-Name: Zimmermann, Sascha

Fall-Nr.: A6521569/2010
Station: B3-1
Geb.-Dat.: 17.11.71
Geschlecht/Alter: m, 38 J.

OP-Datum: 29.05.2010
OP-Dauer (Schnitt/Naht): 09.24 – 10.11 Uhr
Saal: B 2

Personal:
Operateur: Dr. L. Irlenbusch
1. Assistent: P. Derst

Anästhesist: Fr. C. Rippenstiel-Beyerlein
Anästhesieschw./-pfl.: B. Bach
OP-Schwester/-pfl.: D. Rameloh
OP-Springer: F. Fahrig

Vorgeschichte/Indikation: Nach Sturzereignis vor 5 Tagen klagt Herr Zimmermann über Beschwerden im rechten Handgelenk. Bei weitgehend unauffälligem Röntgenbild, wurde eine dynamische Untersuchung des Handgelenkes unter Bildverstärker durchgeführt. Hierbei zeigt sich eine dynamische Instabilität des SL-Spaltes im Sinne einer Stadium-II-Läsion. Auf eine MRT wurde bei Klaustrophobie des Patienten verzichtet. Klinisch finden wir außerdem einen positiven Watson-Test. Eine Aufklärung über operative u. konservative Möglichkeiten ist erfolgt, der Pat. wünscht nach Aufklärung möglicher OP-Risiken die Operation.

Diagnose: Geschlossene skapholunäre Dissoziation Handgelenk rechts (Stadium 2).

Operation: Arthroskopie des rechten Handgelenkes und temporäre Arthrodese mittels zweier Kirschner-Drähte skapholunär Handgelenk rechts.

Vorgehen: Armplexusanästhesie. Patient in Rückenlage. Cefuroxim 1,5 g i.v. Armtisch. Vorlage einer Blutsperre. Wiederholte Hautdesinfektion und übliches steriles Abdecken des OP-Gebietes.

Markierung der lokalen Anatomie. Besetzen der Finger mittels Mädchenfängern und Aufbauen einer Traktion im Handgelenk mit 3 kg. Aufbau Blutsperre 250 mmHg. Auffüllen des Gelenkes mittels 20 ml NaCl über den 3/4-Zugang. Danach Hautschnitt in diesem Bereich. Stumpfes Präparieren in das Gelenk mittels eines Klemmchens. Anschließend Einführen eines Trokars und der einer Optik (2,4 mm, 30°). Nun Setzen eines Instrumentenzuganges. Hierfür Nutzung des 6/R-Zuganges radial der Sehne des M. extensor carpi ulnaris auf Höhe des Gelenkspaltes. Einbringen eines Tasthakens. Folgend der diagnostischer Rundgang: Blickrichtung radial/proximal zum Processus styloideus radii. Unauffällige Gelenkfläche. Umschwenken. Es werden Anteile des Os scaphoideum nach distal sichtbar. Hier deutliche Auffaserung des SL-Bandes im Sinne einer SL-Läsion. Umschwenken nach palmar. Hier weiterführende unauffällige ligamentäre Verhältnisse. Nun Ausrichten des Arthroskops mit Blickrichtung nach ulnar und Vorschieben in diese Richtung. Der radiale Anteil des TFCC stellt sich als völlig unauffällig dar. Bei der Tasthakenprüfung finden wir einen stabilen TFCC. Keine begleitende Synovitis. Bei fehlender Pathologie wird auf das Anlegen eines 6/U-Zuganges zur weiteren Beurteilung des TFCC verzichtet. Nun Einführen eines Shavers und sparsames Débridement im Bereich der einschlagenden Fasern des SL-Spaltes. Danach Spülen des Gelenkes und Beenden der Arthroskopie. Nochmalige Prüfung der SL-Instabilität unter BV. Hierbei finden wir im seitlichen Bild eine mäßig ausgeprägte DISI-Stellung. Reposition mit folgender temporärer Arthrodese mit 2 K-Drähten, welche von radial nach vorherigem Hautlängsschnitt eingebracht werden. Vortreibung der Drähte unter sicherer Schonung des R. superficialis N. radialis. Die Arthrodese wird skapholunär durchgeführt. Kürzen der Drähte, Versenkung unter Hautniveau. BV-Abschluss, in 2 Ebenen, regelhafte Stellung und Weite des SL-Spaltes sowie des skapholunären Winkels. Spülen des OP-Situs. Kontrolle auf Bluttrockenheit. Wundverschluss aller Lokalisationen. Steriler Verband. Elastische Wicklung.

Procedere: Dorsale Handgelenksschiene für 6 Wochen postoperativ, dann Entfernung der Drähte und funktionelle Nachbehandlung. Röntgen postoperativ sowie nach 2 + 6 Wochen.

Dr. med. L. Irlenbusch (FA f. Orthopädie u. Unfallchirurgie)

Sonstiges

12.1 Materialentfernungen

L. Jansch, H. Siekmann

12.1.1 Verheilte Humerusschaftfraktur – ME Platte

OP-Bericht, Klinik für Unfall- und Wiederherstellungschirurgie

Pat.-Nr.: 098343890
Aktuelle Klinik: Unfallchirurgie
Pat.-Name: Freibier, Sylke

Fall-Nr.: A1122337/2010
Station: B3-2
Geb.-Dat.: 10.06.1966
Geschlecht/Alter: w, 43 J.

OP-Datum: 19.03.2010
OP-Dauer (Schnitt/Naht): 12.12 – 13.51 Uhr
Saal: B 1

Personal:
Operateur: Dr. K. Schendel
1. Assistent: OA Dr. R. Neef
2. Assistent: V. van Grachten (PJ)

Anästhesist: Fr. Dr. M. Bauer
Anästhesieschw./-pfl.: B. Bach
OP-Schwester/-pfl.: D. Rameloh
OP-Springer: F. Fahrig

Vorgeschichte/Indikation: Nach Motorradunfall in Polen vor 18 Monaten und Humerusschaftfraktur rechts mit Irritation des N. radialis ist zwischenzeitlich die Fraktur konsolidiert. Verblieben sind als Residuen Kribbelparästhesie am Mittel- und Zeigefinger sowie eine leichte Kraftminderung der Handhebung gegen Widerstand. Die Pat. wünscht ausdrücklich die Materialentfernung in der Hoffnung einer weiteren Besserung sowie aufgrund einer fraglichen Nickelallergie (Implantation der Platte im Ausland). Sie hat in die ausführliche ***präoperative Risikoaufklärung einschl. möglicher Schädigungen des N. radialis*** eingewilligt. Die präoperativ neurologische Abklärung bestätigt partielle Residuen.

Diagnose: Knöchern konsolidierte Humerusschaftfraktur rechts, Residuen nach Läsion des N. radialis

Operation: Revision, Narbenkorrektur, Neurolyse des N. radialis rechts, Materialentfernung, Abstrich, 10er Redondrainage

Vorgehen: Ungestörte ITN. Cefuroxim 1,5 g i.v. Bauchlage, rechter Arm ausgelagert. Entsprechend umfangreiche Polsterung und Sicherung. Arm rechts frei beweglich gelagert. BV-Kontrolle mit guter Darstellbarkeit des Humerus. Wiederholte Hautdesinfektion, übliches steriles Abdecken.

Spindelförmige Exzision der gesamten Narbe bis subkutan. Längsspaltung der Trizepsfaszie im gesamten Zugangsbereich, wenig Blutungen. Überwiegend in narbigem Gewebe weitere Präparation in die Tiefe. Die letzten Muskelfasern werden vorerst nicht längs gespalten. Nun wird nahe der Fossa olecrani das untere Ende der Platte aufgesucht. Hier schon sichtbar ausgeprägte Metallose des Weichgewebes. Vorsichtige Präparation nach kranial, teils scharf, teils auf der Platte mit dem Raspatorium, überwiegend stumpf spreizend. Letztendlich kann der N. radialis dann in einer breiteren Narbenplatte identifiziert und untertunnelt werden. Anzügeln des Nervs. Weiter vorsichtige Präparation nach kranial bis zur kompletten Darstellung der Platte. Reinigung der Schraubenköpfe, schrittweise Entfernung der Schrauben, dann der Platte. Hierbei brechen 2 Schraubenschäfte. Nach wiederholten Versuchen gelingt erst nach Überbohrung die Bergung der Schraubengewinde (bei Allergie ME komplett notwendig). Eine separate Zugschraube kann nach weiterer Präparation ebenso geborgen werden. BV-Kontrolle, ME komplett. Die klinische Stabilitätskontrolle des Knochens ist regelhaft. Ausgiebiger Abstrich einschl. fester Gewebeanteile. Reinigung des Plattenlagers mit dem Luer. Ausgiebige Spülung (1000 ml).

Zuwenden zum N. radialis, der dezidiert von der anhaftenden Narbenplatte gelöst und nach kranial und kaudal vorsichtig von der Narbe bis ins gesunde Gewebe befreit wird, hierbei keine intraoperative Läsion. Insgesamt wirkt der Nerv im Narbengewebe sanduhrförmig eingemauert. Kontrolle auf Bluttrockenheit. Nochmals Spülung. Kontrolle der spannungsfreien Nervenlage. Locker adaptierende Muskelnähte. 10er Redon ***nervenfern***. Übliche Fasziennaht. Subkutane Naht und spannungsfreier Verschluss der Haut mit Klammern. Steriler Verband. Öffnen der Drainage bei regelhaftem Sog.

Procedere: Mobilisation frei. Fachneurologische Verlaufskontrollen. Röntgen in einer Ebene ausreichend. Analgesie nach Maßgabe der Stationsärzte. Klammern nach 14 Tagen entfernen.

Dr. med. K. Schendel (FA f. Orthopädie u. Unfallchirurgie)

12.1.2 Verheilte distale Femurfraktur – ME winkelstabile Platte Femur

OP-Bericht, Klinik für Unfall- und Wiederherstellungschirurgie

Pat.-Nr.: 005729788
Aktuelle Klinik: Unfallchirurgie
Pat.-Name: Pan, Petra

Fall-Nr.: B7700561/2010
Station: B.3-1
Geb.-Dat.: 16.12.1949
Geschlecht/Alter: w, 60 J.

OP-Datum: 04.04.2010
OP-Dauer (Schnitt/Naht): 12.15 – 14.28
Saal: B 3

Personal:
Operateur: Dr. H. Siekmann
1. Assistent: Dr. M. Schulz
2. Assistent: P. Derst

Anästhesist: Dr. Y. Habib
Anästhesieschw./-pfl.: B. Bach
OP-Schwester/-pfl.: M. Gabelstab
OP-Springer: B. Seifert

Vorgeschichte/Indikation: Nach Osteosynthese einer C3-Fraktur des distalen Femurs links vor zwei Jahren ist eine posttraumatische Pangonarthrose aufgetreten. In Planung einer späteren Knieprothese sowie bei prominentem Osteosynthesematerial erfolgt nun die Materialentfernung. Die Pat. hat nach entsprechend umfangreicher Aufklärung in die Operation eingewilligt.

Diagnose: Posttraumatische Gonarthrose bei knöchern durchbauter per-/transkondylärer Femurfraktur links

Operation: Materialentfernung (eingeschobene winkelstabile Platte + 2 KFI-Schrauben), lokale Drainage

Vorgehen: Ungestörte ITN, Cefuroxim 1,5 g i.v. Rückenlagerung bei entsprechender Polsterung, linkes Bein frei beweglich. Hausübliche Hautdesinfektion und übliches steriles Abdecken.

Beginnend kaudal, Exzision der alten Narbe. Schichtweise Präparation bis auf das Metall, hier klares lokales Serom. Abstrich einschl. fester Gewebeanteile. Darstellung der Schrauben über dem Kondylenmassiv. Hier gelingt anschl. nur die Entfernung von 4 der 5 Schrauben am Kondylenmassiv, da eine mit der Platte »kaltverschweist« ist. Nun schrittweise Stichinzisionen nach kranial über die den Schaft adressierenden Schrauben. Stumpfes Spreizen auf die Schraubenköpfe zu. Auch hier gelingt anschl. nur teilweise die Entfernung, in einen Schraubenkopf gelingt kein Eingang. Bei schaftseits 3 verbliebenen Schrauben Entscheid zur komplett offenen Entfernung. Längsverbindung aller Inzisionen. Präparation bis auf die Fascia lata. Hier dezidierte Längsdarstellung und soweit möglich Längsverbindung der Stichinzisionen. In üblicher Weise wird der M. vastus lateralis nach ventral mittels Hohmann-Hebeln angehoben und so die Platte auf ganzer Länge dargestellt. Deutliche Narbenstränge. Sukzessive Blutstillung. Es zeigt sich, dass in einem Schraubenkopf ein abgebrochener Imbus steckt (daher war primär kein Eingang in den Schraubenkopf möglich. Dieser lässt sich jedoch trotz unterschiedlicher Versuche nicht bergen, da er verklemmt ist. Bei dem Versuch zwei weitere Schrauben, die ebenfalls »kaltverschweist« sind, zu bergen, bricht ein weiterer Imbus in einem Loch, dann zudem ein Schneidgewinde des nun genutzten Spezialsets zur Materialentfernung. Die Entfernung des Implantates ist auf diesem Weg nicht möglich. Da eine prothetische Versorgung ansteht, erfolgt der Entscheid, die Operation fortzusetzen.

BV-orientiert werden auf der medialen Oberschenkelseite über den Schraubenspitzen jeweils verlängerte Stichinzisionen gesetzt, unter Einsatz von Langenbecks überwiegend stumpf spreizend die kontralateralen Schraubenspitzen medial aufgesucht. Dies gelingt jeweils unkompliziert. BV-orientiert Aufsatz der Hohlfräse und Überbohren der 4 Schrauben auf ganzer Länge bis unter die Platte. Die folgende Bergung des gesamten Metallblocks (Platte mit 4 Schrauben) gelingt nun unkompliziert, da die 4 Schrauben glücklicherweise parallel liegen. Die Metallentfernung wird mit der Bergung zweier KFI-Schrauben beendet. BV-Abschluss, keine Fissuren, Materialentfernung komplett. Reinigung des Plattenlagers. Ausgiebige Spülung sämtlicher Zugänge. Kontrolle auf Bluttrockenheit. 10er Redon unter dem M. vastus lateralis. Naht der Fascia lata. Subkutane Naht medial und lateral. Hautklammernaht aller Zugänge. Steriler Verband. Elastische Wickel. Öffnen der Drainage.

Procedere: Analgesie und Thromboseprophylaxe nach Maßgabe der Stationsärzte. Redon ex. und Röntgen nach 48 h. Klammerentfernung nach 14 Tagen. Aktive und assistierte Mobilisation bei Vollbelastung. Planung der Knieprothese in 6 bis 9 Monaten, weitere Patientenführung durch uns.

Dr. med. H. Siekmann (Komm. Direktor)

12.1.3 Verheilte Femurschaftfraktur – ME gebrochener Marknagel

OP-Bericht, Klinik für Unfall- und Wiederherstellungschirurgie

Pat.-Nr.: 000344231
Aktuelle Klinik: Unfallchirurgie
Pat.-Name: Rauch, Nelly

Fall-Nr.: A6743322/2010
Station: B.3-1
Geb.-Dat.: 19.03.1971
Geschlecht/Alter: w, 39 J.

OP-Datum: 01.09.2010
OP-Dauer (Schnitt/Naht): 11.27 – 13.13
Saal: B 3

Personal:
Operateur(e): Dr. H. Siekmann
1. Assistent: A. Eisenkrämer
2. Assistent: V. van Grachten (PJ)

Anästhesist: Fr. Dr. B. Schenk
Anästhesieschw./-pfl.: B. Bach
OP-Schwester/-pfl.: D. Kunde
OP-Springer: D. Rameloh

Vorgeschichte/Indikation: Bei knöchern verheilter Femurfraktur links gibt die Patientin anhaltende hüftnahe Beschwerden an. Bei knöcherner Frakturdurchbauung ist der Wunsch zur Materialentfernung gegeben. Im Trochanterbereich und auch an den Verriegelungsbolzen bestehen ausgedehnte Verknöcherungen. Die Pat. hat nach entsprechend umfangreicher Aufklärung in die Operation eingewilligt.

Diagnosen: Knöchern konsolidierte ehemalige Femurschaftfraktur links

Operation: Materialentfernung, lokale Drainage

Vorgehen: Ungestörte Spinalanästhesie, Rückenlagerung bei entsprechender Polsterung, linkes Bein frei beweglich. Wiederholte Hautdesinfektion und übliches steriles Abdecken.

Stichinzisionen über den beiden distalen Bolzen lateral, stumpfes Spreizen bis auf den Knochen. Die beiden Bolzenköpfe sind jeweils knöchern überbaut. Nach frustranen Bergungsversuchen werden die beiden Stichinzisionen verbunden, die weiteren Gewebeschichten scharf bis auf den Knochen präpariert. BV-kontrolliert wird die Höhe der Bolzenköpfe lokalisiert, diese anschl. mittels Meißel dargestellt. Nun gelingt die Bergung nur eines Bolzens, am zweiten wurde wohl schon bei Implantation der Kopfeintritt zerstört. Eine Bergung gelingt nicht. Weitere Präparation um den Bolzenkopf herum, bis dieser definitiv freigelegt ist. Anschl. gelingt die Bergung mittels einer arretierbaren Zange. Ausgiebige Spülung. Anschließend kann über eine weitere, nun ventrale Stichinzision der dritte distale Verriegelungsbolzen geborgen werden. Schichtweiser Verschluss der distalen Zugänge. Hautklammernähte.

Zuwenden kranial, auch hier Setzen zweier Stichinzisionen im Bereich der alten Narben. Stumpfes Spreizen auf die beiden Bolzen zu. Die jeweilige Lokalisation gelingt unkompliziert, wie auch die Bergung. Spindelförmige Exzision der Narbe oberhalb des Troch. major. Längsspaltung der Subcutis und der Fascia lata. Sukzessive Blutstillung. Präparation auf den Troch. major zu. Ausgeprägte Weichgewebeossifikationen werden reseziert. Da der Nageleintritt nicht darstellbar ist, folgt die Verlängerung des Zugangs nach distal. Präparation unter Resektion von noch zum Schenkelhals reichenden Ossifikationen. Mit dem Meißel und dem Luer gelingt schrittweise die Darstellung des oberen Nagelendes. Dezidierte Freilegung des Nagelgewindes, in das ebenfalls Verknöcherungen reichen. Eindrehen des Ausschlaginstrumentes. Hierbei zeigt sich der Bruch des Marknagels im dynamischen proximalen Loch. Bergung des oberen Nagelendes. Eine weitere Materialentfernung ist nur über den selbstschneidenden Universalausschläger möglich. Dieser wird nun von kranial in den verbliebenen Nagelrest eingeschraubt, zieht gut an. Da der Nagel fest in den Knochen eingewachsen ist, gelingt das Austreiben erst nach langwierigen Versuchen. Letzte BV-Kontrolle, komplette Materialentfernung, keine Fissuren nachweisbar. Deutliches Nachbluten aus dem Markraum. Ansonsten keine auffälligen Blutungen. Ausgiebige Spülung. Tamponade des Markraums mit Gelaspon®. 10er Drainage lokal. Dezidierter Schluss der Fascia lata. Subkutannaht und Hautverschluss der proximalen Zugänge mittels Hautklammern. Sterile Verbände. ***Bei »offenem« Markraum Drainage nur auf Überlauf.***

Procedere: Engmaschige Laborkontrollen (Hb-Kontrolle in 6 h), Kontrolle der Redondrainage (Markraumblutung). Redon nach 48 h entfernen. Mobilisation frei erlaubt. Röntgen a. p. ausreichend. Klammern nach 14 Tagen entfernen.

Dr. med. H. Siekmann (Komm. Direktor)

12.1.4 Verheilte distale Radiusfraktur – ME Platte

OP-Bericht, Klinik für Unfall- und Wiederherstellungschirurgie

Pat.-Nr.: 233563211
Aktuelle Klinik: Unfallchirurgie
Pat.-Name: Ammann, Ute

Fall-Nr.: B0093421/2010
Station: B 3-2
Geb.-Dat.: 19.02.1955
Geschlecht/Alter: w, 55 J.

OP-Datum: 22.12.2010
OP-Dauer (Schnitt/Naht): 16.15 – 16.54 Uhr
Saal: B 3

Personal:
Operateur: Dr. K. Schendel
1. Assistent: A. Eisenkrämer

Anästhesist: Fr. Dr. B.Brandt
Anästhesieschw./-pfl.: B. Senftenberg
OP-Schwester/-pfl.: S. Sauerteig
OP-Springer: X. Montez

Vorgeschichte/Indikation: Nach Osteosynthese einer C3-Fraktur des distalen Radius rechts vor 9 Monaten ist die Fraktur mit leichten arthrotischen Veränderungen verheilt. Bei lokalen Beschwerden wünscht die Patientin ausdrücklich die Materialentfernung. Sie wurde neben den üblichen Risiken ***auf die erhöhte Gefahr einer Läsion des N. medianus hingewiesen***, hat schriftl. in die Operation eingewilligt.

Diagnose: Knöchern durchbaute operativ stabilisierte distale Radiusfraktur rechts (AO 23 C3)

Operation: Revision, Neurolyse des N. medianus, Materialentfernung (T-Platte)

Vorgehen: Ungestörte ITN. Rückenlagerung mit entsprechender Polsterung. Der rechte Arm liegt auf dem Armtisch frei beweglich.

Wiederholte Hautdesinfektion, übliches steriles Abdecken. Sparsame spindelförmige Exzision der alten auf dem Unterhautfettgewebe verbackenen Narbe. Bei deutlich vernarbtem Zugang geschieht die weitere Präparation sehr vorsichtig. Die lokalen Strukturen sind kaum zu unterscheiden.. Die Faszie ist nicht sicher zu differenzieren. Erst nach kurzstreckiger Präparation nach radial und ulnar kann sie als derbe Platte abgegrenzt werden. Vorsichtige Längsinzision, direkt darunter und der Faszie anhängend kann der N. medianus lokalisiert werden. Er ist bei Längsspaltung der Faszie ebenfalls im Epineurium oberflächlich längs eingekerbt worden. Bilateral sind Faszikel zu erkennen, jedoch ohne Kontinuitätsunterbrechung. Der Nerv wird schonend freipräpariert, dann angezügelt und weiter nach kranial und kaudal dargestellt. Im weiteren operativen Rahmen wird der Nerv sicher geschont. Nun weitere Längstrennung des Narbengewebes bis auf das Osteosynthesematerial. Dieses wird auf ganzer Länge mittels Raspatorium dargestellt. Anschließend können 5 der 6 einliegenden Schrauben unkompliziert geborgen werden. Ein Imbuseintritt ist derart beschädigt, dass der Schraubendreher nicht greift. Hier gelingt die Bergung mit dem gegenläufigen Schneidgewinde. Entfernung der Platte, Reinigung des Plattenlagers mit dem Luer. Lokale Spülung. Subkutannaht, Hautrückstichnähte. Steriler Verband.

Procedere: Analgesie nach Maßgabe der Stationsärzte. Röntgen postoperativ in a. p.-Projektion ausreichend. Funktionell freie Nachbehandlung. Fadenentfernung nach 12 Tagen. Neurologische Verlaufskontrolle postoperativ.

Dr. med. K. Schendel (FA f. Orthopädie und Unfallchirurgie)

III Nachbehandlungsschemata

Nachbehandlungsschemata der oberen Extremität

L. Irlenbusch, K. Schendel

Die im Folgenden genannten Nachbehandlungsschemata dienen als Beispiele zur Ergänzung des Operationsberichtes bzw. zur Aushändigung an den Patienten oder den weiterbehandelnden Arzt. Sie erheben keinen Anspruch auf Vollständigkeit.

13.1 Klavikulaschaftfrakturen (Plattenosteosynthese, ESIN)

Klavikulaschaftfrakturen werden wie in ◘ Tab. 13.1 dargestellt nachversorgt.

13.2 Laterale Klavikulafrakturen, AC-Luxationen

Laterale Klavikularfrakturen, AC-Luxationen werden wie in ◘ Tab. 13.2 dargestellt nachversorgt.

13.3 Proximale Humerusfraktur (winkelstabile Platte, proximaler Humerusnagel)

Die Schritte der Nachbehandlung einer proximalen Humerusfraktur, versorgt mit einer winkelstabilen Platte, proximalen Humerusnagel, sind in ◘ Tab. 13.3 dargestellt.

13.4 Nachbehandlung nach proximaler Humerusfraktur (Humeruskopfprothese, Schulter-TEP)

Die Schritte der Nachbehandlung einer proximalen Humerusfraktur, versorgt mit einer Humeruskopfprothese, Schulter-TEP, finden sich in ◘ Tab. 13.4.

◘ Tab. 13.1 Nachbehandlungsschema nach Klavikulaschaftfrakturen

Postoperativer Tag	Behandlung	Physiotherapie	Besonderheiten
1./2.	Schmerztherapie (initial hochdosiert, schrittweise Reduktion), Kryotherapie, Drainagenzug, Röntgenkontrolle	schmerzadaptiert aktiv-assistive Abduktion u. Anteversion bis 90°, schmerzadaptiert Motorschiene bis 90°, Isometrie, keine Gewichte >2 kg, Beübung freier Gelenke	
3.–11.		aktive Abduktion u. Anteversion bis 90°	
12.–14.	Fadenzug Röntgenkontrolle		
15.–41.			
42.	Röntgenkontrolle	komplette, aktive Bewegungs- und Belastungsfreigabe	
	Materialentfernung nach frühestens 18 Monaten wg. erhöhter Refrakturgefahr		

◘ Tab. 13.2 Nachbehandlungsschema nach lateralen Klavikulafrakturen, AC-Luxationen

Postoperativer Tag	Behandlung	Physiotherapie	Besonderheiten
1./2.	Schmerztherapie (initial hochdosiert, schrittweise Reduktion), Kryotherapie, Drainagenzug, Röntgenkontrolle,	schmerzadaptiert aktiv-assistive Abduktion u. Anteversion bis 90°, schmerzadaptiert Motorschiene bis 90°, Isometrie, keine Gewichte >2 kg, Beübung freier Gelenke	in Ausnahmefällen Gilchristverband zur Nacht
3.–11.		aktive Abduktion u. Anteversion bis 90°	
12.–14.	Fadenzug, Röntgenkontrolle		
15.–41.			
42.	Röntgenkontrolle		
42.-56.	Materialentfernung Hakenplatte, danach komplette, aktive Bewegungs- und Belastungsfreigabe		

Tab. 13.3 Nachbehandlungsschema nach proximaler Humerusfraktur, versorgt mit winkelstabiler Platte, proximalem Humerusnagel

Postoperativer Tag	Behandlung	Physiotherapie	Besonderheiten
1. / 2.	Schmerztherapie (initial hochdosiert, schrittweise Reduktion), Kryotherapie, Drainagenzug, Röntgenkontrolle	schmerzadaptiert aktiv-assistive Abduktion / Anteversion bis 90°, schmerzadaptiert Motorschiene bis 90°, Isometrie, keine Gewichte >2 kg, Beübung freier Gelenke, aktiv-assistive Rotation AR/IR 0/0/90°, keine forcierte Rotation	In Ausnahmefällen Gilchristverband zur Nacht, bei simultaner Rotatorenmanschettenrekonstruktion Nachbehandlung entsprechend anpassen
3. – 11.		aktive Abduktion / Anteversion bis 90°, aktiv-assistive schmerzadaptiert freie AR/IR, keine Rotation gegen Widerstand	
12. – 14.	Fadenzug Röntgenkontrolle		
15. – 41.			
42.	Röntgenkontrolle	aktive Bewegungs- und Belastungsfreigabe auch gegen Widerstand, kopfzentrierende Übungen	
Materialentfernung nach 18 Monaten, bei Impingementbeschwerden ggf. früher bzw. in Kombination mit subakromialer Dekompression			

Tab. 13.4 Nachbehandlungsschema nach proximaler Humerusfraktur, versorgt mit Humeruskopfprothese, Schulter-TEP

Postoperativer Tag	Behandlung	Physiotherapie	Besonderheiten
1. / 2.	Schmerztherapie (initial hochdosiert, schrittweise Reduktion), Kryotherapie, Drainagenzug, Röntgenkontrolle	Isometrie, Beübung freier Gelenke	Abduktionskissen
3. – 11.			
12. – 14.	Fadenzug, Röntgenkontrolle		
15. – 28.		passive Bewegungsübungen: – Anteversion bis 60° – Abduktion bis 60° – keine Außenrotation – Innenrotation frei Motorschiene, Isometrie, Beübung freier Gelenke	
29. – 42.		aktiv-assistive Bewegungsübungen: – Anteversion bis 90° – Abduktion bis 90° – keine Außenrotation – Innenrotation frei Motorschiene, Isometrie, Beübung freier Gelenke	Abduktionskissen (schrittweise abtrainieren)
42.	Röntgenkontrolle	aktive Bewegungs- und Belastungsfreigabe auch gegen Widerstand, kopfzentrierende Übungen	
ambulante o. stationäre Rehabilitationsmaßnahme veranlassen			

13.5 Humerusschaftfrakturen (Marknagelung und Platte)

Die Nachbehandlung von Humerusschaftfrakturen läuft nach dem in ◘ Tab. 13.5 dargestellten Schema ab.

13.6 Distale Humerusfrakturen (Platten-/Doppelplattenosteosynthese)

In der ◘ Tab. 13.6 sind die Nachbehandlungen nach distalen Humerusfrakturen zu finden.

13.7 Distale Radiusfraktur – interne Versorgung (Plattenosteosynthese, micro-nail, kanülierte Schraubenosteosynthese)

Das Nachbehandlungsschema nach distaler Radiusfraktur mit interner Versorgung findet sich in ◘ Tab. 13.7.

◘ Tab. 13.5 Nachbehandlungsschema nach Humerusschaftfraktur

Postoperativer Tag	Behandlung	Physiotherapie	Besonderheiten
1./2.	Schmerztherapie (initial hochdosiert, schrittweise Reduktion), Kryotherapie, Drainagenzug, Röntgenkontrolle	aktive, schmerzadaptiert freie Bewegungsübungen, Isometrie, keine Rotation gegen Widerstand	bei antegrader Marknagelung ggf. prolongierte NSAR-Gabe zur Prophylaxe heterotoper Ossifikationen
3.–11.			
12.–14.	Fadenzug, Röntgenkontrolle		
15.–42.			
42.	Röntgenkontrolle	komplette Bewegungs- und Belastungsfreigabe	
Materialentfernung nach 18 Monaten			

◘ Tab. 13.6 Nachbehandlungsschemata nach distaler Humerusfraktur

Postoperativer Tag	Behandlung	Physiotherapie	Besonderheiten
1./2.	Kryotherapie, Schmerztherapie (initial hochdosiert, schrittweise Reduktion), Drainagenzug, Röntgenkontrolle	schmerzadaptierte aktive, freie Bewegungsübungen, Isometrie, keine Extension / Flexion gegen Widerstand, Motorschiene	Gilchristverband
3.–11.			prolongierte NSAR-Gabe zur Prophylaxe heterotoper Ossifikationen
12.–14.	Fadenzug, Röntgenkontrolle		
15.–42.			
42.	Röntgenkontrolle	aktive Bewegungs- und Belastungsfreigabe auch gegen Widerstand	

◘ Tab. 13.7 Nachbehandlungsschema nach einer distalen Radiusfraktur, intern versorgt

Postoperativer Tag	Behandlung	Physiotherapie	Besonderheiten
1./2.	Schmerztherapie (initial hochdosiert, schrittweise Reduktion), Kryotherapie, Drainagenzug,, Röntgenkontrolle	schmerzadaptierte aktive Bewegungsübungen, keine forcierten Rotationsbewegungen, Isometrie, freie Beübung der angrenzenden Gelenke, Ergotherapie zur Verbesserung von Grob- und Feinmotorik	keine postoperative Ruhigstellung im Gips, außer bei hochgradiger Osteoporose oder komplexen Frakturen 23-C2 / -C3
3.–11.			
12.–14.	Fadenzug Röntgenkontrolle		
15.–28.			
29.–42.		zusätzlich verstärkte Beübung von Pro- und Supination	
42.	Röntgenkontrolle	aktive Bewegungs- und Belastungsfreigabe auch gegen Widerstand	
Materialentfernung ggf. nach 9-12 Monaten bei jüngeren Patienten			

13.8 Distale Radiusfraktur – externe Osteosynthese (Fixateur externe)

Die Nachbehandlung nach der Versorgung einer distalen Radiusfraktur mit einem Fixateur externe läuft nach dem in ◘ Tab. 13.8 dargestellten Schema ab.

13.9 Skaphoidfraktur (Herbertschraube)

Bei der Nachbehandlung einer Skaphoidfraktur geht man wie in ◘ Tab. 13.9 dargestellt vor.

◘ **Tab. 13.8** Nachbehandlungsschema nach einer distalen Radiusfraktur, versorgt mit externer Osteosynthese

Postoperativer Tag	Behandlung	Physiotherapie	Besonderheiten
1./2.	Schmerztherapie (initial hochdosiert, schrittweise Reduktion), Kryotherapie, Röntgenkontrolle	schmerzadaptierte aktive Bewegungsübungen, keine forcierten Rotationsbewegungen, Isometrie, freie Beübung der angrenzenden Gelenke, Ergotherapie zur Verbesserung von Grob- und Feinmotorik	tgl. Pinstellenpflege obligat, Fixateurbacken regelmäßig nachziehen
3.–11.			
12.–14.	ggf. Fadenzug Röntgenkontrolle	ggf. Reduktion der Vorspannung des Fixateurs	
15.–28.		schmerzadaptierte aktive Bewegungsübungen, Isometrie, freie Beübung der angrenzenden Gelenke, Ergotherapie zur Verbesserung von Grob- und Feinmotorik	
42.	Röntgenkontrolle	Rückbau Fixateur externe, aktive Bewegungs- und Belastungsfreigabe auch gegen Widerstand	

◘ **Tab. 13.9** Nachbehandlungsschema nach einer Skaphoidfraktur (Herbertschraube)

Postoperativer Tag	Behandlung	Physiotherapie	Besonderheiten
1./2.	Kryotherapie Schmerztherapie (initial hochdosiert, schrittweise Reduktion) Röntgenkontrolle	Unterarmgips mit Daumeneinschluss für 4 Wochen, alternativ RhizoLoc-Orthese, Ergotherapie zur Verbesserung von Grob- und Feinmotorik, aktive Bewegungsübungen der Finger, keine Lasten	bei begleitender Verletzung des SL-Bandes mit temp. Arthrodese ist eine 6-wöchige Ruhigstellung im Gips erforderlich
10.	Fadenzug		
14.	Röntgenkontrolle		
15.–28.			
29.–42.		Abnahme Unterarmgips, aktive Bewegungsübungen, keine forcierten Umwendebewegungen, Fortführung Ergotherapie, keine Lasten	
42.	Röntgenkontrolle	zusätzlich forcierte Bewegungsübungen gestattet, keine Lasten	
ab 8. Woche		komplette aktive Bewegungs- und Belastungsfreigabe	
keine planmäßige Materialentfernung			

13.10 Schulterstabilisierung

Die Nachbehandlung nach der Schulterstabilisierung sieht aus wie in ◘ Tab. 13.10 dargestellt.

13.11 Rotatorenmanschettenrekonstruktion

Das übliche Vorgehen in der Nachbehandlung einer Rotatorenmanschettenrekonstruktion findet sich in ◘ Tab. 13.11.

◘ Tab. 13.10 Nachbehandlungsschema nach einer Schulterstabilisation

Postoperativer Tag	Behandlung	Physiotherapie	Besonderheiten
1. / 2.	Kryotherapie, Schmerztherapie (initial hochdosiert, schrittweise Reduktion), Drainagenzug, Röntgen	passive BÜ bis 60°-Abduktion u. Flexion, keine Außenrotation über 0°, Isometrie, TENS	Abduktionskissen
3. – 11.			
12. – 14.	Fadenzug		
15. – 28.			
29. – 42.		passive sowie akt.-ass. BÜ bis 90°-Abduktion u. Flexion, keine Außenrotation über 0°, Isometrie, TENS	
ab 43.		Belastung und ROM frei, Kräftigung des Deltamuskels und der Kopfdepressoren	ambulante Reha

◘ Tab. 13.11 Nachbehandlungsschema nach einer Rotatorenmanschettenrekonstruktion

Postoperativer Tag	Behandlung	Physiotherapie	Besonderheiten
1. / 2.	Kryotherapie, Schmerztherapie (initial hochdosiert, schrittweise Reduktion), Drainagenzug,	pass. BÜ: 60°-Abduktion, 60°-Flexion, 10°-Außenrotation, Isometrie, TENS	Abduktionskissen
3. – 11.			
12. – 14.	Fadenzug		
15. – 28.			
29.- 42.		pass. BÜ: 90°-Abduktion, 90°-Flexion, 30°-Außenrotation, Übergang akt.- ass. BÜ, Isometrie, TENS, PNF	
ab 43.		Belastung und ROM frei	Ambulante Reha

Nachbehandlungsschemata der unteren Extremität

K. Schendel, L. Irlenbusch

Die im Folgenden genannten Nachbehandlungsschemata dienen als Beispiele zur Ergänzung des Operationsberichtes bzw. zur Aushändigung an den Patienten oder den weiterbehandelnden Arzt. Sie erheben keinen Anspruch auf Vollständigkeit.

14.1 Sprunggelenksfraktur – dislozierte Weber-A- und -B-Frakturen ohne Syndesmosenläsion

In der ◘ Tab. 14.1 findet sich das Vorgehen in der Nachbehandlung von Sprunggelenksfrakturen ohne Syndesmosenläsion.

14.2 Sprunggelenksfrakturen mit Syndesmoseninstabilität und Stellschraubenimplantation

Nach Sprunggelenksfrakturen mit Syndesmoseninstabilität wird wie in ◘ Tab. 14.2 dargestellt nachbehandelt

14.3 Höhergradige Sprunggelenksfraktur ohne Syndesmoseninstabilität – Weber-C-Frakturen, bi-/trimalleoläre Frakturen

Die Nachbehandlungsschritte nach einer höhergradigen Sprunggelenksfraktur sind in ◘ Tab. 14.3 aufgeführt.

14.4 Meniskusrefixation

Nach Meniskusrefixation wird wie in ◘ Tab. 14.4 aufgeführt weiterbehandelt.

14.5 VKB-Ersatzplastik

Nach einer VKB-Ersatzplastik wird wie in ◘ Tab. 14.5 dargestellt nachbehandelt.

◘ **Tab. 14.1** Nachbehandlungschema nach Sprunggelenksfraktur (dislozierte Weber A und B-Frakturen ohne Syndesmosenläsion)

Postoperativer Tag	Behandlung	Physiotherapie	Besonderheiten
1. / 2.	Schmerztherapie (initial hochdosiert, schrittweise Reduktion), Kryotherapie, Drainagenzug, Röntgenkontrolle	schmerzadaptierte aktive Bewegungsübungen, Isometrie, Propriozeptions- und Koordinationstraining, Gangschulung unter schmerzadaptierter Vollbelastung mit AirGo-Orthese	
3. – 11.			
12. – 14.	ggf. Fadenzug Röntgenkontrolle		
15. – 41.			
42.	Röntgenkontrolle	komplette Belastungsfreigabe ohne Orthese	

◘ **Tab. 14.2** Nachbehandlungsschema nach Sprunggelenksfraktur mit Syndesmoseninstabilität und Stellschraubenimplantation

Postoperativer Tag	Behandlung	Physiotherapie	Besonderheiten
1. / 2.	Schmerztherapie (initial hochdosiert, schrittweise Reduktion), Kryotherapie, Drainagenzug, Röntgenkontrolle	schmerzadaptierte aktive Bewegungsübungen, Isometrie, Propriozeptions- und Koordinationstraining, Gangschulung unter Teilbelastung mit 20 kg mit AirGo-Orthese	
3. – 11.			
12. – 14.	ggf. Fadenzug, Röntgenkontrolle		
15. – 41.			
42.	Röntgenkontrolle, Entfernung der Stellschraube	nach Stellschraubenentfernung: komplette Belastungsfreigabe ohne Orthese	

Tab. 14.3 Nachbehandlungschema nach höhergradiger Sprunggelenksfraktur ohne Syndesmoseninstabilität – Weber-C-Frakturen, bi-/trimalleoläre Frakturen

Postoperativer Tag	Behandlung	Physiotherapie	Besonderheiten
1./2.	Schmerztherapie (initial hochdosiert, schrittweise Reduktion), Kryotherapie, Drainagenzug, Röntgenkontrolle	schmerzadaptierte aktive Bewegungsübungen, Isometrie, Propriozeptions- und Koordinationstraining, Gangschulung mit Teilbelastung 20 kg mit AirGo-Orthese	
3.–11.			
12.–14.	ggf. Fadenzug, Röntgenkontrolle		
15.–41.		schmerzadaptierte aktive Bewegungsübungen, Isometrie, Propriozeptions und Koordinationstraining, Gangschulung mit Teilbelastung ½ Körpergewicht mit AirGo-Orthese	
42.	Röntgenkontrolle	komplette Belastungsfreigabe ohne Orthese	

Tab. 14.4 Nachbehandlungsschema nach Meniskusrefixation

Postoperativer Tag	Behandlung	Physiotherapie	Besonderheiten
1./2.	Schmerztherapie (initial hochdosiert, schrittweise Reduktion), Kryotherapie, Drainagenzug,	20 kg TB, ROM: 0/0/60, Motorschiene, Isometrie, TENS, Beübung freier Gelenke	Orthese
3.–11.			
12.–14.	Fadenzug		
15.–28.		20 kg TB, ROM: 0/0/60, Isometrie, TENS, Beübung freier Gelenke	
29.–42.		20 kg TB, ROM 0/0/90, Isometrie, Beübung freier Gelenke	Orthese
42.		aktive Bewegungs- und Belastungsfreigabe	
keine tiefe Hocke für 3 Monate			

Tab. 14.5 Nachbehandlungsschema nach VKB-Ersatzplastik

Postoperativer Tag	Behandlung	Physiotherapie	Besonderheiten
1./2.	Kryotherapie, Schmerztherapie (initial hochdosiert, schrittweise Reduktion), Drainagenzug, Röntgen	20 kg TB, ROM 0/0/90, Isometrie, TENS, Motorschiene	Orthese
3.–11.			Orthese
12.–14.	Fadenzug	Vollbelastung, ROM 0/0/90, Isometrie, TENS, Motorschiene	
15.–42.			
42.		aktive Bewegungs- und Belastungsfreigabe auch gegen Widerstand	
Beübung nur in geschlossener Kette, ambulante Reha ab 7. Woche			

14.6 HKB-Ersatzplastik

Wie sich die Nachbehandlung nach einer HBK-Ersatzplastik zusammensetzt, ist in ◘ Tab. 14.6 aufgeführt.

14.7 Patellafesselung bzw. MPFL-Plastik

Nach einer Patellafesselung bzw. MPFL-Plastik wird wie in ◘ Tab. 14.7 aufgeführt nachbehandelt.

◘ Tab. 14.6 Nachbehandlungsschema nach HKB-Ersatzplastik

Postoperativer Tag	Behandlung	Physiotherapie	Besonderheiten
1. / 2.	Kryotherapie, Schmerztherapie (initial hochdosiert, schrittweise Reduktion), Drainagenzug, Röntgen	Sohlenkontakt, ROM 0/0/20, Isometrie, TENS	PTS-Schiene, Keine Flexion gegen Widerstand
3. – 11.			PTS-Schiene, Keine Flexion gegen Widerstand
12. – 14.	Fadenzug	20 kg TB, ROM 0/0/45, Isometrie, TENS	
15. – 28.			
29.- 42.		½ KG TB, ROM 0/0/70, Isometrie, TENS	PTS-Schiene, Keine Flexion gegen Widerstand
43.- 96.		Belastung und ROM frei	PCL-Orthese, Keine Flexion gegen Widerstand, Ambulante Reha

◘ Tab. 14.7 Nachbehandlungsschema nach Patellafesselung bzw. MPFL-Plastik

Postoperativer Tag	Behandlung	Physiotherapie	Besonderheiten
1. / 2.	Kryotherapie, Schmerztherapie (initial hochdosiert, schrittweise Reduktion), Drainagenzug	Vollbelastung, ROM 0/0/30, Isometrie, TENS	Orthese
3. – 11.			Orthese
12. – 14.	Fadenzug	Vollbelastung, ROM 0/0/60, Isometrie, TENS	
15. – 28.			
29. – 42.		Vollbelastung, ROM 0/0/90, Isometrie, TENS	Orthese
Ab 43.		Belastung und ROM frei	

IV Anhang

Literatur

Anderson LD, D'Alonzo RT (1974) Fractures of the Odontoid process of the axis. J Bone Joint Surg 56-A: 1663-1674

Bauer R, Kerschbaumer F, Poisel S (2001) Operative Zugangswege in Orthopädie und Traumatologie. Georg Thieme Verlag, Stuttgart, New York

Brittberg M, Winalski CS (2003) Evaluation of cartilage injuries and repair. J Bone Joint Surg (Am) 85-A Suppl 2:58-69.

Duncan CP, Masri BA (1995) Fractures of the femur after hip replacement. Instr Course Lect, 44:293-304

Euler E, Rüedi T (1996) Scapulafraktur. In: Habermeyer P, Schweiberer L, Schulterchirurgie. 2. Aufl. S.261-272, Urban und Schwarzenberg, München

Habermeyer P, Lichtenberg S, Magosch P (2010) Schulterchirurgie, Urban u. Fischer, München

Hawkins LG (1970) Fractures of the neck of the talus. J Bone Joint Surg 52-A: 991-1002

Josten C, Lill H (2002) Ellenbogenverletzungen. Steinkopff-Verlag, Darmstadt

Letournel E, Judet R Fractures of the acetabulum. 2nd ed. Springer, Berlin 1993

Lill H (2006) Die proximale Humerusfraktur. Georg Thieme Verlag, Stuttgart, New York

Mason ML (1954) Some observations on fractures of the head of radius with a review of one hundred cases. Br J Surg 42:123-132

Merle M, Rehart S (2009) Chirurgie der Hand, Georg Thieme Verlag, Stuttgart, New York

Moore TM (1981) Fracture dislocation of the knee. Clin Orthop Relat Res. 156:128-140

Neer, CS 2nd (1970) Displaced proximal humerus fractures. I. Classification and evaluation. J Bone Joint Surg (Am), 52 (6): 1077 - 1089

Palmer AK (1989) Triangular Fibrocartilage Complex Lesions: A Classification. J Hand Surg A 14: 594-606

Pechlaner S, Hussl H, Kerschbaumer F (1998) Operationsatlas Handchirurgie. Georg Thieme Verlag, Stuttgart, New York

Petersen W, Zantop T (2009) Das vordere Kreuzband: Grundlagen und aktuelle Praxis der operativen Therapie. Deutscher Ärzteverlag Köln

Rockwood CA, Matsen FA (1990) The shoulder. Volume I. WB Saunders company, Philadelphia London Toronto: 422-425

Rüedi TP (2008) AO-Prinzipien des Frakturmanagements. 2 Bde. Band 1: Prinzipien, Band 2: Spezifische Frakturen. 2. Aufl. Thieme, Stuttgart

Rüedi T, Murphy W (2003) AO Prinzipien des Frakturmanagements. Thieme Verlag, Stuttgart, New York

Rudigier, J (2006) Kurzgefasste Handchirurgie. 5. Aufl. Georg Thieme Verlag, Stuttgart, New York

Schatzker J (2005) Fractures of the Olecranon. In: Schatzker J, Tile M (eds) The rationale of operative fracture care. 3. Aufl. Springer, Berlin Heidelberg New York: 80 – 87

Snyder SJ (1993) Evaluation and treatment of the rotator cuff. Orthop Clin North Am. 24 (1)

Snyder SJ, Karzel RP, Del Pizzo W, Ferkel RD, Friedman MJ (1990) SLAP lesions of the shoulder. Arthroscopy 6(4): 274-279.

Strobel M (1998) Arthroskopische Chirurgie, Springer-Verlag, Berlin, Heidelberg, New York

Tscherne H, Blauth M (1998) Wirbelsäule ⊠ Tscherne Unfallchirurgie, Springer Verlag, Berlin, Heidelberg, New York

Weber BG (1972) Die Verletzung des oberen Sprunggelenkes. 2. Aufl. Hans-Huber Verlag Bern.Stuttgart-Wien

Wirth CJ, Mutschler W (2008) Praxis der Orthopädie und Unfallchirurgie. 2. Aufl. Georg Thieme Verlag, Stuttgart, New York

Zwipp H, Tscherne H, Wülker N, Grote R (1989): Der intraartikuläre Fersenbeinbruch; Klassifikation, Bewertung, Operationstechnik. Unfallchirurg 92: 117⊠129

Checkliste

Patientenaufkleber

Checkliste
– präoperativ –

Diagnose: ____________________

geplante OP: ____________________ r / l / bds.

Indikationsstellung: ____________________

Operateur/Assistenz: ____________________

geplanter OP-Termin: ____________________

bekannte Allergien: ____________________

Gerinnungshemmer (ASS / Plavix / Marcumar): ja / nein

Tri- / Tetrazyklische Antidepressiva: ja / nein

Metformin: ja / nein

	angemeldet/angeordnet	erledigt	
OP im Computer			
Anästhesie			
chirurg. Aufklärung			
präoperative Konsile			Vorhanden?
Rö – Thorax			
Rö – spezifisch			
Sonographie			
CT			
MRT			
Blutgruppenbestimmung			
Blutkonserven – Anzahl			
Implantate überprüft			

geplante Übernahme: ja / nein Station: T1 / T2 / ITS1 / ITS2 / N-IMC / sonstige

Bett vorhanden: ja / nein

Bemerkungen: ____________________

____

____

____

____________________ ____________________

Arzt Schwester

Risikoaufklärung

Patientenaufkleber

UKH
Universitätsklinikum
Halle (Saale)

Risikoaufklärung/ Zustimmungserklärung des Patienten/ gesetzlichen Betreuers/Sorgeberechtigten

Vor Erteilung Ihrer Genehmigung zu den nachfolgend genannten geplanten operativen/diagnostischen Eingriffen

Diagnose: ______________________________

____

geplante Therapie: ______________________________

____

werden Sie darauf hingewiesen, dass der Heilerfolg nicht mit Sicherheit vorausgesetzt werden kann und dass es allgemeine und eingriffsspezifische Risiken gibt. Es können daher, wenn auch in seltenen Fällen, insbesondere die nachfolgend genannten Komplikationen auftreten:

1. Nachblutungen und Blutergüsse
2. Wundheilungsstörungen, oberflächliche und tiefe Wundeiterungen und Wundinfektionen
3. Metallunverträglichkeiten
4. Materiallockerung und Materialausbruch (der eingebrachten Implantate), Falschgelenksbildung (Pseudarthrose)
5. Nachoperation (en), ggf. auch spätere Metallentfernung
6. Gefäßthrombosen und Lungenembolien/Gefäßverschlüsse mit Lebensbedrohung/Gefäßverletzungen
7. Nervenirritationen und Nervenverletzungen mit zeitweisen oder dauerhaften Gefühlsstörungen und Muskellähmungen, hier ggf. speziell der folgenden Nerven:

   ____

   ____

8. Dauerhafte Funktionseinbußen bis zum völligen Gebrauchsverlust der Extremität
9. Bei Entnahme von Spongiosa (Knochen) am Beckenkamm gelten hier die gleichen Risiken einschließlich einer Verletzung lokaler Nerven mit Gefühlsstörungen am Oberschenkel
10. Wechsel des operativen Vorgehens und der gewählten Operationsmaterialien, wenn sich hierzu bei der Operation situativ die Notwendigkeit ergibt
11. Speziell bei Eingriffen an der Wirbelsäule besteht das Risiko von Verletzungen am Körperstammgefäß (Aorta), der Milz, der Lunge und des Rückenmarks bis hin zur partiellen/totalen Querschnittslähmung
12. Gabe von Blutprodukten mit Möglichkeit lebensbedrohlicher Infektionen (Hepatitis, HIV u. a.)
13. Überempfindlichkeiten/allergische Reaktionen auf die Verabreichung von Medikamenten
14. Weitere Risiken

   ____

   ____

Zustimmungserklärung

Ich wurde in einem eingehenden Gespräch über die Art der Erkrankung/Verletzung und die zu erwartenden Folgen, der bei mir vorgesehenen ärztlichen Maßnahme unterrichtet. Über Umfang, Durchführung und Zweck des beabsichtigten Eingriffs, seine Vor- und Nachteile, auch im Vergleich zu anderen ggf. vorhandenen konservativen (nicht operativen) Behandlungsmethoden und typischen Gefahren wurde ich informiert. Auf mögliche körperliche, seelische und berufliche Folgen in der Zeit nach dem Eingriff wurde ich hingewiesen.

Meine Fragen wurden beantwortet. Mir ist bekannt, dass ich mich mit weiteren Fragen an die behandelnden Ärzte wenden kann und berechtigt bin, meine Einwilligung zu widerrufen. Über das Verhalten vor und nach dem Eingriff wurde ich belehrt. Auf eine weitergehende Aufklärung habe ich verzichtet.

Ich/Wir bin/sind mit den geplanten operativen/diagnostischen Eingriffen bei mir bzw. meinem Kind/unserem Kind/der betreuten Person einverstanden, auch dann, wenn sich unter Umständen während der Operation eine Erweiterung oder Änderung der geplanten Heilmaßnahmen als notwendig erweisen sollte.

Im Falle einer notwendigen Operation bei meinem Kind handle ich im Einklang mit den anderen Sorgeberechtigten und werde diese/diesen über diese Umstände informieren. Ich versichere mit meiner Unterschrift, dass ich das Sorgerecht über das Kind habe.

Ich versichere, dass ich in der Krankenakte alle mir bekannten Leiden und Beschwerden genannt habe. Ich habe die gemachten Erklärungen verstanden und habe keine weiteren Fragen.

Ich wünsche eine weitere Aufklärung über

____

____

____

Weitere Auskunft über meine Krankheit/Operation kann erteilt werden an

____

____

____

Im Falle einer prothetischen Versorgung bin ich zwecks der Erhebung meiner Daten zur Qualitätssicherung und zum Aufbau eines Prothesenregisters einverstanden.

Schemazeichnung der Operation

Ort, Datum, Uhrzeit	Dauer des Aufklärungsgesprächs	Arzt/Stempel	Patient/Betreuer

10 wesentliche Grundregeln im Operationssaal

1. Alles, was im OP grün ist, gilt erst mal als steril!
2. Schon bei Verdacht auf Kontamination gilt ein Instrument als unsteril!
3. Die Lagerung ist Aufgabe des Operateurs!
4. Abbau von Fixateuren und Curretage der Pineintritte vor definitiver Osteosynthese über einem separaten sterilen Tuch, anschließendes Verwerfen von Tuch und genutzten Instrumenten, gefolgt von einem Handschuhwechsel!
5. Verschorfte Wunden werden vor Desinfektion gereinigt, genähte Wunden werden bei Revisionseingriffen spindelförmig umschnitten und mit Nahtmaterial verworfen, alte Wunden und Narben sowie Pineintritte werden mit sterilem Pflaster separat abgedeckt!
6. In beiden Händen Instrumente (wir essen auch mit Messer und Gabel)!
7. Rücken an Rücken oder Bauch an Bauch!
8. Desinfiziert wird vom aseptischen zum septischen Bereich, Keimhöhlen (Leiste, Achsel usw.) werden zuletzt desinfiziert!
9. Hände gehören nicht auf die Patientenhaut, die Reposition erfolgt mit Instrumenten!
10. Zurückhaltender Einsatz von Wundhaken!

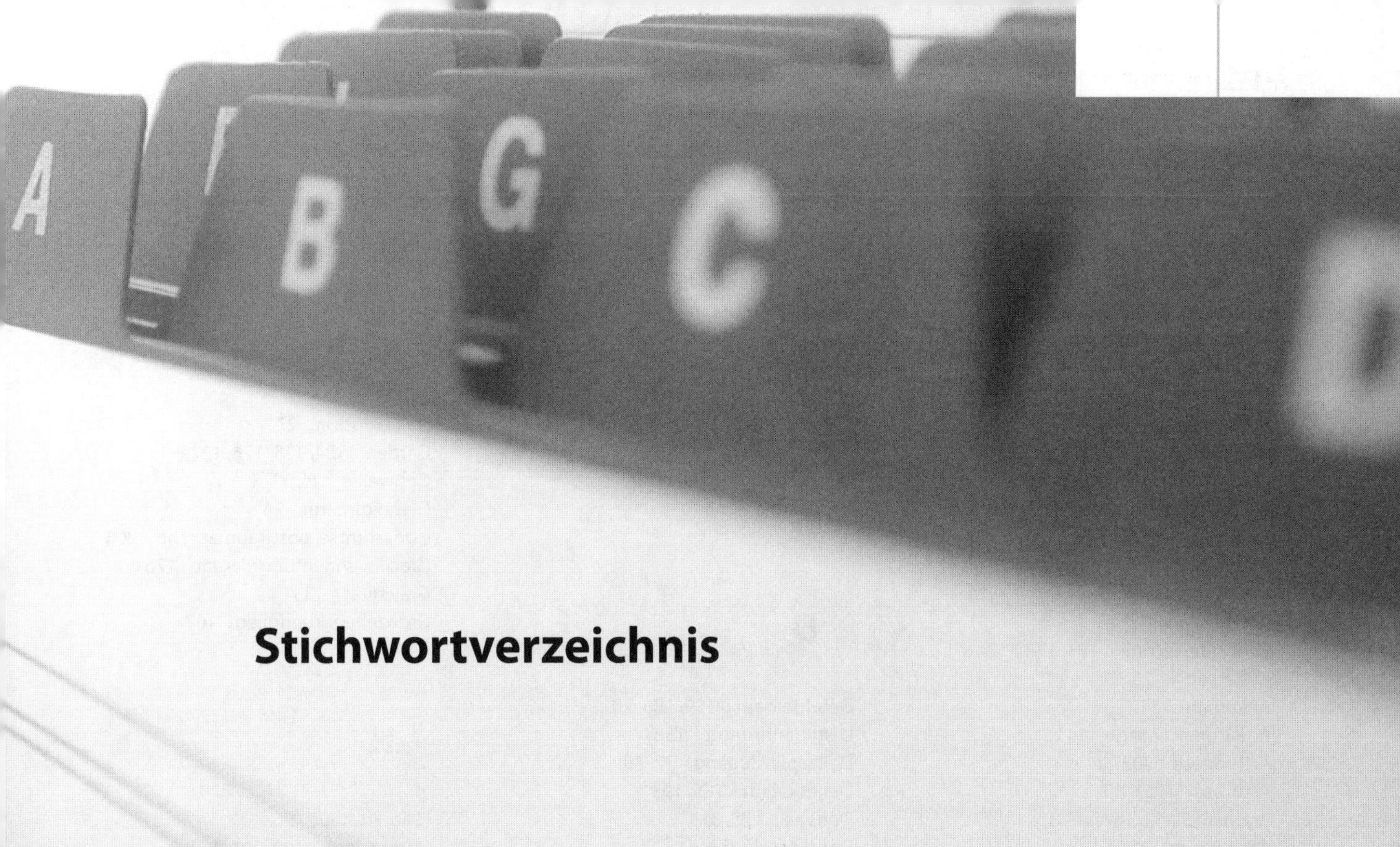

Stichwortverzeichnis

A

B

C

D

E

F

G

H

I

J

K

L

M

N

O

P

Q

R

Printing: Ten Brink, Meppel, The Netherlands
Binding: Stürtz, Würzburg, Germany